解剖学
Anatomy

第11版

著

清木勘治 東海大学名誉教授

Kinpodo

第 11 版にあたって

　本書の初版が刊行されてから早や半世紀近くになり，今年で 45 年目を迎えることとなった．この間，本書は多くの医学生ならびに関連領域の方々に手ごろな参考書として活用していただき，大変感謝すると同時にまた重い責任も感じている．

　解剖学は，主として人体の形態について学ぶ比較的静的なものだが，解剖学を人体発生や身体運動，生理的機能などと関連づけて学ぶことにより，「生きた生物医学」として興味を持てるよう，改訂と増刷のたびに医学的成果を可能な範囲で加筆してきた．

　前回の改訂では全章の各器官系，特に内臓系の形態と機能に関して，知見をできるだけ多く盛り込むとともに，各器官系の病態・生理に関する研究成果にも言及した．

　そして今回 7 年ぶりに改訂を行うにあたり，図・写真を見直すとともに，視覚的理解をより容易にするために図版をカラー化して，解剖学が扱う膨大な知識量を整理し，理解する一助となるよう努めた．

　読者諸兄のご活用を期待するとともに，今後のご叱正・ご教導を待ちたいと思う．

　2018 年 1 月

清　木　勘　治

第1版 序 文

　一般に解剖学書はいたずらに分厚く，その中に収められている知識量が余りにも膨大なため，学生諸君は解剖学と聞いただけで辟易してしまい，これを敬遠する傾向がある．しかし，本来解剖学とはそのようなものではなく，医学あるいはその関連分野を志す諸君が最小限知っておかねばならない「生きた学問」のはずである．本書は生きた解剖学に対する諸君の理解を助けるために，習得すべき知識量を出来るだけ整理・圧縮して，一気に通読できる程度にまとめられている．したがって諸君はなるべく本書の通読を試み，解剖学の如何なるかを概観されんことを希望する．さらに，本書を基にして，より高級な成書に取組んでいただければ，これにまさる幸せはない．

　本書の特徴としては，図表が豊富に収められていること，人体の肉眼的および顕微鏡的観察所見が併記されていること，随所に Side Memo を設けて形態と機能あるいは臨床病理との関連について述べられていること，さらに解剖学名が日本語とラテン語（主に PNA）で併記されていることなどである．

　最後に，本書の刊行に示された金芳堂編集部長吉岡清氏ならびに同編集主任市井輝和両氏の熱意に深く感謝します．さらに本書に採用された図の作成にあたられた画家坂根邦雄氏，組織標本の作成にあたられた京都大学医学部解剖学教室上杉章技官ならびに中野まゆみ研修員に深謝します．

　1974 年 3 月

清 木 勘 治

目　　次

1章　総　　論

① **人体のあらまし** ……………………*2*
　1．体の区分 ……………………… *2*
　2．左右対称性 ………………… *4*
　3．男女の差 …………………… *4*
　4．体の位置と方向づけ ……… *4*
　5．矢状面を通るいくつかの垂直線 ·*6*

② **人体の構成—組織** ……………………*7*

　1．総　　論 …………………… *7*
　2．細胞の構造 ………………… *8*
　3．上皮組織 …………………… *12*
　4．支持組織 …………………… *18*
　5．筋組織 ……………………… *29*
　6．神経組織 …………………… *35*

2章　発生学総論

① **生殖細胞** …………………………… *43*
　1．精子形成 …………………… *44*
　2．卵子形成 …………………… *44*
　3．生殖細胞の染色体 ………… *47*
　4．染色体異常 ………………… *47*

② **排卵から着床まで** ………………… *50*
　1．排卵と卵巣周期 …………… *50*
　2．受　　精 …………………… *51*
　3．卵割と着床 ………………… *52*

③ **発生各期の胚子** ………………… *55*
　1．発生第2週頃の胚子 ……… *55*
　2．発生第3週頃の胚子 ……… *57*
　3．発生第4～8週頃の胚子 ···· *58*

④ **胎生第3カ月以後の発育** ……… *67*
　1．胎児の発達 ………………… *67*
　2．胎児被膜 …………………… *68*

⑤ **胚葉の分化　（総括）** …………… *73*

3章　骨　格　系

総　　論 ……………………………… *75*
　1．骨の働き …………………… *75*

　2．骨の形状 …………………… *75*
　3．骨の構成 …………………… *76*

4．骨の連結 …………………… *77*

各　論 …………………………… ***82***

① 頭蓋骨 …………………………… ***83***
1．頭頂部 ……………………… *85*
2．後頭部 ……………………… *87*
3．側頭部 ……………………… *87*
4．前頭部と顔面部 …………… *88*
5．内頭蓋底 …………………… *92*
6．舌　骨 ……………………… *95*
7．下顎骨 ……………………… *95*

② 脊　柱 …………………………… ***96***
1．真椎の一般構成 …………… *96*
2．頚　椎 ……………………… *97*
3．胸　椎 ……………………… *100*
4．腰　椎 ……………………… *100*
5．仙　骨 ……………………… *101*
6．尾　骨 ……………………… *103*

③ 脊柱および頭蓋の連結 ………… ***103***
1．頭蓋と頚椎上端の連結 …… *103*
2．各脊椎間の連結 …………… *104*
3．全椎骨間の連結 …………… *105*

④ 胸　郭 …………………………… ***105***
1．胸　骨 ……………………… *105*
2．肋　骨 ……………………… *106*
3．胸　郭 ……………………… *109*

⑤ 上肢骨 …………………………… ***109***
1．肩甲骨 ……………………… *109*
2．鎖　骨 ……………………… *111*
3．上腕骨 ……………………… *111*
4．尺　骨 ……………………… *112*
5．橈　骨 ……………………… *113*
6．手の骨 ……………………… *114*
7．自由上肢の連結 …………… *116*

⑥ 下肢骨 …………………………… ***119***
1．寛　骨 ……………………… *120*
2．大腿骨 ……………………… *124*
3．膝蓋骨 ……………………… *126*
4．脛　骨 ……………………… *126*
5．腓　骨 ……………………… *127*
6．足の骨 ……………………… *127*
7．自由下肢の連結 …………… *131*

4章　筋 肉 系

総　論 …………………………… ***135***
1．骨格筋の一般的性状 ……… *135*
2．筋の分類 …………………… *135*
3．筋の運動方向 ……………… *137*
4．筋の補助装置 ……………… *137*

各　論 …………………………… ***139***

① 1 骨格筋の分類 ………………… ***139***

② 2 背部の筋 ……………………… ***139***
1．筋 …………………………… *139*

2．筋　膜 ……………………… *140*

③ 3 頭部の筋 ……………………… ***142***
1．皮　筋 ……………………… *142*
2．咀嚼筋 ……………………… *142*

④ 頚部の筋 ……………………… ***147***
1．浅頚筋群 …………………… *147*
2．深頚筋群 …………………… *148*
3．頚筋膜 ……………………… *150*

⑤ 胸部の筋 ……………………… ***151***

1．胸腕筋 ……………………… *151*	3．前腕の筋 ……………………… *165*
2．胸壁筋 ……………………… *151*	4．手　筋 ……………………… *166*
6 横隔膜 ……………………… **155**	5．手の腱膜と腱鞘 ………… *167*
7 腹部の筋 …………………… **156**	9 下肢の筋 …………………… **172**
1．前腹筋 ……………………… *156*	1．下肢帯筋 …………………… *172*
2．側腹筋 ……………………… *157*	2．大腿の筋 …………………… *175*
3．腹筋腱膜 …………………… *159*	3．血管裂孔と筋裂孔 ………… *175*
4．後腹筋 ……………………… *159*	4．大腿筋膜 …………………… *175*
8 上肢の筋 …………………… **161**	5．下腿筋 ……………………… *177*
1．上肢帯筋 …………………… *161*	6．足　筋 ……………………… *180*
2．上腕筋 ……………………… *165*	

5章　脈　管　系

総　論 …………………………… **185**	3 大循環（体循環）……………… **203**
1．血管の分枝と吻合 ………… *185*	〔動脈系〕……………………… **203**
2．血管の構造 ………………… *187*	1．大動脈 ……………………… *203*
3．血管系の支配神経 ………… *190*	2．上行大動脈 ………………… *204*
各　論 …………………………… **191**	3．大動脈弓 …………………… *204*
1 心　臓 ……………………… **191**	4．胸大動脈 …………………… *216*
1．心臓の位置と外観 ………… *191*	5．腹大動脈 …………………… *217*
2．心臓の溝と血管 …………… *193*	6．総腸骨動脈 ………………… *218*
3．心　膜 ……………………… *193*	〔静脈系〕……………………… **225**
4．漿膜性心膜の折れ返り …… *194*	1．硬膜静脈洞 ………………… *226*
5．心臓の内腔 ………………… *194*	2．上肢の皮静脈 ……………… *227*
6．心臓の弁装置 ……………… *197*	3．下肢の皮静脈 ……………… *227*
7．心臓壁の構成 ……………… *198*	4．奇静脈系 …………………… *229*
8．刺激伝導系 ………………… *199*	5．肝門脈（門静脈）………… *229*
9．心臓の神経支配 …………… *200*	4 胎児の血液循環 ……………… **231**
2 小循環（肺循環）……………… **201**	1．胎　盤 ……………………… *232*
1．肺動脈（幹）……………… *202*	2．臍　帯 ……………………… *232*
2．肺静脈 ……………………… *202*	3．胎児の血液循環 …………… *232*
3．肺循環の神経支配 ………… *202*	4．新生児の血液循環 ………… *232*

5 リンパ系……………………… 234　2．リンパ管…………………………234
　1．毛細リンパ管……………234

6章　消化器系

総　論……………………………… 237
　1．消化器系発生の概要………237
　2．消化管の一般構造 ………238
　3．消化腺の構造……………239
　4．消化管に分布する神経……239
各　論…………………………… 240
1 **口　腔** …………………………… 240
　1．口　蓋 …………………………241
　2．軟口蓋の筋 …………………242
　3．舌 ………………………………242
　4．口腔底 ………………………246
　5．歯 ………………………………246
　6．口腔腺 ………………………249
2 **咽　頭** …………………………… 251
　1．咽頭の各部 …………………251
　2．咽頭壁の筋（咽頭筋層）…252
　3．扁桃輪 ………………………253
3 **食　道** …………………………… 254
　1．構　造 ………………………254
　2．食道の生理的狭窄部………255
4 **胃** ………………………………… 255
　1．胃各部の名称 ………………256
　2．胃の内面 ……………………257
　3．胃の構造………………………257

5 **小　腸** …………………………… 259
　1．十二指腸 ……………………259
　2．空腸と回腸 …………………260
　3．小腸の構造 …………………262
6 **大　腸** …………………………… 264
　1．盲　腸 ………………………264
　2．結　腸 ………………………264
7 **直腸と肛門** ……………………… 267
　1．直腸と肛門の部位 …………267
　2．直腸，肛門と
　　　その周辺の筋 …………268
8 **肝　臓** …………………………… 269
　1．肝臓の外形 …………………269
　2．肝臓の構造 …………………270
　3．肝臓の血管系 ………………273
9 **胆嚢と胆道** ……………………… 275
　1．胆　道 ………………………275
　2．胆　嚢 ………………………275
10 **膵　臓** …………………………… 277
　1．膵臓の位置と外形 …………277
　2．膵臓の構造 …………………277
11 **腹　膜** …………………………… 279
　1．腸間膜 ………………………279
　2．腹膜腔 ………………………282

7章　呼吸器系

1. 鼻 ································· ***284***
　1．外　鼻 ·····················*284*
　2．鼻　腔 ·····················*284*
2. 咽　頭 ····························· ***288***
3. 喉　頭 ····························· ***288***
　1．位　置 ·····················*289*
　2．喉頭軟骨 ···················*289*
　3．軟骨間の連結 ···············*289*
　4．喉頭の筋とその作用 ········*289*
　5．喉頭腔 ·····················*292*
　6．喉頭壁の構造 ···············*295*

7．発　声 ·····················*295*
4. 気管と気管支 ················ ***298***
　1．走行と分岐 ·················*298*
　2．形状と構造 ·················*299*
5. 肺 ······························ ***300***
　1．位置と形状 ·················*300*
　2．部　位 ·····················*300*
　3．肺　葉 ·····················*302*
　4．肺の構成 ···················*303*
　5．胸　膜 ·····················*308*
　6．縦　隔 ·····················*310*

8章　泌尿生殖器系

Ⅰ．泌尿器 ······················· ***313***
1. 腎　臓 ························· ***313***
　1．位　置 ·····················*313*
　2．被　膜 ·····················*313*
　3．形　状 ·····················*315*
　4．構　造 ·····················*315*
　5．腎臓の血管 ·················*319*
　6．腎杯と腎盤 ·················*322*
2. 尿　管 ························· ***322***
　1．尿管の位置 ·················*322*
　2．尿管の構造 ·················*323*
3. 膀　胱 ························· ***323***
　1．位置と形状 ·················*323*
　2．構　造 ·····················*325*
　3．排尿機構 ···················*325*

4. 尿　道 ························· ***326***
　1．男の尿道 ···················*326*
　2．女の尿道 ···················*327*
Ⅱ．生殖器 ······················· ***328***
1. 男の生殖器 ··················· ***328***
　1．精　巣 ·····················*328*
　2．精巣上体 ···················*332*
　3．精　管 ·····················*332*
　4．精　囊 ·····················*334*
　5．前立腺 ·····················*335*
　6．尿道球腺（カウパー腺）····*338*
　7．精　索 ·····················*338*
　8．精巣，精巣上体および
　　　精索の被膜 ···············*339*
　9．陰　茎 ·····················*339*

2 女の生殖器 …………………… **343**
  1．女の外陰部 …………………*343*
  2．卵　巣 ………………………*345*
  3．卵　管 ………………………*350*
  4．子　宮 ………………………*351*
  5．腟 ……………………………*355*

3 会　陰 ………………………… **356**
  1．部　位 ………………………*356*
  2．尿生殖三角 …………………*356*
  3．肛門三角 ……………………*358*
4 乳　房 ………………………… **359**
5 男女の生殖器の比較 ………… **362**

9章　内分泌腺

1 内分泌腺の概念 …………… **365**
2 内分泌腺の発生 …………… **367**
3 下垂体 ……………………… **368**
  1．位　置 ………………………*368*
  2．区　分 ………………………*368*
  3．構　造 ………………………*368*
  4．中間葉 ………………………*371*
  5．神経分泌 ……………………*371*
  6．下垂体門脈系 ………………*371*
4 松果体 ……………………… **372**
  1．位　置 ………………………*372*
  2．構造と機能 …………………*372*
5 甲状腺 ……………………… **374**
  1．位置と血管 …………………*374*
  2．構造と機能 …………………*374*

6 上皮小体 …………………… **376**
  1．位　置 ………………………*376*
  2．構造と機能 …………………*376*
7 副　腎 ……………………… **378**
  1．位置と血管 …………………*378*
  2．構造と機能 …………………*379*
8 精巣（間質細胞）…………… **381**
9 卵巣（卵胞膜と黄体）……… **381**
10 膵臓（ランゲルハンス島）…… **383**
11 その他の内分泌器管 ……… **384**
  1．前立腺 ………………………*384*
  2．胃および小腸上部 …………*384*
  3．腎　臓 ………………………*385*
  4．心　臓 ………………………*387*

10章　神　経　系

総　論 ………………………… **389**
  1．神経系のあらまし …………*389*
  2．神経系の発生 ………………*390*
  3．神経系に関する主な名称…*394*

  4．髄　膜 ………………………*395*
  5．脳室および中心管 …………*397*
  6．脳・脊髄の血管 ……………*401*
各　論 ………………………… **402**

Ⅰ．中枢神経系 …………………… **402**

① 脊　髄 …………………………… **402**
　1．外　景 ……………………402
　2．内　景 ……………………403
　3．脊髄各部の横断面の特徴 …405
　4．脊髄灰白質の神経細胞 ……406
　5．脊髄の神経路 ………………407

② 延　髄 …………………………… **412**
　1．外　景 ……………………412
　2．内　景 ……………………415

③ 橋 ………………………………… **417**
　1．外　景 ……………………417
　2．内　景 ……………………417

④ 中　脳 …………………………… **419**
　1．外　景 ……………………419
　2．各部の内景 ………………419

⑤ 小　脳 …………………………… **423**
　1．位置と外景 ………………423
　2．小脳の葉構成 ……………423
　3．小脳脚 ……………………425
　4．内　景 ……………………425
　5．小脳の神経路 ……………427

⑥ 間　脳 …………………………… **429**
　1．視　床 ……………………429
　2．視床上部 …………………434
　3．視床下部 …………………435
　4．視床腹部 …………………438

⑦ 終脳（大脳半球）……………… **439**

　1．外　景 ……………………440
　2．内　景 ……………………444

⑧ 神経路（伝導路）……………… **453**
　1．交連・連合神経路 ………453
　2．投射神経路 ………………454

Ⅱ．末梢神経系 …………………… **464**

① 脳神経 …………………………… **464**
　1．脳神経核 …………………464
　2．脳神経 ……………………466

② 脊髄神経 ………………………… **478**
　1．脊髄神経の一般構成 ……478
　2．頚神経 ……………………480
　3．頚神経叢 …………………480
　4．腕神経叢 …………………481
　5．胸神経 ……………………484
　6．腰神経 ……………………485
　7．腰神経叢 …………………485
　8．仙骨神経 …………………486
　9．仙骨神経叢 ………………487
　10．陰部神経叢 ………………488
　11．尾骨神経と尾骨神経叢 ……489

③ 自律神経系 ……………………… **490**
　1．自律神経系の起始核 ………490
　2．自律神経線維 ……………490
　3．交感神経 …………………491
　4．副交感神経とその神経路 …494
　5．自律神経の興奮伝達 ………495

11章　感　覚　器

① 耳 ………………………………… **497**
　1．外　耳 ……………………497

　2．中　耳 ……………………499
　3．内　耳 ……………………501

2 眼 ······················· **508**	3 外 皮 ······················· **523**
1．眼　球················508	1．皮　膚················523
2．視神経と眼筋············520	2．毛 ·················526
3．眼　瞼················520	3．爪 ·················528
4．結　膜················521	4．皮膚腺················529
5．涙　器················522	5．感覚神経終末············530

12章　免疫系

1 脾 臓 ······················· **532**	1．構　造················535
1．概　形················532	2．リンパ節内のリンパ流······537
2．構　造················532	3．全身の主なリンパ節········537
3．脾臓の血液循環············534	3 胸 腺 ······················· **541**
4．脾臓の働き··············535	1．位　置················541
2 リンパ節················· **535**	2．構造と機能··············541

引用参考文献····················· **543**
日本語索引 ······················ **545**
外国語索引 ······················ **563**

─── Side Memo ───

腹膜後器官	3	肘関節骨折の種類	117
内臓全逆転	3	骨盤骨折の好発部位	122
基底膜	12	骨盤軸	122
細網内皮系	21	マックバーネー点	123
褐色脂肪組織	21	大腿骨骨折	125
骨髄の加齢変化と機能	26	ローゼル・ネラトン線とヤコビー線	125
筋紡錘	34	足の骨の形状	130
重症筋無力症	34	先天性股関節脱臼	132
特殊な心筋（刺激伝導系）	34	トレンデレンブルグ徴候	134
多発性硬化症	41	O脚とX脚	134
卵母細胞	47	腱鞘炎	138
染色体の検査	49	交感神経の機能と障害	138
試験管内受精	52	椎骨動脈三角	140
胚盤胞の着床異常	54	前・側頚部の4つの凹み	147
胚性幹細胞	55	頚筋膜の隙間	150
栄養膜の異常発育	56	胸内筋膜	152
奇形腫	66	横隔膜ヘルニア	156
臍帯の長さと分娩異常	72	内腹斜筋下端の付着	159
羊水過多症	72	外側鼠径ヘルニア	160
関節内穿刺と捻挫	78	ガングリオン	167
脱臼	79	梨状筋の走行とその周辺の神経・血管	174
大泉門	86	大腿三角	177
骨蜂巣，乳突洞と病巣感染	89	内転筋管	177
顔面神経	89	殿筋注射の場所	179
蓄膿症と上顎癌	90	アキレス腱反射	182
オトガイ隆起	95	バビンスキー現象	182
回転椎	99	終動脈	190
頚肋	99	細動静脈	190
腰肋	102	心筋梗塞と狭心症	192
椎骨の構成と働き	102	心膜炎	194
脊柱の異常	103	ファローの四徴症	194
椎間円板ヘルニア	104	左室肥大	196
胸骨と骨髄穿刺	106	心内膜炎と弁閉鎖不全	196
胸郭の男女差	108	心臓のペースメーカーと刺激伝導障害	201
鎖骨骨折	111	大動脈狭窄症	204
上腕骨骨折	111	頚動脈小体とその機能	209
手首で拍動を触れる位置	114	精巣（卵巣）動脈	217
手首の捻挫と脱臼	114	臍動脈の運命	217
橈骨下端骨折	114	死冠	224
肩関節の運動域と脱臼	117	足背動脈	224

Side Memo

上眼静脈の走行と働き ……………… 227
輸液に使用される静脈 ……………… 227
下腿静脈瘤の成因 …………………… 228
静脈瘤 ………………………………… 228
卵円孔と動脈管 ……………………… 233
口蓋扁桃の運命 ……………………… 242
舌盲孔 ………………………………… 243
味覚と顔面神経 ……………………… 245
虫　歯 ………………………………… 248
唾石症と耳下腺炎 …………………… 250
アデノイド …………………………… 253
胃食道逆流症 ………………………… 256
胃癌の好発部位と幽門狭窄 ………… 257
トライツ靱帯（上十二指腸ヒダ）…… 259
腸重積症 ……………………………… 264
結腸と小腸の鑑別点 ………………… 265
腸閉塞 ………………………………… 266
メッケル憩室 ………………………… 266
大腸癌 ………………………………… 266
痔　核 ………………………………… 268
肛門周囲の好発疾患 ………………… 268
脱　肛 ………………………………… 268
肝硬変，肝炎および肝癌 …………… 270
肝臓の機能 …………………………… 270
門脈小葉と肝腺房 …………………… 273
胆道癌 ………………………………… 275
胆石と黄疸 …………………………… 275
膵臓癌と黄疸 ………………………… 277
インシュリンと糖尿病 ……………… 277
腸間膜根リンパ節 …………………… 280
腹膜腔の成り立ち …………………… 280
ダグラス窩 …………………………… 282
腹膜後隙 ……………………………… 282
反回神経麻痺 ………………………… 293
後筋麻痺 ……………………………… 293
喉頭の病変 …………………………… 297
気管支の左右比較 …………………… 299
気管切開 ……………………………… 299
気管支鏡 ……………………………… 300
斜裂と水平裂の肋骨面における投射 … 304
気管支-肺リンパ節の診断的意義 …… 304
肺の非呼吸部 ………………………… 305

肺小葉 ………………………………… 305
肺区域の意義 ………………………… 305
胸膜炎 ………………………………… 310
縦隔に起こりやすい病変 …………… 311
可動腎 ………………………………… 317
腎臓の構成 …………………………… 318
腎嚢胞 ………………………………… 318
腎動脈の閉塞 ………………………… 318
腎臓結石と仙痛 ……………………… 320
馬蹄腎 ………………………………… 321
膀胱腟瘻と膀胱直腸瘻 ……………… 324
膀胱粘膜の好発疾患 ………………… 324
膀胱周囲の筋 ………………………… 324
排尿反射の異常 ……………………… 325
カウパー腺とバルトリン腺 ………… 326
男と女の尿道腺 ……………………… 326
精巣下降とその異常 ………………… 331
精子の貯蔵所 ………………………… 333
男性不妊症の一因 …………………… 333
前立腺肥大症 ………………………… 335
前立腺癌 ……………………………… 335
先天性鼡径ヘルニア ………………… 341
陰茎に分布するリンパ管の配置 …… 341
精　液 ………………………………… 342
腟前庭に開く腺 ……………………… 345
卵巣間質腺と門細胞 ………………… 346
卵巣嚢腫 ……………………………… 349
卵管妊娠と卵管閉塞 ………………… 349
子宮の腫瘍 …………………………… 351
子宮の形と位置 ……………………… 352
会　陰 ………………………………… 357
会陰縫線 ……………………………… 357
会陰腱中心 …………………………… 357
痔　瘻 ………………………………… 357
副乳房 ………………………………… 359
乳房のリンパ管 ……………………… 359
医用工学技術の進歩 ………………… 363
ホルモン分泌細胞の種類 …………… 367
ホルモンの作用機構 ………………… 367
下垂体腫瘍 …………………………… 368
脳-下垂体内の麻薬様物質 ………… 372
傍沪胞細胞 …………………………… 374

Side Memo

甲状腺機能異常 ····················374
上皮小体の鑑別法 ··················377
副腎皮質のホルモン支配 ··········380
精巣停滞 ···························381
門細胞 ·····························382
排卵機構 ···························382
A 細胞と B 細胞 ··················384
脊髄膨大 ···························393
脊髄上行 ···························393
腰椎穿刺 ···························399
脳軟膜炎 ···························399
脳脊髄液について ··················401
脳室周囲器官 ······················404
脊髄性進行性筋萎縮症 ·············406
錐体路と錐体外路 ··················408
急性脊髄前角炎 ····················411
臨床的に重要な脊髄反射 ··········411
菱形窩 ·····························414
延髄網様体 ························415
延髄上部の障害 ····················415
橋の障害と臨床症状 ···············418
中脳の障害 ························421
除脳硬直 ···························421
脳幹の系統発生と区分 ·············422
底 ·································422
被蓋 ·······························422
蓋 ·································422
小脳の機能とその障害 ·············428
視床卒中 ···························430
視床網様体系 ······················434
視床下部の機能 ····················437
大脳基底核周辺の出血 ·············450
錐体外路系神経核の障害 ··········450
視野欠損 ···························456
脊髄の半側離断症状
　（ブラウン・セカール症候群）·······460
代償性眼球運動 ····················460
脳神経について ····················466

フォスター・ケネディー症候群 ·······468
眼筋の運動 ························468
三叉神経の圧痛点 ··················469
末梢性顔面神経麻痺（ベル麻痺）····470
眼　振（眼球振盪）················471
ジャクソン症候群 ··················475
手の運動麻痺 ······················483
胸神経について ····················484
坐骨神経とその枝の麻痺 ··········488
自律神経の高位中枢 ···············490
自律神経障害 ······················492
難　聴 ·····························499
鼓膜反射 ···························502
耳管の働き ························502
聴覚発生の機序 ····················504
コルチ器官の有毛細胞とニューロンの
　代償性 ···························505
耳硬化症 ···························505
平衡感覚 ···························507
角膜反射 ···························511
乱　視 ·····························511
眼房水 ·····························512
光反射 ·····························513
網膜剥離 ···························514
視覚物質 ···························514
遠近順応 ···························518
白内障 ·····························518
眼底検査 ···························521
指　紋 ·····························525
毛の色 ·····························525
毛の成長速度と寿命 ···············526
脾臓の血管系 ······················533
脾臓の肥大 ························534
胸管リンパの色調 ··················535
象皮病 ·····························535
リンパ節の腫脹 ····················537
癌のリンパ節転移 ··················537

総論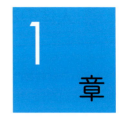

　動物は常に定まった形と構造をもち，その生命現象は必ず構造を基本にして営まれる．さらに動物の外界に対する反応の仕方は常に構造と機能とが一定の状態に保たれるように行われている．このような動物の個体の構造について学ぶ分野を解剖学 anatomy あるいは形態学 morphology と称する．一般に動物の体は細胞 cell が最小の機能単位をなし，無数の細胞が集まって1つの個体をつくりあげている．これらの細胞は一定の分化過程を経たのち組織 tissue を形成し，組織は一定の規則性をもって結合し合い，一定の形態と機能を備える器官 organ をなす．さらに，個々の器官は機能的な共通性をもつ系統 system をなす．すなわち，動物は細胞→組織→器官→系統→個体という構成段階を経て1個体を形成することになる．

　系統には次のものがある．

- 骨格系 skeletal system（Systema sceleti）⎫
- 筋系 muscular system（Systema musculorum）⎬ 運動器系
- 消化器系 digestive organ system（Systema digestorium）
- 呼吸器系 respiratory system（Systema respiratorium）
- 泌尿生殖器系 uro-genital organ system（Systema uro-genitale）
- 脈管系（または循環系）vascular system（or circulatory system）（Systema vasorum）
- 感覚器（系）sensory organ（system）（Organa sensuum）
- 神経系 nervous system（Systema nervosum）
  - ⎧ 中枢神経系 central nervous system（Systema nervosum centrale）
  - ⎩ 末梢神経系 peripheral nervous system（Systema nervosum periphericum）
- 内分泌腺 endocrine gland（Glandulae sine ductibus）

1 人体のあらまし

　人間は脊椎動物門で最も進化した哺乳綱霊長目の1科に属する．そして他の脊椎動物と同様に，体幹の主軸をなす脊柱 Columna vertebralis が体を支えている．体の表面は皮膚 Cutis で覆われ，身体内部の保護にあずかる．皮膚には感覚器があり，体温調節や外界の状況感知にあずかる．

1 体の区分

体の外形は次のように分けられる（図 1.1）．

$$\text{体幹 Truncus} \begin{cases} \text{頭 Caput} \\ \text{頚 Collum = Cervix} \\ \text{胸 Pectus}^* \\ \text{腹 Abdomen} \\ \text{骨盤 Pelvis} \end{cases}$$

胸・腹の背面は背 Dorsum という．
骨盤の背面は殿部 Nates = Clunes という．

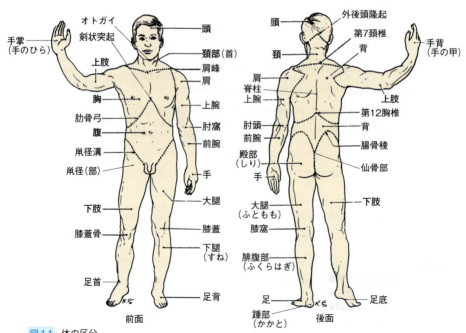

図 1.1　体の区分

体肢 Membra ｛上肢 Membrum superius──尖端部は手 Manus という．
　　　　　　 ｛下肢 Membrum inferius──尖端部は足 Pes という．

　　＊胸 Pectus：胸全体に対する名称であり，胸郭 Thorax は胸腔を囲む体壁のことである．
　　　しかし，Thorax を胸の意味に用いることもある．

体の内部は5つの腔所（体腔）に分けられ（図1.2），その中に次の臓器が入っている．

①脊柱管 Canalis vertebralis：脊髄 ｝両者は互いに連絡し合っている．
②頭蓋腔 Cavum cranii：脳
③胸腔 Cavum thoracis：肺，心臓，食道，気管，胸大動脈など．
④腹腔 Cavum abdominis：腸，肝臓，膵臓，脾臓，腎臓，副腎など．
⑤骨盤腔 Cavum pelvis（腹腔のうち骨盤骨で囲まれた腔）：子宮，卵巣，膀胱，精嚢，直腸など．

　なお，胸腔と腹腔は横隔膜 Diaphragma で境される．

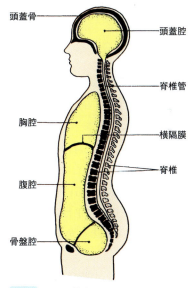

図1.2　ヒトの体腔

Side Memo

腹膜後器官：腎臓，膵臓，尿管，腹大動脈，下大静脈，十二指腸，副腎などは，後腹壁の腹膜よりも後方に位置するので腹膜後器官 retroperitoneal organs という．そしてこれらの器官を入れる隙間を腹膜後隙 Spatium retroperitoneale という．

内臓全逆転：内臓の位置が正常と比べてすべて左右逆に配置されている人がある．これを内臓全逆転という．その場合，心臓ももちろん右位で，胸郭の右側にある（右心症 dextracardia）．

4

2 ｜左右対称性

　人体は正中断によってほぼ左右対称に分けられる．しかし，内臓は非対称性のものが多い．心臓はやや左に，脾臓は左に，肝臓は大部分，右に位置する．小腸，大腸は完全に非対称性である．

3 ｜男女の差

　男性と女性の体のうち，主なちがいは次のような点にある．

①体の内部および外部の生殖器のちがい（第一次性徴）

②生殖器以外のちがい（第二次性徴）

- ▸ 身長，体重は男の方が女より大きい．
- ▸ 骨格や筋肉は男の方が発達している．
- ▸ 皮下脂肪は女の方が男より多く，体全体に丸みがある．
- ▸ 喉頭隆起は男の方が著しい．
- ▸ 骨盤は男では幅が狭くて深いが，女では幅が広くて浅い．
- ▸ 女は胴が長くて下肢が短い．
- ▸ 体毛は男に多い．

4 ｜体の位置と方向づけ

　身体の位置と方向づけを示すために用いられる解剖学用語のうち主なものをあげておく（図 1.3）．

①鉛直（面）vertical（plane）：直立した身体を地面に直角に下した面．

②水平（面）horizontal（plane）：直立した身体を地面に平行に切った面．

③正中（面）median（plane）：身体を左右に等分する鉛直面．

④矢状（面）sagittal（plane）：正中面に平行 3.3 で左右に向かう面．

⑤前額（面）frontal（plane）：矢状面と直角に交わり，身体を前後に分ける鉛直面．

⑥内側 medial：正中面に近い位置．上肢では尺側 ulnar，下肢では脛側 tibial とも呼ぶ．

⑦外側 lateral：正中面から遠い位置．上肢では橈側 radial，下肢では腓側 fibular とも呼ぶ．

⑧近位 proximal：体肢では体幹の付着部に近い部分．

⑨遠位 distal：体肢では体幹の付着部より遠い部分．

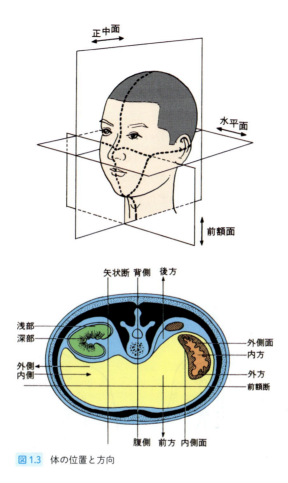

図1.3 体の位置と方向

⑩背側 dorsal：背中の側．人では後方 posterior という．
⑪腹側 ventral：胸や腹の側．人では前方 anterior という．
⑫内方 internal ⎫ 体表からの隔たり，あるいは一定の器官の内部と外部の別
⑬外方 external ⎭ を示す．
⑭頭側 cranial：頭に近い方．人では上方 superior ともいう．
⑮尾側 caudal：尾に近い方．人では下方 inferior ともいう．

5 矢状面を通るいくつかの垂直線（図1.4）

①前正中線 anterior median line：胸骨のまん中を通る垂直線．
②胸骨傍線 parasternal line：胸骨の外側のふちを通る垂直線．
③乳頭線 mamillary line：乳頭(チクビ)を通る垂直線．成人女子では変動が多いので，鎖骨中線が使われる．
④鎖骨中線 midclavicular line：鎖骨の中心を通る垂直線．
⑤腋窩線 axillary line：腋窩(ワキノシタ)の中心を通る線．腋窩の前と後のふちを通る線をそれぞれ前および後腋窩線という．
⑥肩甲線 scapular line：肩甲骨の下角を通る垂直線．
⑦後正中線 posterior median line：脊柱のまん中を通る垂直線．
⑧脊柱傍線 paravertebral line：脊柱の横突起を通る線．

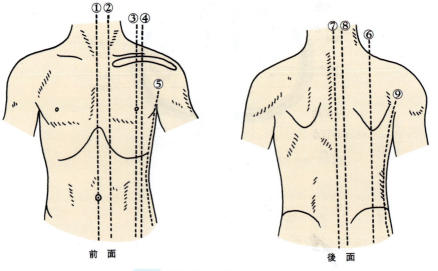

図1.4 矢状面を通る垂直線のいろいろ
①前正中線　⑥肩甲線
②胸骨傍線　⑦後正中線
③乳頭線　　⑧脊柱傍線
④鎖骨中線　⑨後腋窩線
⑤前腋窩線

2 人体の構成——組織

1 総論

　組織 tissue とは同じ方向に分化・発育した細胞およびその生産物が集合して，形態的・機能的な分業体制を示す単位のことである．したがって組織では一定の細胞と細胞間質がそれぞれ定められた様式で配列されている．

人体の発生と分化のあらまし

　人体の発生は受精卵（接合体 zygotes）の有糸分裂から始まる．受精卵は卵割 cleavage を繰り返して細胞数を増し，桑実胚 morula になる（☞ 2 章 p.53，図 2.12）．桑実胚はさらに分裂を繰り返して胚盤胞 blastocyst になり，ここに胚盤胞腔 blastocyst cavity とこれを囲む細胞塊を形成する（図 1.5）．胚盤胞の細胞塊は，胚盤胞腔を囲む栄養膜 trophoblast（外細胞塊）と将来胎児になる胚子芽 embryoblast（内細胞塊）に分かれる．胚子芽はさらに卵黄嚢 yolk sac を囲む胚盤葉上層（内胚葉）と羊膜腔 amniotic cavity を囲む胚盤葉上層に分かれる．そして，これら両者が接する部分の胚盤葉上葉（外胚葉）から新たに細胞集団が出現して中胚葉 mesoderm を形成する（☞ 2 章 p.59，図 2.20）．かくして胚子芽の胚盤葉上層からは内・中および外胚葉が出来あがり，これら三葉性胚盤 trilaminar germ disc から将来胎児になる部分が出来あがる．三葉性胚盤の各胚葉から体のあらゆる組織と器官が発生・分化するわけであるが，その点については次章（発生学総論 p.43）を参照されたい．

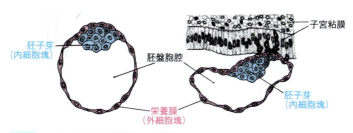

図 1.5　ヒトの胚盤胞（受精後 4 日目頃）

2 細胞の構造 Cell structure（図 1.6）

細胞は個体の組み立てと働きの最小単位で，核（核形質），細胞膜および細胞質（細胞形質）に分かれる．

人体を構成する細胞は新生児で数兆個，成人で百兆個に及ぶという．

Ⓐ 核 nucleus

核はふつう1つの細胞に1個ある．これは細胞の形と働きを調節するセンターで，染色質，核小体および核膜でできている．

染色質 chromatin は核蛋白質（DNA，RNA などの核酸とヒストンという蛋白質）の複合体で，有糸分裂のときに染色体を形づくる．染色体の形と数は動物ごとに定まっており，そのなかに遺伝子 gene をもち，遺伝情報のほかに蛋白合成を介して，あらゆる細胞活動を制御する．染色質は核内に不規則に分散している．つまり，核内で明るく染まる領域（DNA転写が活発なところ）と暗く斑点状に染まる領域（DNA転写が不活発なところ）が混在する．女では核膜に近接して大きな染色質の塊（性染色質 sex chromatin）をみることがある．これは女のもつ2ケのX染色体のうちの1ケが不活性化して凝縮したもの，つまり，染色

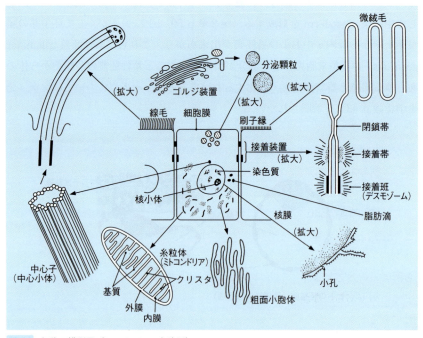

図 1.6　細胞の模型図（Cunningham を改写）

体上の DNA 転写活性が休止状態になったもので，血液中の好中性白血球 neutrophil（太鼓のバチ drumstick，☞ 2 章 p. 49, 図 2.8）や口腔粘膜の扁平上皮にみられ，この現象を性別検査 sex check に用いることがある．

核小体 nucleolus はふつう 1〜数ケあり，その主成分は RNA（リボ核酸，とくに DNA によってつくられるリボゾーム RNA）である．そのためリボゾームの発達した細胞（蛋白合成の盛んな分泌細胞など）では核小体は大きい．

核膜 nuclear membrane は核の表面にある 2 重の薄い膜（内核膜と外核膜）で，外核膜にはリボゾーム RNA が結合している．核膜には多数の小孔が開いていて，その小孔を通して細胞質と染色質を含む核質が交流し合うのである．

🅱 細胞膜 cell membrane（plasma membrane）

細胞膜は細胞質の表面にある薄い膜で，脂質の 2 分子層からなり，その中に蛋白粒子がモザイク状にはまり込んでいる．この蛋白粒子は外界からの情報シグナルを受けとめて，細胞内へそのシグナルを伝えたり（受容体蛋白 receptor protein），細胞内外のイオン通路を用意したりする（チャンネル蛋白 channel protein）．また，細胞膜表面には多糖類の薄い層（糖衣 glycocalyx）があり，ホルモン受容体として働いたり，細胞の表面抗原をもって細胞性免疫 cellular immunity にあずかったり，更には体をつくる細胞同士を認識し合ったりする．このほかに細胞膜は，物質を細胞外から取り込んだり（エンドサイトーシス endocytosis），細胞外へ放出したりする（エキソサイトーシス exocyosis）．

🅲 細胞質 cytoplasm

細胞質は液体部分（サイトゾル cytosol）と，その中に浮かぶ細胞小器官 cell organelles を含む．

中心小体 centriole は細胞分裂のときに核の近くに現れるもので，これを中心として核分裂が進む．

ミトコンドリア mitochondria（糸粒体）は 2 枚の膜（内膜と外膜）で包まれ，その膜内に基質 matrix が埋っている．この基質内にはクエン酸回路の酵素系が含まれている．またクリスタ構造を示す内膜には，電子伝達系の酵素や，酸化的リン酸化に必要な酵素（つまり，ATP 合成系の酵素）が含まれる．そして，これら酵素系の働きにより，ミトコンドリアは細胞呼吸や，エネルギー産生の場として働くのである．なお，内膜にはステロイドホルモン産生に必要な酵素系も含まれている．

ゴルジ装置 Golgi apparatus は粗面小胞体でつくられた蛋白に糖を付加し，機

能的な分子に加工する，いわば"蛋白質加工工場"として働く．

小胞体 endoplasmic reticulum（ER と略す）には粗面小胞体（リボゾームが付着する）と滑面小胞体（リボゾームは付着しない）がある．そのうち前者は酵素やペプチドホルモンのような蛋白質を合成し，後者は脂肪やステロイドホルモンなどを合成する．

リボゾーム ribosome はリボゾーム RNA と蛋白質が合わさったもので，粗面小胞体の表面に付着しているものと細胞質の中に分散しているものとがある．リボゾームで細胞固有の蛋白質が合成される．

また**ライソゾーム** lysosome は各種の加水分解酵素を含んでおり，細胞外から取り込んだ異物や細胞内の老廃物を消化分解する（消化作用）．なお，老化細胞は細胞質内に老廃物を多く蓄積するため，その処理に必要な多量のライソゾームを含む．

このほか細胞質には細胞の骨格をつくったり，細胞の運動にあずかったりする線維成分として，マイクロフィラメント（＝アクチンフィラメント actin filament），微細管 microtubule（中心小体，線毛，鞭毛の主成分となる），および中間径フィラメント（張原フィラメント tonofilament，ニューロフィラメント neurofilament など）がある．また細胞質には，色素顆粒（メラニン melanin，リポフスチン lipofuscin など），分泌顆粒（グリコーゲン glycogen，蛋白，脂肪滴など），液胞（粘液など），空胞などが含まれていることは言うまでもない．

細胞の自由表面には，物質の吸収面を拡大する装置（消化管の上皮細胞にみられる刷子縁 brush border ＝微絨毛 microvilli の集まったもの）（図 1.8）があったり，液体や有形質を運搬する装置（**線毛** cilia や**鞭毛** flagellum）があったりする．

Ⓓ 細胞同士の結合

1）合胞体 syncytium（図 1.7-1）

初めは別々の細胞であったものが，発生経過中に 2 次的に癒合したものと考えられる．例：胎盤絨毛の合胞体性栄養膜 syncytio-trophoblast，骨格筋線維．

2）指状嵌合 interdigitation（図 1.7-2）

1 つの細胞の一部が突出し，それに応じて他の細胞の一部が凹んでいて，凹凸部分が組み合わさっているものをいう．上皮細胞間の結合を強固にするとともに，細胞膜側面の有効面積を広げて液体輸送にも役立つものと考えられる．例：血管の内皮細胞．

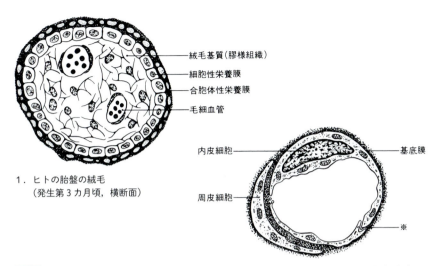

図1.7 細胞同士の結合

1．ヒトの胎盤の絨毛
　（発生第3カ月頃，横断面）

2．毛細血管の内皮細胞間にみられる指状嵌合（※）

3）接着複合体 junctional complex（図1.8）

　上皮の表面には細胞間の接合質があり，これが流出するのを防ぐための装置があると考え，閉鎖堤 terminal bar と呼んだ．これを電子顕微鏡でみると，閉鎖帯 zonula occludens（堅い結合 tight junction）と接着帯 zonula adherens（中間の結合 intermediate junction）を合わせたものである．そして，もう一つの接着斑 macula adherens（デスモゾーム desmosome）を加えて接着複合体 junctional complex という（例：小腸絨毛の粘膜上皮）．前二者は細胞を帯状にとりまくように分布しており，後者は細胞膜間の所々に斑点状に分布する．閉鎖帯は細胞間隙と管腔または腺腔との間の物質の拡散を防いでおり（拡散関門），また，接着帯には細線維としてのアクチンフィラメント actin filament が付着していて，細胞の収縮・弛緩の起点となっている．さらに，接着斑は，細胞骨格 cytoskeleton としての張原フィラメント tonofilament（神経細胞では神経原線維 neurofilament）の付着部位となっている．古くは，光線顕微鏡でこの部位を観察すると，隣接する細胞の突起同士が"ジグザグ"模様に配列しているため，細胞間橋 intercellular bridge と呼んだ．例：表皮，口腔粘膜上皮．

> 註）**ギャップ結合 gap junction（ネクサス nexus）**：電顕的に，心筋線維，平滑筋線維，上皮細胞，内分泌細胞などの細胞間に，隣り合った細胞間の距離が著しく狭い部位（2 nm のスキ間 gap）があり，細胞間の興奮伝達や微小物質の交流の場となっている．このスキ間は細胞間が密着する閉鎖帯（固い結合 tight junction）と区別して，ギャップ結合と呼ばれる．

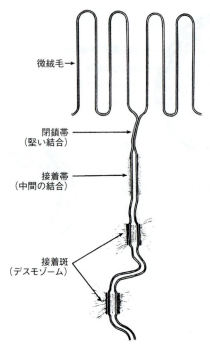

図 1.8　上皮の特殊構造
閉鎖帯，接着帯，接着斑をあわせて接着複合体という．

3　上皮組織 epithelial tissue
Ⓐ 上皮細胞 epithelial cell

　上皮組織の最小の単位をなす．上皮細胞とは体の表面，体腔 body cavity の内面，中腔性器官の内面，その他の遊離面を覆う細胞，さらには分泌臓器の分泌細胞などを指し，細胞の底部は基底膜 basement membrane に付着する．上皮細胞の機能は，感覚，吸収，分泌，保護などを司どることにある．そして細胞の遊離面に刷子縁 brush border（微小絨毛 microvilli），線毛 cilia，鞭毛 flagellum，不動毛 stereocilia などを備える．

> **Side Memo**
>
> **基底膜 basement membrane**：上皮組織の底面には基底膜があって，結合組織との間を境している．この基底膜は，表層の基底板 basal lamina と深層の網状板 reticular lamina の 2 層からなる．前者は上皮細胞によって分泌されるIV型コラーゲン IV collagen，ラミニン laminin およびプロテオグリカン proteoglycan などを含んでいる．また，後者は線維芽細胞が産生する線維性蛋白質を含んでいる．このような成分からなる基底膜は，上皮細胞を結合組織に結びつけると共に，いろいろの物質が上皮細胞と結合組織間を通過するフィルター（分子篩 molecular sieve）の役目をしたり，細胞の配列と分化をコントロールしたりする．

Ⓑ 上皮組織の分類

①作用による分類

- 被蓋上皮 covering epithelium　例：表皮.

- 腺上皮 glandular epithelium　例：下垂体前葉の腺上皮.

- 吸収上皮 absorptive epithelium　例：小腸絨毛の粘膜上皮.

- 感覚上皮 sensory epithelium　例：鼻粘膜の嗅上皮.

- 胚上皮 germinal epithelium　例：精細管のセルトリ細胞，卵巣の卵胞上皮.

- 呼吸上皮 respiratory epithelium　例：肺胞上皮.

②形状による分類（表1.1）

- 扁平上皮 squamous epithelium　例：表皮. 膀胱の粘膜上皮.

- 円柱上皮 columnar epithelium　例：鼻粘膜呼吸部の上皮.

- 立方上皮 cuboidal epithelium　例：卵巣の黄体細胞.

以上のような分類がなされるが，ここでは，①における「作用による分類」について少し詳しく述べる.

Ⓒ 被蓋上皮 covering epithelium

体の表面，体腔の内面，中腔性器官の内面を覆う. 被蓋上皮を分類すると表1.1，図1.9のようになる.

表1.1　上皮の分類

分類	存在部位	備考
単層扁平上皮	血管とリンパ管の内皮；体腔中皮（胸膜，心膜，腹膜）；肺胞上皮	体腔中皮は光線をあてると光を反射して明るく輝いてみえる
重層扁平上皮	表皮；口腔，食道，腟および直腸肛門部粘膜の大部分；角膜	上皮の最表層はしばしば角化する
単層立方上皮	腺の導管部，尿細管上皮	細胞表面に**刷子縁**を有するものがある
単層円柱上皮	消化管（胃〜大腸）の粘膜上皮；子宮と卵管の上皮	細胞表面には**刷子縁**（または小皮縁）を有するものがある
重層円柱上皮	結膜円蓋部；眼瞼結膜；男性尿道の隔膜部と海綿体部	──
多列円柱上皮	呼吸器系（鼻腔〜気管支）の粘膜上皮	単層円柱上皮に属するが，上皮の高さがまちまちなため，核の高さが不ぞろいである. 上皮表面には**線毛**があり，**多列線毛上皮**ともいう
移 行 上 皮	腎盤，尿管および膀胱の粘膜上皮	所属器官の拡張，収縮に応じて上皮の形が変わる. 収縮時には重層円柱上皮様，拡張時には重層扁平上皮様を呈する

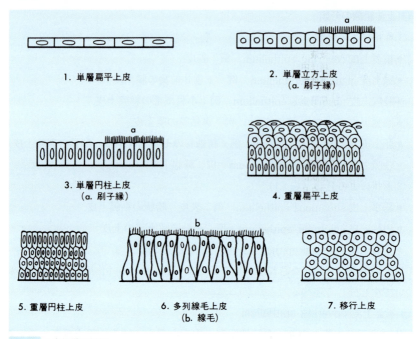

図1.9 上皮組織の種類

腺上皮 glandular epitheliu

　被蓋上皮から分化したもので，分泌能を持つので腺上皮という．腺上皮が多数集まって一定の配列をとり，腺 gland になる．腺は外分泌腺 exocrine gland と内分泌腺 endocrine gland に分けられる．外分泌腺は腺の分泌物を導管 duct によって他所へ導出する．外分泌腺は分泌を主とする腺終末 terminal portion（腺房 acinus）と分泌物を運搬する導管に分けられる（図1.10）．涙腺，唾液腺，汗腺などの腺終末の周囲には筋上皮細胞（篭細胞 basket cell）という一種の平滑筋細胞が分布しており，自律神経の興奮やホルモンの作用によって収縮し，腺終末を周囲からしぼり込み，腺房からの分泌を促す．一方，内分泌腺では，分泌物（ホルモン hormone）は血管系で運搬されるので，外分泌腺のような導管を持たない．本章では，主に外分泌腺について述べる〔内分泌腺については☞9章〕．

　外分泌腺は次のように分類される．

　1）分泌物の性状による分類（表1.2）
　2）腺の形状による分類（表1.3, 図1.11, 図1.12）
　　① 胞状腺 alveolar gland：腺終末が胞状である

表1.2 分泌物の性質による分類

腺の種類	分泌物の性状	存在部位
漿液腺 serous gland	漿液（蛋白液）を分泌する．腺上皮の胞体は暗く，核は円形で胞体の中央部に位置する．酸性または塩基性色素に染まる顆粒を持つ	耳下腺，膵臓の外分泌部
粘液腺 mucous gland	粘液（ムチン mucin）を分泌する．腺上皮の胞体は明るく，核は扁平で胞体の基底部に偏在する	大腸腺，口蓋腺，舌根部の腺
混合腺 mixed gland	漿液腺と粘液腺の腺終末が混在する	舌下腺，顎下腺
脂腺 sebaceous gland	類脂肪 lipoid を分泌する．腺上皮の胞体は明るく粘液腺に類似するが，核は胞体の中央に位置する．ホロクリン様式の分泌を行う	毛包腺

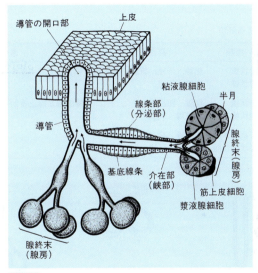

図1.10 外分泌腺の一般構造
（上図矢印は分泌物の流路を示す）

② 管状腺 tubular gland：腺終末が管状である

③ 管状胞状腺 tubulo-alveolar gland：腺終末が管状と胞状を兼ねそなえる．

3）分泌形式による分類（表1.4）

大別すると
①漏出腺（エクリン腺 eccrine gland）　透出分泌　diacrine secretion
　　　　　　　　　　　　　　　　　　開口分泌 emiocytosis
②離出腺（アポクリン腺 apocrine gland）
③全分泌腺（ホロクリン腺 holocrine gland）

E 吸収上皮 absorptive epithelium

物質の吸収が主な機能である．小腸や大腸の上皮，腎臓の尿細管上皮などがある．

F 感覚上皮 sensory epithelium

上皮が特殊分化したものと，神経細胞が上皮化したものとがある．ともに外界からの刺激を受け入れる細胞である．

1）上皮細胞そのものが神経細胞に由来するか，または神経細胞の一部である．例：鼻粘膜の嗅細胞，網膜の杆・錐体細胞．
2）上皮細胞は神経細胞ではないがこれと密接に連結し合う．例：舌の味蕾にある味細胞（図1.13），内耳の有毛細胞．

表1.3 腺の形状による分類

	腺の種類	存在部位	備 考
管状腺	単一管状腺 複合管状腺	腸腺，汗腺，胃腺，子宮腺 舌腺，涙腺	導管部も腺上皮からなる
胞状腺	単一胞状腺 複合胞状腺	脂腺，瞼板腺 耳下腺，乳腺	導管部が腺上皮からなるものがある
管状胞状腺	単一管状胞状腺 複合管状胞状腺	幽門腺，前立腺 顎下腺，膵臓	

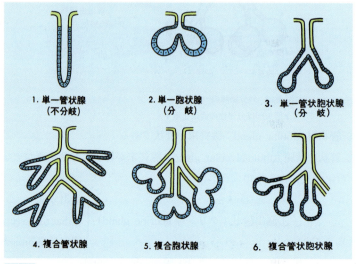

図1.11 外分泌腺の種類（黒い部分は腺終末）

表1.4 腺の分泌形式による分類

腺の種類	腺の性質	存在部位
漏出腺	分泌物のみが排出される．腺上皮の損傷なし	小汗腺（透出分泌 diacrine secretion），膵臓外分泌部（開口分泌 emiocytosis）
離出腺	分泌物とともに胞体の一部が排出される．腺細胞は速やかに修復され，再び分泌機能を営む	乳腺，大汗腺（腋窩腺）
全分泌腺	分泌物とともに腺上皮も一緒に排出される	脂腺，瞼板腺（マイボーム腺）

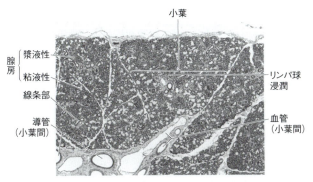

図1.12 外分泌腺（顎下腺を例にとる）

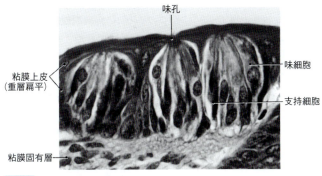

図1.13 舌の葉状乳頭の味蕾
（粘膜上皮内に3つある），×300

ⓖ 胚上皮 germinal epithelium

生殖細胞（精子と卵子）の元になる上皮細胞という意味でつけられた名称だが，実際は精巣のセルトリ細胞 Sertoli cell と，卵巣の卵胞上皮 follicular epithelium がこれに相当する．ともに生殖細胞を支持・栄養したり，蛋白ホルモン・ステロイドホルモンを産生したりする．

H 呼吸上皮 respiratory epithelium

肺胞壁表層の上皮で，血液と空気との間でガス交換にあずかる．大型（立方）肺胞上皮（Ⅱ型；界面活性剤を分泌）と，小型（扁平）肺胞上皮（Ⅰ型；ガス交換にあずかる）の2種類がある．

4 支持組織 supporting tissue

支持組織は中胚葉 mesoderm から発生・分化したもので，体内あまねく分布し，細胞や組織，器官を相互に結合，固定，支持する．また，体内の異物を処理したり，免疫抗体をつくったりもする．結合組織，軟骨組織および骨組織がある．

A 結合組織 connective tissue

結合組織は細胞と線維成分で構成され，両者は組織液を含む無構造の細胞外基質 extracellular matrix の中に埋まっている．

1）結合組織の構成要素（図1.14）

a）細胞成分

ⅰ）固定細胞 fixed cells
- 線維芽細胞 fibroblast（線維細胞 fibrocyte）──結合組織内の固定細胞としてはこの細胞が最も多く，紡錘形，星形など種々の形態を示す．膠原線維 collagen fiber（Ⅰ型コラーゲン），細網線維 reticular fiber（Ⅲ型コラーゲン），弾性線維 elastic fiber を産生する．また，細網細胞，脂肪細胞など

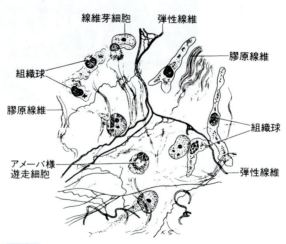

図1.14 疎性結合組織（皮下組織）

に分化する能力がある.

- 脂肪細胞 fat cell——細胞内に脂肪滴（主にトリグリセリッド）を充満していて，細胞核は辺縁に圧排され，核周囲部は円板状となる.

- 色素細胞 pigment cell——メラニン色素を産生，蓄積する細胞でメラニン細胞 melanocyte という.

ii) 遊走細胞 wandering cells（図 1.14，☞図 1.18）

- 組織球 histiocyte——線維芽細胞に似るが，核は小さく濃染する．貪食能をもつ固定マクロファージで，単球由来である.

- リンパ球 lymphocyte：6〜8μ の小リンパ球が多く，個体発生の初期に骨髄に由来する B-リンパ球と，胸腺に由来する T-リンパ球とからなる．前者はマクロファージ Mφ からの抗原提示 antigen-presentation を受けて形質細胞 plasma cell になり，液性抗体をつくる（液性免疫 humoral immunity）．後者は抗原部位に直接出向いて，細胞性免疫 cell-mediated immunity にあずかる.

- 好酸球 eosinophil：抗原-抗体複合体を貪食・処理したり，寄生虫を傷害したり，肥満細胞からヒスタミンを遊離させたりする細胞とみられる．アレルギー過敏症，寄生虫感染症などで増加すると共に，生体防衛的な働きをする.

- 好中球 neutrophil：急性炎症に際して組織内に遊出し，顆粒中に含まれるリゾチームやペルオキシダーゼによって盛んな異物融解作用を示すミクロファージ microphage である.

- 単球 monocyte：血管壁を貫いて血中から組織内へ遊出したものと考えられ，貪食能をもつマクロファージ Mφ（組織球，クッパー細胞，脾細胞など）になると共に，取り込んだ細菌や異物の情報を B-リンパ球に伝える役割（抗原提示 antigen-presentation）もする.

- 肥満細胞 mast cell——円形または楕円形の細胞．細胞質内には粗大顆粒（ヘパリン，ヒスタミン）が含まれている．血液中の好塩基球も類似の細胞であるという．この細胞の表面には IgE 抗体が結合していて，アレルゲンが気道（花粉など）や消化管（卵白，小麦粉成分など）に侵入すると，この IgE と結合し，ヒスタミン顆粒を放出し，アレルギー反応を起こす.

b) 線維成分

結合組織の線維成分として，3つ主なものがある.

表1.5 コラーゲンのタイプと性状*

タイプ	形　状	性　　　状	分布領域
I	線維状	太い線維で強い張力を示す，いわゆる "**膠原線維 collagen fiber**" のこと．好酸性に染まる．	皮膚，腱，靱帯，骨，角膜
II		細い線維状	硝子軟骨，椎間板
III		細い網目状構造を示す，いわゆる "**細網線維 reticular fiber**" のこと．硝酸銀で黒染する．	肝臓，リンパ節，脾臓，血管
IV	非線維状 （無構造）	————	基底膜，レンズ被膜
V		————	（結合組織）

＊コラーゲンは，この他にVI〜XIのタイプがあるが，その詳細は他書を参照されたい．

　ⅰ）コラーゲン collagen

　　この線維成分は線維芽細胞でつくられ，全身に分布する．5つのタイプに分けられる（表1.5）．

　ⅱ）エラスチン elastin

　　弾力性のある線維成分で，光を屈折する性質をもち，弾性線維 elastic fiber という．この線維は走行途中で多くの枝分れをする．血管，肺，弾性軟骨などに分布する．

　ⅲ）フィブロネクチン fibronectin とラミニン laminin

　　両者とも糖蛋白が重合して，線維構造を示し，細胞表面に付着している．フィブロネクチンは細胞を細胞外基質に固定し，細胞の移動・増殖に働く．一方，ラミニンは上皮細胞を基底膜に固定する．（詳細は他書を参照されたい）．

　c）基質 ground substance（細胞外基質 extracellular matrix）

　　水以外の成分として，グルコサミノグリカン glucosaminoglycan と総称されるムコ多糖類が含まれる．ヒアルロン酸，コンドロイチン硫酸，ケタラン酸，デルマタン酸などがこの中に入る．

2）結合組織の種類

　a）疎性結合組織 loose connective tissue——膠原線維や細胞成分が疎に分布し，線維間に多量の組織液 tissue fluid を貯える．組織液が過剰になると浮腫 edema を起こす．皮下組織や粘膜下組織がこれに属する（☞図1.14）．

　b）緻密結合組織 dense connective tissue——膠原線維が密に分布し，線維間のすき間が少ない．線維の配列が規則的な組織（腱，靱帯，真皮など）と不規則的な組織（真皮，脳硬膜など）とがある（☞11章 p.527，図11.27）．

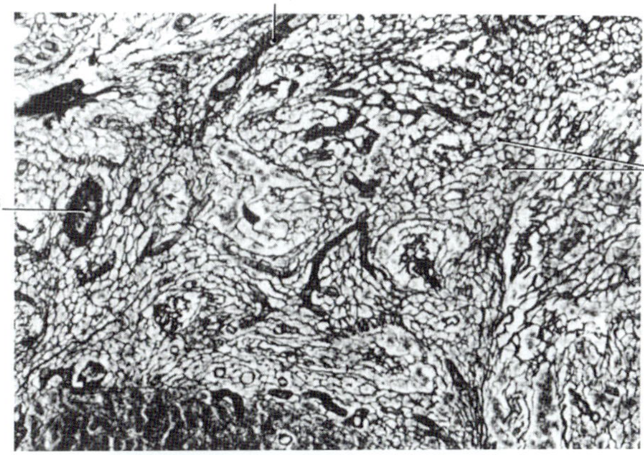

小柱

小柱内の血管

細網線維

図 1.15 細網組織（リンパ節の銀染色），× 200
細網線維は分枝，吻合して網工を形成する．
粒子状の黒点はリンパ球．

　c）細網組織 reticular tissue（図 1.15）――細網細胞 reticular cell と細網線維
reticular fiber からなる組織で，主として造血臓器（リンパ節，骨髄，脾臓など）
がこれに属する．細網細胞は互いに突起を出し合って結合し，細胞表面には細網
線維が密接する．細網細胞は弱い貪食能 phagocytosis を持ち，この組織内に入り
込んだ異物を貪食する．また細網線維の網目中には，遊走細胞――リンパ球，単
球，好中球，好酸球，赤血球など――が充満する．なお，細網組織中の細網線維
は，主に線維芽細胞が産生するⅢ型コラーゲンだが，一部は細網細胞にもその産
生能があるらしい．肝臓の洞様毛細血管の管壁を取り巻く格子状構造をなす線維
を格子線維 lattice fiber というが，これは細網線維にほかならない（☞ 6 章，
p. 272）．

> **Side Memo**
>
> **細網内皮系 reticulo-endothelial system（単核食細胞系 mononuclear phagocyte
> system）**：強い食作用をもつ単核細胞の集団で，生体防御機構の一翼を担う．この系に属す
> る細胞に骨髄の前単球，血液の単球，多くの器官の結合組織中の大食細胞 macrophage（組
> 織球，肝臓類洞のクッペル Kupffer 細胞，肺胞大食細胞，脾・リンパ節・骨髄の大食細胞，
> 腹膜腔や胸膜腔の大食細胞など）があり，共通の細胞起源をもつことでお互に関連がある．
> なお，細網細胞や内皮細胞のように異物の取り込みが遅く，偶発的に摂取作用を営む細胞は
> この系から除外される傾向にある．
> **褐色脂肪組織 brown adipose tissue**：冬眠する哺乳動物では，肩甲骨のあいだ，腋窩，
> 頚，腎門などに褐色の脂肪体がある．細胞内の脂肪滴は小さく散在的，核は細胞の中央部に
> 位置する．細胞質にはチトクロームが多く褐色を呈する．この組織は脂肪滴を急速に分解し
> て大量の熱を供給するので，体温はすみやかに上昇して冬眠から覚めることが出来るとい
> う．褐色脂肪組織はヒトの新生児にも認められる．

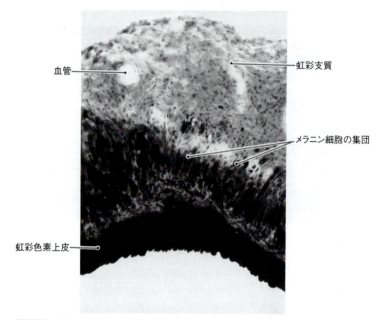

図1.16 色素組織（眼球の虹彩），×100

　d）脂肪組織 adipose tissue——疎性結合組織のなかに多数の脂肪細胞 fat cell が充満している．

　e）色素組織 pigment tissue（図1.16）——疎性結合組織のなかに多数の色素細胞を含み，眼球の脈絡膜や虹彩の結合組織にみられる．

　f）弾性組織 elastic tissue（図1.17）——弾性線維を主成分とする結合組織で，肉眼的に淡黄色である．動脈壁や項靱帯 lig. nuchae がこれに属する．

　g）体液組織 body fluid（図1.18）——血液 blood，リンパ lymph および組織液 tissue fluid のことで，それぞれ血管，リンパ管および組織間隙を流れる特殊な結合組織といえる．つまり，その中に含まれる血球や血小板が結合組織の細胞成分に相当し，血漿とリンパ漿が液状の細胞間質に相当する．そして，この細胞間質の中に結合組織の線維成分に相当する線維素原 fibrinogen が含まれるのである．血球には赤血球 erythrocyte，白血球 leukocyte および血小板 blood platelet があり，白血球はさらに顆粒白血球 granulocyte（好中球 neutrophil；好酸球 acidophil，好塩基球 basophil）と無顆粒白血球 agranulocyte（リンパ球 lymphocyte，単球 monocyte）がある〔血球，血漿，リンパ漿の形態・機能の詳細は他書を参照されたい〕．

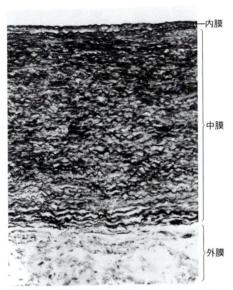

図 1.17 弾性組織（ヒト大動脈の弾性染色），×200
豊富な弾性線維が中膜内に波打って配列する．

Ⓑ 軟骨組織

　結合組織よりも硬く弾性 elasticity をもつ組織で，軟骨細胞 chondrocyte と基質 matrix とからなる．軟骨細胞は基質内の軟骨小腔 cartilage lacuna の中に 1～数個がまとまって存在する．細胞質内にはグリコーゲン，脂肪小滴，空胞などを認める．基質は，コンドロイチン硫酸，膠原線維，弾性線維などを含み，チオニン，メチレンブルーなどの色素に対して異調染色性 metachromasia を示す．軟骨表面は軟骨膜 perichondrium で覆われる．血管や神経は軟骨膜には分布するが，基質には分布せず，したがって軟骨細胞を含む基質の栄養は軟骨膜内を流れる血管から供給されている．

1）軟骨の種類

a）硝子軟骨 hyaline cartilage（図 1.19）

　基質は半透明で一見均質に見えるが，よく見ると微細な膠原線維と酸性ムコ多糖類（主にコンドロイチン硫酸を含む）からできている．例：関節軟骨，肋軟骨，気管-気管支軟骨．

b）弾性軟骨 elastic cartilage

　肉眼的には淡黄色で，基質には弾性線維がよく発達しており，軟骨全体に弾

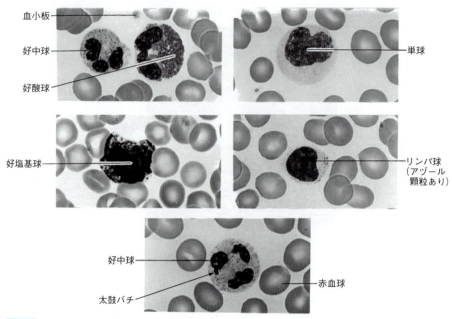

図 1.18 血球のいろいろ（ヒト）

力性がある．例：耳介軟骨，喉頭蓋軟骨，耳管軟骨．

　c）線維軟骨 fibrous cartilage（図 1.20）

　基質には膠原線維がよく発達しており，牽引に対して強い抵抗を示す．例：椎間円板，恥骨結合，関節半月（関節円板）．

2）軟骨の発生と成長

　軟骨原基（間葉）に球状細胞集団（軟骨芽細胞 chondroblast）が現われ，基質を産生して細胞周囲に蓄積する．そして基質が増えるにつれて細胞はしだいに分散し，また細胞分裂を繰り返して，軟骨の容積を増やす．これを間質成長 interstitial growth という．一方，軟骨膜の線維芽細胞は軟骨細胞に分化し，これが基質をつくって軟骨を外側から増やしてゆく．これを付加成長 appositional growth といい，軟骨の成長の主役を演じる．

3）軟骨の再生と変性

　軟骨は主に軟骨膜から再生される．硝子軟骨，線維軟骨には石灰沈着が起こり，軟骨がもろくなる．これが石灰化 calcification である．また，硝子軟骨では膠原線維が著しく増えて，酸性ムコ多糖類が減少することがあり，これがア

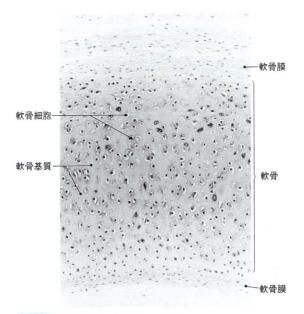

図 1.19 硝子軟骨(ヒト気管), ×100

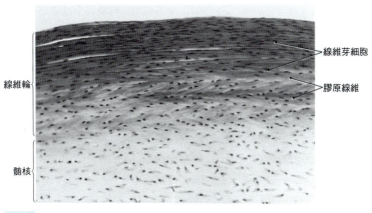

図 1.20 線維軟骨(椎間円板), ×200

スベスト変性 asbestosis である. ともに加齢による変化である.

◉ 骨組織

結合組織のなかでは最も硬い組織である. 骨細胞 osteocyte と基質 matrix からなる. 基質は Ca 塩(Ca-アパタイト結晶が沈着したもの)を豊富に含み, かつ I

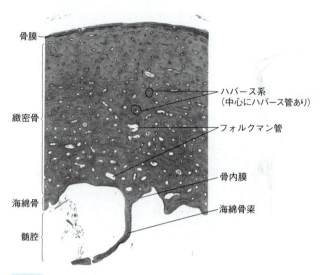

図 1.21 骨の構造（ウサギ，横断面）

型コラーゲンからなる膠原線維を備える．また基質には骨細胞を入れる骨小腔 bone lacunae があり，これは骨細管 bone canaliculi（骨細胞の突起を入れる）により互いに連絡し合っている（図 1.21）．その結果，細胞同士はこの細管を通してお互いに連結（絡）し合うことが出来るのである．

1）構造（図 1.21，図 1.22）：要約すると次のようになる．

　a）骨膜 Periosteum：骨の最外層をなし，血管と神経は骨膜から小管（フォルクマン管 Volkmann's canal）を通って骨質内に入り込む．骨膜は外層（線維性結合組織）と内層（骨形成層 osteogenic layer）の2層よりなり，骨折などの場合，内層の骨形成層が骨の再生にあずかる．

　b）緻密質 Substantia compacta：骨層板 bone lamellae からなる．
- 外基礎層板 external basic lamellae：骨層板は骨表面に平行に配列する．この層板には骨膜から入り込む膠原線維（シャーピー線維 Sharpey's fiber）があり，靱帯や腱の付着部でよく発達している．

Side Memo

骨髄 bone marrow の加齢変化と機能：骨髄は若年者では赤色を帯びていて，赤色髄 red marrow といい，造血機能が盛んである．しかし年齢が進むにつれて脂肪細胞が増えて，赤色髄は黄色を呈するようになる（黄色髄 yellow marrow）．黄色髄の造血機能は著しく低下している．また，全身の栄養状態が極度に悪化すると，年齢のいかんを問わず血球と脂肪細胞を失い，その外観はゼラチン状になる（膠様髄 gelatinous marrow）．この場合，造血機能はほぼ完全になくなる．

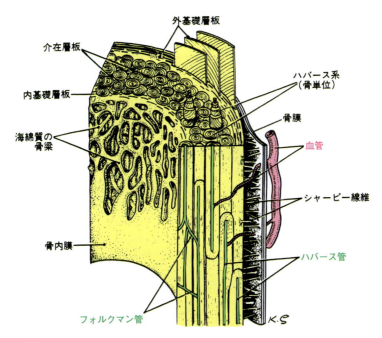

図1.22 骨の構造（立体模型）

- ハバース系 Haversian system（骨単位 osteon）：骨層板は血管，神経を入れるハバース管 Haversian canal を中心に同心円状に配列する．
- 介在層板 interstitial lamellae：骨層板はハバース系の間隙を満たす．この層板はハバース系の再構築 remodeling の結果，吸収されずに残った層板の断片である．
- 内基礎層板 internal basic lamellae：骨層板は外基礎層板に平行に配列する．

c）骨内膜 Endosteum：緻密質や海綿質の内面を覆うとともに，骨髄腔の外周壁ともなる薄い結合組織膜．骨折時に骨膜とともに骨を内側から再生する．

d）海綿質 Substantia spongiosa：骨質は網状に配列し，そのすき間に造血臓器としての骨髄を入れる．

2）骨質の再構築 remodeling（図1.23）

骨は成長時はもちろん，大人になってからも絶えず破壊，吸収，再構築がくり返される．その場合，破骨細胞 osteoclast が骨を破壊・吸収し，一方では骨芽細胞 osteoblast が骨を新生する．そして，これらの細胞は上皮小体ホルモン（PTH），カルシトニン calcitonin（☞9章，p.374, Side Memo「沪胞傍細胞」

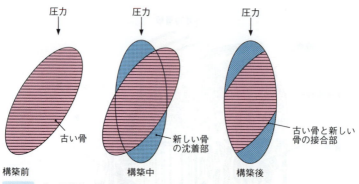

図 1.23 骨の再構築（模式図）
長期間の圧力で古い骨の一部は新しい骨で置き換えられる．

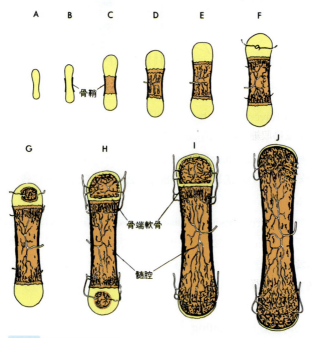

図 1.24 長骨の骨化の経過
A：軟骨模型．B：軟骨外骨化による骨鞘の出現．C：軟骨に石灰沈着が始まる．D-E：骨鞘から血管が侵入して骨化が始まる．F-H：骨端にも血管が入って骨化が始まる．I：骨端軟骨は下骨端で消失し，骨端線となる．次いで上骨端で消失する．J：髄腔は骨幹と骨端で交通するようになる．軟骨：白，石灰沈着部：点，骨：黒（Bloom-Fawcett より）

参照），ビタミン D_3 などによってその機能を調節されながら，一方ではこれら細胞の働きのバランスによって血中カルシウム量の調節が行われる．

3）骨の発生

骨の発生形式には3種類がある．簡単に述べておく．

a）軟骨内骨化 Osteogenesis cartilaginea（図1.24）：まず骨模型としての軟骨が出来る．次いで破骨細胞 osteoclast によって軟骨が破壊され，そのあとに骨芽細胞 osteoblast が現れて骨基質が出来あがる．長骨では，骨幹中央部の骨化点から骨化が始まり，両骨端に広がって行く．例：大腿骨，尺骨など．

b）膜内骨化 Osteogenesis membranacea：結合組織内に骨芽細胞が現われ，この細胞から骨基質が出来る．骨基質は漸次石灰化して骨になる．例：顔面骨，頭蓋骨扁平部．

c）転造式骨形成：軟骨細胞とその基質が直接骨細胞と骨基質に変わる．例：下顎骨の一部．

5 筋組織

筋組織は，身体を構成するいろいろの組織や器官の運動をつかさどるもので，筋細胞（一般に筋線維 muscle fiber という）の集合体である．筋線維の胞体は筋形質 sarcoplasm で，その中に無数の筋原線維 myofibril を含み，これが筋線維の収縮（ひいては筋収縮）の源となる．筋組織は形態・機能上，つぎのように分類される．

形態上の分類

$\begin{cases} 平滑筋\ smooth\ muscle \\ 横紋筋\ striated\ muscle \end{cases}$ $\begin{cases} 骨格筋\ skeletal\ muscle \\ 心筋\ cardiac\ muscle \end{cases}$

機能上の分類

$\begin{cases} 随意筋（意志に従って活動）voluntary\ muscle——骨格筋 \\ 不随意筋（意志に従わず活動）involuntary\ muscle——平滑筋，心筋 \end{cases}$

ここでは，形態上の分類に従って述べる．

Ⓐ 平滑筋（図1.25）

分泌腺や管状器官の壁を構成し，自律神経の支配を受けて不随意的に収縮する．その基本単位をなす筋線維は長い紡錘形で（長さ20～200 μm，太さ5 μm前後），核は筋線維の中央部に1個ある．

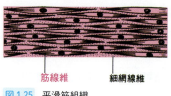

図 1.25 平滑筋組織

　筋原線維に横紋 transverse striation はみられない．その理由は，筋線維の細胞質内に，横紋構成に必要な細いアクチンフィラメントと太いミオシンフィラメントはあるのだが，これらフィラメントが横紋筋のように整然とした配列にならないためである．また筋線維は微細な細網線維に囲まれて束をなし，この束が層状または網状に配列して平滑筋組織をつくり上げる．筋線維同士は，ところどころにギャップ結合（ネクサス nexus）（☞ p.11）で接合し合い，この部分を通ってイオンが一方の細胞から他方の細胞へ伝わり，興奮の伝達（つまり神経刺激の伝達）が行われる．

B 骨格筋

　骨や軟骨に付着して，それらの運動をつかさどる（図 1.26）．骨格筋の筋線維は長円柱形（長さ 数 cm〜10 cm またはそれ以上，太さ 20〜100 μm）で，核は筋線維の表層に多数存在する．このように 1 本の筋線維に多数の核が分布するのは，発生初期に多数の筋芽細胞（myoblast）が合体したためで，一種の合胞体 syncytium といえる（☞図 1.7-1, p.11）．筋原線維（細いアクチンフィラメント

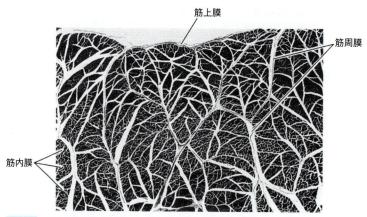

図 1.26 骨格筋の構造（横断面，ウサギ）

actin filament と太いミオシンフィラメント myosin filament）は筋線維の長軸方向に無数存在し，これらが同一位相に配列して横紋を形成する（図 1.27〜図 1.29）．横紋は筋原線維のうち光を複屈折する暗い部分（A 帯，A-band，アクチンフィラメントとミオシンフィラメントが共存）と，単屈折する明るい部分（I 帯，I-band，アクチンフィラメントのみ）が交互に並列してできる．明るい I 帯の中央部に暗い線（Z 帯，Z-band）があり，また暗い A 帯の中央部にやや明るい帯（H 帯，H-band）がある．さらに，H 帯の中央部にやや暗く狭い線（M 帯，M-band）がみられる．このような筋線維の周期性をもつ明暗の縞模様のなかで，隣り合う Z 帯間を筋線維の 1 機能単位，つまり筋節 sarcomere という．さらに，筋原線維のすき間には多数のミトコンドリアが分布し，また滑面小胞体が複雑な網目をつくる筋小胞体 sarcoplasmic reticulum も見られる．小胞体にはカルシウムイオン Ca^{2+} が豊富に貯えられていて，神経刺激が筋線維膜に達すると，興奮は T 細管（T-tubule）を通して小胞体に伝えられ，Ca^{2+} イオンの放出をおこす．そしてこの Ca^2 イオンがミトコンドリア由来の ATP 存在下にアクチンフィラメントとミオシンフィラメントに作用し，筋線維の収縮を惹き起こすのである．
〔なお，横紋の微細構造と筋線維の収縮機構については他書を参照されたい〕．

- **筋の構成**：筋内膜 Endomysium に含まれた筋線維は集まって筋束 muscle bundle をつくる（図 1.26）．筋束は筋周膜 Perimysium で包まれ，さらに筋束の集団全体は筋上膜 Epimysium（筋膜 Fascia ともいう）で覆われる．かく

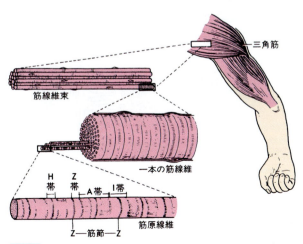

図 1.27　骨格筋の構成と横紋の構造（Bloom & Fawcett による）

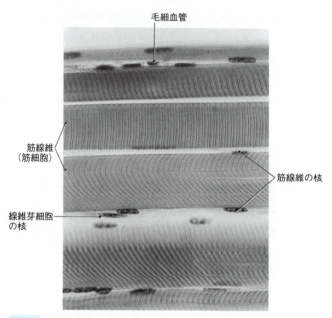

図1.28 骨格筋線維，×900（ウサギ）
明るいⅠ帯，暗いA帯，Ⅰ帯中央部の暗くて細いZ帯などがみられる．

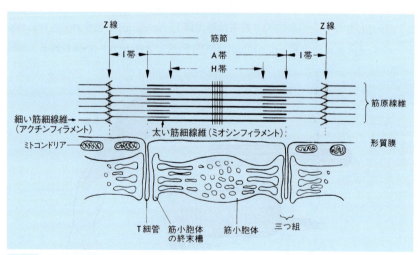

図1.29 骨格筋線維状の微細構造（小川和朗：組織学，文光堂，1987より）

して，1個の独立した筋が完成する．なお，筋周膜には筋の張力感知器として筋紡錘 muscle spindle（図1.30）がある．また，筋周膜や筋上膜は筋線維へ分布する血管や神経（有髄）の通路をなす．

ⓒ 心　筋

心筋線維は直径 10〜20 μm，長さ 120 μm で円柱形をしていて，その中央に 1 個の核がある．この筋線維は心臓を不随意的に収縮させて，血液の流入・流出を

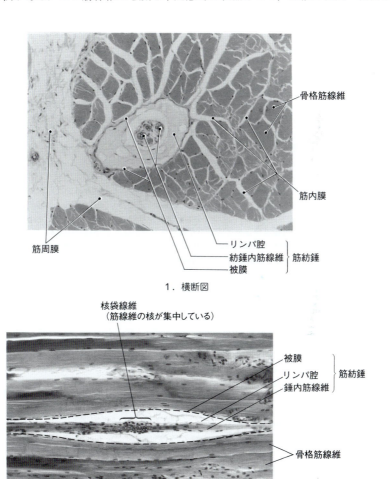

図1.30　骨格筋と筋紡錘（ヒト）

はかる．横紋を有する筋線維が基本単位であることは骨格筋と同じだが，①筋線維の中央部に核が存在する，②筋線維同士が連なり合っている（介在盤 intercalated disk），そして③筋線維が分岐するなど，骨格筋と平滑筋の中間的な性格を備えている．なお，心臓の内膜下には心房から発する拍動を心室へ伝える特殊な心筋（刺激伝導系）が分布している（図 1.31）．心筋線維間を興奮が伝わる仕方は，平滑筋線維にみられると同様に，介在盤中のギャップ結合 gap junction（ネクサス nexus）を電解質イオンが伝わることによる．

Side Memo

筋紡錘 muscle spindle（図 1.30）：骨格筋線維の一部は筋周膜の結合組織に包まれて紡錘形を呈する．これを筋紡錘という．この中に 2 種類の知覚神経（第 1 および第 2 知覚終末）と 1 種類の運動神経（γ 線維）が入り込んでおり，かつこの部の筋線維（核袋線維 nuclear bag fibers と核鎖線維 nuclear chain fibers）の反応は，電気生理学的に，他所の筋線維の反応とは著しく異なる．筋紡錘は紡錘内の筋線維の伸展の度合いを中枢神経に伝えることによって，骨格筋の緊張程度を刻々調節するための，一種の張力受容器 stretch receptor と考えられる．

重症筋無力症 myasthenia gravis：自己免疫疾患の 1 つとされる．この疾患の特徴は全身，特に顔面，頚部の筋が疲労し，収縮力が減退することであり，多くの場合胸腺肥大または胸腺腫をともなう．何らかの原因で骨格筋線維または胸腺内の類筋細胞 myoid cell の形質膜が破壊され，その破壊産物に対する自己抗体が産生されることで発症が条件づけられるという．形質膜の破壊は，当然その中に含まれるアセチルコリン（運動神経末端から分泌）受容体の破壊をともなう．そのため，同じ筋肉を長時間使うと，アセチルコリンは分泌されても受容体に効き目がなく，筋肉は次第に疲労し，収縮力も減退してゆくことになる．

特殊な心筋（刺激伝導系 conducting system）（図 1.31）：心臓の内膜下層にある特殊心筋線維の集まりである．この筋線維は心筋線維よりも太く，かつ筋形質が豊富でグリコーゲンを多量に含む．特殊心筋はプルキンエ線維 Purkinje fibers，ヒス束 His' bundle，田原結節 Tawara's node（房室結節 atrio-ventricular node），キース・フラック結節 Keith-Flack's node（洞房結節 sino-atrial node）などにみられ，心房から心室へのスムースな刺激伝達にあずかる．

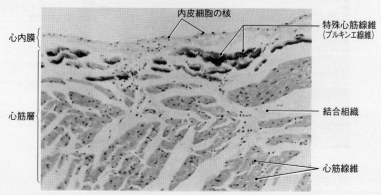

図 1.31　刺激伝導系（イヌの心室壁，カルミン染色），× 200

6 神経組織

神経組織は神経細胞 nerve cell（ニューロン neuron）とこれを支持，固定する神経膠細胞 neuroglia とからなる．

Ⓐ 神経細胞（ニューロン）

細胞体 cell body（soma または核周囲部 perikaryon）とその突起（神経線維 nerve fiber）からなる．

1）神経細胞の種類（図1.32）

突起の状態により次のように分類する．

- 単極ニューロン unipolar neuron：迷走神経の下神経節細胞．
- 偽単極ニューロン pseudo-unipolar neuron：脊髄神経節細胞，三叉神経節細胞．
- 双極ニューロン bipolar neuron：嗅細胞，蝸牛のラセン神経節細胞．
- 多極ニューロン multipolar neuron：中枢神経系の大部分の神経細胞，末梢交感神経節細胞．

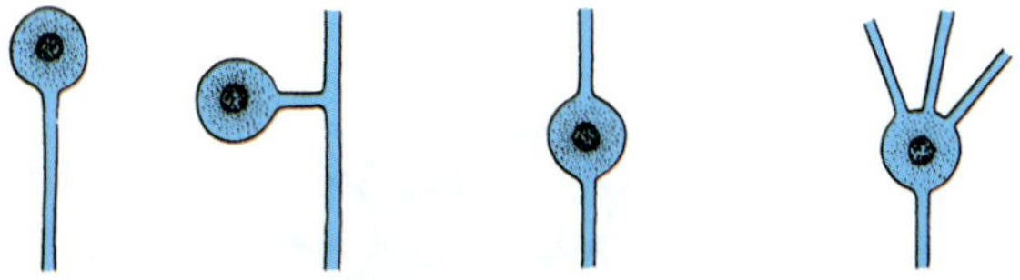

1．単極神経元　2．偽単極神経元　3．双極神経元　4．多極神経元

図1.32　神経元の種類

2）神経細胞の構造（図1.33，図1.34）

a）細胞体：核，ニッスル小体 Nissl body，神経原線維 neurofibril（ニューロフィラメント neurofilament の集まり）およびリポクローム顆粒 lipochrome granule が主な成分である．ⅰ．このうちニッスル小体はリボゾーム ribosome の集合体で，ニューロンにおける蛋白合成（アドレナリン，アセチルコリン，GABA，セロトニンなどの神経伝達物質 neurotransmitter，オキシトシン，ワゾプレッシンなどの神経ホルモン neurohormone）を主宰する．この小体は中毒，激しい疲労などで溶解し，時として消失してしまうことがある．これを虎斑溶解 tigrolysis という．なお，ニッスル小体は樹状突起内にも存在するが，軸索内にはない．ⅱ．神経原線維は，電顕的には神経細糸 neurofilament（神経細胞の骨格）と神経細管 neurotubule（微細管 microtuble のことで，物質輸送のレール的役割

をする）として観察される．さらに，iii．リポクローム顆粒は加水分解酵素 lysosome の集合体からなり，細胞内の老廃物を分解処理するが，加齢とともにその量は増加する．

b）神経線維 nerve fiber（図 1.33，図 1.35）

ⅰ）神経線維の構成成分は要約すると次のようになる．

▸ 樹状突起 dendrite：神経刺激を細胞体の側へ伝える．短い突起が数本あり，樹枝状に分岐する．突起の表面に多数の棘 spine がみられる．この棘は他のニューロンからの刺激を受ける場所，つまりシナプス（☞図 1.39，図 1.40）であることが多い．

▸ 軸索 axon（axis cylinder）または神経突起 neurite：軸索丘 axon hillock から起こる細長い 1 本の突起で，走行中しばしば側枝を出す．この軸索は，神経刺激を細胞体と反対の側へ伝える．軸索は髄鞘 myelin sheath で包まれた有髄線維と包まれない無髄線維に区別される．髄鞘は末梢神経ではシュワン鞘 Schwann's sheath（シュワン細胞の別称），中枢神経では稀突起

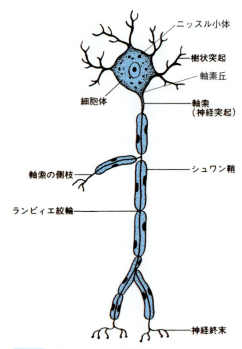

図 1.33　多極ニューロンの模型図

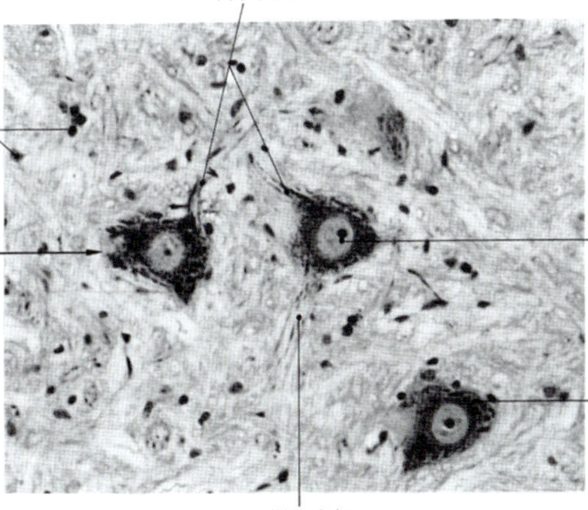

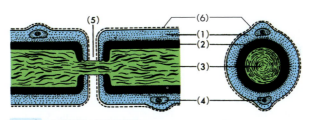

図1.34 神経細胞（ヒト脊髄前角，ニッスル染色），×300

図1.35 末梢神経の軸索の模型
(1)シュワン鞘，(2)髄鞘，(3)軸索，(4)シュワン鞘の核，
(5)ランビィエ絞輪，(6)シュワン鞘の基底膜

膠細胞がそれぞれつくり出す．また，有髄神経の髄鞘は，一定の間隔で中断してランヴィエ絞輪 ranvier's node をつくる．電気的刺激は絞輪から絞輪へと跳びはねながら伝えられるのである（跳躍伝導 saltatory conduction）．

ⅱ）神経線維は髄鞘の有無により次のように分けられる．

有髄 myelinated ｛ 末梢：——体性神経系の大部分，自律神経の節前線維．
　　　　　　　　 中枢：——中枢神経系の白質，視神経．

無髄 non-myelinated ｛ 末梢：——自律神経の節後線維，体性神経の終末部．
　　　　　　　　　　 中枢：——中枢神経系の灰白質．

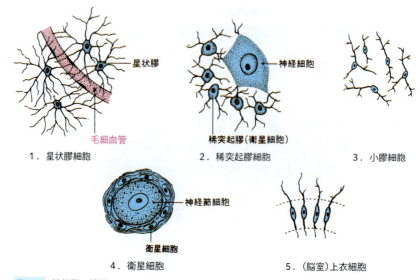

図1.36 神経膠の種類

B 神経膠（図1.36）

神経膠を大別して表1.6 にまとめておく.

C 末梢神経（図1.37）

神経線維は中枢神経系以外では神経線維束 nerve bundle をつくる．これが末梢神経である．末梢神経は神経内膜鞘 endoneural sheath，神経内膜 endoneurium，神経周膜 perineurium，神経上膜 epineurium などの結合組織性被膜で幾重にも取り囲まれている．そしてこれらの被膜中には血管が分布していて，神経線維束の栄養をつかさどる．

D 神経節 nerve ganglion（☞図1.38）

末梢神経の走行途中に，神経細胞が介在するものをいう．これには次のものがある．

- 脳・脊髄神経節 cerebral and spinal nerve ganglions——偽単極ニューロンよりなる．
- 交感神経節 sympathetic nerve ganglion——多極ニューロンよりなる．

E 神経終末 nerve endings

神経線維の末端が，自由に終わるものと，終末装置 end-apparatus をもって終わるものとがある．要約すると，

表1.6　神経膠の種類と分布

系　統	種　類	性　質	分布領域
脳室系	1．上衣細胞 ependymal cell	一層の円柱形〜立方形細胞．表面に線毛を有する．脳脊髄液を吸収する機能あり	脳室と脊髄中心管の内壁
	2．脈絡叢上皮細胞 choroidal epithelial cell	表層の立方形細胞と毛細血管網よりなる．脳—脊髄液を産生・分泌する．上衣細胞より分化したもの	脳室脈絡叢
中枢神経系	1．星状膠細胞 astroglia	胞体は大きく無数の長い突起を出す．多数の突起が血管壁の周囲を取り巻く（血管周囲膠小足 perivascular glial pedicles）神経細胞と血管の間の物質輸送（栄養，老廃物など）を仲介する．	中枢神経
	2．稀突起膠細胞 oligodendroglia	胞体は小さく，少数の短い突起を出す．中枢神経系の髄鞘をつくる	
	3．小膠細胞 microglia （オルテガ細胞 Hortega cell）	胞体は小さく，多数の長い突起を出す．食作用があり，偽足運動をする．	
末梢神経系	1．シュワン細胞 Schwann's cell	末梢神経の軸索を取り巻き，髄鞘をつくる	末鞘神経（線維）
	2．衛星細胞 satellite cell	脊髄および交感神経節細胞の周囲を取り巻き，その支持栄養にあずかる．	交感神経節脊髄神経節

　1）シナプス（連接）synapse：ニューロンが鎖状に連なるとき，これらの突起は他のニューロンの細胞体または突起に接触する．この接触部をシナプス（シナプスボタン synaptic knob，または終末ボタン terminal bouton）と呼ぶ（図1.39，図1.40-1）．したがって，神経刺激は軸索→シナプス→次のニューロンへと伝わっていく．シナプスで興奮が伝えられる場合，興奮を与える側を前シナプス側 presynaptic part，興奮を受け取る側を後シナプス側 postsynaptic part といい，前シナプス側の神経末端には多数の小胞とミトコンドリアが分布している．この小胞をシナプス小胞 synaptic vesicle といい，この小胞内に数々の神経伝達物質が含まれている．神経伝達物質は興奮が伝わるとき，開口分泌でシナプス間隙 synaptic cleft に放出されてから，後シナプス側の形質膜を興奮させるのである．

　2）運動神経終末 motor nerve ending：骨格筋に分布する運動神経終末は運動終板 motor end-plate（神経筋接合 neuro-muscular junction）をつくって終わる（図1.40-2）．

　3）知覚神経終末 sensory nerve ending：自由終末 free ending の形をとる

もの（例：メルケル細胞 Merkel cell：表皮，粘膜上皮内）と終末装置 end-apparatus をそなえるもの（真皮，皮下組織，筋肉内）とがある（図 1.41）．例えば，マイスネル Meissner 触覚小体（ヒト真皮乳頭），ゴルジ・マッツォニ小体 Golgi-Mazzoni corpuscle（ヒト真皮，皮下組織にみられ，温覚，機械的刺激などを感受する），ファーター・パッチーニ Vater-Pacini 層板小体（ヒト手掌，足底，乳輪，腹膜にみられ，圧力と振動を感じる），クラウゼ終棍 Krause

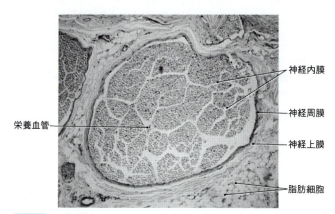

図 1.37　神経線維束（ヒト坐骨神経の横断面の一部），×100

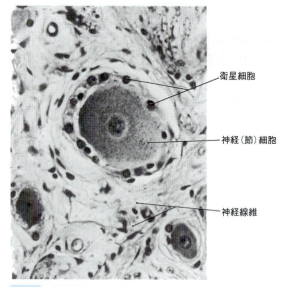

図 1.38　脊髄神経節（ネコ）

terminal bulb（ヒト舌粘膜，直腸，外陰部の結合組織にあり，冷覚や機械的刺激を感受する），腱紡錘 tendon spindle，筋紡錘 muscle spindle（☞図 1.30）などがある．

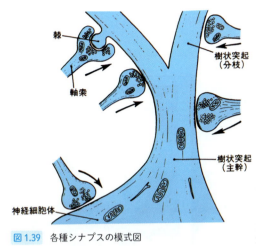

図 1.39　各種シナプスの模式図
シナプスには神経細胞体との間のもの，樹状突起との間のもの，棘 spine との間のものなどがある．

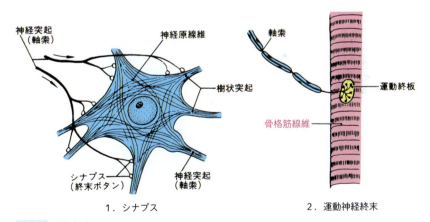

1．シナプス　　　2．運動神経終末

図 1.40　神経終末

Side Memo

多発性硬化症 multiple sclerosis：中枢神経系に発症する自己免疫疾患の1つ．何らかの原因で，軸索の髄鞘を構成する蛋白に対する自己抗体が産生され，有髄線維（大脳・小脳の髄質，脳幹・脊髄の白質）の脱髄が起り，軸索の変性と壊死を来たす．その結果，視神経症状を中心として各種神経症状が現われる．

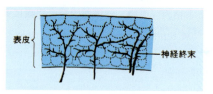

1. 自由終末（表皮）：痛覚

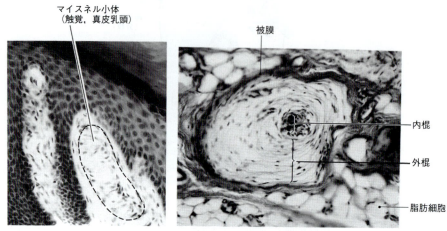

2. マイスネル小体（真皮乳頭）：触覚
3. ファーター・パッチーニ小体（手掌部皮下，横断，×120）：圧覚

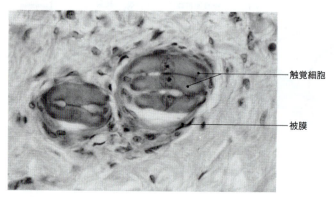

4. グランドリー小体（アヒルのクチバシ，×480）：触覚

図1.41　感覚神経終末

発生学総論　2章

1　生殖細胞

　ヒトの発生は男女の生殖細胞 gametes（精子 spermatozoon と卵子 ovum）が結合した接合体 zygote に始まる．生殖細胞は身体を構成する一般の体細胞と異なり，胎生初期（4～5週）に発生する原始生殖細胞 primordial germ cell から生ずる．これは尿膜管 allantois 付近の卵黄嚢 yolk sac の壁から発生し（図 2.1），アメーバ様運動により生殖腺原基（生殖堤 gonadal ridge）に達する．そしてここで分裂を繰り返したのち，胎生期のうちに男では精祖細胞 spermatogonium～精母細胞 primary spermatocyte に，女では卵祖細胞 oogonium を経て卵母細胞 primary oocyte にまで成長する．

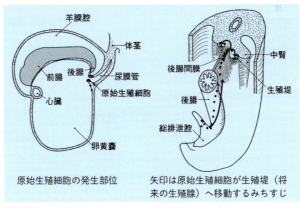

図 2.1　生殖細胞の発生（胎生第3週頃の胚）

1 精子形成 spermatogenesis（図 2.2, 図 2.3）

幼児期を経て思春期に至ると，精巣では精細管 seminiferous tubule の発育，増殖に伴い，精祖細胞 opermatogonia（2n：染色体数 46 本）の一部は精母細胞 primary spermatocyte（2n）になる．次いで精母細胞は第 1 回目の成熟分裂 maturation division（減数分裂 meiosis ともいう）を行い，染色体数を半減して精娘細胞 secondary spermatocyte（n）になる．次いで第 2 回目の成熟分裂により，精娘細胞は染色体数が同数の精子細胞 spermatid（n）になる．さらに精子細胞は成熟，変形して受精能力を備えた精子 spermatozoon, sperm（n）になる．以上のようにしてできあがった精子の染色体数は 23 本（n）で，その内訳は 22 + X または 22 + Y である（X，Y は性染色体）．また，精子の DNA 量は体細胞の半量である．以上のような精子形成の過程は思春期から老年期に至るまで絶えることなく繰り返される．

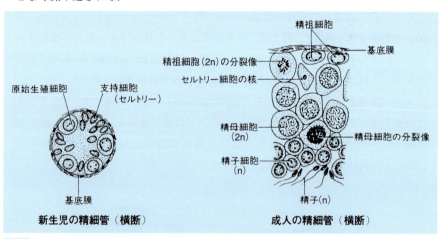

図 2.2　精子発生過程（Langman による）

2 卵子形成 oogenesis（図 2.3〜図 2.5；☞ 8 章, p. 348, 図 8.29, 図 8.30）

卵子の形成過程は精子のそれとはやや趣きを異にする．胎生 5 カ月頃までに卵巣内の卵祖細胞 oogonnia（2n）の分裂，肥大によって生じた卵母細胞 primary oocyte（2n）は 500 万個に達するが，その後出生時から幼児期のうちにその大部分は退化，消失する．その結果，思春期にはわずか 2 万個の卵母細胞が残るだけとなる．そしてこの卵母細胞とこれをとり囲む 1 層の扁平な卵胞上皮は原始卵胞 primordial follicle として思春期まで卵巣の表面近くに静止・局在する．そして思

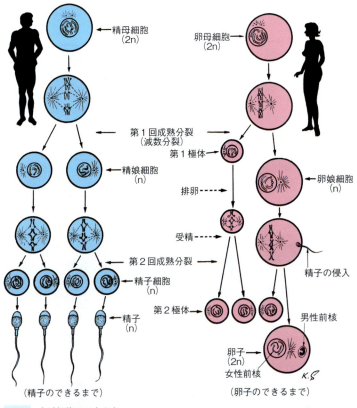

図 2.3 生殖細胞のできかた

春期に入ると下垂体前葉から性腺刺激ホルモン gonadotrophin (LH と FSH) の分泌が始まり，卵巣に周期的変化が起こりだす．その変化は原始卵胞に変化をもたらす．つまり，ほぼ10個の原始卵胞が同時に成長を開始し，その上皮は立方化して1次卵胞 primary follicle になる．次いで1次卵胞の立方上皮は盛んに分裂を繰り返しながら多層構造をとるようになる．これが2次卵胞 secondary follicle である．この段階では，ただ1個の2次卵胞のみが成長を続け，残りはすべて退化・消滅してしまう．生き残った1個の2次卵胞は卵巣深部に進むとともに，さらに成長を続けて卵胞腔 follicular antrum を備えるようになり，その中に卵胞液 Liquor folliculi を入れる．それと同時に卵母細胞を包む細胞層にも変化が起こり，顆粒層 granular layer，内卵胞膜 Theca folliculi interna および外卵胞膜 Theca folliculi externa に分化する．一方，卵母細胞のまわりには透明帯 Zona

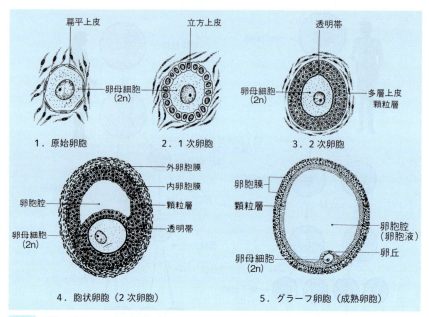

図 2.4 卵胞の発育

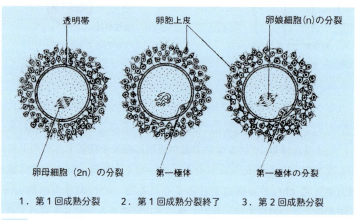

図 2.5 卵子発生過程

pellucida が現れ，卵母細胞は卵丘 Cumulus oophorus に埋まる．この時期の卵胞を胞状卵胞 vesicular follicle という．胞状卵胞はさらに成長して成熟卵胞 mature follicle（グラーフ卵胞 Graafian follicle）になり，ここで卵母細胞は第 1 回目の成

熟分裂 maturation division（減数分裂 meiosis ともいう）に入る．その結果，染色体数半分（n：22 + X）で DNA 量が体細胞の半分の卵娘細胞 secondary oocyte と第一極体 first polar body（n）が生ずる．卵娘細胞が出来ると間もなく多量に分泌される黄体化ホルモン LH の働きでグラーフ卵胞は破れ，卵娘細胞は卵巣外に排出される．これが排卵 ovulation である．排卵後に受精 fertilization が成立すれば，これが引き金となって卵娘細胞は第 2 回目の成熟分裂に入り，卵子 ovum（n：受精卵 fertilized egg）と第二極体 second polar body（n）に分かれ，時をうつさず受精卵の卵割 cleavage が始まる．しかし，受精が成立しなければ，卵娘細胞は第 2 回目の分裂をすることなく退化・消滅してしまうのである．なお，第 1 回目の成熟分裂で生じた第一極体は卵娘細胞と運命を共にする．すなわち，受精が成立すれば 2 個の第二極体に分かれるが，成立しなければ第一極体のまま退化・消失してしまう．

3 生殖細胞の染色体 chromosome（図 2.6，図 2.7）

体細胞の核に含まれる染色体数 chromosome number は男女共に 46 個（diploid, 2n）である．そのうち 44 個（22 対）は常染色体 autosome，残り 2 個は性染色体 sex chromosome（X または Y）である．性染色体は男では大型の X 染色体 X-chromosome と小型の Y 染色体 Y-chromosome からなり，女では 2 個とも大型の X 染色体からなる．したがって男の体細胞の染色体は 44 + XY，女のそれは 44 + XX と表される．ところが成熟分裂 maturation division の結果生ずる生殖細胞 gametes は男女とも 23 個の染色体（haploid, n）をもち，そのうち精子は 22 + X と 22 + Y に分かれる．一方卵子はすべて 22 + X である．したがって 22 + X の精子が卵子と受精すればその個体は女（44 + XX）に，22 + Y の精子と受精すれば男（44 + XY）になる．

4 染色体異常 chromosome abnormality（図 2.9）

染色体異常は種々の原因で起こる．そのうち最も起こりやすいものとして注目されるのが，生殖細胞の形成過程における染色体不分離 chromosome non-disjunction である．

Side Memo

卵母細胞：卵母細胞 primary oocyte の減数分裂は出生前に開始されるが，分裂前期 prophase が完了するのは何と思春期以後の排卵寸前である．卵母細胞のあるものは生後 40 年間近くも細胞分裂をしないままでいるが，このような長期にわたる減数分裂の経過は染色体不分離 chromosome non-disjunction，ひいては染色体異常児発生の一原因となる．

Ⓐ 染色体不分離にもとづく常染色体異常 autosome abnormality

染色体不分離は男女いずれかの生殖細胞のもつ常染色体数 autosome number に異常をもたらし，染色体数が多くなったり少なくなったりする．このうち臨床

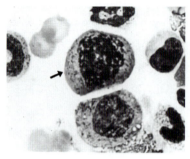

1．前期 prophase

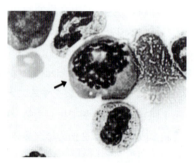

2．前〜中期 prophase 〜 metaphase

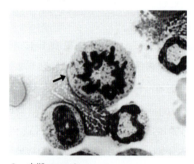

3．中期 metaphase

図 2.6　体細胞の分裂像（骨髄塗抹標本）
矢印は分裂各期の白血球

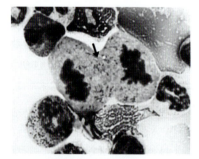

4．後〜後期 anaphase 〜 telophase

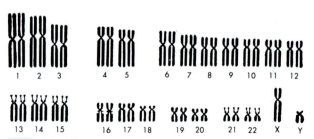

図 2.7　染色体模型図（ヒト，男）

分裂中期 metaphase の状態で，DNA 複製ののち各染色体の縦方向に割目が入っている．

的に注目されるのは 21 番目の常染色体ペアの数が通常より 1 個多い場合（3 染色体性 trisomy）で，この個体は生後重篤な心身の発育不良を来たすが（ダウン症候群 Down syndrome または蒙古症 mongolism），近年本症に対する医療技術の格段の進歩と医療介護の向上により，生後長い年月に亘って生存できるようになった．

B 染色体不分離にもとづく性染色体異常 sex chromosome abnormality

性染色体の不分離は男女いずれの生殖細胞にも起こり得るが，女の方にやや多く現れる．その結果，生殖細胞の性染色体数は通常より多くなったり少なくなったりして，図 2.9 に示すような性染色体の組み合わせをもつ異常個体が現れる．このうち臨床的に重要なのはターナー症候群 Turner syndrome（性染色体の 1 染色体性 monosomy）とクラインフェルター症候群 Klinefelter syndrome（性染色体の 3 染色体性 trisomy）で，男女いずれの性染色体不分離によっても起こり得る．これらの異常個体は，主として生殖器官の発育と機能異常を伴う．その他の性染色体異常例としては，4 染色体性 tetrasomy（男の XXXY，XXYY，女の XXXX など），5 染色体性 pentasomy（男の XXXYY，XXXXY，女の XXXXX など），モザイク症 mosaicism（核型が 2 つあるいはそれ以上の細胞群をもつ個体，例えば XO/XX 核型のターナー症候群）などが報告されている．

> **Side Memo**
>
> **染色体の検査**：次のような方法がある．
>
> 1）細胞分裂の盛んな細胞または組織片を培養したのち，コルヒチン colchicine で処理し細胞分裂を中期 metaphase の状態で停止させる（図 2.6-3）．次いで適当な溶媒で固定し，指圧を加えて細胞を破裂させ，染色体をバラバラにしたあと，常染色体と性染色体を分類，組み合わせることにより染色体地図を作成する（図 2.7）．
>
> 2）頬粘膜の上皮細胞を剥離，塗抹ののちフォイルゲン核染色を施して，核周縁の性染色質 sex chromatin（不活性化 X 染色体，Barr body）の有無を検べる．男では陰性だが，女では上皮細胞の 40〜80％が陽性を示す（図 2.8-1）．
>
> 3）血液の塗抹標本を適当な方法で染色したのち，好中球の分葉核周辺の太鼓バチ drumstick（不活性化 X 染色体）の有無を検べる．男では陰性だが，女では好中球の約 3％が陽性を示す（図 2.8-2）．

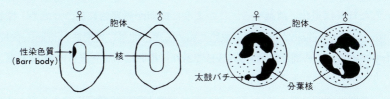

1．頬粘膜の上皮細胞　　　2．好中球

図 2.8　性染色質（不活性化 X 染色体）

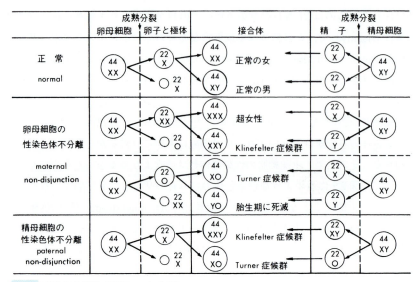

図 2.9　性染色体異常（Williams による）

2　排卵から着床まで

1　排卵と卵巣周期（図 2.10；☞ 8 章, p. 348, 図 8.30）

　排卵 ovulation が近づくとグラーフ卵胞（成熟卵胞）は急速に肥大する．そのために卵巣表面は局所的な盛り上がりを示す．その盛り上がりの先端は卵胞内圧におされて虚血状態となり，組織の軟化を来たす．その結果，卵胞液は卵巣外に漏出する．つづいて卵丘 Cumulus oophorus に取り巻かれた卵細胞（卵娘細胞 secondary oocyte）が排出される．これが排卵 ovulation である（排卵機構は 9 章, p. 390, Side Memo 参照）．排出された卵細胞は受精が成立すれば，第 2 回目の成熟分裂を行い，卵子 ovum となって卵割 cleavage を開始するが，受精が成立しなければ退化，消滅する．このように排卵が周期的に起こり始め，原始卵胞 primordial follicle が規則的に成熟し始めると，卵巣に周期性 ovarian cyclicity がでてくる．その周期は通常約 28 日であり，排卵は予定月経日の約 14 日前に起こるのがもっとも普通である．

　各卵巣周期の初めにほぼ 10 個の原始卵胞が同時に発育を初めるが，このうち

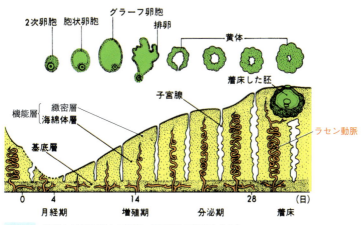

図 2.10 卵巣と子宮粘膜との関係（受精卵の着床を含む）

グラーフ卵胞まで達するのはただ1個で，残りはすべて退縮して萎縮卵胞 atretic follicle あるいは萎縮黄体 atretic corpus luteum になってしまう．排卵後の卵胞は血管の新生，卵胞上皮と卵胞膜の増殖，肥大によって黄体 Corpus luteum になる．黄体からは黄体ホルモンが分泌され，卵胞ホルモンと協調して子宮粘膜を受精卵 fertilized egg の着床，発育に適した状態につくり変える．黄体は受精が成立すれば増殖をつづけ，妊娠黄体 Corpus luteum graviditatis となり，妊娠を維持する．一方，受精が成立しなければ退化，萎縮して白体 Corpus albicans となる．それと同時に子宮粘膜は脱落して月経 menstruation をみる．なお，妊娠黄体は妊娠4カ月終わりごろまで機能するが，その後は退縮し，胎盤 Placenta がその機能を引き継ぐ．

2 受 精 Fecundatio, fertilization （図 2.11）

男女の生殖細胞 gametes の合体により新しい個体（接合体 zygote）をつくり出すことを受精という．受精は主として卵管膨大部で起こる．女性生殖器内に排出される精子の数は2～3億匹にのぼるが，通常そのうちただ1匹だけが受精に必要なわけで，残りはすべて死滅する．精子は卵細胞（卵娘細胞）を取り巻く透明帯 Zona pellucida に接すると，これを溶かす酵素（ヒアルロニダーゼやアクロシン酵素 acrosin enzyme）を分泌しながら前進して卵細胞表面に到達する．精子の頭と尾が卵細胞内に侵入し終わると，卵細胞の表面に薄い受精膜が出来て次に侵入しようとする精子を排除する．つまり通常は1個の卵細胞は1匹の精子

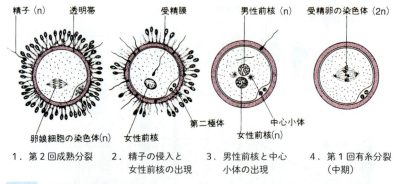

図 2.11 受精現象の経過

しか受け入れないわけである（単精子受精 monospermia）．これに対して1個の卵細胞が2匹以上の精子を受け入れる場合を複精子受精 polyspermia という．いづれにしても精子が侵入すると間もなく，卵細胞は第2回目の成熟分裂を行って卵子となる．卵子の染色体（22 + X）は球状に膨化して女性前核 female pronucleus となる．一方，精子は女性前核に向かって進み，尾を失って球状膨化して男性前核 male pronucleus となる．そして女性前核と男性前核が接合すれば受精は完了する．かくして受精卵の染色体数は体細胞のそれと同数（diploid, 2n）にかえり，新しい個体の誕生とともに性 sex が決定する．侵入した精子からは中心小体 centriole が出現し，受精卵のその後の卵割 cleavage を主宰することになる．

3 卵割 cleavage と着床 implantation（図 2.12，図 2.13，図 2.14）

卵管で受精した卵はまもなく有糸分裂（卵割 cleavage）を開始し，受精後4日目頃までに子宮に達して桑実胚 morula という細胞塊になる．桑実胚は透明帯 Zona pellucida に覆われているが，次の段階（胚盤胞 blastocyst）になると透明帯は消失し，かつ細胞塊に内外2層の配列を生ずる．そのうち内層を胚子芽 embryoblast，外層を栄養膜 trophoblast という．胚盤胞はその中に大きな腔所，

Side Memo

試験管内受精 in vitro fertilization：哺乳類のうち家兎で，体外受精させた卵を偽妊娠家兎 pseudopregnant rabbit の子宮に移植して新生仔を得たという報告がある．また今から30数年前，英国でヒトの体外受精卵を子宮に移植して，見事女児を出産させて以来，国内外で多数の体外受精児の誕生がみられるようになった．人類繁殖の一手段として喜ばしい限りであるが，その反面多くの社会的，倫理的な諸問題を投げかけている事実も見逃がすわけにはいかない．

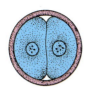

1．2細胞期(割球期)　　2．4細胞期　　3．桑実胚

図 2.12　卵割（2細胞期から桑実胚まで）

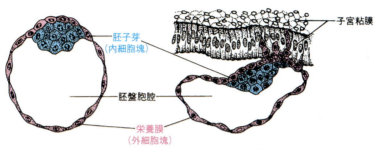

1．胚盤胞　　2．子宮粘膜への着床初期

図 2.13　胚盤胞形成と着床開始

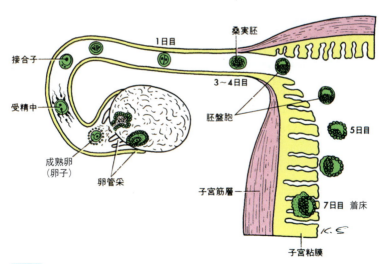

図 2.14　受精から着床まで

すなわち胚盤胞腔 blastocyst cavity を形成する．また胚子芽は栄養膜の一部に付着する．

一方，受精後の子宮粘膜には血管の迂曲・拡張（ラセン動脈），子宮腺の発達，粘膜全体の肥厚が起こっている．卵割により栄養膜をつくった胚盤胞がこの状態の子宮粘膜に接すると，栄養膜から蛋白分解酵素が分泌されて，子宮粘膜の溶解が始まる．同時に子宮粘膜は栄養膜を賦活・栄養し始める．

これらの作用により，受精後7日目頃に胚盤胞は子宮粘膜に侵入，埋没する．この現象を着床 implantation という．

以上のように，受精卵は卵割により桑実胚から胚盤胞になり，受精後第1週の終わりには子宮粘膜への着床を完了する．

Side Memo

胚盤胞の着床異常 abnormal implantation （図 2.15）：胚盤胞は通常子宮の底又は体部に着床するが，時として内子宮口付近に着床することがある．この場合，胎盤 Placenta は内子宮口に馬乗り型となり（前置胎盤 placenta previa），分娩時に大出血を来たすことがある．一方，胚盤胞が子宮以外の場所に着床することがある．これを子宮外妊娠 extra-uterine pregnancy という．場所としては腹膜腔（特にダグラス窩 pouch of Douglas），卵巣表面あるいは卵管内があげられる．しかし，いずれの場合も胎児は妊娠2カ月内外に死亡することが多いが，まれに妊娠末期まで成育することもある．

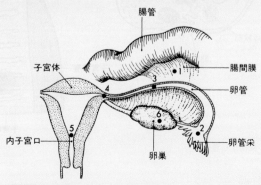

図 2.15　着床異常（Langman による）
1：腹膜腔内着床，2〜4：卵管内着床，
5：内子宮口付近着床（前置胎盤），6：卵巣表面着床

3 発生各期の胚子

1 発生第2週頃の胚子

発生第2週に入ると胚盤胞の栄養膜 trophoblast と胚子芽 embryoblast は固有の発育を遂げる．

Ⓐ 発生8日目頃（図 2.16）

胚盤胞の外細胞塊をなす栄養膜のうち，外層は多数の細胞の胞体が癒合して合胞体性栄養膜 syncytiotrophoblast となり，内層は細胞境界のはっきりした細胞性栄養膜 cytotrophoblast となる．一方，胚盤胞の内細胞塊をなす胚子芽はさらに2層の細胞層に分かれる．そのうち1層は胚盤葉上層 epiblast，他の1層は胚盤葉下層 hypoblast となる．そしてこれらはいわゆる二層性胚盤 bilaminar embryonic disc を構成する．

胚盤葉上層は初めのうち細胞性栄養膜と密接しているが，発生が進むにつれて互いに離解し，そのあいだに羊膜腔 amniotic cavity を形成するに至る．同時に羊膜腔の細胞性栄養膜に接する所に羊膜 amnion が現われる．

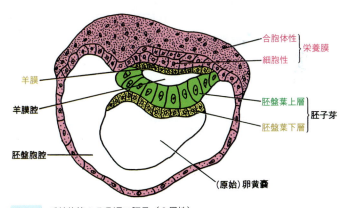

図 2.16 受精後第8日目頃の胚子（2層性）

Side Memo

胚性幹細胞 embryonal stem cell：発生第1週頃出現する胚子芽 embryoblast の細胞塊は，やがて分裂をくり返して体のすべての組織や器官をつくり出す能力をもち，胚性幹細胞という．近年，ヒトのさまざまな病気治療，特に移植治療に，この胚性幹細胞をクローン化する試みが盛んになった．

B 発生 13〜14 日目頃

　この時期になると胚盤胞の侵入によって破壊された子宮内膜の欠損は完全に修復され，胚盤胞は子宮粘膜内に埋め込まれてしまう．そして栄養膜のうち外層（合胞体性栄養膜）は盛んに増殖して子宮粘膜を侵触しながら放射状にのびて行き，その中に小腔（栄養膜裂孔）が現われ，子宮粘膜の血液洞と連絡するようになる．ここに，初期子宮胎盤循環が確立するわけである．

　一方，胚盤のうち胚子芽は胚盤葉上層と下層に分化する．そのうち下層は卵黄嚢の上壁を形成したのち，胚盤葉上層の侵入を受けて次第に退行してゆき，上層の細胞でおきかえられるとともに，内胚葉へ分化してゆく．一方，胚盤葉上層は羊膜腔を形成するとともに外胚葉へと分化する．

　かくして発生第2週の終わり頃には，栄養膜は絨毛膜板 chorionplate，一次絨毛 primary stem villi，初期子宮胎盤循環系となり，胚子芽からは二層性胚盤 bilaminar embryonic disc（胚盤葉上層から分化した外胚葉と内胚葉），羊膜（胚盤葉上層由来）および卵黄嚢 yolk sac（胚盤葉下層由来）が出来あがる．

胚子芽の分化（まとめ）

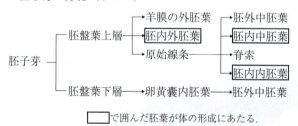

栄養膜の分化（まとめ）

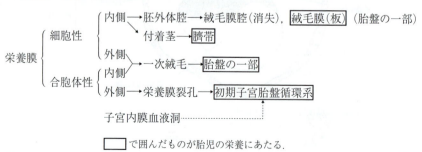

Side Memo

栄養膜の異常発育：栄養膜は時として異常な発育を遂げることがある．その場合，発生の進展に伴って，栄養膜から胞状奇胎 hydatidiform mole（いわゆるブドウ児）や悪性絨毛上皮腫 malignant chorio-epithelioma が発生しやすい．

2 発生第3週頃の胚子

Ⓐ 栄養膜 trophoblast（図 2.17, 図 2.18）

　発生第3週に入ると，第2週の終わりにみられた一次絨毛 primary stem villi（栄養膜）は胚外中胚葉の進入を受けて二次絨毛 secondary stem villi になる．そして第3週の終わりに，この中胚葉の分化によって生じた毛細血管が絨毛内に入り込んで三次絨毛 tertiary stem villi となり，また付着茎 connecting stalk（将来の臍帯 umbilical cord）や絨毛膜板 chorionic plate の内面を覆う胚外中胚葉の毛細血管と連絡する．さらに，これらの血管は次の段階（発生第4週）に入ると胚内中胚葉 intraembryonic mesoderm の循環系とも連絡して絨毛膜 chorion（絨毛と絨毛膜板を合わせたもの）と胚子 embryo の血管系（初期循環系）が出来あがる．

初期循環系の成立（まとめ）

胚　盤　内……心臓原基の出現，尿膜循環の形成，卵黄嚢血管の発生
栄養膜内……絨毛内血管の発生　　｜
脱落膜内……絨毛間腔の形成　　　｝胎盤内循環系になる

Ⓑ 胚　盤 embryonic disc（図 2.19, 図 2.20）

　第3週始めになると二層性胚盤のうち外胚葉に変化が起こる．つまり，外胚葉の細胞塊は胚盤の後方正中線上に集積して不透明な隆起線を形成し，原始線条 primitive streak を形成する．そして，この線条に沿って胚盤葉上層の細胞が胚盤下層の方へ向って陥入し，胚内中胚葉と胚内内胚葉を形成する．また，胚盤葉

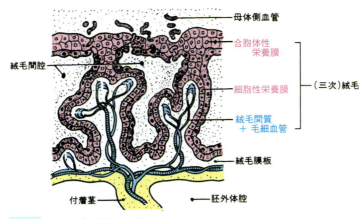

図 2.17　絨毛膜（胎生第3週頃）

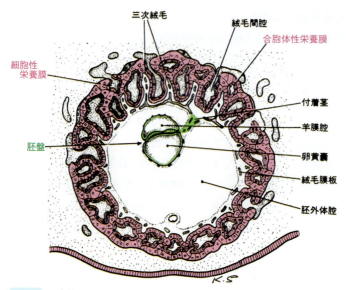

図 2.18 胎生第 3 週頃の胚子芽とその被膜

上層に残存する細胞から胚内外胚葉が形成される．かくして発生第 3 週の胚子芽は三層性胚盤 trilaminar embryonic disc になるが，これらの胚葉はすべて胚盤葉上層 epiblast 由来ということになる．

　この時期にはさらに胚子芽の中央部に脊索 notochord が出現して，脳・脊髄などの中枢神経系の発生をリードする．また，この時期に卵黄嚢の後端は付着茎内にもぐり込んで尿膜管 allantois を形成する．

　かくして胎生第 3 週の終わりには内胚葉，中胚葉，外胚葉，脊索，尿膜管および三次絨毛の発生が完了する．

　さらにこの時期には，胚盤は全体として前後に著しく伸長する．そのうち胚盤頭部は特に伸長・拡大するが，逆に胚盤尾部は縮小・退行する．しかし尾部は退行しながらも常に新しい細胞を頭部に向かって供給しつづける．このことは胚子の次の段階における発育・成長に重要な意味をもつ．

3　発生第 4〜8 週頃の胚子

　この時期になると，胚盤葉上層から分化した各胚葉は固有の分化，発育をとげて主要な組織や器官を形成する．またこの時期の終わりには体の主な外形が出来上がる．

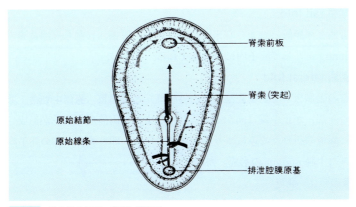

図 2.19 胎生第 3 週頃の胚盤（背面）
矢印の実線部分は胚盤表層の細胞の移動方向，点線部分は中胚葉の移動方向を示す．

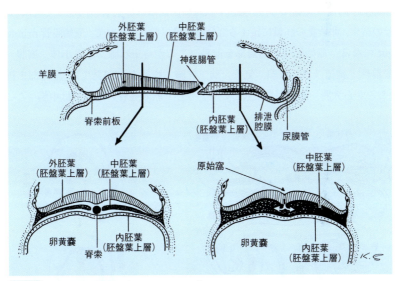

図 2.20 胎生第 3 週の胚盤（Langman による）

Ⓐ 胚子の折りたたみ（図 2.22，図 2.23）

扁平な三層性胚盤の急速な発育，特に神経管の発育のために，胚子の縦と横の面に大規模な折りたたみが起こり，円筒形に近い体形を形成する．

1）頭屈 head fold

頭部は胚子の最も前方へ移動し，心臓は腹側へ位置するようになる．また卵黄嚢の一部が前腸 foregut として胚子内に組み込まれる．

2）尾屈 tail fold

付着茎と尿膜管，つまり将来の臍帯は胚子の腹側へ移動し，卵黄囊の一部は後腸 hindgut として胚子内に組み込まれる．

3）側屈 lateral fold

左右の壁側板（壁側中胚葉＋胚内外胚葉）と臓側板（臓側中胚葉＋卵黄囊内胚葉の一部）が正中線に向かって折りたたまれて円筒形の胚子が形成される．同時に両板の折りたたみにより胚内体腔の形成，卵黄囊の一部の胚子内への組み込み（中腸 midgut の形成）が起こる．

❸ 胚葉の分化・発育

1）内胚葉 entoderm（胚盤葉上層由来）（図 2.21〜図 2.23）

神経管 neural tube（後出）の発育に伴って，胚盤の中央部は羊膜腔 amniotic cavity に向かって突出し，一方，羊膜腔の両側端は卵黄囊に向かって突出する．その結果，卵黄囊の胚盤に接する部分は胚盤に取り込まれて，原始腸管 primitive gut になる．原始腸管の頭側部を前腸（ここから甲状腺，上皮小体，胸腺，口蓋扁桃，食道，胃，喉頭，気管，肺，肝臓，膵臓などが発生），尾側部を後腸（ここから大腸，直腸が発生）という．そして原始腸管の中央部は中腸（ここか

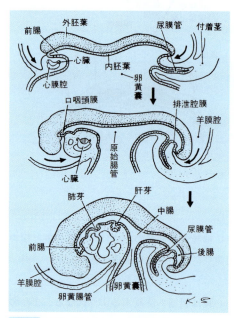

図 2.21　胚子の折りたたみ―頭尾屈

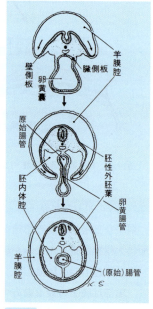

図 2.22　胚子の折りたたみ―側屈

ら十二指腸，空腸，回腸が発生）で，卵黄腸管によって卵黄嚢と交通する．

前腸と羊膜腔は口咽頭膜 bucco-pharyngeal membrane で隔てられているが，発生第4週に入るとこの膜は破れて両者は交通する．また，後腸と羊膜腔は排泄腔膜 cloacal membrane により互いに隔てられているが，その後この膜は尿生殖膜 uro-genital membrane（尿生殖洞 uro-genital sinus の下端に張る）と肛門膜 anal membrane（肛門管 anal canal の下端に張る）に分かれ，発生の進展に伴って両膜は破れて，羊膜腔と交通するに至る．

一方，尿膜管 allantois は胚盤の尾部の折りたたみのため，その一部は胚子内に取り込まれてしまうが，一部は付着茎 connecting stalk 内に入り込み，のちに臍帯（☞ p.72）の一成分となる．

かくして内胚葉は，卵黄嚢の一部の胚盤内折りたたみと相まって，原始腸管およびそこから膨出・発生する器官（気管，肺，膀胱など），尿膜管および卵黄腸管の上皮層 epithelial layer をなし，さらには原始腸管から発生する諸器官（口蓋扁桃，甲状腺，上皮小体，胸腺，肝臓，膵臓など）の実質を形成する．

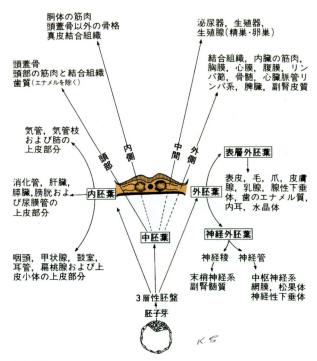

図 2.23　胚葉の分化と発育

2）中胚葉 mesoderm（胚盤葉上層由来）（図 2.23〜図 2.26）

中胚葉には，①胚子芽 embryoblast の周囲に発生する胚外中胚葉 extraembryonic mesoderm と，②原始線条 primitive streak，原始結節 primitive node，脊索突起 notochordal process より発生する胚内中胚葉がある．胚内中胚葉は胚盤の正中線近くで増殖肥厚して，内側中胚葉 medial mesoderm（沿軸中胚葉 paraxial mesoderm）になる．また，これより外側にあっては胚外中胚葉に連なる薄い部分が外側中胚葉 lateral mesoderm になる．外側中胚葉のうち羊膜に続く部分を壁側中胚葉，卵黄嚢に続く部分を臓側中胚葉という．壁側・臓側中胚葉は胚内体腔を囲み，これは胚外体腔と交通する．さらに，内側および外側中胚葉の間に介在するのが中間中胚葉 intermediate mosoderm である．

a）内側中胚葉（沿軸中胚葉）

発生第3週の終わりに神経管両側に位置する内側中胚葉はところどころくびれを生じて体節 somite になる．体節は胚子の頭部から尾部にかけて順次現れ，胎生第5週の終わりには左右42〜44対を数える（頭部4対，頚部8対，胸部12対，腰部5対，仙部5対および尾部8〜10対）．そのうち頭部4対と尾部先端の5〜7対はまもなく消失する．

体節には一時的ながら小腔（体節腔）が出現する．この小腔の背外側の皮筋節 dermato-myotome は分化して筋節 myotome と皮節 dermatome に分かれ，筋節からは筋組織，皮節から真皮と皮下組織が発生する．なお，体幹と四肢の

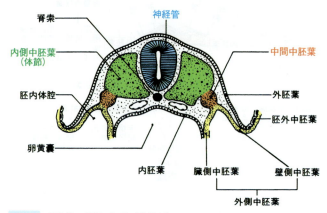

図 2.24　胎生第4週頃の胚子（前額断）

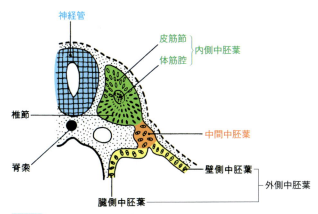

図 2.25 体節の分化（前額断）

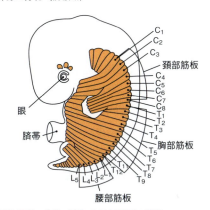

図 2.26 体節領域の筋節（板）と神経配列の関係
胎生 6 週の胚子；C ＝頚神経，T ＝胸神経，L ＝腰神経
(Moore & Persaud 著，瀬口春道監訳"ムーア人体発生学"第 6 版，医歯薬出版，2001 年)

　皮筋節の分布状態は分節的な形状をしており，対応する脊髄神経によって，筋節は運動神経，皮節は感覚神経によって，分節的支配を受ける（図 2.26，☞ 10 章，図 10.77）．一方，体節腔の腹内側の椎節 sclerotome は脊索方向に伸びて間葉になり，その後の発生過程で軟骨，骨，靱帯や線維芽細胞に分化する．

b）中間中胚葉

　中間中胚葉は頚部と胸部上方で体節と同じように分節して腎節 nephrotome になる．そして腎節は前腎 pronephros と中腎 mesonephros を経過したあと，ほとんど退化するが，一部は残存して生殖腺の導管（精管など）と泌尿器系の

排泄管に分化する．一方，胸部下方の中間中胚葉は分節せず造腎索 nephrogenic cord となり，将来後腎 metanephros（永久腎 permanent kidney）に分化する．なお，背側腸間膜に接する中間中胚葉からは生殖腺（精巣と卵巣）が分化する．

c）外側中胚葉

羊膜と卵黄嚢に続く外側中胚葉は分化して漿膜となり，腹膜腔，胸膜腔および心膜腔を囲むようになる．

d）脊索周辺の中胚葉

胎生第3週の終わり頃，脊索周辺に分布する中胚葉は分化して血島 blood island（原始血液細胞 primitive blood cell と血管芽細胞 angioblast）になる．血島はさらに造血臓器（骨髄，リンパ節，脾臓など）と脈管系（心臓，リンパ管，動脈，静脈，毛細血管）に分化する．なお，血島は胚外中胚葉からも発生する．

かくして中胚葉は，つぎのような組織と器官を形成する（図2.23）．①軟骨，骨，②結合組織，③平滑筋と横紋筋，④骨髄，リンパ節，脾臓，⑤動脈，静脈，リンパ管，心臓，⑥腎臓，生殖腺およびその付属導管，⑦副腎皮質，⑧漿膜．

3）外胚葉 ectoderm（胚盤葉上層由来）（図2.27，図2.28，☞図2.23）

外胚葉は脊索 notochord の誘導作用によって中枢神経系を発生する．発生第3週の終わり頃，頭部の外胚葉は卵円形に肥厚し，さらに後方の原始線条 primitive streak に向かって延長して，全体としてナス形の神経板 neural plate になる．さらに発生第4週に入ると，神経板の正中線に縦に割れた神経溝 neural groove が現われ，その両側が隆起して神経ヒダ neural fold を形成する．神経ヒダは神経溝をはさんで左右接近し，ついに癒合して神経管 neural tube になる．この神経管の形成は第4体節（将来の頚部）あたりから始まり，次第に頭方と尾方に伸長する．神経管の完成は胎生24〜25日頃である．神経管の前・後両端は一時的に開放して羊膜腔 amniotic cavity と交通する．その前方の開口を前神経孔，後方の開口を後神経孔という．そして前神経孔は第25日頃（17〜20体節期），後神経孔は第27日頃（23〜36体節期）にそれぞれ閉鎖する．かくして中枢神経系は閉鎖した管状構造となり，その頭側部は多数のふくらみをもつ脳胞 brain vesicle（将来の脳 brain），尾側部は狭くて細長い脊髄 spinal cord になる．

中枢神経系の発生する時期は，内耳原基と眼球の水晶体原基が発生する時期

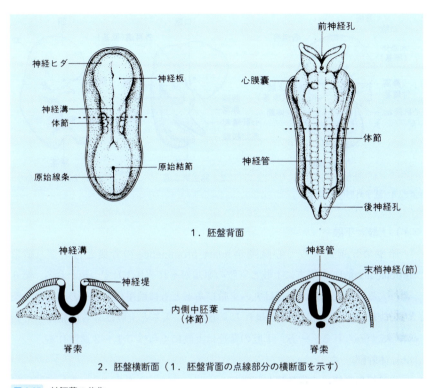

図 2.27 外胚葉の分化

と重なる．第2咽頭弓背側の外胚葉表面が一部肥厚して耳板 otic placode になる．これはやがて陥没して耳窩 otic pit になり，さらに耳胞 otic vesicle（将来の内耳）となって外胚葉表面から分離，埋没する．耳板の発生と期を一にして，水晶体板 lens placode が発生する．これは陥没して水晶体胞 lens vesicle（将来の水晶体）になり，やがて外胚葉表面から分離，埋没する．

かくして外胚葉は胚子期 embryonic period のうちに増殖，分化して，次のような組織と器官を発生する（☞図 2.23）．①中枢神経系，②末梢神経系，③感覚器とその上皮（内耳，水晶体），④外皮とその付属器（毛，爪，汗腺，脂腺），⑤下垂体，⑥歯のエナメル質，⑦水晶体，⑧副腎髄質．

胎生2カ月終わり頃の胚子の外形（図 2.28）

胎生第4週の終わり頃から胎児の原形を形成しはじめた胚子 embryo は，第8週（約2カ月）の終わり頃にはほぼその形を完成する．

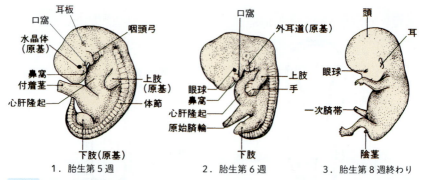

図 2.28 胚子外形の発育

1) 上肢と下肢

胎生第 5 週に入ると心臓隆起 heart prominence の背側と付着茎（臍帯 umbilical cord）の下方に上肢と下肢の原基がそれぞれ 1 対ずつ現われる．第 6 週に入ると上肢原基の先端は丸みを帯びるとともに扁平化し，その表面に 4 条の指放線 digital radiation が現れる．第 7 週に入ると上肢はさらに発達して指の形成がみられる．一方，下肢の発達は上肢にくらべて 1〜2 週遅れる．

2) 体幹部

体幹部の腹側に心臓隆起と肝隆起 liver prominence を生ずる．そして肝隆起の後端に臍帯が現れる．なお，心臓隆起と肝隆起をまとめにして心肝隆起 cardio-hepatic prominence ということがある．

3) 頭頚部

胎生第 5〜6 週のうちに顔面部は著しく変化する．まず，顔面腹方に口窩 oral sinus，その上方に鼻窩 nasal pit を生ずる．そしてこれらは胎生 2 カ月のうちに，口と口腔，鼻と鼻腔になる．次に顔面下方外側に 4 対の咽頭溝 pharyngeal cleft が発生する．咽頭溝を囲む 5 対の隆りは咽頭弓 pharyngeal arch で，ここから顔面筋，下顎骨，舌骨，中耳の耳小骨などが生ずる．しかしこれらの咽頭溝や咽頭弓は胎生 2 カ月終わりにはほとんど顔の表面から姿を消してしまう．さらに顔面上部と両側に目と耳の原基が生じ，それぞれ目と外耳道になる．

Side Memo

奇形腫 teratoma：脊柱近傍の正中線沿い（縦隔，腹膜後隙，骨盤後壁など）に好発する腫瘍で，単純嚢腫 simple cyst 様のものから各胚葉より分化した諸組織を含む腫瘤まである．いずれも発生初期（3〜4 週目）の未分化細胞を起源としており，背側正中線沿いに好発することから，原始線条 primitive streak が発生原基と考えられている．

4 胎生第3カ月以後の発育

　胎生第8週までを胚子期 embryonic period と呼ぶのに対して、この時期を胎児期 fetal period という。胚子期のうちに組織や器官の分化はほぼ完了し、胎児期には主に胎児 fetus の身体の発育が行われる。

1 胎児の発達（図2.29）

A 頭部

　胎児期には頭部の発育が身体の他の部分の発育と比べて緩慢である。すなわち、3カ月初めには頭の長さは頂殿長 crown-rump length（CRL）の約1/2、5カ月の初めには身長 crown-heel length（CHL）の1/3、さらに生下時には身長の1/4になる。しかし、頭の大きさは胎児期を通じて身体のどの部分よりも大きい。このことは胎児の産道通過に大きな意味をもつ。

B その他の部分

　胎生3カ月に入ると顔面は人間らしい様相を呈してくる。目と耳は定位置に移動し、鼻は顔面正中部に定まる。四肢は延長して体幹とのバランスがとれてくる。外陰部は男女の性別がわかるまでに発育する。胎生5カ月に入ると身長は著しい伸びを示し、5カ月終わりには生下時身長（約50 cm）の1/2に達する。一方この時期の体重の増加は身長の伸びに比べて緩慢である。しかし胎生6～10カ月には逆に体重の増加が著明となり、特に8～10カ月のうちに生下時体重

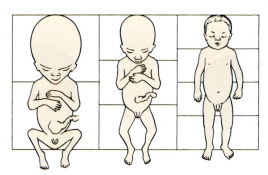

1. 3カ月胎児．頭部が大きい
2. 5カ月胎児．体幹と四肢の発育が著しい
3. 新生児

図2.29　胎児の発育段階（Langman による）

（3,200〜3,300 g）の 1/2 に達する．一方，胎児の皮膚は胎生 5〜7 カ月頃までは表面にシワがあるが，8〜10 カ月に入ると，皮下脂肪の発達のため皮膚は丸みを帯びて来る．また，この期間には脂腺の分泌機能が盛んになり，皮膚は胎脂 vernix caseosa で覆われる．

2 胎児被膜 fetal membrane

胎児被膜は主として羊膜腔を覆う羊膜と子宮粘膜に密着する絨毛膜からなり，さらにこれらに付属する臍帯，尿膜管，卵黄嚢がある．

Ⓐ 羊　膜 Amnion（図 2.30，図 2.31；☞図 2.18）

胚子期の終わり頃になると羊膜から羊水 amniotic fluid の分泌が盛んになり，羊膜腔は著しく拡大する．胎児尿が流入するようになると，このスペースは更に拡大する．そのため胚外体腔（絨毛膜腔 chorionic cavity）は圧排され，胎生 3 カ月終わりには絨毛膜腔はついに消失して，羊膜と絨毛膜板が癒着する．その結果，子宮腔はすべて羊膜腔で占められてしまう．

Ⓑ 絨毛膜 Chorion（図 2.30〜図 2.33）

絨毛 villi と絨毛膜板 chorionic plate をまとめて絨毛膜という．さて胎生第 3 週終わりごろに生じた三次絨毛は絨毛間腔 intervillous space に向かって多数の小枝を出すようになり，胎生 3 カ月終わりには絨毛間腔は三次絨毛と母体側血液で充満する．同時に絨毛の構成要素にも変化が起こる．すなわち，胎生第 3 週終わり頃の絨毛は主に合胞体性栄養膜，細胞性栄養膜からできているが，胎生 3 カ月終わりには細胞性栄養膜が漸次消失し始め，絨毛は主に合胞体性栄養膜で構成されるようになる．

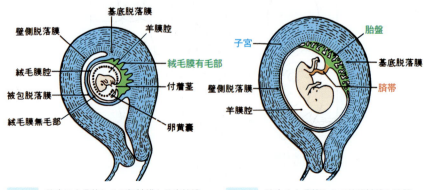

図 2.30　胎生 2 カ月終わりの胚被膜と子宮粘膜　　図 2.31　胎生 3 カ月終わりの胎児被膜と胎盤

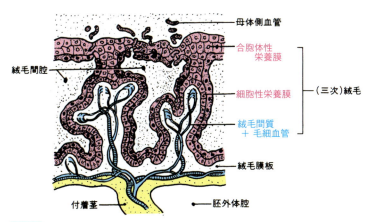

図 2.32　絨毛膜（胎生第 3 週頃）

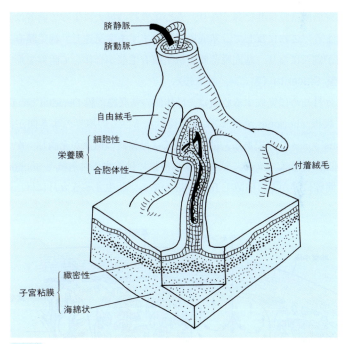

図 2.33　絨毛のなりたち（受精後 3 カ月頃）

発生初期には絨毛は絨毛膜板の表面いたるところより発生するが，発生が進むにつれてその大部分が漸次消失して，胎児極 fetal pole の絨毛のみが残るようになる．そして，胎児極の絨毛膜は絨毛膜板から毛が生えているようにみえるので絨毛膜有毛部 Chorion frondosum という．一方，胎児極以外の絨毛膜は絨毛膜無毛部 Chorion laeve という．

● 脱落膜 Membranae deciduae（図 2.30, 図 2.31）

絨毛膜の変化に伴い，子宮粘膜にも変化が起こる．まず，胎生 2 カ月初めになると子宮粘膜は著しく肥厚し始め脱落膜を形成する．そのうちでも絨毛膜有毛部の脱落膜は特に肥厚して基底脱落膜 Decidua basalis になる．一方，絨毛膜無毛部の脱落膜は壁が薄く，被包脱落膜 Decidua capsularis になる．さらに胎児に直接ふれない部分の脱落膜は，壁側脱落膜 Decidua parietalis になる．妊娠の進展に伴い，これらの脱落膜は変化する．すなわち，胎生 3 カ月の終わり頃には被包脱落膜と壁側脱落膜は共に薄くなり，かつ羊膜腔の拡大によって両者は互いに癒着してしまう．これに反して，基底脱落膜はますます発達し，絨毛膜有毛部の絨毛の分枝が盛んになり，基底脱落膜と絨毛膜有毛部が合体して胎盤を形成する．

● 胎　盤 Placenta（図 2.34, 図 2.35）

胎生 4 カ月初めに完成する胎盤は，母体側の基底脱落膜 Decidua basalis，胎児側の絨毛膜板 chorionic plate によって境される．この境界のすき間が絨毛間腔 intervillous space なのである．絨毛間腔には母体側の血液が充満し，かつ胎児側の絨毛 villi が浮かんでいる．絨毛には脱落膜に付着する付着絨毛 anchoring villi と，絨毛間腔に浮かぶ自由絨毛 free villi がある．胎生 4〜5 カ月には，基底脱落

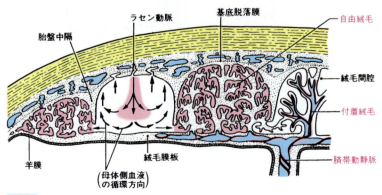

図 2.34　胎盤の構成（5〜7 カ月）

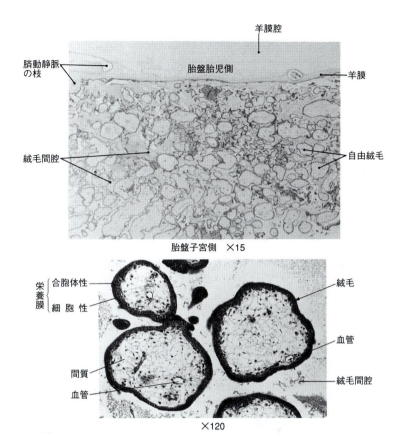

図 2.35 胎盤の構造（胎生 8 カ月頃）

膜から胎児側に向けて多数の胎盤中隔 placental septa が現われて絨毛間腔を多数の小部屋（胎盤葉 cotyledon）に分かつ．この胎盤は胎児の娩出後約 30 分を経て，いわゆる"後産"として娩出される．

E 胎盤の機能

完成された胎盤は，母体側と胎児側の間の血液循環を通して次の機能を営む．

①呼吸器：胎児血液中の二酸化炭素 CO_2 を母体側に渡し，母体側より酸素 O_2 を受け取る．

②内分泌腺：絨毛の合胞体性栄養膜と細胞性栄養膜は各種ホルモンを産生し，母体側と胎児側の循環系へ放出する．胎盤で産生されるホルモンのうち，黄体ホルモン（P）と卵胞ホルモン（E）は，卵巣に代って細胞性栄養膜が分泌する．また，絨毛性ゴナドトロピン（HCG = LH 様作用あり）と

ソマトマンモトロピン（HCS＝プロラクチン様作用あり）は下垂体に代って合胞体性栄養膜が分泌する．
③免疫器官：母体側から胎児側への異物（細菌，毒素など）の侵入を防ぐ（胎盤障壁 placental barrier）．また，母胎側から胎児側へ各種の免疫抗体を運搬する．
④消化器と泌尿器：母体側から栄養分を摂取し，胎児側から老廃物を排泄する．

このように胎盤は，胎児にとって消化器，泌尿器，呼吸器，免疫器官および内分泌腺に相当するわけである．

ⓕ 臍　帯 umbilical cord（図 2.36, ☞図 2.21）

胚盤の後端に位置する付着茎 connecting stalk は，胚子の頭屈 head fold と尾屈 tail fold に伴って次第に腹側中央部に移動し，かつ羊膜腔の拡大のために細長く伸びる．そして胎生2カ月中頃には尿膜管，臍動静脈，卵黄腸管，卵黄動静脈を包み込むようになる．さらに胎生3カ月に入ると一次臍帯 primitive umbilical cord になる．この時期には卵黄嚢は縮小し，卵黄腸管，卵黄動静脈，絨毛膜腔，尿膜管も萎縮退行し始め，3カ月終わりには臍動脈（2本）と臍静脈（1本），およびこれらを取り囲む膠様組織（ワートン軟肉 Wharton's jelly）がその内容物となり，ここに臍帯が完成する．臍帯はその後長さと太さを増し，生下時には長さ

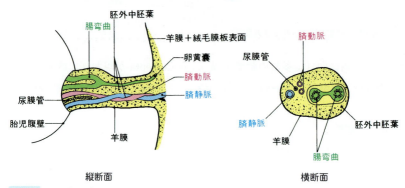

図 2.36　一次臍帯（Langman による）

Side Memo

臍帯の長さと分娩異常：臍帯は余り長すぎると胎児の首にまきつき，短すぎると胎盤をひっぱる．このことは分娩に際して胎児の娩出困難や，胎盤の早期剥離などの原因となる．
羊水過多症：胎生5カ月初め頃から胎児は羊水 amniotic fluid を嚥下し始める．しかし食道閉塞 esophageal atresia や無脳 anencephaly を伴う胎児は羊水を飲み込めず大量の羊水中に浮かぶことになり（羊水過多症 hydramnion），胎児のその後の発育に支障を来たす．

50〜60 cm，太さ2 cmほどのラセン状にねじれたヒモ状構造になる．近年，臍帯中の胎児血液は血球芽細胞を豊富に含むので，いわゆる臍帯血幹細胞 umbilical stem cell として，重篤な血液疾患（白血病，再生不良性貧血など）や，悪性腫瘍による重度の貧血の患者に対して，医の倫理委員会の承認のもとに輸血が許されるようになった．

5 胚葉の分化（総括）

胚盤葉上層 epiblast に由来する内・中・外胚葉は全身の組織および器官を形成するが，それらをまとめると次のようになる（図 2.37，☞図 2.23）．

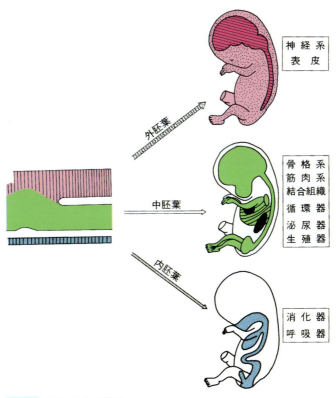

図 2.37　胚葉の分化（略図）

骨格系

3章

総　論

1 | 骨の働き：主な働きは次のようである.

- 体を支えその外形を保持する.
- 体腔を形成し，かつ体腔内の臓器を保護する.
- 骨格筋の能動的収縮に伴い，受動運動を行う.
- 中に骨髄を入れ，造血機能にあずかる.

2 | 骨の形状：次の6つに分けられる.

Ⓐ 長　骨 Ossa longa（図3.1）

　長くて管状の骨で，中央部に骨幹 Diaphysis，両端に骨端 Epiphysis がある.骨幹はその周辺が緻密質 Substantia compacta，中心部が海綿質 Substantia spongiosa からなる.海綿質は中央部に大きな腔所（髄腔 Cavum medullare）を形成し，その中に骨髄 Medulla ossium を入れる.一方，骨端周辺の緻密質は薄く，中心部の海綿質の隙間に骨髄を入れるが，髄腔を形成しない.なお，骨幹と骨端の境界部には，小児期の骨形成のなごりの骨端線を認める.例：大腿骨，下腿骨，指骨，上腕骨など.

Ⓑ 短　骨 Ossa brevia

　周辺部は薄い緻密質，中心部は海綿質で，海綿質には骨髄がある.例：手根骨，足根骨など.

Ⓒ 扁平骨 Ossa plana

　薄い板状の骨で，緻密質からなる外板と内板があり，その間に海綿質からなる板間層 Diploë がある.板間層には骨髄がある.この骨は膜内骨化で生じた骨である.例：頭頂骨，肩甲骨など.

Ⓓ 含気骨 Ossa pneumatica

骨質の内部に空洞があり，外界と交通する．空洞壁は粘膜で覆われる．例：篩骨，上顎骨，側頭骨の一部など．

Ⓔ 不規則骨 Ossa irregularia

Ⓐ〜Ⓓに属さないもので，椎骨に例をみる．

Ⓕ 種子骨 Ossa sesamoidea

手や足の骨格にみられ，また腱の中に埋めこまれているものもある．例：膝蓋骨．

3 骨の構成（図3.1）

外から順に骨膜 Periosteum，骨質 Substantia ossea（緻密質と海綿質），骨内膜 Endosteum および骨髄 Medulla ossium, bone marrow がある（☞ p.26）．

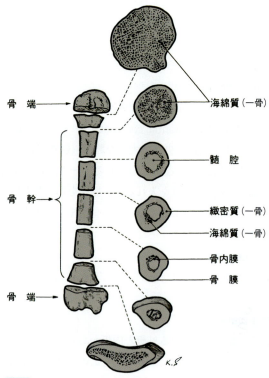

図3.1 骨の構成（上腕骨とその断面）

4 骨の連結 Articulationes

連結の仕方に2種類ある.

Ⓐ 不動結合 Synarthrosis（図 3.2）

2つの骨が少量の結合質で互いに結びつけられていて，両骨間に可動性はない.

①縫合 Sutura：扁平骨間に生ずる結合で，両骨間が縫い合わされたような形で，運動性は全くない．なお，この結合は一種の靱帯結合 syndesmosis である．例：頭蓋骨の結合.

②弾性結合 Synarthrosis elastica：両骨間が弾性線維で結合されるもので，わずかに運動性がある．例：項靱帯，黄色靱帯による結合.

③軟骨結合 Synchondrosis：両骨間が硝子軟骨で結合されるもので，運動性は全くない．例：幼児の頭蓋底の結合.

④線維軟骨結合 Synchondrosis fibrosa（Symphysis）：両骨間が線維軟骨で結合されるもので，運動性は殆んどない．例：恥骨結合，椎間円板結合.

⑤骨結合 Synostosis：両骨間の軟骨が骨化して結合したもので，運動性は全くない．例：寛骨，前頭骨の結合.

⑥釘植 Gomphosis：1つの骨の円錐部が他の骨の凹みに入り込んで結合したもので，運動性は全くない．なお，この結合はシャーピー線維を介する一種の靱帯結合 syndesmosis である．例：歯根と歯槽骨の結合.

Ⓑ 可動結合 Diarthrosis〔＝関節 Articulatio (nes), joint, 以下 Art (t). と略記〕

結合する両骨間に腔所があり，骨運動は可動性を有する.

1）関節の構造（図 3.3）

関節する両端のうち，凸面をなす部が関節頭 Caput articulare, 凹面をなす部が関節窩 Fossa articularis である．そして両骨端の関節面は関節軟骨

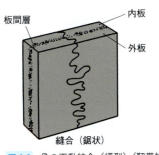
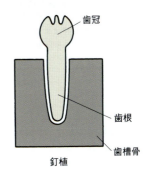

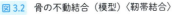
図 3.2　骨の不動結合（模型）〈靱帯結合〉

Cartilago articularis で覆われる．関節の外周は結合組織性被膜（関節包 Capsula articularis）といい，その内層は滑膜 Membrana synovialis（小血管が分布し，滑液を産生分泌する），外層は線維膜 Membrana fibrosa で出来ている．関節包で囲まれた腔所を関節腔 Cavum articulare といい，その中に滑膜から分泌される粘っこい液（滑液 Synovia）が入っている．関節面の摩擦を防ぎ，関節運動を円滑にするために，軟骨板を有する関節がある．そのうち完全な板状構造をなすものが関節円板 Discus articularis（例：顎関節）であり，不完全な板状構造をなし，軟骨板の中心部が欠けて半月状をなすものが関節半月 Meniscus articularis（例：膝関節）である．また関節包の一部が外に突き出て小袋状となり，その中に関節腔内の滑液と同じ滑液を貯えるものがあり，この包を関節滑液包 Bursa synovialis articularis といい，関節周辺の筋や腱の運動を補助する．さらに，関節包を補強する装置として靱帯 Ligamentum (-a)〔以下 Lig (-g). と略記〕がある．関節包靱帯 Lig. capsularia，副靱帯 Lig. accessorium などがそれである．

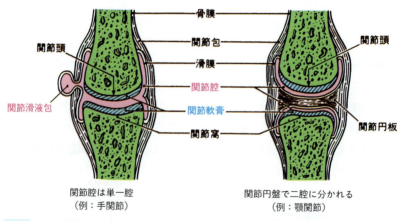

図 3.3　関節の構造

Side Memo

関節内穿刺と捻挫：関節の感染性または非感染性炎症に際して滑膜の分泌機能が亢進し，関節腔に過剰の滑液がたまることがある．その場合，関節運動は著しく障害されるので，人工的に滑液を排出する必要がある．関節内穿刺（滑液穿刺 synovial aspiration）はこの目的で行われる．また関節にむりな外力が加わったりすると，関節包や関節周辺の靱帯が過度に伸展したり，亀裂を生じたりする．これを捻挫 sprain といい，関節の激しい痛みと運動障害とを伴うことがある．

2) 関節の血管と神経

関節に分布する血管と神経を下表にまとめておく．なお，神経はすべて感覚神経である．

部　位	血管	神経
骨　膜	＋	＋＋ [1], [2]
関節包 　滑膜	＋＋	＋ [1]
線維膜	＋	＋＋ [1], [2]
関節軟骨	―	―
関節唇	―	―
関節円板	―	―

＋＋非常に多い，＋：多い，―：なし
[1]感覚神経（痛覚），[2]固有感覚神経（圧覚）

3) 関節の種類（図 3.4）

関節には 2 つの骨からなる単関節 Art. simplex（肩関節，股関節など）と，3 つ以上の骨からなる複関節 Art. composita（肘関節，膝関節など）がある．

ここでは関節面の形状によって次のような分類をしておく．

a）平面関節 Art. plana：両骨の関節面がほぼ平面をなすもので，殆んど可動性はない．例：椎間関節．

b）半関節 Amphi-arthrosis：平面関節の一種であるが，関節窩と関節頭の

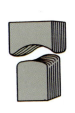
1．鞍関節（母指の手根中手関節）

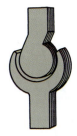
2．車軸関節（肘関節の上橈尺部）

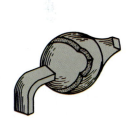
3．蝶番関節（手の指節間関節）

4．球関節（肩関節）

図 3.4　関節の種類（模式図）

脱臼：両関節面の位置が外力によってくい違ったり，離れたりすることを脱臼 Luxatio, luxation という．この場合，関節運動は著しく，あるいは完全に障害される．脱臼を起こしやすい関節としては顎関節，股関節，肩関節などがある．

形成が不十分なため，外部から強い靱帯で補強されている．殆ど可動性はない．例：仙腸関節，手根骨や足根骨の関節．

　c）蝶番関節 Ginglymus, hinge joint（一軸性）：関節頭は円柱状で，その側面が関節面をなす．関節窩はこれに適合するように出来ている．関節頭は軸のまわりのみを動く（一方向性の動き）．例：手の指節間関節．

　d）車軸関節 Art. trochoidea, pivot joint（一軸性）：関節頭は短い円板状で，関節窩内を車輪状に回転する．例：肘関節の上橈尺部．

　e）顆状関節 Art. condylaris, condylar joint（二軸性）：関節頭は楕円形で，関節窩もこれに応じた凹みをつくる．両関節面が長軸と短軸に沿って2方向へ動く．例：橈骨手根関節．

　f）鞍関節 Art. sellaris, saddle joint（二軸性）：関節面は鞍状で，互いに直角方向へ回転運動をする．例：母指の手根中手関節．

　g）球関節 Art. spheroidea（臼状関節 Art. cotylica）ball and soket joint（多軸性）：関節頭は球状（又は臼状），関節窩はこれに適合する凹面を形成する．運動は多方向性である．例：肩関節，股関節．

　4）関節の運動（図 3.5, ☞図 3.46 ⓐ, 図 3.59）：次のようなものがある．

　　a）⎰ 屈曲 flexion：両骨間の角度を狭める（体幹／体肢を一側へ曲げる）．
　　　⎱ 伸展 extension：両骨間の角度を広くする（体幹／体肢を一側へ伸ばす）．

足関節では，伸展を底屈 planter flexion, 屈曲を背曲 dorsiflexion という．

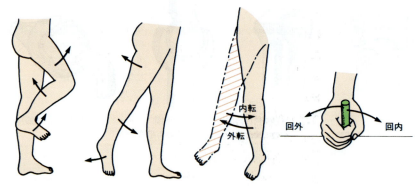

1．股関節，膝関節，　2．1．の各関節　　3．股関節の外転　　4．前腕の回内と
　足関節の屈曲　　　　の伸展　　　　　　　と内転　　　　　　　回外

図 3.5　関節の運動（1．～3．は伊藤より改写）

b) 　内転 adduction：体肢を体の正中線に近づける．
　　　外転 abduction：体肢を体の正中線から遠ざける．
手の母指では，橈側外転と尺側内転，掌側外転と掌側内転の2種類あり．

c) 　回内 pronation：前腕を回転するとき，手掌を伏せる（前腕を内側に
　　　まわす）．
　　　回外 supination：前腕を回転するとき，手掌を上に向ける（前腕を外
　　　側にまわす）．

　d ）回旋（または回転）rotation：まっすぐに伸ばしたとき，体肢の縦軸のまわりを回転する（外旋と内旋）．この軸は前腕の回外，回内の軸と一致する．

　e ）描円運動 circumduction：体肢をそのつけ根を支点として円を描くように回す運動．

各 論

体の骨格をなす骨は約 200 個ある（図 3.6）。その内訳は次のようになる。

軸骨格
 頭蓋骨 Ossa cranii …………………23
 脊柱 Columna vertebralis ……………26
 肋骨と胸骨 Costae et Sternum ……25

付属骨格
 上肢骨 Ossa membri superioris …64
 下肢骨 Ossa membri inferioris ……62
       計 200

ただし，耳小骨 Ossicula auditus，手と足の種子骨 Ossa sesamoidea などはこの中に入れていない．また，脊椎骨のうち仙骨 Os sacrum と尾骨 Os coccygis はそれぞれ 1 つに数えてある．

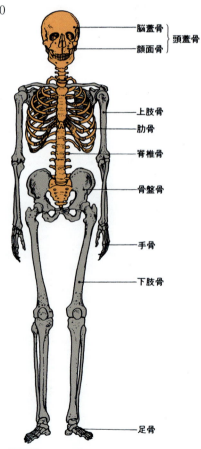

図 3.6 人体の骨格

1 頭蓋骨

　頭蓋骨 Ossa cranii は 15 種 23 個の骨からなり，下顎骨と舌骨のほかは不動結合により組み合わされている．頭蓋骨は脳蓋骨 Ossa cerebralia と顔面骨 Ossa faciei に二分され，表 3.1 のような構成になっている（図 3.7〜図 3.10）．
　本章では頭蓋骨の各部分の要点を簡潔にまとめておく．

表 3.1　頭蓋骨の種類と数

脳蓋骨	骨の数	顔面骨	骨の数
後頭骨 Os occipitale	1	篩骨 Os ethmoidale	1
蝶形骨 Os sphenoidale	1	下鼻甲介 Concha nasalis inferior	2
側頭骨 Os temporale	2	涙骨 Os lacrimale	2
頭頂骨 Os parietale	2	鼻骨 Os nasale	2
前頭骨 Os frontale	1	鋤骨 Vomer	1
		上顎骨 Maxilla	2
		下顎骨 Mandibula	1
		口蓋骨 Os palatinum	2
		頬骨 Os zygomaticum	2
		舌骨 Os hyoideum	1
合　計	7	合　計	16

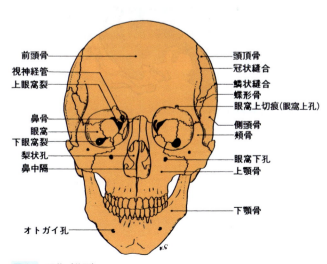

図 3.7　頭蓋（前面）

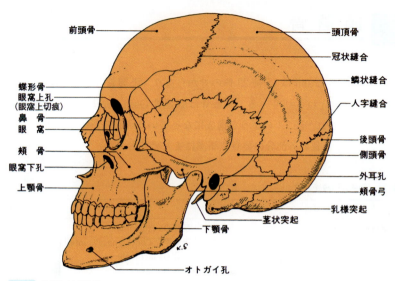

図 3.8 頭蓋（左側面）

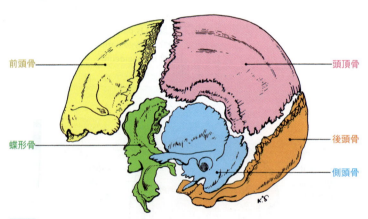

図 3.9 脳頭蓋（左側より見る）

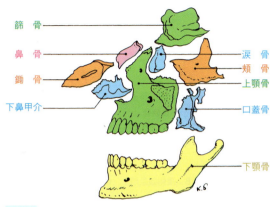

図 3.10 顔面頭蓋（左側より見る）

1 頭頂部 Pars parietale（図 3.11）

　左右 2 つの頭頂骨 Os parietale からなり，その他の頭蓋骨とは骨縫合 Sutura（靱帯結合 syndesmosis）により固く結合する．

　①頭頂骨とその他の頭蓋骨との縫合
- 矢状縫合 Sutura sagittalis：左右の頭頂骨間の結合．
- 冠状縫合 Sutura coronalis：左右の頭頂骨前端と前頭骨後縁との結合．
- 人字縫合 Sutura lambdoidea：左右の頭頂骨後端と後頭骨上縁との結合．
- 鱗状縫合 Sutura squamosa：一側の頭頂骨と同側の側頭骨との結合．
- 蝶頭頂縫合 Sutura spheno-parietalis：一側の頭頂骨と同側の蝶形骨との結合．

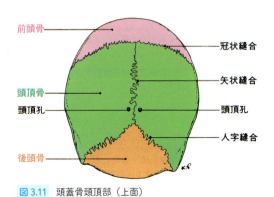

図 3.11 頭蓋骨頭頂部（上面）

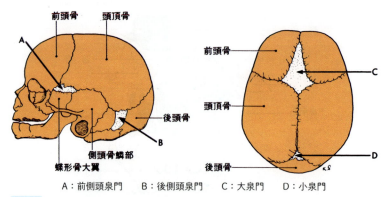

図 3.12 新生児の頭蓋泉門

②頭頂孔 Foramen parietale：頭頂骨の後上縁に開く左右 1 対の小孔で，ここを頭頂導出静脈 V. emissaria parietalis が通る．

③頭頂結節 Tuber parietale：頭頂骨の外側面で正中線寄りの後下端は隆起して頭頂結節をなす．頭頂骨の骨化点に相当する．

④新生児の頭蓋骨（特に頭蓋泉門 Fonticuli cranii）（図 3.12）

新生児では，頭蓋骨の骨化が不十分なため，骨間の結合は結合組織の膜による．これを頭蓋泉門という．表 3.2 に要点をまとめておく．

表 3.2　新生児における頭蓋泉門

種　類	存在部位	閉鎖時期
大泉門 Fonticulus anterior	冠状縫合と矢状縫合とのすきま	生後 2 年位
小泉門 Fonticulus posterior	人字縫合と矢状縫合とのすきま	生後 3 カ月位
前側頭泉門 Fonticulus sphenoidalis	頭頂骨前下部と蝶形骨大翼とのすきま	生後半年～1 年
後側頭泉門 Fonticulus mastoideus	頭頂骨後下部，側頭骨乳突部後縁および後頭骨とのすきま	生後 1 年～1 年半

Side Memo

大泉門：頭蓋泉門のうち，大泉門は生後一番長いあいだ開存していて，外部から触れやすく，かつ血管（動脈）の拍動を感知できる．大泉門の閉鎖時期は乳幼児の栄養状態によって著しく左右されやすいために，乳幼児の発育や栄養状態を調べるための 1 指標となる．また大泉門は，新生児や乳児では脳硬膜内の静脈洞から採血する部位であり，さらに硬膜下血腫 subdural hematoma のときの穿刺部位ともなる．

2 後頭部 Pars occipitale

後頭骨のうちでは後頭鱗 Squama occipitalis がその大部分を占める．

①外後頭隆起 Protuberantia occipitalis externa：後頭鱗の外面中央にある隆起である．この隆起内にある外後頭稜には項靱帯が，上項線には僧帽筋が，また項平面には固有背筋がそれぞれ付着する．

②十字隆起 Eminentia cruciformis：後頭鱗の内面中央にある十字形の線状隆起である．この隆起内には，上矢状洞溝と横洞溝が乗る．

3 側頭部 Pars temporale

側頭骨の大部分，蝶形骨の一部（大翼 Ala major と翼状突起 Processus pterygoideus）および頬骨から構成される（☞図 3.8，図 3.9）．

1）側頭骨部（図 3.13）

a）頬骨突起 Processus zygomaticus：外耳孔の上前壁から前方へ伸びている細長い突起で，頬骨と縫合する．

b）外耳孔 Porus acusticus externus：乳様突起の前方に位置する．外耳道への入口である．

c）乳様突起 Processus mastoideus：側頭骨後部の乳頭状突起である．ここに胸鎖乳突筋，頭最長筋および板状筋が付着する．突起の内部は蜂の巣状で空気を入れ，乳突洞 Antrum mastoideum を介して鼓室 Cavum tympani に開く．乳様突起は中耳炎に際して，炎症を併発することが多く，また炎症が終息したあとも

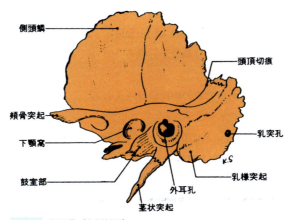

図 3.13 側頭骨（左側外面）

表3.3 翼口蓋窩に開く管（または孔）と連絡部位

管または孔	連絡部位	管または孔の内容物
下眼窩裂 Fissura orbitalis inferior	眼　窩	眼窩下神経，眼窩下動静脈， 下眼静脈，頬骨神経
正円孔 Foramen rotundum	頭蓋腔	三叉神経第2枝（上顎神経）
蝶口蓋孔 Foramen spheno-palatinum	鼻　孔	上後鼻神経，鼻口蓋動静脈
翼突管 Canalis pterygoideus	頭蓋底外面	翼突管動静脈，翼突管神経
大口蓋管 Canalis palatinus major	口　腔	大口蓋動脈，前口蓋神経

細菌が残留して，中耳炎を再発しやすい（病巣感染 focal infection）.

　d）茎状突起 Processus styloideus：外耳道の下壁後面から下方へ伸びる細長い突起で，舌や咽頭を動かす茎突舌筋，茎突咽頭筋の起始部をなす.

　e）茎乳突孔 Foramen stylo-mastoideum：茎状突起基部のすぐ後の小孔で，顔面神経の出口をなす.

　2）**蝶形骨部**（☞図3.8, 図3.9, 図3.20）：蝶形骨大翼と翼状突起からなる. 大翼は側頭骨鱗部と縫合して側頭窩 Fossa temporalis をなし，翼状突起は下方へ向けて板状に突き出して側頭下窩 Fossa infratemporalis をなす.

　　翼口蓋窩 Fossa pterygo-palatina：側頭下窩の内側にあり，その前壁は上顎骨体後縁，後壁は蝶形骨翼状突起前面，内壁は口蓋骨鉛直板からなる上下に長い錐体状の裂隙である. 翼口蓋窩と連絡する部位を表3.3 にまとめておく.

4　前頭部と顔面部 Pars frontale et faciale（☞図3.7, 図3.8）

前頭骨，頬骨，上顎骨および鼻骨からなる.

Ⓐ 眼　窩 Orbita（図3.14）

顔面上部に左右1対あり，その中に眼球を入れる.

　①眼窩を形成する骨：

- 上壁 Paries superior：前頭骨の大部分と蝶形骨小翼.
- 下壁 Paries inferior：上顎骨の大部分，頬骨の一部および口蓋骨眼窩突起.
- 内側壁 Paries medialis：涙骨，篩骨眼窩板，前頭骨および上顎骨の一部.
- 外側壁 Paries lateralis：頬骨眼窩面，蝶形骨大翼および上顎骨の一部.

　②眼窩と連絡する管または孔：表3.4 に要約する.

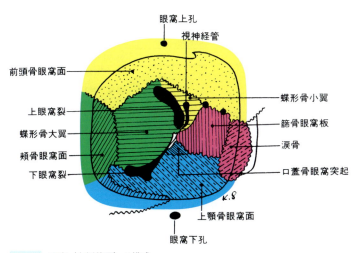

図 3.14　眼窩（右側前面）の構成
（黄：上壁，青：下壁，赤：内壁，緑：外壁）

B 鼻　腔 Cavum nasi（図 3.15，図 3.16）

鼻腔は前方の梨状口で外界に開き，後方の後鼻孔 Choanae で咽頭に開く．正中面は骨鼻中隔 Septum nasi osseum によって左右の鼻腔に分けられる．

①骨性鼻腔の壁：次の各壁からなる．
- 内側壁 Paries medialis（＝骨鼻中隔）：篩骨鉛直板，鋤骨．
- 外側壁 Paries lateralis：篩骨，下鼻甲介，上顎骨体部およびその前頭突起，涙骨，口蓋骨鉛直板，蝶形骨の翼状突起内側板．
- 上壁 Paries superior：篩骨篩板，鼻骨の一部，前頭骨の一部．
- 下壁 Paries inferior：上顎骨口蓋突起，口蓋骨水平板．

②鼻甲介 Concha nasalis と鼻道 Meatus nasi：上・中鼻甲介 Concha nasalis superior et media は篩骨の一部からなり，下鼻甲介 Concha nasalis inferior は同名骨からなる．鼻腔はこれらの鼻甲介によって上・中・下鼻道 Meatus nasi superior, medius et inferior に分けられる．

Side Memo

骨蜂巣，乳突洞と病巣感染：乳様突起 Processus mastoideus 内の骨蜂巣や乳突洞の内面は粘膜で覆われており，しかも中耳と交通しているために，中耳炎に際してしばしば炎症を併発する．また炎症治癒後も細菌が残留して，中耳炎を再発しやすい．このように骨蜂巣や乳突洞は病巣感染 focal infection の発生源として重要な意味をもつ．

顔面神経 N. facialis：茎乳突孔 Foramen stylo-mastoideum を出るとすぐに耳下腺の中に入り，これを出たあと顔面表情筋に分布する．このため顔面神経は耳下腺炎 mumps や耳下腺腫瘍 parotid tumor に際して障害を受けやすく，多くの場合表情筋麻痺を来たす．

表3.4 眼窩に開く管（または孔）と連絡部位

管または孔	連絡部位	管または孔の内容物
上眼窩裂 Fissura orbitalis superior	頭蓋腔	動眼神経，滑車神経，三叉神経第1枝（眼神経），外転神経，上眼静脈
下眼窩裂 Fissura orbitalis inferior	翼口蓋窩	眼窩下神経，下眼静脈，眼窩下動脈，頬骨神経
視神経管 Canalis opticus	頭蓋腔	視神経，眼動脈
前および後篩骨孔 Foramen ethmoidale anterius et posterius	鼻腔と頭蓋腔	前および後篩骨神経，前および後篩骨動静脈
眼窩下管 Canalis infra-orbitalis	眼窩下孔を経て顔面に開く	眼窩下神経，眼窩下動静脈
涙嚢窩 Fossa sacci lacrimalis	鼻涙管 Canalis naso-lacrimalis を経て下鼻道に開く	涙嚢，鼻涙管

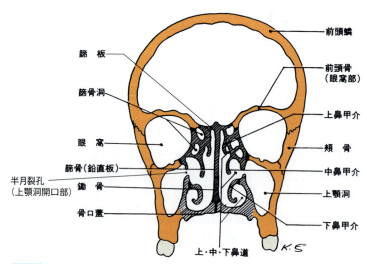

図 3.15 鼻腔（頭蓋前額断面）

③副鼻腔 Sinus paranasales：鼻腔壁を構成する骨のうち，蝶形骨，篩骨，前頭骨および上顎骨の骨内部には含気洞（副鼻腔）があり，鼻腔と交通する．表 3.5 にまとめておく．

Side Memo

蓄膿症と上顎癌：副鼻腔の粘膜に化膿性炎症が起こると，洞内に膿がたまり鼻腔に流出したりする．これを化膿性副鼻腔炎 parasinusitis purulenta（いわゆる蓄膿症 empyema）といい，上顎洞に多発する．また副鼻腔のうち上顎洞は癌の好発部位でもあり，これを上顎癌 maxillary cancer という．

④篩骨 Os ethmoidale（図 3.17）：前頭蓋窩 Fossa cranii anterior の中央部にあり，鼻腔や眼窩の構成にあずかる薄い骨板で，その中に多数の空洞がある．まず篩板 Lamina cribrosa は篩骨の中央部にある水平な板で多数の小孔を有し，ここを嗅神経（I）が貫く．次に鉛直板（垂直板）は篩板の下面から下方へ突出して骨鼻中隔の一部をなす．さらに，篩骨迷路 Labyrinthus ethmoidalis は鉛直板の両側にある薄い含気骨であり，その一部は上・中鼻甲介をなす．

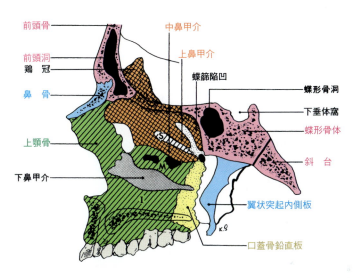

図 3.16　骨鼻腔（正中断面）

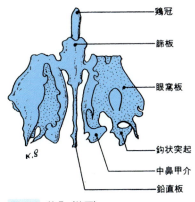

図 3.17　篩骨（後面）

表 3.5 副鼻腔とその開口

副鼻腔	所在部位	開口部	備 考
上顎洞 Sinus maxillaris	上顎骨体部	半月裂孔 →中鼻道	洞上壁は眼窩との界をなす
前頭洞 Sinus frontalis	前頭骨鼻部	中鼻道	
蝶形骨洞 Sinus sphenoidalis	蝶形骨体	蝶篩陥凹 →上鼻道	
前・中篩骨洞 Sinus ethmoidalis anterior et medialis	篩骨迷路の前部	半月裂孔 →中鼻道	
後篩骨洞 Sinus ethmoidalis posterior	篩骨迷路の後部	上鼻道	
（附）鼻涙管 Canalis naso-lacrimalis	上顎骨前頭突起，涙骨鈎および下鼻甲介の涙骨突起から形成される	下鼻道	管の内壁は副鼻腔と同じく粘膜で覆われる

5 内頭蓋底 Basis cranii interna （図 3.18）

前・中および後頭蓋窩に分かつ.

Ⓐ 前頭蓋窩 Fossa cranii anterior

前頭骨内面，篩骨篩板および蝶形骨小翼からなる．大脳前頭葉を入れる．

Ⓑ 中頭蓋窩 Fossa cranii media

蝶形骨の体および大翼，側頭骨の鱗部および錐体部の大脳面からなる．中頭蓋窩の正中部は間脳底部を，両側部は大脳側頭葉を入れる．中頭蓋窩の主要部位をまとめておく．

1）側頭骨錐体部（図 3.19）：錐体の軸は正中面に対して前内方から後外方に走る．錐体部には内頚動脈と内耳が入っており，また錐体部の一部は耳管や鼓室上壁をなす．

a）鼓室蓋 Tegmen tympani：鼓室の上壁をなす．

b）弓状隆起 Eminentia arcuata：鼓室蓋より内方にあり．その直下に内耳がある．

c）三叉神経圧痕 Impressio trigemini：錐体尖の近くにある圧痕．三叉神経（Ⅴ）の半月神経節 Ganglion semilunare による圧痕.

2）蝶形骨の体と大翼（図 3.20）

a）トルコ鞍 Sella turcica：蝶形骨体中央部にある前に凸（鞍結節），中に凹（下垂体窩 Fossa hypophysialis），後に凸（鞍背 Dorsum sellae）の鞍状部をいう．

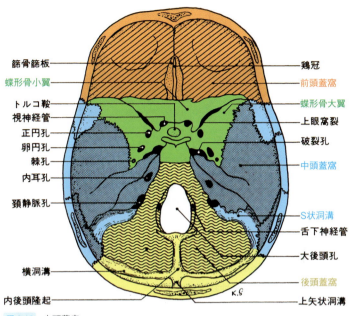

図 3.18　内頭蓋底

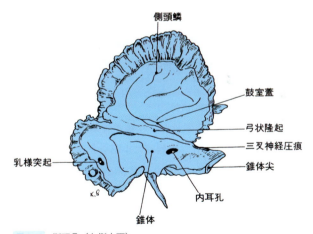

図 3.19　側頭骨（左側内面）

下垂体窩の凹みに下垂体を入れる．

　b）視神経管 Canalis opticus：小翼を貫いて眼窩に開き，その中を視神経（Ⅱ）が通る．

　c）上眼窩裂 Fissura orbitalis superior：小翼と大翼の間に挟まれた裂隙で，

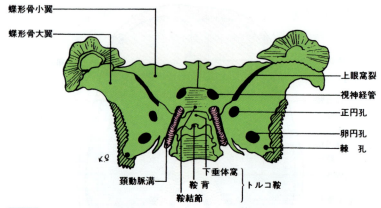

図3.20 蝶形骨（上内面）

眼窩と交通する．その内容物については p.90, 表3.4 に示してある．

　d）正円孔 Foramen rotundum：大翼の根部にある小孔．翼口蓋窩と交通し，三叉神経第2枝（V_2）（上顎神経）が通る．

　e）卵円孔 Foramen ovale：正円孔の後にある小孔．外頭蓋底に開き，三叉神経第3枝（V_3）（下顎神経）が通る．

　f）破裂孔 Foramen lacerum：側頭骨の錐体部先端と蝶形骨の大翼基部との間にある不正形の裂隙で，結合組織（一部は線維軟骨）で閉ざされている．

　g）棘孔 Foramen spinosum：卵円孔外側にある小孔で外頭蓋底に開く．中硬膜動脈が通る．

ⓒ 後頭蓋窩 Fossa cranii posterior

蝶形骨の体（斜台 Clivus），後頭骨および側頭骨の錐体部の小脳面からなる．その正中部に橋および延髄を入れ，両側部に小脳を入れる．

　①内耳孔 Porus acusticus internus：錐体部小脳面の中央よりやや前寄りにある．内耳神経（Ⅷ）と顔面神経（Ⅶ）の入口である．

　②頸静脈孔 Foramen jugulare：錐体部小脳面の下縁と後頭骨の前外側部の間にある不正形の裂け目で，外頭蓋底に開く．舌咽神経（Ⅸ），迷走神経（Ⅹ），副神経（Ⅺ），内頸静脈が通る．

　③大後頭孔 Foramen magnum：後頭骨の底部にある大孔．頭蓋腔と脊柱管を連絡し，その中に延髄を入れる．

　④舌下神経管 Canalis hypoglossi：大後頭孔の両側で，後頭顆 Condylus occipitalis から起こり，外頭蓋底に開く．舌下神経（Ⅻ）が通る．

⑤静脈溝 Sulci venosi：上矢状静脈洞，横静脈洞およびS状静脈洞による圧痕である．

6 舌　骨 Os hyoideum

甲状軟骨の上方にあるU字形の小骨．口腔底，舌および前頸部の諸筋が付着する．

7 下顎骨 Mandibula（図 3.21）

馬蹄形をした骨で，体と枝からなる．その上縁には歯槽 Alveoli dentales，下縁正中部にはオトガイ結節 Tuberculum mentale，体の外側中央部には一対のオトガイ孔 Foramen mentale がある．この孔は，下顎管 Canalis mandibulae（下歯槽神経〔V_3〕と同名動静脈を入れる）の出口である．下顎枝は筋突起（咀嚼筋が付着する）と関節突起（側頭骨と関節する）に分かれる．口を過度に大きく開くと，下顎骨の関節頭は側頭骨の関節窩を離れて前方へ移動して，元に戻らなくなる．

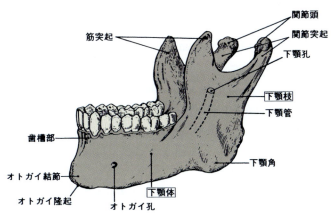

図 3.21　下顎骨（左外側より見る）
下顎枝の内側面にある下顎孔と下顎管の位置は点線で示してある．

Side Memo

オトガイ隆起：ヒトでは，発生初期には下顎骨は左右別々の骨からできているが，発生途上に癒合して1つの骨になる．ヒトではその癒合点がオトガイ隆起 Protuberantia mentalis として認められる．しかし，その他の哺乳類では下顎骨は終生癒合することはないのである．なお近年，幼若年層の下顎骨の発育状況は余りよくないといわれる．これは大臼歯などの欠落と相俟って，食習慣，つまり肉，線維質の少ない野菜，果物など軟らかい食物を多く摂取する一方，小魚，穀類，線維質の多い野菜など硬い食物を摂らなくなったことが一原因ではないかと考えられている．

この状態が顎関節の脱臼 dislocation である．なお，下顎骨は上顎骨との間に顎関節 Art. temporo-mandibularis をなし，咀嚼運動にあずかる．この関節には関節円板がある．

2 脊　柱

脊柱 Columna vertebralis は次のような椎骨 Vertebrae からなる（図3.22，図3.23）．

真椎 Vertebrae verae ⎰ 頚椎 Vertebrae cervicales　　7個 ⎱ 32〜34個
　　　　　　　　　　⎨ 胸椎 Vertebrae thoracicae　　12個 ⎬
　　　　　　　　　　⎩ 腰椎 Vertebrae lumbales　　　5個 ⎭
仮椎 Vertebrae spuriae ⎰ 仙椎 Vertebrae sacrales　　　5個
　　　　　　　　　　　⎩ 尾椎 Vertebrae coccygeae　3〜5個

頚椎，胸椎および腰椎はそれぞれ独立した骨からできているので，これを真椎という．これに対して仙椎と尾椎は骨結合により癒着しているので，これを仮椎という．そして仙椎を仙骨 Os sacrum，尾椎を尾骨 Os coccygis と呼ぶ．

1 真椎の一般構成（図3.24〜図3.29）

真椎は椎体 Corpus vertebrae と椎弓 Arcus vertebrae とからなる．椎体と椎弓との間にある孔を椎孔 Foramen vertebrale といい，各椎孔は重なり合って上下に長い管（脊柱管 Canalis vertebralis）をつくり，その中に脊髄を入れる．

Ⓐ 椎　体 Corpus vertebrae

椎骨前部をなす短円柱状の短骨で，これに上面と下面がある．椎間円板 Disci intervertebrales（☞図3.34 ⓐ，ⓑ）を介して上・下の椎骨は互いに連絡する．椎体は脊柱の基礎をなす．

Ⓑ 椎　弓 Arcus vertebrae

椎体の後部をなす半環状の部分で，次の突起を出す．

①棘突起 Processus spinosus：椎弓後部の正中線から後下方に伸びる無対性の突起．主に脊柱起立筋の起始と付着点となる．

②関節突起 Processus articularis：上・下に1対ずつある．椎弓の上縁と下縁から上方と下方へのびる突起で，その先端は上・下の，椎弓同士を連結

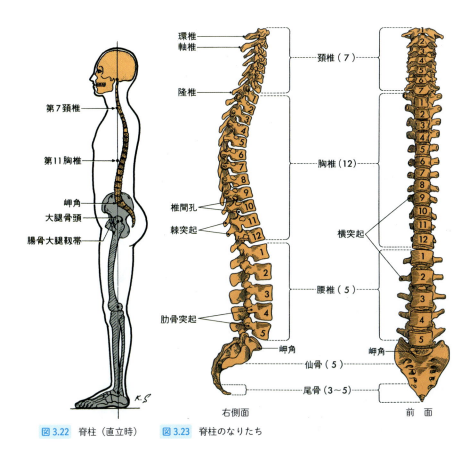

図 3.22 脊柱（直立時）　　図 3.23 脊柱のなりたち

し合う（椎間関節）．

③横突起 Processus transversus：椎弓の両側から外側方へ出る突起．ただし，腰椎の横突起は肋骨突起という．

ⓒ 椎間孔 Foramen intervertebrale

椎体と椎弓の移行部には上下に切れこみがある．これらの切れこみは互いに合わさって椎間孔をなし，31 対の脊髄神経の通り道となる．

2 頸椎 Vertebrae cervicales

頸椎の横突起には横突孔 Foramen transversarium があり，鎖骨下動脈の枝の椎骨動脈が貫く．また，第2〜第6頸椎の棘突起先端は2つに分岐している．

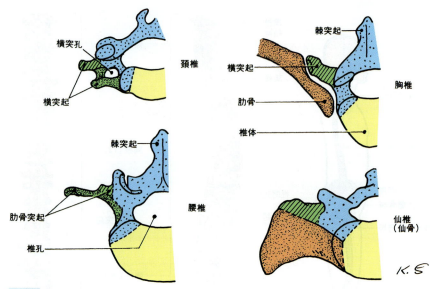

図 3.24　椎骨の構成要素の比較

Ⓐ 第1頸椎（環椎 Atlas）（図 3.25, ☞図 3.33）

椎体と棘突起を欠き，全体として環状を呈する．椎孔は前弓 Arcus anterior と後弓 Arcus posterior で囲まれ，上関節窩（上関節面）は後頭骨の後頭顆と関節する（環椎後頭関節 Art. atlanto-occipitalis）．なお，棘突起は後結節としてその姿をとどめる．

Ⓑ 第2頸椎（軸椎 Axis）（図 3.26, ☞図 3.33）

椎体の上部からは歯突起 Dens が上方に突出している．これは元来，環椎の椎体であったものが，発生途中で環椎から分離して軸椎の椎体と合体したものである．歯突起の前・後面には関節面があり，環椎との間に環軸関節 Art. atlanto-axialis をつくり，歯突起周囲を回転・回旋する．

Ⓒ 第7頸椎（隆椎 Vertebra prominens）（図 3.27）

棘突起 Processus spinosus は長くて，後下方に突出する．この突起は胸椎のそれと同じ形をしている．頭を前方へ曲げたとき，後頸部の肩の高さで隆起を触れるが，これが隆椎の棘突起である．

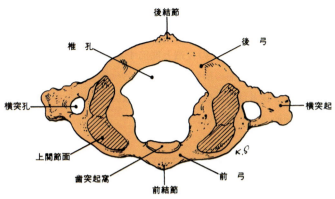

図 3.25 環椎（上面）

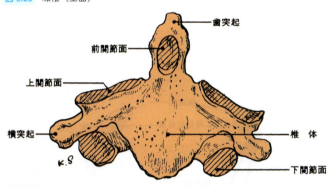

図 3.26 軸椎（前面）

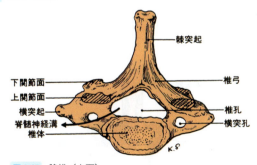

図 3.27 隆椎（上面）

Side Memo

回転椎：第1頚椎（環椎 Atlas）と第2頚椎（軸椎 Axis）は，他の椎骨と違って互いにあるいは頭蓋骨との間に関節で連結し合い，頭部を回転させる働きがある．このため第1・第2頚椎を回転椎とも呼んでいる．

頚肋 cervical rib：肋骨原基が発生過程で残存し，椎体に癒合したものを副肋骨 accessory rib という．そのうち最もよくみられるのが頚肋で，第7頚椎（隆椎）に多く，片側または両側にある．そして頚肋が腕神経叢と鎖骨下動脈を圧迫すると，前腕から手にかけての疼痛と叩打痛を訴える．

3 胸　椎 Vertebrae thoracicae（図 3.28, ☞図 3.37, 図 3.38）

　胸椎は真椎の典型的なものである．椎体は頚椎より丈が高くて大きいが，腰椎よりも丈は低くて小さい．肋骨の後端と関節するが，その関節窩は椎体側面の上・下肋骨窩と，横突起側面の横突肋骨窩である．そして前者は肋骨頭との間に肋骨頭関節をなし，後者は肋骨結節との間に肋横突関節をなす．なお，この両関節を併せて肋椎関節 Art. costo-vertebralis という．

4 腰　椎 Vertebrae lumbales（図 3.29）

　椎体は全椎骨中で最も大きく，かつよく発達している．その縦と横の幅は第 3 と第 4 腰椎で最も広い．椎弓の両側の突起は横突起ではなく，肋骨が癒着して出来た遺残物である．これを肋骨突起 Processus costarius という．そして本来の横

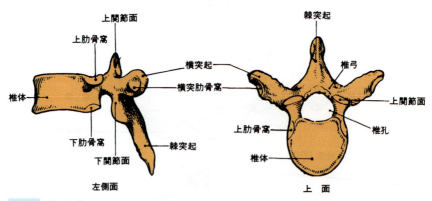

図 3.28　第 6 胸椎

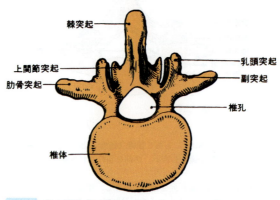

図 3.29　第 2 腰椎（上面）

突起の発達は悪く，肋骨突起の後方にある副突起と乳頭突起としてその姿をとどめるにすぎない．

5 仙　骨 Os sacrum（図 3.30, 図 3.31）

5個の仙椎 vertebra sacralis が骨結合してできたもので，下方に向かってくさ

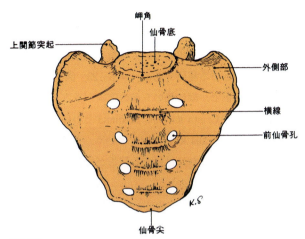

図 3.30　女性の仙骨（前面）

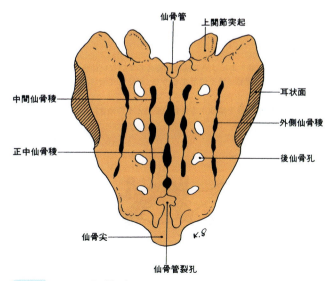

図 3.31　男性の仙骨（後面）

び状をなす．仙骨前面にある4条の横線 Lineae transversae は骨結合のなごりである．仙骨の上端は広くて仙骨底 Basis ossis sacri といい，第5腰椎との間に椎間円板をもって結合する．一方，下方は狭くて仙骨尖といい，椎間円板で尾骨と結合する．仙骨の椎孔は互いに重なり合って仙骨管 Canalis sacralis をなし，その下端は下方に開口して，仙骨管裂孔 Hiatus sacralis をなす．

①仙骨前面：骨盤腔の後面をなして平坦だが，わずかに後方へ向かって凹みを示す．4条の横線の両はしには4対の前仙骨孔 Foramina sacralia pelvina があり，仙骨神経前枝の出入口をなす．なお，第1仙椎体の前上縁は前方へ向けて著しく突出していて岬角 Promontorium といい，骨盤諸径の計測の基準点となる場所である（☞ p.123，図 3.50 ⓐ，ⓑ，図 3.51）．

②仙骨後面：凹凸不正で，縦に長い5条の隆線が走る．そのうち，正中線上のものは正中仙骨稜 Crista sacralis mediana といい，左右両外側のものは中間仙骨稜 Crista sacralis intermedia という．さらに，最外側にある左右2条の隆線は横突起とこれに付属する靱帯が骨化したもので，外側仙骨稜 Crista sacralis lateralis という．

仙骨後面の孔は後仙骨孔 Foramina sacralia dorsalia で，仙骨神経後枝の出入口をなす．

③仙骨側面：耳状面 Facies auricularis を有し，腸骨の関節面と連結して，仙

> **Side Memo**
> **腰肋 lumbar rib**：第1または第2腰椎に癒合していない肋骨突起のみられることがあり，これを腰肋という．腎臓に近く位置するので，時として腎疼痛をひき起こすことがある．

椎骨の構成と働き：脊柱を構成する椎骨の部位とその働きは図 3.32 のようである．

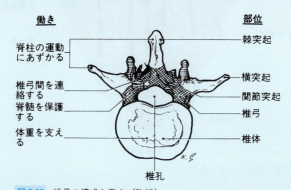

図 3.32　椎骨の構成と働き（胸椎）

腸関節 Articulatio sacro-iliaca（☞ p.123，図 3.51）をなす．

6 尾　骨 Os coccygis

3～5個の尾椎からなる．第1尾椎はなお椎骨の形をそなえているが，第2尾椎以下は痕跡的である．

3 脊柱および頭蓋の連結

1 頭蓋と頚椎上端の連結 Juncturae cranio-vertebrales（図 3.33）

①環椎後頭関節 Art. atlanto-occipitalis

環椎 Atlas の上関節窩と後頭顆 Condylus occipitalis との間の関節で，頭を前後左右に曲げる．関節周囲は，前・後環椎後頭膜により補強される．

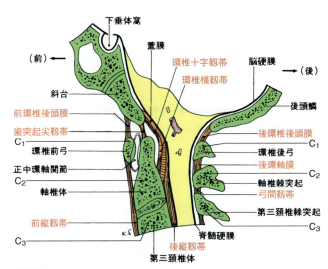

図 3.33　頭蓋と脊柱の連結（正中断面）

Side Memo

脊柱の異常：①脊柱はゆるやかに弯曲しており，頚部と腰部は前方に凸の，胸部と仙-尾骨部は後方に凸の弯曲を示す．しかし，時として弯曲に異常がみられる．胸部の弯曲が強い後弯 kyphosis がもっとも多く，時に前弯 lordosis，側弯 scoliosis も見られる．②椎骨形成の過程で椎弓の癒合不全（椎弓破裂 Spina bifida）が起こることがあり，しばしば腰-仙椎部にみられる．そのうち椎弓後方のものは脊髄奇形を伴うものがある．一方，椎弓側方の形成不全は上関節突起のすぐうしろで起こり，椎弓は椎体から分離されてしまい（脊椎分離症 spondylolysis），脊椎すべり症 spondylolisthesis の原因となる．

②外側環軸関節 Art. atlanto-axialis lateralis

環椎の下関節面と軸椎の上関節面との間の関節で，頭を回旋する．そして関節周囲は，歯尖靱帯，環椎十字靱帯，蓋膜，前・後環椎後頭膜などによって補強される．

③正中環軸関節 Art. atlanto-axialis mediana

環椎歯突起窩と軸椎歯突起関節面との間の関節で，頭を回転させる．

2　各脊椎間の連結 Juncturae intervertebrales

①椎間円板 Disci intervertebrales（図 3.34 ⓐ, ⓑ）

上下の椎骨体の間を連結する．線維軟骨からなる円板状構造で，その周辺部に線維輪 Anulus fibrosus が，中心部を髄核 Nucleus pulposus がある．な

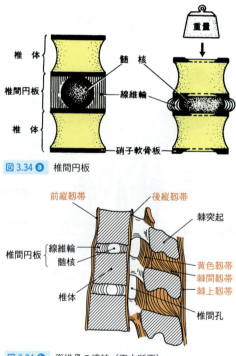

図 3.34 ⓐ 椎間円板

図 3.34 ⓑ 脊椎骨の連結（正中断面）

椎間円板ヘルニア：脊柱に無理な圧力が加わって椎間円板の一部（特に髄核 Nucleus pulposus）が脊柱の外にとび出すと，その部の脊髄または脊髄神経を圧迫して，神経支配下の四肢，体幹，内臓などに痛みや麻痺をひき起こす．これを椎間円板ヘルニア intervertebral hernia という．

お髄核は，胎生初期にみられる脊索 notochord（☞ 2 章，p. 62， 図 2.24）の
なごりである．椎体と円板の間には薄い硝子軟骨板が介在し，椎体との結合
を補強している．円板はさらに前および後縦靭帯で補強され，本来の位置に
保たれている．

②黄色靭帯 Lig. flavum：椎弓の前下縁から起こり，1つ下の椎弓の前上縁
　に付く．

③棘間靭帯：上下の棘突起間を結ぶ．腰椎以外ではあまり発達がよくない．

④椎間関節：上下の椎骨の関節突起間を連結するが，この関節は脊柱の運動
　をかなり制限する．

⑤横突間靭帯：上下椎骨の横突起間を結ぶ．腰椎以外では余り発達していな
　い．

3 全椎骨間の連結

①前縦靭帯 Lig. longitudinale anterius：後頭骨の底部より仙骨の前面に達
　し，全椎体の前面を覆う．

②後縦靭帯 Lig. longitudinale posterius：後頭骨の斜台 Clivus から仙骨管に
　達し，脊柱管の前壁を覆う．

③項靭帯 Lig. nuchae：後頭骨の外後頭隆起から起こり，第 7 頚椎の棘突起
　にまで付着する．

④棘上靭帯：第 7 頚椎の棘突起から起こり，仙骨の中間仙骨稜にまで付着す
　る．

4　胸　郭

　胸郭 Thorax，thorax は 12 個の胸椎，12 対の肋骨および 1 個の胸骨から構成
されていて，上に狭く下に広い円錐形の骨格で（図 3.35），呼吸運動にあずかる．

1 胸　骨 Sternum（図 3.36 ⓐ, ⓑ）

　細長くて扁平な長方形の骨で，柄 Manubrium，体 Corpus および剣状突起 Pro-
cessus xiphoideus からなる．柄の両側上方には鎖骨と関節する鎖骨切痕 Incisura
clavicularis があり，また柄と体の結合部はやや前方へ突き出て胸骨角 Angulus

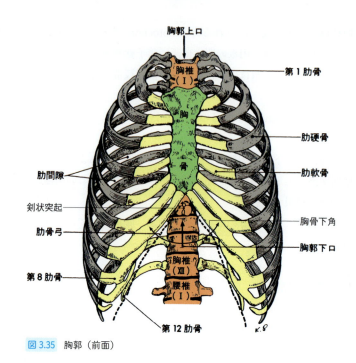

図 3.35　胸郭（前面）

sterni をなす．体の両側面には 7 対の肋骨切痕 Incisurae costales があり第 1 〜第 7 肋軟骨と関節する．

　剣状突起は，青年期までは軟骨だがその後加齢と共に骨化する．

2 肋　骨 Costae, ribs（図 3.35，図 3.36 ⓑ，図 3.37，図 3.38，☞図 3.28）

　左右に 12 対ある．長くて弓状に弯曲した骨で，肋硬骨 Os costale と肋軟骨 Cartilago costalis に分けられる．全肋骨の後端は胸椎と 2 カ所で関節する（肋骨頭関節と肋横突関節で，両者併わせ肋椎関節という；☞ p. 100「胸椎」の項参照）．一方，前端は第 1 〜第 7 肋軟骨（真肋）で胸骨と直接関節するが，第 8 〜第 10 肋骨（仮肋）では上位肋骨を介して間接的に胸骨と連結する．また第 11，第 12 肋骨（遊離肋）の前端は遊離端に終わっている．

Side Memo

胸骨と骨髄穿刺：胸骨は①扁平で幅が広い，②皮膚表面から浅く位置する，③一生涯，赤色骨髄が存在するなどの理由で，全身の造血機能を検べるための骨髄穿刺の場所としてしばしば利用される．なお，腸骨翼も骨髄穿刺や，移植用骨髄の採取部位として利用される．

第1肋骨の弯曲は著しく，前・中斜角筋がこれに付着するとともに，鎖骨下動・静脈や腕神経叢が肋骨上を跨いで，腋窩へ向う．第2肋骨の外側中央部には前鋸筋が，また外側面には後鋸筋が付着する．また各肋骨の下面には肋間神経，肋間動静脈の通る肋骨溝 Sulcus costae がある．

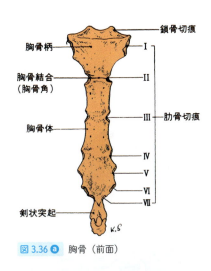

図 3.36 ⓐ 胸骨（前面）

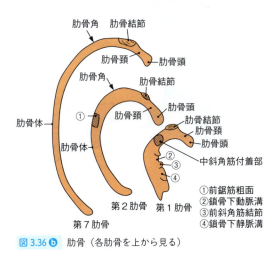

図 3.36 ⓑ 肋骨（各肋骨を上から見る）

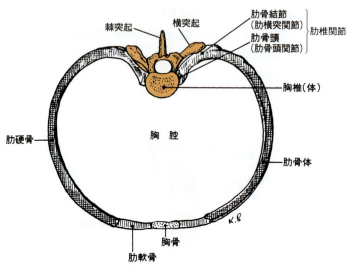

図 3.37 胸腔の構成（水平断面）
胸椎と肋骨との関節も示す．

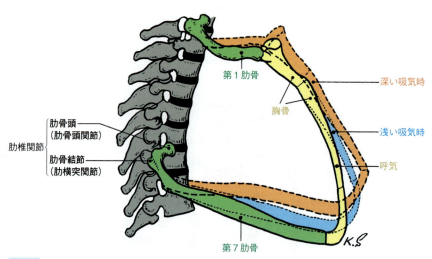

図 3.38 呼吸と胸郭の動き
胸椎と肋骨との関節も示す．深い吸気はオレンジ点線，浅い吸気は青点線

胸郭の男女差：上下の長さは男の方が長く，左右の丸みは女の方が大である．小児の胸郭は男女ともに前方へ膨隆してビール樽状である．

3 胸郭 Thorax（図 3.37, 図 3.38；☞図 3.35）

胸腔 Cavum thoracis を囲み，その中に胸部内臓を入れる．胸郭の上部は胸郭上口 Apertura thoracis superior で狭く，下部は胸郭下口 Apertura thoracis inferior で広い．また第 8～第 10 肋軟骨は下方に向かって突出し，弓状の縁（肋骨弓 Arcus costalis）をなす．肋骨間のすき間は肋間隙 Spatium intercostale といい，11 対ある．

胸郭は呼吸運動によって，上下，左右へその形状を移動・変形させる．

5 上肢骨

上肢骨 Ossa membri superioris は，脊椎と直接に連結する上肢帯と，上肢帯から末端に続く自由上肢骨とからなる（図 3.39）．各部の構成は下のようになる．

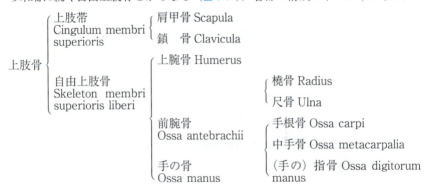

1 肩甲骨 Scapula（図 3.40, ☞図 3.45 ❺, 図 3.46 ❹）

逆三角形の大きな扁平骨で脊柱の左右両側にあり，その高さは第 2～第 8 肋骨に位置する．肩甲骨は胸郭の後面を覆い，その前面は平坦で肋骨面といい，ここから肩甲下筋が起こる．背側面には水平に走る著明な隆起（肩甲棘 Spina scapulae）がある．また，この隆起の外側部は太くなっていて肩峰 Acromion という．ともに三角筋の起始部をなす．なお，肩峰の一部は鎖骨との間に肩峰関節面 Facies articularis acromii をもって関節する．肩甲棘の上または下をそれぞれ棘上窩（棘上筋の起始部），棘下窩（棘下筋の起始部）という．肩甲骨の上外側の肩甲頚 Collum scapulae には浅くて広い関節窩があり，上腕骨頭 Caput humeri

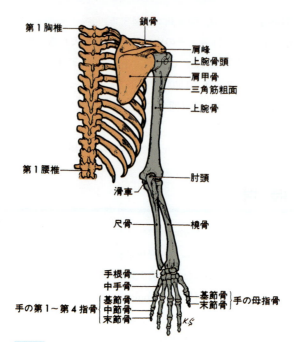

図 3.39　上肢骨の骨組み（うしろ側から見る）

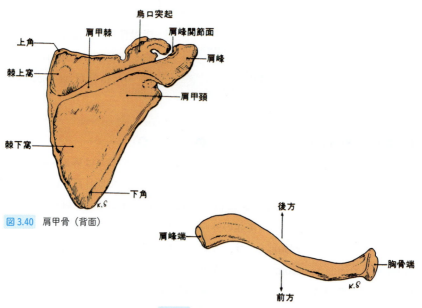

図 3.40　肩甲骨（背面）

図 3.41　鎖骨（右側上面）

との間に肩関節 Art. humeri をつくる．そして関節窩の上方には，烏口突起 Processus coracoideus があり，烏口上腕筋，上腕二頭筋短頭の起始部をなす．

2 鎖 骨 Clavicula （図 3.41, ☞図 3.45 ⓑ）

　胸骨の上端と肩甲骨の肩峰との間を連結するＳ字状に弯曲した長骨である．鎖骨の下面には鎖骨下筋が付着し，上面からは胸鎖乳突筋の鎖骨部と大胸筋の一部とが起こる．また鎖骨は，肩甲骨との間に肩鎖関節 Art. acromio-clavicularis を，胸骨との間に胸鎖関節 Art. sterno-clavicularis をつくる．

3 上腕骨 Humerus （図 3.42, ☞図 3.46）

　上腕部の支柱をなす円柱状の長骨である．頭部，体部および肘部に分ける．

　1）頭　部

　a）上腕骨頭 Caput humeri：上内方に向かい，肩甲頚の関節窩との間に肩関節 Art. humeri をつくる．これは球関節 Art. spheroidea で，全関節中最も可動性に富む．

　b）大・小結節 Tuberculum majus et minus：解剖頚 Collum anatomicum の外下方に大結節があり，ここに棘上筋，棘下筋および小円筋が付着する．また，前内方には小結筋があり，ここに肩甲下筋が付着する．

　c）外科頚 Collum chirurgicum：大・小結節の下方にあるやや細い部分．骨折の起こりやすい場所である．

　2）体　部

　a）大・小結節稜 Crista tuberculi majoris et minoris：大・小結節が下方にのびて，大・小結節稜をつくる．大結節稜には大胸筋が，小結節稜には大円筋と広背筋が付着する．

　b）三角筋粗面 Tuberositas deltoidea：大結節稜の延長で，三角筋が付着する．

　c）橈骨神経溝 Sulcus nervi radialis：三角筋粗面の後方にあり，橈骨神経が走る．

Side Memo

鎖骨骨折：鎖骨は，①皮膚表面から浅い所にあること，②細長くて扁平なこと，③上肢に受ける外力がかかりやすいこと，などのために折れやすい．骨折は鎖骨の内方 1/3 と外方 1/3 に起こりやすい．

上腕骨骨折：上腕骨におこる骨折はその半数が骨体領域で起こる．そのために，上腕骨に沿って併走する橈骨神経を損傷する危険性が極めて高い．

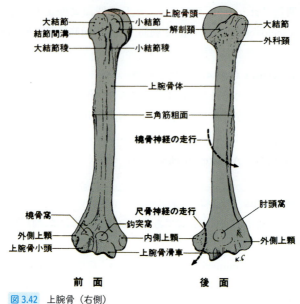

図 3.42　上腕骨（右側）

3）肘　部

a）内側上顆 Epicondylus medialis：円回内筋，橈側手根屈筋，尺側手根屈筋，長掌筋および浅指屈筋が起始する．

b）外側上顆 Epicondylus lateralis：長および短橈側手根伸筋，尺側手根伸筋，回外筋および（総）指伸筋が起始する．

c）上腕骨滑車 Trochlea humeri：尺骨との間に滑車をなす．

d）鉤突窩 Fossa coronoidea：前腕を屈曲するとき，尺骨の鉤状突起が入る．

e）橈骨窩 Fossa radialis：前腕を屈曲するとき，橈骨頭が入る．

f）尺骨神経溝 Sulcus nervi ulnaris：内側上顆の後上方にあり，尺骨神経が走る．

4　尺　骨 Ulna（図 3.43，☞図 3.46 ⓑ）

前腕の内側（小指側）にある長骨である．肘部，体部および下端部に分ける．

1）肘部（頭部）

a）滑車切痕 Incisura trochlearis：上腕骨滑車との間に腕尺関節 Art. humero-ulnaris（蝶番関節）をつくる．切痕の後上方には肘頭 Olecranon がある．なお，肘頭の先端は上腕骨の内側および外側上顆を結ぶ線上（ヒューター線 Hueter

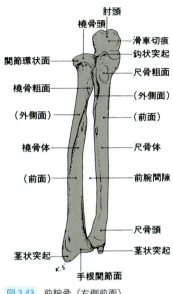

図 3.43　前腕骨（右側前面）

line）にある．

　b）鉤状突起 Processus coronoideus：滑車切痕の前方にある突起で，下方にある尺骨粗面 Tuberositas ulnae とともに上腕筋の付着部である．

　2）体　部

　回外筋，浅指屈筋，尺側手根屈筋，肘筋，尺側手根伸筋および長母指外転筋などが付着する．

　3）下端部

　わずかに肥厚して尺骨頭 Caput ulnae をなし，橈骨の尺骨切痕 Incisura ulnaris との間に下橈尺関節 Art. radio-ulnaris distalis（車軸関節）をつくる．内側部には茎状突起 Processus styloideus があり，ここに靱帯が付着する．

5　橈　骨 Radius（図 3.43，☞図 3.46 b）

　前腕の外側（母指側）にあり，尺骨と平行に並ぶ長骨である．これを肘部，体部，下端部に分かつ．

　1）肘部（頭部）

　a）橈骨小頭窩 Fovea capitis radii（JNA）：橈骨頭の上面にある浅い関節窩で，上腕骨小頭との間に腕橈関節 Art. humero-radialis（球関節）をつくる．

b）関節環状面 Circumferentia articularis：橈骨頭の周囲にある環状の軟骨面で，尺骨の橈骨切痕との間に上橈尺関節 Art. radio-ulnaris proximalis（車軸関節）をつくる．

　2）体　部

　a）橈骨粗面 Tuberositas radii：体部の前内側にある．上腕二頭筋が付着する．

　b）外側面 Facies lateralis：回外筋，回内筋などが付着する．

　3）下端部：著明に肥厚している．

　a）茎状突起 Processus styloideus：下端部の母指側にある．尺骨の茎状突起より約1cm下方にまで達しているので，骨折整復に際しては要注意．

　b）尺骨切痕 Incisura ulnaris：下端部内側の凹みで，尺骨頭との間に下橈尺関節 Art. radio-ulnaris distalis をつくる．

　c）手根関節面 Facies articularis carpea：下端部は凹みをつくり，手根骨のうち舟状骨，月状骨，三角骨との間に橈骨手根関節 Art. radio-carpea（顆状関節）をつくる．

6　手の骨 Ossa manus（図 3.44 ⓐ）

Ⓐ 手根骨 Ossa carpi

　8個の短骨が4個ずつ2列に配列している．短骨間は互いに靱帯で連絡され手根間関節 Artt. intercarpeae をつくる．これらの関節は半関節である．

第1列 （近位手根骨）	舟状骨 Os scaphoideum 月状骨 Os lunatum 三角骨 Os triquetrum 豆状骨 Os pisiforme	第2列 （遠位手根骨）	大菱形骨 Os trapezium 小菱形骨 Os trapezoideum 有頭骨 Os capitatum 有鉤骨 Os hamatum

　また第1列の舟状骨，月状骨および三角骨は橈骨下端との間に橈骨手根関節 Art. radio-carpea（楕円関節）をつくる．なお，橈骨手根関節，手根間関節，お

Side Memo

手首で拍動を触れる位置（☞5章，図 5.28）：手根関節の屈側の上縁外側部で橈骨動脈 A. radialis の拍動を触れるが，その正確な場所は橈骨茎状突起の少し内側，かつ橈骨手根屈筋のやや外側である．

手首の捻挫と脱臼：体が倒れて手をついた時に，手根関節が捻挫 sprain や脱臼 luxation を起こすことがある．この場合，橈骨下端の骨折（コリーズ骨折）と間違えやすいので注意を要する．

橈骨下端骨折（コリーズ骨折 Colle's fracture）：転んで手を強く突いたとき，体重が上腕骨→尺骨→前腕骨間膜→橈骨下端へかかり，軽症でも橈骨茎状突起の骨折，重症では橈骨の先端全部が折れることがある．

よび手根中央関節とを合わせて手根関節 Artt. carpi という．

Ⓑ 中手骨 Ossa metacarpalia

5個の小型の細長い骨からなる．これを底，体，頭の3部に分かつ．第2～第5中手骨の底は第2列目（遠位列）の手根骨との間に手根中手関節 Artt. carpo-metaca-rpeae（示指～小指の CM 関節）をつくる．この関節は半関節で共通の関節包に包まれている．これに対して，母指の手根中手関節 Art. carpo-metacarpea pollicis（母指の CM 関節）は鞍関節である．また中手骨頭は指骨の基節骨との間

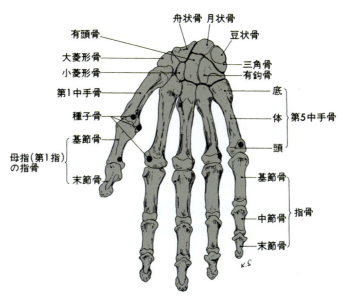

図 3.44 ⓐ 手の骨（右手掌面）

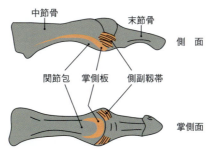

図 3.44 ⓑ DIP 関節周辺の補強装置

に中手指節関節 Artt. metacarpo-phalangeae（MP 関節，顆状関節）をつくる.

ⓒ（手の）指骨 Ossa digitorum manus：

母　指 { 基節骨 Phalanx proximalis / 末節骨 Phalanx distalis }

その他の指 { 基節骨 Phalanx proximalis / 中節骨 Phalanx media / 末節骨 Phalanx distalis }

　おのおのの指骨は指節間関節 Artt. interphalangeae（IP 関節，蝶番関節）によって連結し合う．このうち，基節骨と中節骨の連結を近位指節間関節（PIP 関節），中節骨と末節骨の連結を遠位指節間関節（DIP 関節）という．また，母指の指節間関節は母指の IP 関節と呼んでいる．なお，MP 関節，IP 関節ともに関節周辺は側副靱帯 collateral ligament で補強されている．そして各関節の手掌側では，側副靱帯の一部が線維軟骨化した堅い掌側板 palmar plate（図 3.44 ⓑ）をつくって，それぞれの関節包を保護している．

7 ｜自由上肢の連結 Juncturae membri superioris liberi

（図 3.45 ⓐ，ⓑ）要点のみを述べておく.

ⓐ 肩関節 Articulatio humeri, shoulder joint（図 3.46 ⓐ）

　肩甲骨の関節窩と上腕骨頭との間を連結する球関節である．関節包は広く，その中に上腕二頭筋長頭の腱が入り込んでいる．そして，この関節を補強する靱帯に，烏口上腕靱帯 Lig. coraco-humerale と関節上腕靱帯 Ligg. gleno-humeralia がある．また，肩甲下筋包と結節間滑液包の2包によって関節運動が円滑化されている．この関節は全身のどの関節よりも運動性に富む一方で，安定性が悪く，脱臼しやすい．なお，肩甲骨から起こって上腕骨の上端に達する4つの回旋筋 ratators（肩甲下筋，棘上筋，棘下筋，小円筋）は，肩関節の安定性を保つ働きがある（☞4章，図 4.23 ⓑ）．つまり，これらの4つの筋腱（回旋筋腱 rotator cuff）は，肩関節を前方，後方および上方から包みこんで，関節運動を補強しているのである．

ⓑ 肩甲骨・鎖骨・胸骨の連結（図 3.45 ⓑ，図 3.46 ⓐ）

　自由上肢骨を体幹に連ねるとともに，上肢の運動にあずかる．胸骨と鎖骨，鎖骨と肩甲骨との連絡である．このうち胸鎖関節では，胸鎖靱帯，肋鎖靱帯，および鎖骨間靱帯が鎖骨と胸骨をしっかり補強する．一方，肩鎖関節では烏口鎖靱

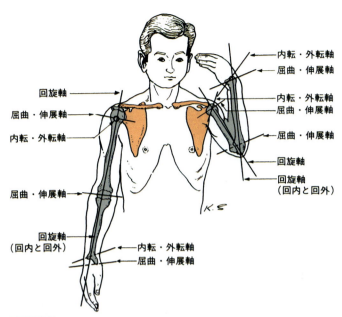

図 3.45 ⓐ 上肢骨の運動

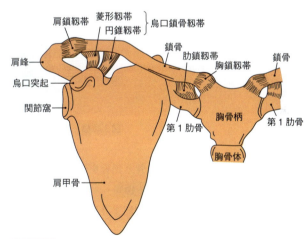

図 3.45 ⓑ 上肢骨の連結（肩甲骨，鎖骨，肋骨を結ぶ靱帯）
（C. W. Thompson, R. T. Floyd より）

Side Memo

肩関節の運動域と脱臼：肩関節は関節窩が浅く，しかも上腕骨頭が大きくて球状のために，関節の運動範囲は非常に広い．また肩関節の補強は主として周辺の筋が行っているために脱臼 luxation を起こしやすい．外傷性脱臼の 40〜50％は肩関節に起こる．

肘関節骨折の種類：歩行中転倒して肘をついたとき，しばしば肘関節部の骨折が起こる．そのうち顆上骨折，外顆骨折あるいは内側上顆骨折が比較的起こりやすい．

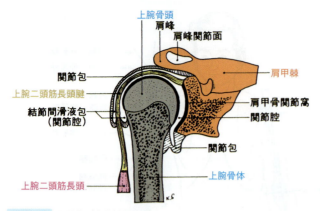

図 3.46 ⓐ 肩関節（右前額断前面）

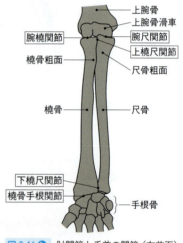

図 3.46 ⓑ 肘関節と手首の関節（右前面）

帯，肩鎖靱帯，および烏口肩峰靱帯が肩甲骨と鎖骨を補強している（図 3.45 ⓑ）．

ⓒ 肘関節 Art. cubiti, elbow joint（図 3.46 ⓑ）

既述のように肘関節は複関節で，3 つの関節よりなる．関節の名前だけあげておく．

腕尺関節 Art. humero-ulnaris：蝶番関節で，前腕の屈伸運動にあずかる．

腕橈関節 Art. humero-radialis：浅い球関節で，前腕の回旋運動にあずかる．

上橈尺関節 Art. radio-ulnaris proximalis：車軸関節で，尺骨の周囲を橈骨が回旋する，つまり前腕の回内・回外にあずかる．この関節に対応するのが，前腕下端部にある下橈尺関節 Art. radio-ulnaris distalis である．

そして，これらの関節を補強する靱帯として次の3つがある．
- 内側側副靱帯 Lig. collaterale ulnare：上腕骨内側上顆から起り，尺骨肘頭へ付く．
- 外側側副靱帯 Lig. collaterale radiale：上腕骨外側上顆から起り，橈骨輪状靱帯へ付く．
- 橈骨輪状靱帯 Lig. anulare radii：起始，付着ともに尺骨にあり，橈骨頭を輪状に取りまき，回内，回外運動時に橈骨を支える．

ⓓ 手根関節 Artt. carpeae（図 3.47，図 3.46 ⓑ）

　橈骨手根関節 Art. radio-carpea は橈骨と近位手根骨との連結である．また，手根中央関節 Art. mediocarpea は近位と遠位の手根骨を連結する．この両者と手根間関節 Art. intercarpea を併せて，手根関節と呼ぶ（☞本章 p. 115）．この手根関節は，手の屈伸，内転（尺側偏位 ulnar deviation），および外転（橈側偏位 radial deviation）などをつかさどる．なお，手根関節の領域で，関節を補強する主な靱帯として，内側・外側手根側副靱帯，掌側・背側橈骨手根靱帯，掌側尺骨手根靱帯，掌側・背側手根間靱帯，放射状手根靱帯などがある（詳しくは他書を参照されたい）．

6　下 肢 骨

　下肢骨 Ossa membri inferioris は上肢骨と同様に，下肢帯とこれに続く自由下肢骨とよりなる．各部の構成は下のようである．

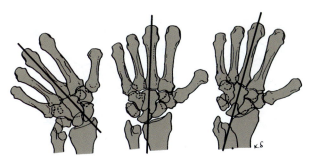

1．内転（尺側偏位）　　2．正常位　　3．外転（橈側偏位）
図 3.47　手首の運動（左手を手背の側から見る）（Gardner より改写）

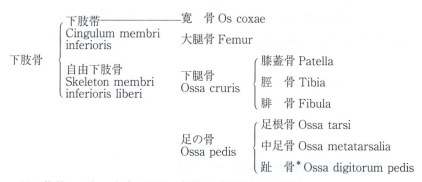

＊足の指骨のこと．本書では足の指骨を「趾骨」と表現する．

1 寛 骨 Os coxae, hip bone（図3.48）

　左右1対の不規則で大きい骨があり，腸骨，坐骨および恥骨からなる．これらの骨は思春期頃までは軟骨結合しているが，その後の発育に伴って完全な骨結合に変り1つの骨になる．3つの骨の接合部外面には大半球状の凹みがあり，これを寛骨臼 Acetabulum といい，大腿骨頭との間に臼関節（股関節 Art. coxae, hip joint）をつくる．寛骨臼の前下方部には閉鎖孔 Foramen obturatum があり，恥骨と坐骨で囲まれ，結合組織性の閉鎖膜 Membrana obturatoria で閉ざされている．

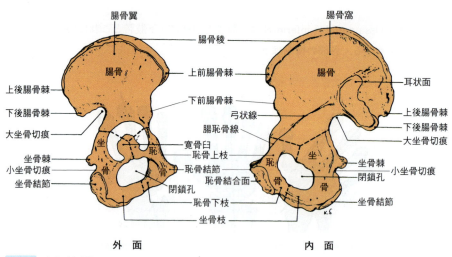

図3.48　寛骨（右側）

Ⓐ 腸　骨 Os ilium

　寛骨上部をなす骨で，内面は腹腔に面し，外面は殿筋の付着部をなす．腸骨上縁は腸骨稜 Crista iliaca といい，腹筋と腰方形筋が付着する．また腸骨稜の前上端は結節状にもりあがって上前腸骨棘 Spina iliaca anterior superior をなす．この部は体表から容易に触れることができ，臨床上重要な部位である．上前腸骨棘から縫工筋と大腿筋膜張筋が起こる．

Ⓑ 坐　骨 Os ischii

　寛骨の後方下部をなす骨で，その後側方部は腸骨翼 Ala ossis ilium の後下縁との間に大きくて深い切れ込み（大坐骨切痕 Incisura ischiadica major）をつくる．また殿部の下方は角ばった隆起状の骨粗面（坐骨結節 Tuber ischiadicum）をなし，大内転筋，大腿二頭筋長頭，半膜様筋，半腱様筋および大腿方形筋などが起こる．

Ⓒ 恥　骨 Os pubis

　寛骨の前方下部をなす骨で，骨盤前面に相当する．左右の恥骨枝が正中部（恥骨結節部）で連結し合って，恥骨結合 Symphysis pubica（線維軟骨結合）をつくる．

Ⓓ 骨　盤 Pelvis（図 3.49〜図 3.51）

　①骨盤の構成：左右の寛骨，仙骨および尾骨からなる．左右の寛骨は前方の恥骨部で結合するのみならず（恥骨結合），後方では仙骨を介して間接的に結

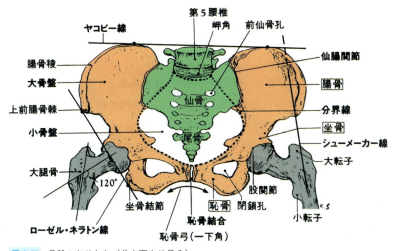

図 3.49　骨盤のなりたち（前上面より見る）

表3.6 骨盤の諸径

部　位	径　名	計測点	計測値
骨盤上口 Apertura pelvis superior	解剖学的結合線 Conjugata anatomica[+]	岬角←→恥骨結合上縁	12 cm
	真結合線 Conjugata vera[+] （産科的結合線 Conjugata obstetrica）	岬角 ←→恥骨結合の後面	11 cm
	横径 Diameter transversa	左右の分界線間の最大幅	13.5 cm
	斜径 Diameter obliqua	一側の恥骨隆起 ←→他側の仙腸関節	12.5 cm
	対角径 Diameter diagonalis	岬角←→恥骨結合下縁	13 cm
骨盤腔 Cavum pelvis	骨盤広濶部の正中径[+]	恥骨結合後面 ←→第2・3仙椎間	個人差あり
骨盤下口 Apertura pelvis inferior	直結合線 Conjugata recta[+]	恥骨結合下縁 ←→尾骨先端	9–11 cm
	正中結合線 Conjugata mediana[+]	恥骨結合下縁 ←→仙骨下縁	11.5 cm
	横径 Diameter transversa	左右の坐骨結節間	10–11 cm

[+]すべて骨盤の正中径で，ここを結ぶ線が骨盤軸 Axis pelvis である．

合する（仙腸関節 Art. sacro-iliaca）．骨盤は分界線 Linea terminalis（仙骨の岬角 Pro-montorium，腸骨の弓状線 Linea arcuata，腸恥骨線および恥骨結合を結ぶ線）によって，上方の大骨盤 Pelvis major と下方の小骨盤 Pelvis minor とに分けられる．小骨盤のことを骨盤腔 Cavum pelvis ともいい，その中に骨盤内臓を入れる．骨盤腔の入口は骨盤上口 Apertura pelvis superior，出口は骨盤下口 Apertura pelvis inferior という．前者は分界線で囲まれた面からなり，後者は坐骨結節，恥骨下縁および尾骨下端を含む面からなる．

　②骨盤の諸径：骨盤の大きさと形を知るためには，骨盤各部を結び合わせた長さを測定する必要がある（表3.6）．なお，坐骨結節と上前腸骨棘を結ぶ線をローゼル・ネラトン線 Roser-Nélaton line，左右の腸骨稜の最高点間を結ぶ線をヤコビー線 Jacoby line といい，その臨床的意義は p.129 の Side Memo を参照されたい．また，上前腸骨棘と大転子を結ぶ線をシューメーカー線 Shoemaker's line といい，左右の線を延長すると，臍よりやや上方の正中線上

Side Memo

骨盤骨折の好発部位：骨盤骨折はしばしばみられるが，その好発部位は恥骨結合部（恥骨枝と坐骨枝からなる）と仙腸関節部である．
骨盤軸（☞図3.50 ⓐ，ⓑ）：骨盤のすべての正中径の中点を結ぶ曲線を骨盤軸 Axis pelvis という．分娩のとき，胎児の頭はこの軸に沿って骨盤下口へ下がってくるので，この軸のことを胎児誘導線ともいい，産科学上重視される．

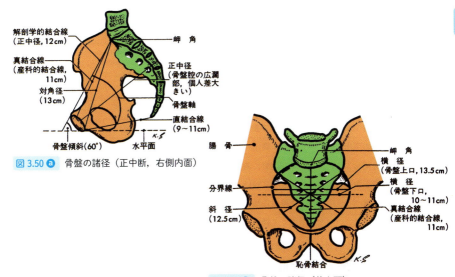

図 3.50 ⓐ 骨盤の諸径（正中断，右側内面）

図 3.50 ⓑ 骨盤の諸径（前上面）

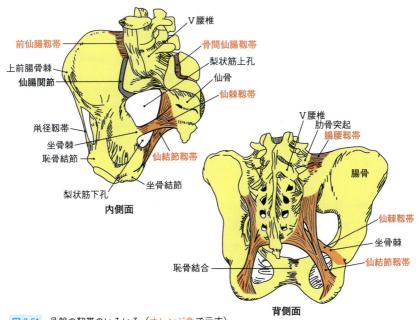

図 3.51 骨盤の靱帯のいろいろ（オレンジ色で示す）

（長島聖司訳：分冊解剖学アトラス 運動器Ⅰ，W. Platzer 著，文光堂，2002）

マックバーネー点 McBurney's point：右側の上前腸骨棘と臍を結ぶ線上で，外寄り 1/3 の点をマックバーネー点という．この点は虫垂炎 appendicitis の際の圧痛点をなす．

表 3.7　男女の骨盤の違い

部　位	男	女
骨盤全体	硬くて強い	軟らかくて弱い
骨盤腔	狭くて高い	広くて低い
骨盤上口	狭　い	広　い
骨盤下口	狭　い	広　い
仙　骨	幅狭くて長い	幅広くて短い
岬角の突出	著しく突出	わずかに突出
恥骨結合	高い位置にある	低い位置にある
恥骨下角（恥骨弓）	小さくて鋭い（70°〜75°）	大きくて鈍い（90°〜100°）
腸　骨	垂直位に傾く	水平位に傾く
腸骨稜	厚くて硬い	薄くて軟らかい

で交叉する．しかし，1側の股関節脱臼があると，この線は正中線で交叉せず，患側とは反対の側に偏ってしまう．

③骨盤の男女差：骨盤の形状は男と女とでは著しい差がある．特に思春期以後にこの差は著明となる．主な点を表 3.7 にまとめておく．

④骨盤を補強する靱帯（図 3.51）：骨盤は，仙腸関節と恥骨結合による連結のみでなく，前・後仙腸靱帯（仙骨と腸骨の間に張る），仙棘靱帯と仙結節靱帯（ともに仙骨と坐骨の間に張る）などの靱帯によって，しっかり連結・補強される．

2　大腿骨 Femur, thigh bone（図 3.52）

全身の骨のうちで最も大きくて，長い骨で，これを上端，体および下端に分かつ．

①上端：球状の大腿骨頭 Caput femoris とこれに続く大腿骨頚 Collum femoris がある．頚は体の軸に対して成人で 130°位の角をなして内上方に傾いている（☞本項で後述）．骨頭は寛骨臼との間に臼結節（股関節 Art. coxae）をつくる．頚と体の移行部には 2 つの隆起があり，外側に向かう大隆起を大転子 Trochanter major（中・小殿筋，梨状筋が付着），内側に向かう小隆起を小転子 Trochanter minor（大腰筋，腸骨筋が付着）という．大転子の尖端部には転子窩 Fossa trochanterica があり，ここに閉鎖筋と双子筋（ともに大腿外旋筋）が付着する．また，大転子と小転子の間は著しく隆起しており（転子間稜 Crista intertrochanterica），ここに大腿方形筋が付く．大転子の下方には殿筋

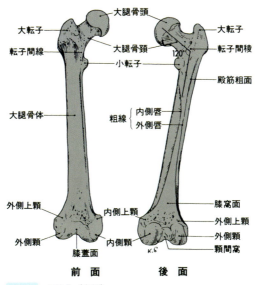

図 3.52　大腿骨（右側）

粗面 Tuberositas glutea があり，ここに大殿筋が付く．

②体：体の中央部後面には粗線 Linea aspera が走っていて，ここに大・長・短内転筋が付着し，内・外側広筋が起こる．体の前面はおおむね滑らかである．

③下端：下端の両側は著しく肥厚し，その下方に内側顆と外側顆があり，脛骨の上関節面と関節する．下端の前面には膝蓋骨の後面と関節する膝蓋面があり，後面には顆間窩 Fossa intercondylaris がある．また内・外側顆の上方にはそれぞれ内側上顆と外側上顆があり，腓腹筋や足底に向かう諸筋が付着する．

大腿骨の頸と体のつくる角度（頸体角 neck-shaft angle）は，成人ではほぼ 130°である．この角度は年齢と性により変化する．乳児では 140〜150°，老人では 120°であり，また女性は男性よりこの角度が狭い．内反股 coxa vara（X

Side Memo

大腿骨骨折：大腿骨の頸体角は鈍角（3歳児 145°，成人 130°，老人 120°）である．そのため過剰の重みが加わると頸骨折が起こりやすい．

ローゼル・ネラトン線とヤコビー線（☞図 3.49）：上前腸骨棘と坐骨結節を結ぶ線をローゼル・ネラトン線 Roser-Nélaton's line という．正常では大腿を 45°屈曲すれば大転子尖端はこの線上に乗る．しかし股関節脱臼，大腿骨頸部骨折などでは，大転子尖端はこの線を越えて上方に移動するので，X線診断の一助となる．また，左右の腸骨稜の最高位点の間を結ぶ線をヤコビー線 Jacoby's line という．第 3 腰椎の棘突起の高さに相当し，腰椎穿刺 lumbar puncture（腰椎麻酔，脳脊髄液採取）の目標点となる．

脚で，外反膝 genu valgum をともなう）ではこの角度は小さく，大転子は高位をとる（トレンデレンブルク徴候陽性）．一方，外反股 coxa valga（O 脚で，内反膝 genu varum をともなう）ではこの角度は大きくなる．大腿骨の頚部は骨折をおこしやすい場所である．

3 膝蓋骨 Patella（図 3.53）

膝関節の前部をなす骨で，大腿四頭筋腱の中に発生する全身で最大の種子骨 Os sesamoideus である．上方に膝蓋骨底 Basis patellae（大腿直筋，中間広筋が付く），下方に膝蓋骨尖 Apex patellae がある．前面は粗であるが，後面は大腿骨の膝蓋面と関節する内側・外側関節面がある．

4 脛 骨 Tibia（図 3.54，☞図 3.60）

下腿内側に位置する骨で，腓骨よりも強大である．上端，体および下端に分かつ．

①上端：大腿骨との関節面に内側顆と外側顆とがある．両顆間は上方に隆起して顆間隆起 Eminentia intercondylaris をなす．外側顆の後方外側には腓骨と

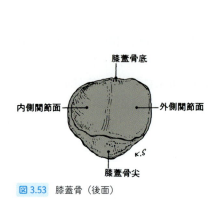

図 3.53 膝蓋骨（後面）

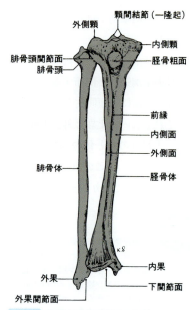

図 3.54 脛骨と腓骨（右側，前面）

関節する腓骨関節面がある（脛腓関節）.

②体：三角形状で，前縁は非常に鋭く，上端の脛骨粗面 Tuberositas tibiae には膝蓋靱帯が付く．内側面の上部には縫工筋，薄筋および半膜様筋腱が付く鵞足 Pes anserinus がある．また後面上方にはヒラメ筋と膝窩筋が付く．

③下端：下面は下関節面で，腓骨の外果関節面とともに，距骨滑車 Trochlea tali との間に関節する（距腿関節）．内側部は長く下方に伸びる内果 Malleolus medialis である．

5 腓　骨 Fibula（図 3.54, ☞図 3.60）

下腿外側の骨で，脛骨に比べて細くて弱い．また，脛骨と比べて可動性に乏しい．上端，体および下端に分ける．

①上端：膨大して腓骨頭 Caput fibulae をなす．その内側には脛骨と関節する腓骨頭関節面がある（脛腓関節）.

②体：三角柱状である．前縁から長趾伸筋，内側面から長母趾伸筋，外側面から長・短腓骨筋，後面から長母趾屈筋がそれぞれ起始する．

③下端：外果 Malleolus lateralis という．下面は外果関節面で，脛骨とともに距骨滑車との間に関節する（距腿関節）.

6 足の骨 Ossa pedis（図 3.55 ⓐ, ⓑ）

足根骨，中足骨および趾骨*からなる．

Ⓐ 足根骨 Ossa tarsi

7 個の足根骨がある．

第 1 列 {距　骨 Talus
（近位足根骨）{踵　骨 Calcaneus

第 2 列 {
内側（第 1）楔状骨 Os cuneiforme mediale
中間（第 2）楔状骨 Os cuneiforme intermedium
外側（第 3）楔状骨 Os cuneiforme laterale
立方骨 Os cuboideum
舟状骨 Os naviculare

＊本書では足の指骨を「趾骨」と呼ぶことにする.

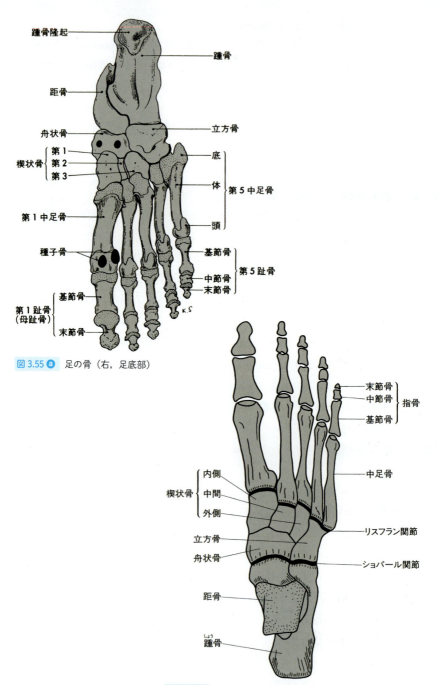

図 3.55 ⓐ 足の骨(右,足底部)

図 3.55 ⓑ 足の骨(右側,背面)
太い横線の部分はリスフラン関節とショパール関節の構成を示す.

①距骨 Talus：足根骨のうちで最も上方に位置する骨で，他の足根骨と下腿骨との結合を仲介する．距骨の上面と両側面は下腿骨下端との間に距腿関節 Art. talo-cruralis（上跳躍関節ともいう）をつくる．また，下面には前・中・後踵骨関節面があり，踵骨と関節する（距骨下関節 Art. subtalaris）．

②踵骨 Calcaneus：距骨直下にある強靭な骨で，全身の体重はほとんどこの骨にかかるといってよい．後部の踵骨隆起 Tuber calcanei は"かかと"を構成する．踵骨の前上面には距骨に対する3関節面があり，距骨との間に距骨下関節 Art. subtalaris をつくる．

③舟状骨 Os naviculare：距骨の前面にあり，距骨，踵骨との間に距踵舟関節 Art. talo-calcaneo-navicularis をつくる．また，遠位足根骨とも関節する．なお，距骨下関節と距踵舟関節を併せて，下跳躍関節ともいう．

④楔状骨と立方骨：3つの楔状骨は舟状骨前面との間に楔舟関節 Art. cuneo-navicularis をつくり，立方骨は外側楔状骨の外側にあり，踵骨前面との間に踵立方関節 Art. calcaneo-cuboidea をつくる．

なお，舟状骨と距骨の間および立方骨と踵骨の間の2関節は合わせて横足根関節 Art. tarsi transversa（ショパール Chopart 関節ともいう）である．

Ⓑ 中足骨 Ossa metatarsalia

第1〜第5中足骨からなる．これを底 Basis，体 Corpus，頭 Caput に分ける．第1〜第3中足骨は3つの楔状骨との間に，また第4・第5中足骨は，立方骨との間に足根中足関節 Artt. tarso-metatarseae（リスフラン Lisfranc 関節，CM 関節）をつくる．一方，中足骨と基節骨の間は，手の場合と同様に中足指節関節（MP 関節）をつくる．なお第1中足骨底には骨粗面があり，ここに前脛骨筋，長腓骨筋の腱が付着する．また，第5中足骨底にも骨粗面があり，短腓骨筋腱が付着する．

Ⓒ 趾骨 Ossa digitorum pedis

手の指骨と同様に，第1趾骨（母趾骨）は基節骨 Phalanx proximalis と末節骨 Phalanx distalis の2つよりなるが，第2〜第5趾骨は基節骨，中節骨 Phalanx media および末節骨の3つよりなる．各趾節骨間は足の指節間関節 Artt. interphalangeae pedis（IP 関節）により連結される．

足の骨組みは全体として上に凸のアーチ形をしている（足弓 Arcus plantaris，いわゆる"土踏まず"）．このアーチは踵骨隆起，第1および第5中足骨頭の底面の3カ所を支点にして，体重を支えている（☞図 3.57 ⓐ）．そして，足弓を支

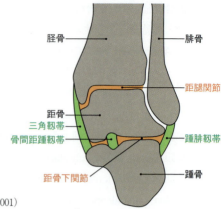

図 3.56 足根（あしくび）の関節
（伊藤隆, 高野廣子著：解剖学講義, 南山堂, 2001）

> **Side Memo**
> 足の骨の形状：足の骨は全身の重みを支えるために全体としてアーチ（足弓 Arcus plantaris）を形成しており，その支点は3つある（踵骨隆起，第1中足骨頭の底面および第5中足骨頭の底面）．（図 3.57 ⓐ）．正常では母趾側の弓は小趾側の弓よりはやや高い位置にある．しかし母趾側の弓が低くなりすぎると扁平足 pes planus になり，高くなりすぎると窪足 pes cavus になる（図 3.57 ⓑ）．扁平足，窪足ともに長時間の歩行や立位で足の痛みを訴える．

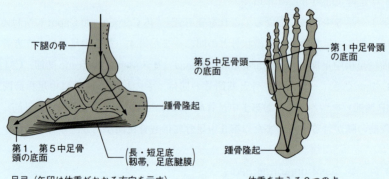

図 3.57 ⓐ 体重のかかりかた

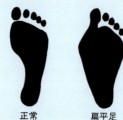

図 3.57 ⓑ 足型

持・補強する装置として，長・短足底靱帯 Ligg. plantare longum et breve と足底腱膜 Aponeurosis plantaris があり，また足の短い諸筋群や底側踵舟靱帯（スプリング靱帯）も補助的に働いている．

7 自由下肢の連結 Juncturae membri inferioris liberi（図 3.58）
要点のみを述べておく．

Ⓐ 股関節 Art. coxae, hip joint（図 3.59 ⓐ, ⓑ）

寛骨臼と大腿骨頭との間の臼状関節である．球関節（肩関節）に比べて運動は著しく制限される．次の靱帯により補強される．

- 寛骨臼横靱帯 Lig. transversum acetabuli：関節唇の下部に付く．
- 大腿骨頭靱帯 Lig. capitis femoris：大腿骨頭から起こり，寛骨臼窩に付く．
  なお，大腿骨頭を栄養する大腿骨頭動脈は，この靱帯内を通って大腿骨頭窩から骨頭内に入る．

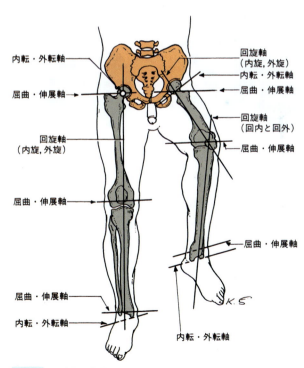

図 3.58　下肢骨の運動

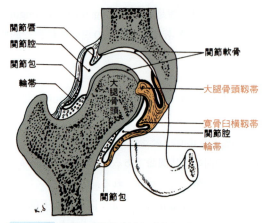

図 3.59 ⓐ 股関節の構成（右側，前額断面）

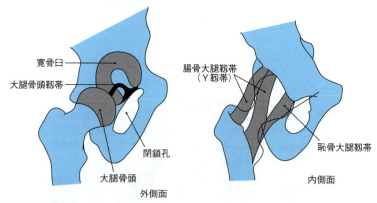

図 3.59 ⓑ 股関節を補強する靱帯

（伊藤隆, 高野廣子著：解剖学講義, 南山堂, 2001）

- 輪　帯 Zona orbicularis：寛骨臼上縁から起こり，大腿骨頸に付く．
- 腸骨大腿靱帯 Lig. ilio-femorale：Y靱帯ともいう．下前腸骨棘と寛骨臼から起こり，大転子，転子間線に付く．なお，この靱帯は全身で最も強大である．
- 恥骨大腿靱帯 Lig. pubo-femorale：恥骨部から起こり，小転子に付く．
- 坐骨大腿靱帯 Lig. ischio-femorale：坐骨の寛骨臼縁から起こり，輪帯，転子窩に付く．

Side Memo

先天性股関節脱臼 luxatio coxae congenita：寛骨臼の発育不良が最大の原因をなす．この場合寛骨臼は浅く，大腿骨頭は扁平で頸は短い，また関節包や靱帯はゆるんでしまう．そのために大腿骨頭はしばしば寛骨臼から脱出し，ローゼル・ネラトン線を越えて腸骨翼上方に移動する．女児に多くみられるが，幼児期に整復・固定すれば完治する．

Ⓑ 膝関節 Art. genus, knee joint（大腿・脛骨関節）（図 3.60）

複関節である．大腿骨，脛骨，膝蓋骨からなり，腓骨は関与しない．関節の作用は下腿の屈伸にある．そして，屈伸時には大腿骨が関節半月の上で，転がり運動と滑り運動をするのである（可動関節 mobile joint）．この関節の要点を以下に述べる．

- 大腿骨と脛骨の関節面のすき間に関節半月（内側・外側半月 Meniscus medialis et lateralis）が介在して，関節面の摩擦を円滑にしている．
- 関節の結合を強化するために膝横靱帯 Lig. transversum genus と膝十字靱帯 Ligg. cruciata genus がある．なお膝十字靱帯は前・後十字靱帯に分けられ関節内で X 字状に交叉している．
- 関節包は，前面を大腿四頭筋腱で覆われて補強される．膝蓋骨はこの腱の中にあり，またこの腱の膝蓋骨より下方部は膝蓋靱帯 Lig. patellae といい，脛骨粗面に付く．
- 関節付近には滑液包があり，関節，腱，筋の運動を円滑にしている．滑液包には膝蓋上包，膝窩筋包，腓腹筋半膜様筋包などがあり，関節腔と交通している．
- 膝関節はその他に，内側・外側側副靱帯など，多くの付属靱帯によって取り巻かれ補強されている．これら靱帯のうち，内側側副靱帯はスポーツなどで膝に外力が加わると損傷を受けやすい．

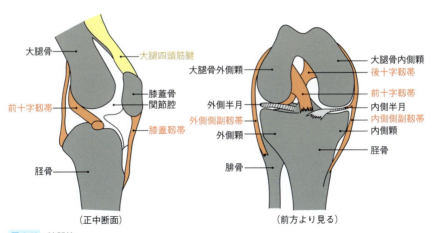

図 3.60　膝関節

（伊藤隆，高野廣子著：解剖学講義，南山堂，2001）

ⓒ 距腿関節 Art. talo-cruralis（図 3.56）

　脛骨の内果関節面と腓骨の外果関節面が距骨滑車との間につくる関節で，足首の屈伸と内転・外転運動をつかさどる．そしてこの関節を補強する靱帯として，内果側に三角靱帯が，また外果側に前・後距腓靱帯と踵腓靱帯がある．

Side Memo

トレンデレンブルグ徴候 Trendelenburg's sign：先天性股関節脱臼や股関節に働く外転筋（中・小殿筋など）が脱力した場合，1側の下肢で起立し，反対側の足を上げたとき，骨盤は正常では足を上げた側に傾くが，この疾患では足を上げた側に傾かない．股関節の安定性，支持性の検査上重要である．

O脚とX脚：正常に発育した膝関節では，大腿骨頭→脛骨中央（顆間隆起部）→踵骨中心を結ぶ線はまっ直ぐである（直膝 Genu rectum）．しかし，この線が外側（脛骨の外側顆側）にずれると，左右の膝関節間の距離が開き O 脚 Genu varum, O-bein となる．逆に，この線が内側（脛骨の内側顆側）にずれると，その距離が狭くなって X 脚 Genu valgum，X-bein になる．

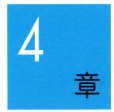

筋肉系

総論

筋肉系 Systema musculorum で扱う筋はすべて骨格筋 M. skeleti, skeletal muscle である．骨格筋は随意的に収縮・弛緩させることができ，また骨格の運動にあずかる．骨格筋の大部分は骨に付着するが，一部皮膚に付着するもの（皮筋 M. cutaneus）がある．

1 骨格筋の一般的性状（図 4.1，図 4.2）

A 筋の起始と停止

筋は2つまたはそれ以上の骨に付くが，筋収縮に際して移動性がないか，あるいは少ない骨に付く筋の部分を起始 origin（または固定点 fixed point）といい，移動性の多い骨に付く筋の部分を停止 insertion（または動点 mobile point）という．

B 筋の部位

筋の収縮に際して，起始に近い部分を筋頭 Caput，停止に近い部分を筋尾 Cauda という．そして筋頭と筋尾の中間部を筋腹 Venter という．

C 腱 Tendo, tendon（図 4.1，図 4.2）

筋頭および筋尾を骨に連結する仲介物で，結合組織線維の束からなる．特殊な筋（例：顎二腹筋）の筋腹にも腱は存在し，これを中間腱 intermediate tendon という．また中間腱が筋腹と同じ幅で筋腹の数カ所に介在するものを，特に腱画 Intersectio tendinea という（例：腹直筋）．

2 筋の分類（図 4.2）

筋はその形状，走行，筋頭と筋腹の数などにより表 4.1 のように分類される．

表 4.1 骨格筋の分類

分類の仕方	筋の種類	例
1．形状による分類	紡錘状筋　M. fusiformis	長掌筋
	鋸　筋　M. serratus	前鋸筋
	羽状筋　M. bipennatus	長腓骨筋
	円　筋　M. teres	大円筋
2．筋頭の数による分類	二頭筋　M. biceps	上腕二頭筋
	三頭筋　M. triceps	上腕三頭筋
	四頭筋　M. quadriceps	大腿四頭筋
3．筋腹の数による分類	二腹筋　M. biventer	顎二腹筋
	多腹筋　M. polyventer	腹直筋
4．走行による分類	輪　筋　M. orbicularis	口輪筋
	斜　筋　M. obliquus	外腹斜筋
	横　筋　M. transversus	腹横筋
	直　筋　M. rectus	腹直筋
5．作用による分類	協同筋　synergist	上腕二頭筋と上腕筋
	拮抗筋　antagonist	上腕二頭筋と上腕三頭筋

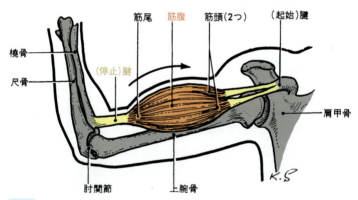

図 4.1　筋の部位（上腕二頭筋を例にとる）

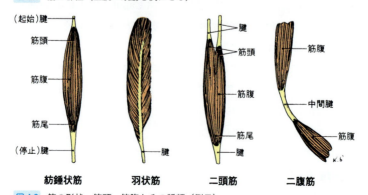

図 4.2　筋の形状，筋頭，筋腹とその種類（例示）

3 筋の運動方向 (☞3章, p. 80, 図3.5)

筋の運動方向には次のようなものがある（表4.2）.

4 筋の補助装置

Ⓐ 筋 膜 Fascia

1つの筋または多数の筋群の表面を覆う線維性結合組織の膜である. 筋の外形を保ち, かつこれを保護する.

Ⓑ 腱の滑液鞘 Vagina synovialis (または腱鞘 Vagina tendinis) (図4.3)

腱の周囲を取り囲んでこれを保護し, その運動を円滑化する装置である. 半管状の袋で, その中に滑液 Synovia を入れる. 手・足の伸筋や屈筋の腱とその腱鞘によくみられる.

Ⓒ 滑液包 Bursa synovialis (☞3章, p. 78)

なかに滑液を入れる. 筋や腱の周囲に分布して, これらの運動を円滑化する. しばしば関節腔と交通する.

Ⓓ 筋滑車 Trochlea muscularis (図4.4)

筋に付随する腱の運動方向が急に変わる場合, 腱をその場所に固定し, 筋の運動を円滑にする装置. 例えば, 眼筋のうち上斜筋の筋滑車は, 眼球を下外方へ急角度に方向変えをする.

Ⓔ 種子骨 Ossa sesamoidea

腱あるいは靱帯中に発生した小骨で, 腱と骨の摩擦をやわらげる. 例：膝蓋骨（種子骨中で最大である）.

表4.2　筋の運動方向

運動の方向	説　明	筋の例
内転 adduction	体肢に限定した運動. 例えば大腿を体幹に近づける	長内転筋
外転 abduction	体肢に限定した運動. 例えば母指を示指側より遠ざける	母指外転筋
屈曲 flexion	体幹や体肢を曲げる	長趾屈筋
伸展 extension	体幹や体肢を伸ばす	長母指伸筋
回内 pronation	前腕に限定した運動. 前腕を内側（母指側）に回す	方形回内筋
回外 supination	前腕に限定した運動. 前腕を外側（小指側）に回す	回外筋
内旋 medial rotation*	体肢の縦軸のまわりを内方へ回す	外閉鎖筋
外旋 lateral rotation*	体肢の縦軸のまわりを外方へ回す	大腿方形筋

＊　合わせて回旋（または回転）rotation といい, それにあずかる筋を回旋筋 rotators という.

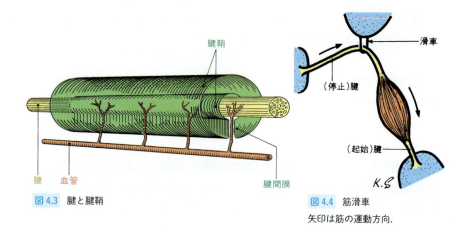

図 4.3　腱と腱鞘

図 4.4　筋滑車
矢印は筋の運動方向．

F 筋の栄養と神経支配

　筋の栄養は筋腹の中央部を出入りする血管が行う．神経支配は，①筋収縮をつかさどる運動神経 motor nerve（主に α-motor nerve），②筋の深部感覚をつかさどる感覚神経 sensory nerve，③筋の緊張と栄養に関与する交感神経 sympathetic nerve（血管運動神経 vasomotor nerve）である．

Side Memo

腱鞘炎：手の指や足の指に分布する筋に付く腱の運動が極めて盛んで激しいと（例えばピアニスト），腱鞘は摩耗して炎症を起こす（腱鞘炎 vaginitis tendinea）．この場合，腱の運動に際して腱鞘がはれあがり，激しい痛みを訴える．冷湿布，副腎皮質ステロイドホルモン療法などを併用する．
交感神経の機能と障害：骨格筋に分布する交感神経は，血管運動神経として筋の緊張保持にあずかるのみならず，筋の栄養調節にもあずかる．この作用は筋の栄養血管に対する交感神経の収縮・弛緩作用にもとづいている．したがって交感神経が障害されると筋の緊張や栄養の調節が失われて，筋萎縮 muscular atrophy を来たす．

各　　論

1 骨格筋の分類

骨格筋は次のように大別される.

```
         ┌ 体幹筋      ┌ 後体幹筋        背部の筋 Mm. dorsi
         │ Mm. trunci │ postvertebral
         │            │ muscles       ┌ 頭部の筋 Mm. capitis
         │            │               │ 頚部の筋 Mm. colli
骨格筋 ─┤            ┤ 前体幹筋        │ 胸部の筋 Mm. thoracis
         │            │ prevertebral   │ 横隔膜 Diaphragma
         │            │ muscles       └ 腹部の筋 Mm. abdominis
         │
         │ 体肢筋      ┌ 上肢の筋 Mm. membri superioris
         └ Mm. membri └ 下肢の筋 Mm. membri inferioris
```

以下，この分類に従って説明を加える.

2 背部の筋

1 筋 （図 4.5〜図 4.7）

背部の筋 Mm. dorsi は，いずれも脊椎またはその付属靱帯から起こるが，これを筋の停止（付着）する部位により，浅層筋群と深層筋群とに分かつ. このうち浅層筋群は，脊柱と上肢帯および上腕骨の間に張る筋群で，副神経あるいは頚神経の支配を受けて，上肢帯と上腕の運動をつかさどる. 一方，深層筋群は，脊椎と脊椎の間，または脊椎と肋骨の間に張る筋群で，主に脊髄神経後枝の支配を受けて，肋骨，脊柱および頭の運動をつかさどる. 表 4.3 と表 4.4 に背部の筋の要点をまとめておく.

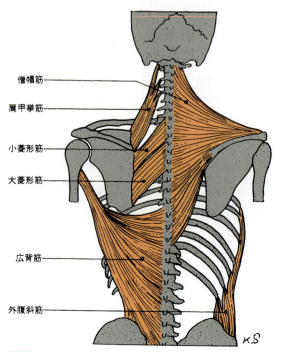

図 4.5 背部の筋（浅層）

2 筋　膜

背部の筋群を覆い，上方は項線，下方は腸骨稜にまたがって分布する．これを胸腰筋膜と項筋膜に区別する．

Ⓐ 胸腰筋膜 Fascia thoraco-lumbalis

頸背部を除く背部の諸筋を包む厚くて強靱な筋膜である．この筋膜は腰背部で浅・深両板に分かれている．

　①浅板 Lamina superficialis：脊柱起立筋を後から包み込むとともに，下後鋸筋，広背筋，脊柱起立筋，大殿筋などの起始部をもなす．

　②深板 Lamina profunda：脊柱起立筋を前から包み込んで腰方形筋から隔てるとともに，腹横筋と内腹斜筋の起始部をもなす．

> **Side Memo**
>
> **椎骨動脈三角 Trigonum a. vertebralis（図 4.7）**：大後頭直筋，上・下頭斜筋で囲まれた三角領域で，ここを椎骨動脈と第1頸神経が走っている．また，眼球運動にともなって起こる頭の敏速かつ微妙な動きは，これらの後頭下筋の共同作業によって生み出されるのである．

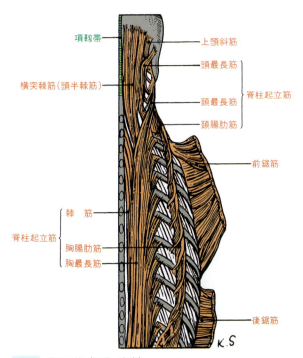

図 4.6 背部の筋（深層，右半）

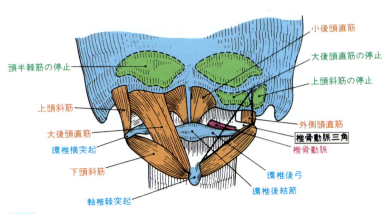

図 4.7 後頭下筋

表 4.3 背部の筋 （a）浅層筋群*

筋の名	起 始	停 止	作 用	支配神経
僧帽筋 M. trapezius	後頭骨下部〜第12 胸椎までの棘突起	肩甲棘，肩 峰と鎖骨外 側部	①上部：肩を上げる ②中央部：胸を張る ③下部：肩を下げる ④肩を固定して上部が働 　くと頭を後に反らす	副神経外側枝 頚神経叢筋枝 (C_2〜C_4)
広背筋 M. latissimus dorsi	7〜12胸椎 ⎫の棘突 全腰椎 ⎬起と腸 仙 椎 ⎭骨稜	上腕骨小結 節稜	上腕の内転	胸背神経 (C_6〜C_8)
大・小菱形筋 M. rhomboideus major et minor	第5頚椎〜第5胸椎 の棘突起	肩甲骨内側 縁の下2/3	肩甲骨を上内側に挙上す る	肩甲背神経 (C_4〜C_6)
肩甲挙筋 M. levator scapulae	第1〜第4（第5） 頚椎横突起	肩甲骨内側 縁の上1/3	肩甲骨を引き上げる	肩甲背神経 (C_4〜C_6)

*広背筋をのぞく浅層筋群は，上肢帯の筋（☞表4.8）とともに肩甲骨の動き，ひいては上腕の動き
に深く関与する（☞図 4.23 ⓐ）．

Ⓑ 項 筋膜 Fascia nuchae

　胸腰筋膜の延長で，項部深層の筋群を包む強靱な線維膜である．この筋膜は頚
筋膜の椎前葉と浅葉に連なる（☞図 4.11）．

3 頭部の筋

　頭部の筋 Mm. capitis は表層の皮筋（表情筋）と深層の咀嚼筋とからなる．

1 皮 筋 Mm. cutanei（顔面筋 Mm. faciei，表情筋 mimic muscles）（図 4.8）

　脳頭蓋と顔面頭蓋の表層に張る菲薄な筋である．大部分は骨から起こって皮膚
に付き，顔面の表情をつくる．支配神経はいずれも顔面神経（Ⅶ）．表 4.5 にまと
めておく．

2 咀嚼筋 Mm. masticatorii（図 4.9）

　咀嚼筋はすべて下顎骨に付き，顎関節を動かして咀嚼運動をつかさどる．支配
神経はいずれも三叉神経第3枝（V_3）．

143

表 4.4 背部の筋 (b) 深層筋群

筋（または筋群）の名		起　始	停　止	作　用	支配神経
後鋸筋 Mm. serrati （＝棘肋筋）	上後鋸筋 M. serratus posterior superior	第6頸椎〜第2胸椎棘突起	第2〜第5肋骨	第2〜第5肋骨を引き上げる	
	下後鋸筋 M. serratus posterior inferior	第11胸椎〜第2腰椎棘突起	第9〜第12肋骨	第9〜第12肋骨を外下方へ引き下げる	肋間神経 （胸神経前枝） （Th_1〜Th_{12}）
頭および頸板状筋 M. splenius capitis et cervicis （＝固有背筋）		第3頸椎〜第6胸椎棘突起	側頭骨乳様突起後方〜第2頸椎横突起	①一側が働くと頭を横に回す ②両側が働くと頸を後に反らせる	頸神経後枝 （C_2〜C_5）
横突棘筋 M. transverso-spinalis （＝固有背筋）	半棘筋 M. semispinalis 多裂筋 Mm. multifidi 回旋筋 Mm. rotatores	全脊椎の横突起	全脊椎の斜め上方の棘突起	①一側が働くと脊柱を側方へ回転する ②両側が働くと脊柱を反らせる	頸〜腰神経後枝
脊柱起立筋 M. erector spinae （＝固有背筋）	腸肋筋 M. ilio-costalis	腸骨稜，仙椎〜下位頸椎の棘突起または横突起	全脊椎の棘突起，全肋骨，側頭骨乳様突起	①一側が働くと脊柱を横に曲げる ②両側が働くと脊柱を反らせる	脊髄神経後枝
	最長筋 M. longissimus				
	棘　筋 M. spinalis				
後頭下筋 Mm. subocci-pitales	大後頭直筋 M. rectus capitis posterior major	軸椎の棘突起	後頭骨の下項線外側部	①頭を後方へ反らせる ②頭を回転させる	後頭下神経 （脊髄神経後枝 C_1，C_2）
	小後頭直筋 M. rectus capitis posterior minor	環椎の後結節	後頭骨の下項線内側部		
	上頭斜筋 M. obliquus capitis superior	環椎の横突起	大後頭直筋の停止の外方		
	下頭斜節 M. obliquus capitis inferior	軸椎の棘突起	環椎の横突起		

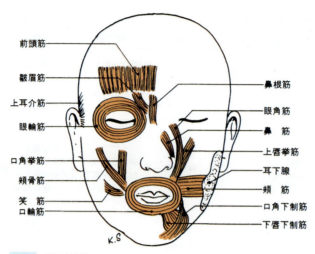

図4.8 顔面表情筋

Ⓐ 咬 筋 M. masseter

内外2層の筋よりなる．頬骨下縁と上顎骨頬骨突起から起こり，下顎骨の下顎枝と下顎角の外面に付く．咬筋神経支配（V_3）．

Ⓑ 側頭筋 M. temporalis

側頭骨の側頭面全体から起こり，下顎骨の筋突起と下顎枝に付く．深側頭神経支配（V_3）．

Ⓒ 内側翼突筋 M. pterygoideus medialis

蝶形骨の翼状突起から起こり，下顎角内面の翼突筋粗面に付く．内側翼突筋神経支配（V_3）．

Ⓓ 外側翼突筋 M. pterygoideus lateralis

上下2頭より起こる．上頭は蝶形骨大翼の側頭下面．下頭は翼状突起外側板から起こり，下顎骨関節突起と関節包に付く．外側翼突筋神経支配（V_3）．

表 4.5 頭部の筋 （皮筋＝表情筋）

筋　群	筋の名	起　始	停　止	作　用
口　筋[1] Mm. oris	口輪筋 M. orbicularis oris	上顎骨，下顎骨，鼻中隔	口のまわりの皮下	口を閉じる
	頬　筋 M. buccinator	上顎骨，下顎骨など	口角の皮下	口角を外側に引張り口裂を閉じて，口から空気を吹き出す
	笑　筋 M. risorius	広頚筋の顔面部		口角を外側に引張り，えくぼをつくる
鼻　筋 M. nasalis	鼻孔圧迫筋 M. compressor naris 鼻孔開大筋 M. dilator naris 鼻中隔下制筋 M. depressor septi	上顎骨の切歯と犬歯との歯槽隆起	鼻背，鼻翼，鼻中隔	鼻腔を開閉する
耳介筋 Mm. auriculares	上耳介筋 M. auricularis superior 前耳介筋 M. auricularis anterior 後耳介筋 M. auricularis posterior	帽状腱膜，側頭骨乳様突起部	耳介の皮下	耳介を上，前，後に引張る
眼瞼筋[2] Mm. palpebrae	眼輪筋 M. orbicularis oculi	前頭骨，上顎骨，涙骨	眼裂のまわりの皮下	眼裂を閉じる
	皺眉筋 M. corrugator supercilii	前頭骨鼻部	眉部中央から内側部	鼻根上部に縦じわをつくる
頭蓋表筋 M. epicranius	後頭前頭筋[3] M. occipito-frontalis	後頭骨の上項線と最上項線	鼻根，内眼角，眉間の皮下	額の皮膚を滑らかにしたり，しわをつくったりする
	側頭頭頂筋 M. temporo-parietalis	帽状腱膜の中央部側縁	耳介上面	耳介を上方に引張る

1）口筋群には，このほか口角下制筋 M. depressor anguli oris，大頬骨筋 M. zygomaticus major，
　小頬骨筋 M. zygomaticus minor，オトガイ筋 M. mentalis，口角挙筋 M. levator anguli oris などが
　ある.
2）眼瞼筋群には，このほか眉毛下制筋 M. depressor supercilii，鼻根筋 M. procerus がある.
3）この筋は中間部の帽状腱膜 Galea aponeurotica （いわゆる頭皮 scalp）によって前頭筋と後頭筋
　に分けられる.

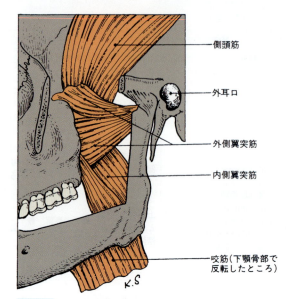

図 4.9 ⓐ　咀嚼筋（左側方より見る）

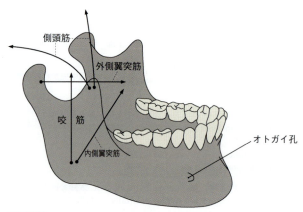

図 4.9 ⓑ　咀嚼筋の作用と下顎骨の動き（分担解剖学の一部改変）
（分担解剖学　第 11 版，金原出版，1983）

4 頚部の筋

頚部の筋 Mm. colli は浅層筋群と深層筋群とに分けられる.

1 浅頚筋群 Mm. colli superficiales（図 4.10）

Ⓐ 広頚筋 platysma

幅広い皮筋（表情筋 mimic muscle）である．肩峰〜第 2 肋骨前端の胸筋筋膜 Fascia pectoralis から起こり，下顎，口角に付く．顔面神経の頚枝支配（Ⅶ）．前頚部と側頚部の皮膚を緊張させる.

Ⓑ 胸鎖乳突筋 M. sterno-cleido-mastoideus

胸骨柄上縁と鎖骨内側方 1/3 辺りから起こり，側頭骨乳様突起に付く．両側に同時に働くと，首をすくめて顎を突き出す．一側のみが働くと，頭をその側に傾け，顎は反対側に向かって上がる．副神経（ⅩⅠ）と頚神経叢の筋枝（C$_2$，C$_3$）支配.

鉗子分娩などでこの筋が傷つくと（主に血腫による），損傷側の筋が痙縮して短くなる（斜頚 torticollis）.

Side Memo

前・側頚部の 4 つの凹み：頚部深層の筋の走行に沿って前および側頚部皮膚面に次の 5 つの凹みがみられる（図 4.10，☞図 4.11）.

　1）大鎖骨上窩 Fossa supraclavicularis major（肩甲鎖骨三角 Trigonum omo-claviculare）：肩甲舌骨筋の下腹，胸鎖乳突筋，鎖骨上縁で囲まれた凹み．この凹みには腕神経叢と鎖骨下動脈が上肢に向かい，その拍動を触れる．また，この凹みには鎖骨上窩リンパ節が分布し，腹部内臓（特に胃）の癌が好んで転移する．これをウイルヒョウ転移 Virchow's metastasis という.

　2）小鎖骨上窩 Fossa supraclavicularis minor：胸鎖乳突筋の胸骨頭と鎖骨頭にはさまれ，鎖骨上縁によって境される小三角形状の凹み．この凹みの深部を鎖骨下静脈が走り，また右側では腕頭動脈，左側では総頚動脈の拍動を触れる.

　3）顎下三角 Trigonum submandibulare：顎二腹筋の前腹と後腹および下顎骨体で囲まれた凹み．この凹みには顎下腺がある.

　4）頚動脈三角 Trigonum caroticum：肩甲舌骨筋上腹，顎二腹筋後腹，胸鎖乳突筋で囲まれた凹み．ここには迷走神経のほかに，総頚動脈が内・外頚動脈に分岐するので，脳に分布する血管造影のための造影剤注入には，この部位が利用される.

　5）後頭三角 Trigonuns occipitale：胸鎖乳突筋，僧帽筋，肩甲舌骨筋下腹に囲まれた凹み．ここに頚神経叢，腕神経叢，副神経，頚リンパ節がつまっている.

2 深頸筋群 Mm. colli profundi（図 4.10）

表 4.6 に要点をまとめておく．

深頸筋群を次の 4 群に分かつ．

舌骨上筋 Mm. suprahyoidei ｝舌骨を境にして上は下顎骨，下は胸骨柄の間に分
舌骨下筋 Mm. infrahyoidei 　布する．

内側筋群 medial group ｝頚椎横突起から起こり，頚部の内側より外側を走り，
外側筋群 lateral group 　後頭骨の底部外面，頚椎または上位肋骨に付着する．

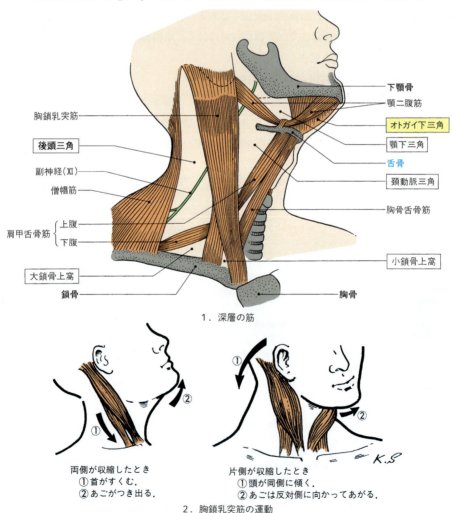

図 4.10　頚部深層の筋

表 4.6 頚部深層の筋

筋 群	筋の名	起 始	停 止	作 用	支配神経
舌骨上筋 [1] Mm. suprahy- oidei	顎二腹筋 M. digastricus	乳突切痕と下顎骨の二腹筋窩	中間腱をもって舌骨体に付く	舌骨を挙上する	前腹＝顎舌骨筋神経（V_3），後腹＝二腹筋枝（VII）
	顎舌骨筋 M. mylo-hyoideus	下顎骨の顎舌骨筋線	舌骨体		顎舌骨筋神経 （V_3）
	茎突舌骨筋 M. stylo-hyoideus	茎状突起	舌骨体	舌骨を後上方に引き上げる	茎突舌骨筋枝（VII）
	オトガイ舌骨筋 M. genio-hyoideus	下顎骨のオトガイ舌骨筋棘	舌骨体	舌骨を前上方に引き上げる	頚神経 （$C_1 \sim C_2$）[4]
舌骨下筋 [2] Mm. infrahyoidei	胸骨甲状筋 M. sterno- thyr(e)oideus	胸骨柄	甲状軟骨	甲状軟骨を下方へ引き下げる	
	胸骨舌骨筋 M. sterno- hyoideus	胸骨柄，胸鎖関節部	舌骨体		頚神経ワナ （$C_1 \sim C_3$）
	肩甲舌骨筋 M. omo- hyoideus	下腹は肩甲骨上縁と烏口突起とから起る	上腹は，中間腱から起こり舌骨体に付く	舌骨を下（後）方へ引く	
	甲状舌骨筋 M. thyr(e)o- hyoideus	甲状軟骨	舌骨体		頚神経 （$C_1 \sim C_2$）
内側筋群 medial group （椎前筋 　Mm. prever- tebrales）	頭長筋 M. longus capitis	第3～第6頚椎横突起	後頭骨底部外面		頚神経叢 （$C_1 \sim C_4$）
	頚長筋 M. longus colli	第3頚椎～第3胸椎の椎体または横突起	全頚椎の椎体または横突起	頭を前に曲げる	頚～腕神経叢 （$C_3 \sim C_7$）
	前頭直筋 M. rectus capitis anterior	環椎横突起	後頭骨底部外面		頚神経叢 （$C_1 \sim C_2$）
	外側頭直筋 M. rectus capitis lateralis	環椎横突起	後頭骨の頚静脈突起下面	頭を同側に曲げる	頚神経 （C_1）
外側筋群 [3] lateral group （斜角筋 Mm. scaleni）	前斜角筋 [4] M. scalenus anterior	頚椎の横突起	第1肋骨の前斜角筋結節	肋骨を挙上させ，胸部を広げる	頚～腕神経叢 （$C_4 \sim C_7$）
	中斜角筋 [4] M. scalenus medius		第1肋骨後方隆起		同上 （$C_2 \sim C_8$）
	後斜角筋 M. scalenus posterior		第2肋骨の外側面		腕神経叢 （$C_5 \sim C_8$）

1）舌骨上筋は，舌骨を引き上げて，嚥下運動にあずかる.
2）舌骨下筋は，舌骨を引き下げたり，顎を引いたりする.
3）外側筋群は，第1，第2肋骨を引き上げて，胸郭を広げ，呼吸時の補助筋として働く.
4）前・中斜角筋（☞10章，図 10-78）のすき間には斜角筋隙 Skalenuslücke があり，このすき間を腕神経叢と鎖骨下動脈が通る.

3 頸筋膜 Fascia cervicalis（図4.11）

頸部の筋膜は浅葉，気管前葉および椎前葉からなる．

Ⓐ 浅　葉 Lamina superficialis（浅頸筋膜）

頸部全周の表層を覆う．広頸筋の下にあり，後頭骨隆起，上項線，側頭骨乳様突起，頸椎棘突起，下顎底，舌骨，胸骨柄および鎖骨の間に張る．前頸部の上方では顎二腹筋，顎下腺，顎舌骨筋などを覆い，下方では舌骨下筋，肩甲舌骨筋を覆いながら胸鎖乳突起筋鞘となって鎖骨に付く．後頸部では僧帽筋を包んだのち項筋膜に移行する．

Ⓑ 気管前葉 Lamina pretrachealis（中頸筋膜）

前頸部の舌骨下方に限定された筋膜で，椎体前面より前方の頸部内臓を覆う．前頸部では舌骨下筋，甲状腺，気管などを覆い，側頸部では胸鎖乳突筋の内側を通って総頸動脈，内頸静脈，迷走神経などを包む**頸動脈鞘** carotid sheath をつくるとともに，食道後壁に回ってこれを覆う．

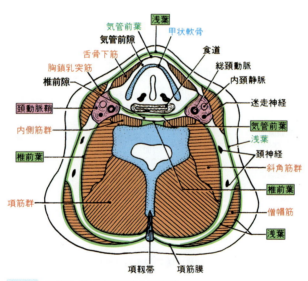

図4.11　頸筋膜（第6頸椎の高さで横断）

Side Memo

頸筋膜の隙間（図4.11）：頸筋膜は気管前葉と気管の前面との間に気管前隙 Spatium pretracheale，椎前葉と頸部内臓との間に椎前隙 Spatium prevertebrale というわずかの隙間をつくる．これらの隙間は，頸部と胸郭の縦隔上部にまたがって分布するため，頸部の感染や腫瘍が縦隔内へ波及する通路となる．また逆に縦隔内の感染や腫瘍が頸部へ波及する通路ともなりうるので，胸部外科の臨床上，極めて重要である．

ⓒ 椎前葉 Lamina prevertebralis（深頸筋膜 deep cervical fascia）

頸椎の横突起間に張る筋膜で，椎体前面では深頸筋群のうち内側筋群を覆いながら胸腔に入り，胸内筋膜 Fascia endothoracica に移行する．側～後頸部では斜角筋群，肩甲挙筋などを包みながら頸部背面の項筋膜に連なる．

5 胸部の筋

胸部の筋 Mm. thoracis の大部分は肋骨または鎖骨から起こる．これを浅胸筋群（胸腕筋 Mm. thoraco-brachiales）と深胸筋群（胸壁筋 Mm. thoracis）とに分かつ．

1 胸腕筋 Mm. thoraco-brachiales（浅胸筋群）（図 4.12）

胸郭（肋骨，胸骨および鎖骨）から起こり上肢帯または上腕骨に付着し，上肢帯や上腕の運動をつかさどるとともに，胸郭の運動（呼吸運動）にも関与する．そのうち大胸筋は三角筋と拮抗的に働く．胸腕筋の支配神経はいずれも頸神経である．なお，女性の乳房は大胸筋の筋膜上に乗る皮膚付属腺の一つ（大汗腺）である．表 4.7 に大要をまとめておく．

2 胸壁筋 Mm. thoracis（深胸筋群）（図 4.12～図 4.15）

胸壁の内面と外面を形成する筋群で，その大多数は肋骨から起こって肋骨に付く．胸郭の運動（呼吸運動）をつかさどり，すべて肋間神経（胸神経前枝）の支配を受ける．

❹ 外肋間筋 Mm. intercostales externi

各肋骨間の隙間を胸壁外面から閉鎖する．肋骨下縁から起こり，胸壁前部では外側上方から内側下方へ，外側部では後上方から前下方へ，後部では内側上方から外側下方へ向かって走り，それぞれ次位肋骨の上縁に付着する．その作用は肋骨挙筋とともに肋骨を引き上げ，胸郭を広げることで，吸息筋 muscles of inspiration として働く．肋間神経（Th_1～Th_{11}）の支配を受ける．

❺ 内肋間筋 Mm. intercostales interni

外肋間筋の内方にあり，その走行は外肋間筋とは逆方向である．肋骨下縁から起こり次位肋骨の上縁に付く．その作用は肋下筋，胸横筋，最内肋間筋とともに

表 4.7　浅胸筋群（胸腕筋）

筋の名	起　始	停　止	作　用	支配神経
大胸筋* M. pectoralis major	鎖骨，胸骨，第1 ～第6肋軟骨，腹 直筋鞘の前葉	上腕骨大結節稜	①上腕の内転と内方回転 ②胸骨，肩骨を上げて吸 気を補助する	内側および外側 胸筋神経 (C_5〜C_8, Th_1)
小胸筋 M. pectoralis minor	第3〜第5肋骨前 面	肩甲骨烏口突起	①肩甲骨を内転させる. ②第3〜第5肋骨を引き 上げ胸郭を広げる	
前鋸筋 M. serratus anterior	第1〜第9肋骨側 面	肩甲骨の上角， 内側縁および下 角	①肩甲骨を前外方に引く ②肋骨を外上方に引く	長胸神経 （C_5〜C_7）
鎖骨下筋 M. subcla- vius	第1肋骨上前面	鎖骨下面	鎖骨を内下方に引く	鎖骨下筋神経 （C_5）

*　大胸筋の起始部は鎖骨部 Pars clavicularis，胸肋部 Pars sterno-costalis および腹部 Pars abdominalis の3部に分かれる．胸肋部からは扁平な小筋（胸骨筋 M. sternalis）が胸骨前面を下って腹直筋鞘前葉に付着することがある．

肋骨を引き下げ，胸郭を狭めることで，呼息筋 muscles of expiration として働く．肋間神経（Th_1〜Th_{11}）の支配を受ける．なお，内肋間筋は胸郭後方の肋骨角〜胸椎横突起には分布せず，この部位には肋下筋が分布する．

ⓒ 肋下筋　Mm. subcostales

内肋間筋の続きと考えられ，これより後方の肋骨角付近に分布する．肋骨下縁から起こり，1〜2肋骨とび越えて肋骨上縁に付く．この筋は胸郭上部でしばしば欠如する．内肋間筋と協調して胸郭を狭める（呼息筋）．肋間神経支配．

ⓓ 胸横筋　M. transversus thoracis

胸壁の前部内面に分布し，胸骨後面と剣状突起とから起こり，第3〜第6肋軟骨に付く．内肋間筋と協調して胸郭を狭める（呼息筋）．肋間神経（Th_3, Th_4）支配．胸骨の両側縁を上下に走る内胸動静脈は内肋間筋と胸横筋との間に介在する．

ⓔ 最内肋間筋　Mm. intercostales intimi

胸郭内面で肋間神経，肋間動静脈をはさんで，内肋間筋の内面に介在する小筋であるが，この筋はしばしば欠如する．内肋間筋と協調して胸郭を狭める（呼息筋）．肋間神経支配．

Side Memo

胸内筋膜 Fascia endothoracica（図 4.13）：胸郭内面の筋，胸骨，肋骨，肋軟骨および胸椎体の前面を覆う疎性結合組織からなる筋膜で，その内面は壁側胸膜 pleura parietalis と密接する．この筋膜の上方端は頚筋膜の椎前葉 Lamina prevertebralis（☞図 4.11）に移行し，下方端は横隔筋膜に移行する．外科的に胸壁から胸膜を剥離するときは，この筋膜を壁側胸膜側にくっつけながら内胸壁からはがし取るわけである．

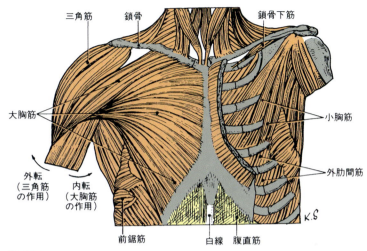

図 4.12 胸部浅層の筋（胸腕筋）

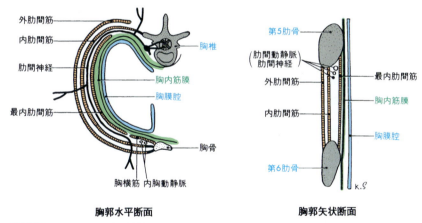

図 4.13 胸部深層の筋（胸壁筋）

F 肋骨挙筋 Mm. levatores costarum

外肋間筋の背側方で肋骨角から胸椎横突起にかけて 12 対ある．第 7 頸椎～第 12 胸椎の横突起から起こり，外側下方へ走り，すぐ下または 1～2 位下の肋骨結節と肋骨角とに付く．外肋間筋と協調して胸郭を広げる（吸息筋）．頸神経（C_8）～肋間神経（Th_1～Th_{11}）支配．

なお，胸郭の運動（呼吸運動）に作用する筋をまとめると，以下のようになる．

- 外肋間筋，肋骨挙筋……………………………吸息筋
- 内肋間筋，肋下筋，胸横筋，最内肋間筋……呼息筋
- 前・中・後斜角筋………………………………安静時に吸息筋として作用する
 (☞ 10 章, p. 481, 図 10.78)
- 横隔膜………………………………………………呼息・吸息とともに作用する
 (☞ 図 4.15–2)
- 腹部の筋……………………………………………呼吸を間接的に助ける
 (☞ 図 4.16)

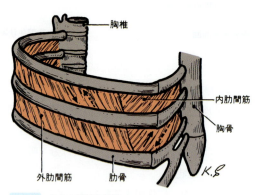

図 4.14　内および外肋間筋
矢印の実線は筋の走行，点線は運動の方向を示す．

6 横隔膜

　胸腔と腹腔とを境する筋性の膜で，上方に向かって膨隆したドーム状を呈する．中心部は腱膜（腱中心 Centrum tendineum）からなり，周辺部は筋質からなる．横隔膜 Diaphragma は次の3部から起こる（図4.15）．

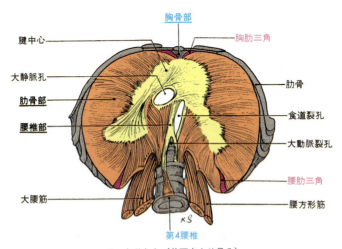

1．なりたち（前下方より見る）

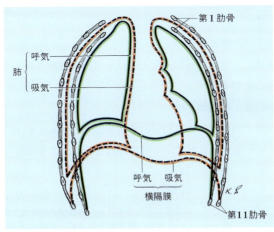

2．呼吸運動（呼気時は緑実線，吸気時はオレンジ点線で示す）

図4.15　横隔膜

- 腰椎部 Pars lumbalis：第 1 ～第 4 腰椎椎体前面および第 1 ～第 2 腰椎肋骨突起.
- 肋骨部 Pars costalis：肋骨弓内面，すなわち第 7 ～第 12 肋骨内面.
- 胸骨部 Pars sternalis：胸骨の剣状突起および腹直筋鞘の後葉.

　筋の停止部はすべて腱中心である．神経支配は横隔神経（C_3～C_5）である．この神経の走行は，前斜角筋の上を斜下方に走ったあと，鎖骨の下から胸郭内に入り，心臓の両外側を通って横隔膜に達する．その作用は呼吸運動に際して，胸郭を広げたり狭めたりすることである．

　なお，横隔膜には次の 3 孔があり，各種臓器の通路となる．
- 食道裂孔 Hiatus esophageus：食道と迷走神経とが通る.
- 大動脈裂孔 Hiatus aorticus：胸大動脈，交感神経叢，胸管および奇静脈が通る.
- 大静脈孔 Foramen venae cavae：下大静脈と右横隔神経の小枝が通る.

7　腹部の筋

　腹部の筋 Mm. abdominis の上部は肋骨弓と第 12 肋骨との間，下部は主に腸骨上縁と恥骨上縁との間に張り，腹腔の前・側および後壁をなす．これを前腹筋，側腹筋および後腹筋に分ける．

1　前腹筋（図 4.16～図 4.20）

　腹壁前部を構成し，肋間神経の支配を受ける．その作用は腹圧を高め，脊椎を前方へかがめることである．

Ⓐ 腹直筋 M. rectus abdominis

　左右の第 5 ～第 7 肋軟骨および胸骨の剣状突起 Processus xiphoideus から起こり，下方へ進んで恥骨上縁に付く．この筋には 3 ～ 4 つの中間腱があり，これを

Side Memo

横隔膜ヘルニア（図 4.15）：横隔膜の筋性部のうち，腰椎部と肋骨部との隙間を腰肋三角 Trigonum lumbo-costale という．また，肋骨部と胸骨部との隙間を胸肋三角 Trigonum sterno-costale といい，ここを上腹壁動静脈（内胸動静脈の枝）が通る．これらの隙間は，胸膜と腹膜が隣接する所で抵抗が弱く，強い腹圧が加わると腹部内臓は胸腔内へ進入する．これを横隔膜ヘルニア hernia diaphragmatica という．なお，食道裂孔にも裂孔ヘルニアが起きやすい．

腱画 Intersectio tendinea という．肋間神経前枝（Th_5〜Th_{12}）の支配を受ける．

❸ 錐体筋 M. pyramidalis

恥骨上縁から起こる三角状の小筋で，腹直筋鞘 Vagina m. recti abdominis や白線 Linea alba（図4.16）の下端に付く．肋間神経前枝（Th_{12}）の支配を受けて収縮し，腹直筋の作用を補助する．

2 側腹筋 （図4.16〜図4.18）

腹壁の前および側部を構成し，肋間神経の支配を受ける．腹圧を高めるとともに，胸郭を下方に引き下げることにより脊椎を前方または側方へ傾ける．

❹ 外腹斜筋 M. obliquus externus abdominis

側腹筋のうち最外層をなす．第5〜第12肋骨の外側から起こり，腹壁を前内方に向かって走りながら，一部は腹直筋の外側縁で腱膜となり腹直筋鞘の前葉をつくって白線に終わる．他の一部は腸骨稜と鼠径靱帯に付く．ほとんどが肋間神経前枝（Th_5〜Th_{12}）の支配を受けるが，下端部は腰神経叢のうち腸骨下腹神経（Th_{12}〜L_1）と腸骨鼠径神経（L_1）の支配を受ける．

❺ 内腹斜筋 M. obliquus internus abdominis

外腹斜筋の内層にあり，そのほとんどの部分がこれに覆われている．筋線維の走行は外腹斜筋とは逆で，鼠径靱帯，腸骨稜および胸腰筋膜から起こり，腹壁の前方内側を上方に向かって走りながら，一部は腱膜となる．この腱膜は弓状線 Linea arcuata より下方では外腹斜筋，腹横筋の腱膜と合して腹直筋鞘の前葉を

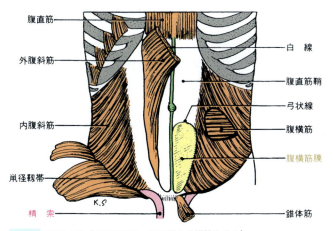

図4.16 腹部の筋（内腹斜筋の一部を除き腹横筋を見る）

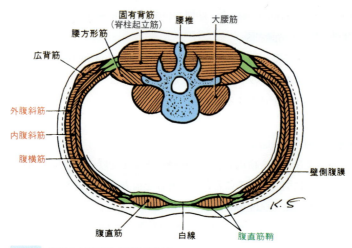

図 4.17 腹壁の水平断面（腰椎の高さ）

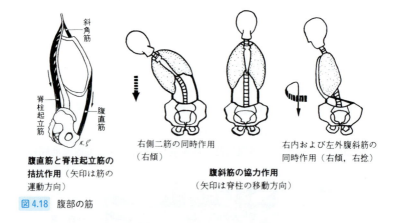

図 4.18 腹部の筋

つくるが，上方では前葉と後葉とをつくって白線に終わる．他の一部は第10〜第12肋骨の下縁に付く．支配神経は外腹斜筋と同様である．

ⓒ 腹横筋 M. transversus abdominis

　内腹斜筋の内層にあり，そのほとんどの部分がこれに覆われている．胸腰筋膜，腸骨稜，鼠径靱帯および第7〜第12肋軟骨辺りから起こり，前腹壁の正中線に向かって横走したのち腱膜をつくる．この腱膜は弓状線の下方では内および外腹斜筋の腱膜と合して腹直筋鞘の前葉をつくり，これより上方では内腹斜筋の腱膜と合して後葉をつくって白線に終わる．なお，この筋の下端部は恥骨に付着する．支配神経は外腹斜筋と同様である．

3 腹筋腱膜 Aponeurosis musculi abdominis

Ⓐ 鼡径靭帯 Lig. inguinale（図 4.19；☞図 4.16）

恥骨結節と上前腸骨棘との間に張る靭帯で，外腹斜筋の腱膜の下端部からなる．この靭帯のすぐ上で恥骨結節に近い部位には外腹斜筋の腱膜で囲まれた裂孔がある．この裂孔を浅鼡径輪 Anulus inguinalis superficialis といい，鼡径管の出口をなす．

Ⓑ 鼡径管 Canalis inguinalis（図 4.19）

恥骨結節の近くで，鼡径靭帯のすぐ上をこれとほぼ平行に斜内方に向かって3枚の側腹筋を貫く管である．この管の腹腔側の入口は腹横筋の腱膜に囲まれていて深鼡径輪 Anulus inguinalis profundus といい，鼡径管の出口，すなわち外腹斜筋の腱膜に囲まれた裂孔，つまり浅鼡径輪に対応する．なお鼡径管の内容物は男では精索 Funiculus spermaticus，女では子宮円索 Lig. teres uteri である．

Ⓒ 腹直筋鞘 Vagina m. recti abdominis（図 4.20；☞図 4.16，図 4.17）

内腹斜筋腱膜の後葉は臍から約5cm下方で，上に凸の線弓をつくって終わる．これを弓状線 Linea arcuata という．この線より上方では，外腹斜筋腱膜と内腹斜筋腱膜の前部は合流して腹直筋鞘の前葉 Lamina anterior をつくり，腹直筋前面を覆う．また内腹斜筋腱膜の後部と腹横筋腱膜とは合流して後葉 Lamina posterior をつくり，腹直筋後面を覆う．つまり弓状線より上方では，腹直筋鞘の前葉と後葉とは全体として腹直筋を鞘状に取り囲んでいるわけである．一方，弓状線より下方では，これら3筋の腱膜は合流して腹直筋鞘の前葉のみをつくり，腹直筋の前面だけを覆う．そしてこの筋の後面は腹横筋膜 Fascia transversalis と腹膜 Peritoneum で覆われる．なお，これら3筋の腱膜は腹部正中線で互いに癒合して，胸骨の剣状突起から恥骨結合の上縁に張る強靭な結合組織膜，すなわち白線 Linea alba を形成する．

4 後腹筋（☞図 4.17）

腹壁後部を構成し，背部の筋とは胸腰筋膜 Fascia thoraco-lumbalis（☞p. 140）によって隔てられる．

Side Memo

内腹斜筋下端の付着：内腹斜筋下端の一部は浅鼡径輪を貫いて，男では精索 Funiculus spermaticus に伴って陰嚢に達して精巣挙筋 M. cremaster となっており，女では子宮円索 Lig. teres uteri に伴って大陰唇皮下に達している．

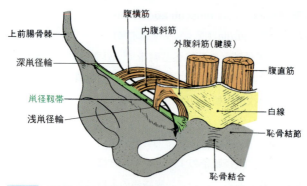

図 4.19 鼠径管（寺田，藤田による）

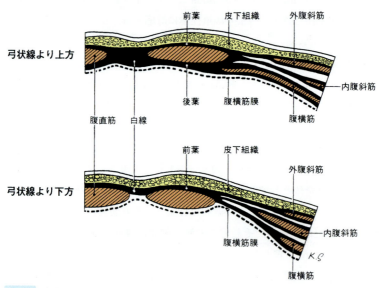

図 4.20 腹直筋鞘（前腹壁の横断面）

腰方形筋 M. quadratus lumborum

第1～第4腰椎肋骨突起と第12肋骨下縁とから起こり，腸腰靱帯と腸骨稜に付く．この筋は脊柱を前と横に傾ける．支配神経は腰神経叢（Th_{12}～L_3）である．

> **Side Memo**
>
> **外側鼠径ヘルニア**：深鼠径輪周辺の腹壁の抵抗は弱く，腹膜に包まれた腹部内臓がここを貫いて鼠径管に入り，さらに浅鼠径輪を出て鼠径部皮下あるいは陰嚢（女では大陰唇皮下）に達することがある．これを外側鼠径ヘルニア hernia inguinalis lateralis で，臨床的に最も多い鼠径ヘルニアである．

8 上肢の筋

上肢の筋 Mm. membri superioris は次のように分けられる．
- 上肢帯筋 Mm. cinguli membri superioris
- 上腕筋 Mm. brachii
- 前腕筋 Mm. antebrachii
- 手　筋 Mm. manus

これらの筋はいずれも腕神経叢 Plexus brachialis の支配を受ける．

1 上肢帯筋 Mm. cinguli membri superioris（図 4.21〜図 4.23）

上肢帯筋は上肢帯骨（肩甲骨と鎖骨）から起こって上腕骨上部に付着し，上腕の運動をつかさどる．表 4.8 に要点をまとめておく．

なお，上肢帯筋のうち三角筋と大円筋以外の筋は，背部浅層の筋群（☞表 4.3）とともに肩甲骨の動き，ひいては上腕の動きに深く関与する（図 4.23 ⓐ）．

また，上肢帯の筋群のうち，肩甲骨から起こって上腕骨の上方端に付着する 4 つの回旋筋群，つまりローテーター rotators（肩甲下筋は内旋，棘上筋，棘下筋および小円筋は外旋）は肩関節を安定させる働きがある．つまり，これらの筋の腱（回旋筋腱 rotator cuff）は関節包をとり囲んで補強するとともに，関節の過度な運動を防ぐ役割をはたす（図 4.23 ⓑ）．

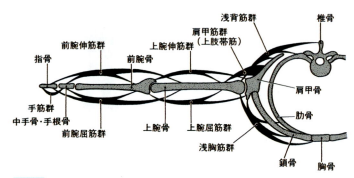

図 4.21　上肢の筋の模型図（藤田による）

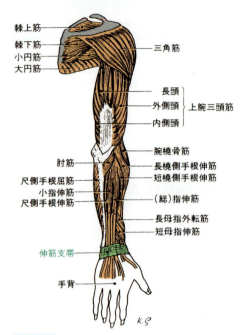

図 4.22 ⓐ 上肢の筋（右側，伸側）

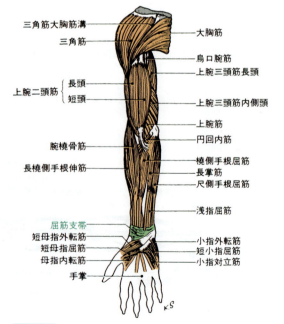

図 4.22 ⓑ 上肢の筋（右側，屈側）

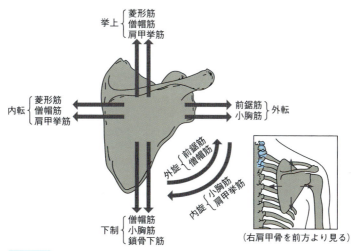

図 4.23 ⓐ　肩甲骨の動きにあずかる筋肉
（中村千秋，竹内真希訳，C. W. Thompson, R. T. Floyd 著：身体運動の機能解剖，医道の日本社，2003）

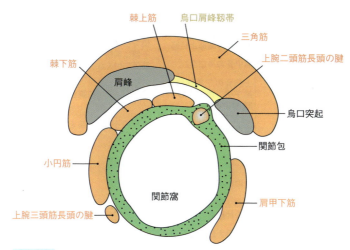

図 4.23 ⓑ　回旋筋腱（板）（右肩関節の関節窩を外側から見る）
（伊藤隆，高野廣子著：解剖学講義，南山堂，2001）

表 4.8 上肢帯筋

筋の名	起 始	停 止	作 用	支配神経
三角筋* M. deltoideus	鎖骨，肩甲棘，肩峰 （肩関節を外側方より包む）	上腕骨三角筋粗面	上腕を水平位まで持ち上げる	腋窩神経 （C_5〜C_6）
肩甲下筋 M. subscapularis	肩甲下窩	上腕骨小結節および小結節稜	上腕を内方に引き，内方に回す（内旋）	肩甲下神経 （C_5〜C_7）
棘上筋 M. supraspinatus	棘上窩	上腕骨大結節上部	上腕を外側方に挙上し，外方に回す（外転）	肩甲上神経 （C_5）
棘下筋 M. infraspinatus	棘下窩	上腕骨大結節中央部	上腕を外方に回す （外旋）	肩甲上神経 （C_5, C_6）
小円筋 M. teres minor	肩甲骨外側縁	上腕骨大結節下部		腋窩神経 （C_5）
大円筋 M. teres major	肩甲骨下角部	上腕骨小結節稜	上腕を内方に引き，内方に回す（肩甲下筋の作用とほぼ同じ）	肩甲下神経 （C_5〜C_7）

*　三角形状の大筋で，肩関節部の丸みはこれによってつくられる．この筋は三角筋大胸筋溝 Sulcus deltoideo-pectoralis により大胸筋から隔てられている．

表 4.9 上腕筋

筋の名	起 始	停 止	作 用	支配神経
屈筋 上腕二頭筋[1] M. biceps brachii		橈骨粗面，一部は前腕筋膜に付く	前腕を曲げ，かつ回外する	筋皮神経 （C_5〜C_7）
長　頭 Caput longum	肩甲骨の関節上結節			
短　頭 Caput breve	肩甲骨の烏口突起			
上腕筋 M. brachialis	上腕骨の三角筋付着部下方，内および外側筋間中隔	尺骨粗面，尺骨鉤状突起	前腕を曲げる	
烏口腕筋 M. coraco-brachialis	肩甲骨の烏口突起	上腕骨の小結節稜の下方	上腕を前内方へ上げる	
伸筋 上腕三頭筋[2] M. triceps brachii		尺骨肘頭	前腕を伸ばす	橈骨神経 （C_6〜C_8）
長　頭 Caput longum	肩甲骨の関節下結節			
内側頭 Caput mediale	内側上腕筋間中隔，橈骨神経溝の下部			
外側頭 Caput laterale	上腕骨大結節の下部			
肘筋 M. anconeus	上腕骨外側上顆	尺骨肘頭の外側面	前腕を伸ばす（上腕三頭筋の作用を補助する）	

1）この筋が収縮すると"力こぶ"が出来る．
2）内側頭と外側頭の間の橈骨神経溝を前腕伸側を下行する同名神経が通る．

2 上腕筋 Mm. brachii（図 4.21〜図 4.23）

上腕前面（屈側）にあって前腕を曲げる筋を屈筋群 flexors，後面（伸側）にあって前腕を伸ばす筋を伸筋群 extensors という．支配神経は，屈筋はいずれも筋皮神経，伸筋はいずれも橈骨神経である．上腕の屈側に出来る"力こぶ"は上腕二頭筋の筋腹の盛り上りである．また上腕三頭筋の内側頭と外側頭の間の橈骨神経溝 Sulcus nervi radialis を，同名神経が通っている．なお，屈筋と伸筋とは，両筋群の間に介在する内側および外側上腕筋間中隔によって互いに隔てられる．表 4.9 に上腕筋の要点をまとめておく．

3 前腕の筋 Mm. antebrachii

前腕の筋は，上腕骨または前腕の骨から起こり，大部分の筋は，長い腱を出して手の骨に付着し，手首と手指の運動，つまり屈曲・伸展にあずかる．その作用によって，屈筋群と伸筋群に分かつ．そのうち屈筋群は，前腕の掌側と内側の筋群であり，伸筋群は背側と外側の筋群である．両筋群は橈骨 Radius と尺骨 Ulna の間に張る前腕骨間膜によって互いに隔てられる．

Ⓐ 屈筋群（図 4.21，図 4.22，図 4.24）

浅層と深層の筋に分けられる．浅層の筋は上腕骨の内側上顆とその周辺から起こり，深層の筋は前腕骨（橈骨と尺骨）と前腕骨間膜の前面から起こる．支配神経は，尺側手根屈筋以外はすべて正中神経群である．長掌筋は，手掌部で扇状に広がって手掌腱膜 Aponeurosis palmaris をつくるが，時として欠如することがある．しかし，手掌腱膜のみは必ず存在する．表 4.10 に要点をまとめておく．

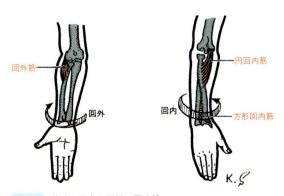

図 4.24　前腕の回内と回外に働く筋

表 4.10　前腕屈筋群

	筋の名	起始	停止	作用	支配神経
浅層の筋	**円回内筋** M. pronator teres		橈骨前面および 外側面（回内筋 粗面）	前腕を回内し， かつ曲げる	正中神経 $(C_6,\ C_7)$
	上腕頭 Caput humerale	上腕骨内側上顆			
	尺骨頭 Caput ulnare	尺骨鉤状突起			
	長掌筋 M. palmaris longus		手掌腱膜 Aponeurosis palmaris	手根を曲げる	正中神経 $(C_8,\ Th_1)$
	橈側手根屈筋 M. flexor carpi radialis	上腕骨内側上顆	第2，第3中手 骨底の掌側	前腕を回内し， 手を外転する	正中神経 $(C_6 \sim C_8)$
	尺側手根屈筋 M. flexor carpi ulnaris		豆状骨，有鉤骨 および第5中手 骨底	手を内側（尺側） に内転する	尺骨神経 $(C_7 \sim Th_1)$
	上腕頭 Caput humerale				
	尺骨頭 Caput ulnare	肘頭，尺骨後縁			
	浅指屈筋 M. flexor digitorum superflcialis		第2～第5指の 中節骨底の掌面 （腱の一部は腱 交叉をつくる）	第2～第5指の 中節を曲げる	正中神経 $(C_7 \sim Th_1)$
	上腕尺骨頭 　Caput humero-ulnare	上腕骨内側上顆， 尺骨粗面の内側			
	橈骨頭 Caput radiale	橈骨の上方前面			
深層の筋	**深指屈筋** M. flexor digitorum profundus	前腕骨間膜，尺 骨前面の上2/3	第2～第5指の 末節骨底	第2～第5指の 末節を曲げる	正中神経 $(C_7 \sim Th_1)$
	長母指屈筋 M. flexor pollicis longus	前腕骨間膜，橈 骨の前面	母指（第1指） の末節骨底	母指（第1指） の末節を曲げる	正中神経 $(C_6,\ C_7)$
	方形回内筋 M. pronator quadratus	尺骨下部の前面	橈骨下端の前面	前腕を回内する	正中神経 $(C_6 \sim Th_1)$

❸ 伸筋群（図 4.21，図 4.22，図 4.24）

　浅層と深層の筋に分けられる．浅層の筋は上腕骨の外側上顆とその周辺から起こり，深層の筋は前腕骨と前腕骨間膜の後面から起こる．支配神経はすべて橈骨神経である．表 4.11 に要点をまとめておく．

4 ｜ 手　筋 Mm. manus（図 4.25～図 4.27）

　固有手筋と前腕筋群の末端（腱，腱膜）とに分けられるが，ここでは前者をとりあげて述べる．（腱と腱膜については次の項にのべてある）．固有手筋の大部分は掌側にあり，背側には背側骨間筋のみがある．要点を表 4.12 にまとめておく．

表 4.11 前腕伸筋群

	筋の名	起　始	停　止	作　用	支配神経
浅層の筋	腕橈骨筋 M. brachio-radialis	上腕骨外側縁	橈骨茎状突起	前腕を外転し，かつ曲げる	橈骨神経 （C₅，C₆）
	長橈側手根伸筋 M. extensor carpi radialis longus	上腕骨外側上顆とその周辺	第2中手骨底	手を伸ばし，かつ外転する	〃（C₆，C₇）
	短橈側手根伸筋 M. extensor carpi radialis brevis		第3中手骨底		
	（総）指伸筋 M. extensor digitorum (communis)		第2～第5指の中節骨底と末節骨底	第2～第5指（末節・中節・基節）を伸ばす	
	小指伸筋 M. extensor digiti minimi		小指（第5指）の手背腱膜	小指（第5指）を伸ばす	〃（C₆～C₈）
	尺側手根伸筋 M. extensor carpi ulnaris	上腕骨外側上顆とその周辺	第5中手骨底	手を伸ばし，同時に内転する	
深層の筋	回外筋 M. supinator	尺骨回外筋稜，上腕骨の外側上顆	橈骨上端の外側面	前腕を回外する	〃（C₅～C₇）
	長母指外転筋 M. abductor pollicis longus	尺骨回外筋稜，前腕骨間膜	第1中手骨底	母指を外転する	
	長母指伸筋 M. extensor pollicis longus	前腕骨間膜，尺骨の後面	母指（第1指）の末節骨底	母指を伸ばす	
	短母指伸筋 M. extensor pollicis brevis	前腕骨間膜，橈骨の下部後面	母指（第1指）の基節骨底	母指基節を伸ばし，母指を外転する	〃（C₆～C₈）
	示指伸筋 M. extensor indicis	前腕骨間膜，尺骨の後面	第2指の指背腱膜	示指（第2指）を伸ばす	

5 手の腱膜と腱鞘

Ⓐ 腱　膜（図 4.28；☞図 4.22，図 4.25 ⓐ）

　前腕の腱膜は手首の近傍で肥厚し，背側で伸筋支帯 Retinaculum extensorum, 掌側で屈筋支帯 Retinaculum flexorum をつくる．これら両支帯はその下を通る前腕の伸・屈筋群の腱を支える働きをする．

　さらに掌側皮下には長掌筋 M. palmaris longus の腱が扇状に広がって各指の基節骨底に付着する．これを手掌腱膜 Aponeurosis palmaris という．

Side Memo

ガングリオン：手や手首に分布する関節滑液包（腱鞘 tendon sheath）に大量の滑液 synovia がたまると皮膚面から膨隆する．これをガングリオン ganglion といい，手背や手首に出来やすい．穿刺により滑液を排導し，副腎皮質ホルモンを注入しておけば，ほとんど関節や腱の運動障害を伴うことはない．

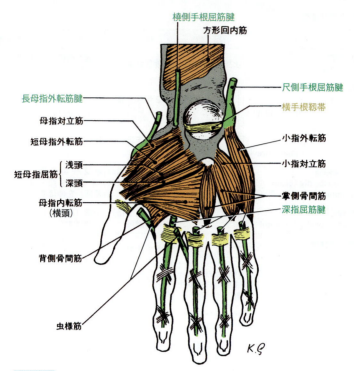

図 4.25 ⓐ 手掌の筋（右）

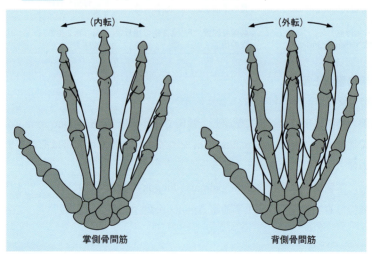

図 4.25 ⓑ 手の骨間筋（右側，背面）
矢印は，第3指（中指）を主軸として，第2，第4および第5指の運動方向を示す．
（分担解剖学　第11版，金原出版，1983）

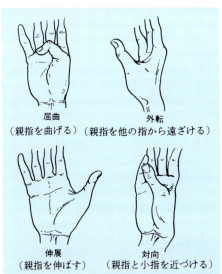

図 4.26　手の親指の運動

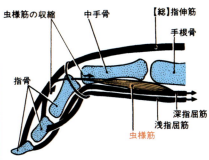

図 4.27　手の指の屈伸

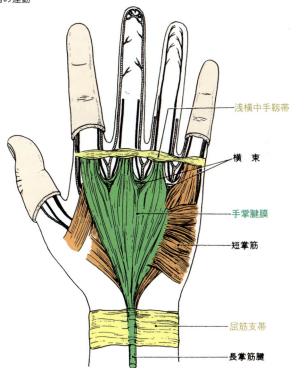

図 4.28　手掌腱膜（左手）（寺田，藤田による）

表 4.12 固有手筋

	筋 群	筋の名	作 用	支配神経
手掌の筋	母指球筋（群）[1]	**短母指外転筋** M. abductor pollicis brevis	母指をほかの指より遠ざける（外転）	正中神経 (C_6, C_7)
		短母指屈筋 [3] M. flexor pollicis brevis	母指基節を曲げる	
		母指内転筋 [4] M. adductor pollicis	母指を内転し，かつ対立位にする（小指の方へ近づける）	尺骨神経 (C_8, Th_1)
		母指対立筋 M. opponens pollicis		正中神経 (C_6, C_7)
	小指球筋（群）[2]	**短掌筋** M. palmaris brevis	小指球の皮膚にしわをつくる	尺骨神経 (C_8, Th_1)
		小指外転筋 M. abductor digiti minimi	小指を第4指から離す（外転）	
		短小指屈筋 M. flexor digiti minimi brevis	小指を曲げる	
		小指対立筋 M. opponens digiti minimi	小指を対立位にする（母指に近づける）	
	中手筋群 Mm. metacarpi	**掌側骨間筋** Mm. interossei palmares	第2，第4，第5指を第3指に近づける（内転）．MP関節を曲げ，IP関節を伸ばす	尺骨神経 (C_8, Th_1)
		虫様筋 Mm. lumbricales	第2〜第5指のMP関節を曲げ，IP関節を伸ばす	尺側2筋は尺骨神経，橈側2筋は正中神経
手背の筋	____	**背側骨間筋** Mm. interossei dorsales	第2，第4，第5指を第3指から遠ざける（外転）．MP関節を曲げ，IP関節を伸ばす	尺骨神経 (C_8, Th_1)

1）掌側で母指側の筋群の集まりによって出来るかたまりを母指球 Thenar という．
2）掌側で小指側の筋群の集まりによって出来るかたまりを小指球 Hypothenar という．
3）浅頭と深頭がある．
4）横頭と斜頭がある．

❸ 腱　鞘（滑液包 Bursa synovialis）（図 4.29）

　手根部の腱鞘は，前腕の筋の腱が伸筋支帯，屈筋支帯の下を通過するとき，両者の摩擦を防ぎ，腱運動を円滑化するために存在する．

1）手掌側の腱鞘（屈筋腱鞘）

　手根骨（有鉤骨，有頭骨と大・小菱形骨）と屈筋支帯で囲まれた空間（**手根管 Canalis carpi**）を屈筋腱とその腱鞘，および正中神経が通る．橈骨から尺側へ向かって，3つの腱鞘がある．

　　▸橈側手根屈筋の腱鞘

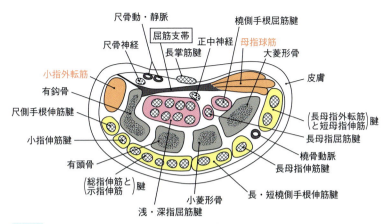

図 4.29 手根部の腱鞘（手根骨遠位部での横断面）
黄色は伸筋腱鞘，赤色は屈筋腱鞘を示す．

- 長母指屈筋の腱鞘（**総腱輪**）すべて手根管内
- 浅・深指屈筋の腱鞘

なお，手根管内の正中神経は，長い指の屈筋腱で圧迫されやすく，指の痛み，しびれ感，刺痛などを来たす．これを手根管症候群 carpal tunnel syndrome という．

2）手背側の腱鞘（伸筋腱鞘）

伸筋支帯の下に橈側から尺側へ向かって，6つの腱鞘がある．

- 長母指外転筋と短母指伸筋の腱鞘
- 長母指伸筋の腱鞘
- 長・短橈側手根伸筋の腱鞘
- 総指伸筋と示指伸筋の腱鞘
- 小指伸筋の腱鞘
- 尺側手根伸筋の腱鞘

なお，長母指外転筋と短母指伸筋の腱鞘は炎症を起こしやすく，橈骨の茎状突起あたりで強い痛みを感じる．

9　下肢の筋

下肢の筋 Mm. membri inferioris は次のように分けられる．
- 下肢帯筋 Mm. cinguli membri inferioris
- 大腿の筋 Mm. femoris
- 下腿の筋 Mm. cruris
- 足　筋 Mm. pedis

1　下肢帯筋　Mm. cinguli membri inferioris（図 4.30～図 4.32）

　下肢帯筋は骨盤筋ともいう．これを骨盤内筋と骨盤外筋に分ける．前者は胸椎，腰椎，腸骨翼から起こり，大腿骨の小転子 Trochanter minor または恥骨に付き，大腿を挙上しかつ外旋する．一方，後者は仙骨内面，寛骨内面から起こり，大腿骨の大転子 Trochanter major とその周辺に付き，大腿を外転，かつ外旋する．表 4.13 に要点をまとめておく．

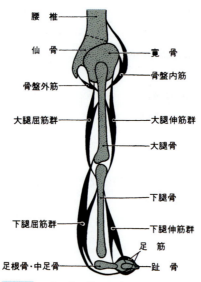

図 4.30　下肢の筋の模型図（藤田による）

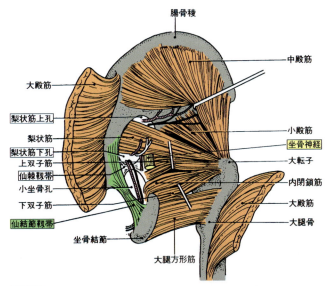

図 4.31　骨盤外筋（右後外方より見る）（寺田，藤田による）

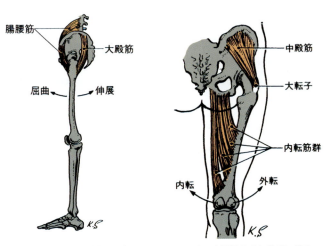

1．腸腰筋と大殿筋の場合　　2．中・小殿筋と内転筋群の場合

図 4.32　下肢帯筋と大腿の筋の拮抗作用

表 4.13　下肢帯筋（骨盤筋）

	筋の名	起　始	停　止	作　用	支配神経
骨盤内筋	腸腰筋 M. ilio-psoas				
	腸骨筋 M. iliacus	腸骨翼の内面	大腿骨小転子	大腿を屈曲し，かつ外旋する[1]	腰神経叢（Th$_{12}$〜L$_4$）
	大腰筋 M. psoas major	第12胸椎〜第4腰椎の椎体と肋骨突起			
	小腰筋 M. psoas minor	第12胸椎と第1腰椎	恥骨隆起		
骨盤外筋	大腿筋膜張筋 M. tensor fasciae latae	上前腸骨棘	腸脛靭帯	大腿筋膜を張る	上殿神経（L$_4$〜S$_2$）
	大殿筋 M. gluteus maximus	腸骨翼の外面後部，仙骨の外側縁	腸脛靭帯，大腿骨の殿筋粗面	大腿を伸展する[1]	下殿神経（L$_4$〜S$_2$）
	中殿筋 M. gluteus medius	腸骨翼の外面前部	大腿骨大転子	大腿を外転する[2]	上殿神経（L$_4$〜S$_2$）
	小殿筋 M. gluteus minimus	腸骨翼の外面下方			
	内閉鎖筋 M. obturatorius internus	寛骨内面の閉鎖膜	骨盤外に出て大腿骨の転子窩に付く	大腿を外旋する[3]	仙骨神経叢（L$_5$〜S$_3$）
	梨状筋 M. piriformis	仙骨前面（前仙骨孔の外側方）	骨盤外に出て大腿骨大転子に付く		
	上および下双子筋 M. gemellus superior et inferior	坐骨棘，坐骨結節	内閉鎖筋の腱		
	大腿方形筋 M. quadratus femoris	坐骨結節	大腿骨の転子間稜		
	外閉鎖筋 M. obturatorius externus	閉鎖膜	転子窩	大腿を外旋しまた内転する	閉鎖神経（L$_3$〜L$_4$）

1）腸腰筋は屈曲するときは，大殿筋と拮抗し（図 4.32–1），外旋するときは大腿内転筋と拮抗する.
2）中・小殿筋は，大腿内転筋と拮抗して大腿の内・外転に働く（図 4.32–2）.
3）骨盤外筋のうち，大腿の外旋に働く筋群（内・外閉鎖筋，梨状筋，上・下双子筋，大腿方形筋など）は，大腿の外旋に関して，大腿内転筋と拮抗する.

Side Memo

梨状筋の走行とその周辺の神経・血管（図 4.31）：梨状筋は大坐骨孔 Foramen ischiadicum majus（大坐骨切痕と仙棘靭帯 Lig. sacro-spinale がつくる）を通過しながら，これを2分する．上方の部分は梨状筋上孔 Foramen suprapiriforme といい，上殿神経と上殿動静脈が通り，下方の部分は梨状筋下孔 Foramen infrapiriforme といい，下殿神経，下殿動静脈，坐骨神経，後大腿皮神経，陰部神経および内陰部動静脈が通る．また大坐骨孔の下にある小孔を小坐骨孔 Foramen ischiadicum minus（小坐骨切痕と仙結節靭帯 Lig. sacro-tuberale がつくる）といい，ここを内閉鎖筋の腱，陰部神経および内陰部動静脈が通る.

2 | 大腿の筋 Mm. femoris （図 4.33, 図 4.34 ; ☞図 4.31, 図 4.32）

大腿の筋は 3 筋群に分けられる．すなわち①伸筋群：大腿前面に分布，②屈筋群：大腿後面に分布，および③内転筋群：大腿内側に分布．これらの筋群は大腿筋膜 Fascia lata からなる筋間中隔によって互いに隔てられている．そのうち外側（大腿）筋間中隔は伸筋群と屈筋群を，後側（大腿）筋間中隔（余り発達せず）は内転筋群と屈筋群を，また内側（大腿）筋間中隔は内転筋群と伸筋群を，それぞれ隔てている．なお，屈筋群は股関節の伸展と膝関節の屈曲に働く．そして，その形状からハムストリング hamstring と呼ばれ，下肢の加速機能に力強く作用するので，"ランニング筋" running musele の呼称もある．大腿の筋の要点を表 4.14 にまとめておく．

3 | 血管裂孔と筋裂孔 （図 4.35）

骨盤内筋である腸骨筋の筋膜 Fascia iliaca は，下方で鼡径靱帯 Lig. inguinale の下を通るところで厚くなり，腸恥筋膜弓 Arcus ilio-pectineus をつくって筋裂孔 Lacuna musculorum（腸腰筋，大腿神経が通る）と血管裂孔 Lacuna vasorum（大腿動静脈が通る）を境する．そして，大腿静脈の内側には大腿輪 Anulus femoralis* がある．

> *大腿輪（図 4.35）は前方を鼡径靱帯，外側を大腿静脈，内側を裂孔靱帯 Lig. lacunare によって囲まれた卵円形の腔所で，その中に脂肪組織や大腿輪リンパ節（ローゼンミューラーのリンパ節 Rosenmüller's lymph nodes）がある．このため大腿輪は腹圧に対する抵抗が弱く，腹部内臓が腹膜に包まれてここを通過し，伏在裂孔 Hiatus saphenus に達することがある．これが大腿ヘルニア femoral hernia で，男性より女性に多くみられる．

4 | 大腿筋膜 Fascia lata （図 4.36）

大腿筋膜は大腿全体を鞘状に覆う筋膜で，前上部は鼡径靱帯に連なる．この筋膜は鼡径靱帯の内下方で裂孔（伏在裂孔 Hiatus saphenus）をつくる．これは大腿輪 Anulus femoralis の出口をなすとともに，大伏在静脈や大腿部皮下のリンパ管の腹腔内への通路をもなす．また，大腿筋膜は大腿部外側で著しく肥厚して腸脛靱帯 Tractus ilio-tibialis（上前腸骨棘〜脛骨外側上顆を結ぶ）をつくり，大腿筋膜張筋と大殿筋の一部が付着する．

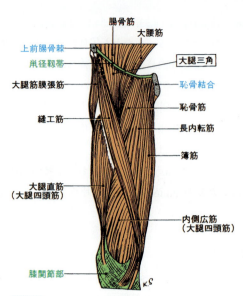

図 4.33　大腿伸側の筋（右側）

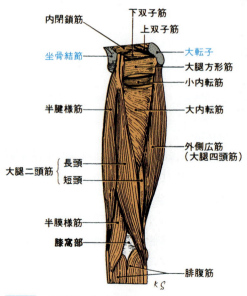

図 4.34　大腿屈側の筋（右側）

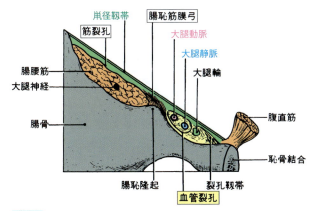

図 4.35 血管裂孔と筋裂孔（左側，骨盤内より見る）

5 下腿筋 Mm. cruris（図 4.37, ☞図 4.30）

Ⓐ 下腿の筋

前面にある伸筋群 extensors，外側にある外側筋群 lateral muscles および後面にある屈筋群 flexors に分けられる．①伸筋群はいずれも下腿骨または下腿骨間膜から起こり，足の骨に付く．支配神経はすべて深腓骨神経である．②外側筋群は，下腿骨から起こり，中足骨に付く．支配神経はすべて浅腓骨神経である．また③屈筋群は浅層筋と深層筋に分けられ，浅層筋は大腿骨から起こり，下腿骨または踵骨に付く．深層筋は下腿骨や下腿骨間膜から起こり，中足骨または趾骨に付く．屈筋群はいずれも脛骨神経支配を受ける．要点を表 4.15 にまとめておく．

Ⓑ 下腿筋膜 Fascia cruris

下腿の筋を包み込むが，脛骨内側面ではこれを欠く．この筋膜は筋間中隔をつくる．そのうち前下腿筋間中隔は長趾伸筋と長腓骨筋との間にあり，後下腿筋間中隔は長腓骨筋と下腿三頭筋（ヒラメ筋）との間にあって，下腿の筋を 3 群に分かつ．またこの筋膜は下腿後面で浅葉 Lobus superficialis と深葉 Lobus

> **Side Memo**
>
> **大腿三角 Trigonum femorale（スカルパ三角 Scarpa's triangle）（図 4.33）**：大腿の前面で，上方を鼡径靱帯，内側を長内転筋，外側を縫工筋によって囲まれる三角形の領域のことで，ここに大腿動静脈，大腿神経，大伏在静脈および鼡径リンパ節が分布していて，これらを皮膚の上から触診できる．
>
> **内転筋管 Canalis adductorius（ハンター管 Hunter's canal）（図 4.36 Ⓑ）**：大腿の筋のうち長内転筋，大内転筋および内側広筋の間に出来る腱膜性の管で，大腿の前内方を下行する．大腿動静脈はこの管を通り，下端の（内転筋）腱裂孔 Hiatus tendineus（adductorius）を出たあと膝窩部に達して，膝窩動静脈になる．

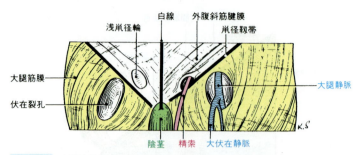

図 4.36 ⓐ 大腿筋膜とその周辺

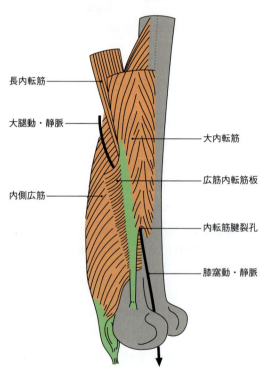

図 4.36 ⓑ 内転筋管の構成を示す半模型図
(寺田春水,藤田恒夫:解剖実習の手びき,南山堂,1978)

表 4.14 大腿の筋

筋群	筋の名	起始	停止	作用	支配神経
伸筋群	大腿四頭筋 M. quadriceps femoris		四頭は合して共同腱（膝蓋靭帯）をつくり脛骨粗面に付く	下腿を伸ばす（大腿直筋だけは大腿を上げる作用もある）	大腿神経 ($L_2 \sim L_4$)
	大腿直筋 M. rectus femoris	下前腸骨棘，寛骨臼上縁			
	外側広筋 M. vastus lateralis	大腿骨大転子，粗線外側唇			
	内側広筋 M. vastus medialis	転子間線，粗線内側唇			
	中間広筋 M. vastus intermedius	大腿骨体の前面			
	縫工筋 M. sartorius	上前腸骨棘のすぐ下	脛骨内側面	大腿を外転・外施し，大腿を挙上する	大腿神経 (L_2, L_3)
屈筋群	大腿二頭筋 M. biceps femoris				脛骨神経 ($L_5 \sim S_2$)
	長頭 Caput longum	坐骨結節	腓骨頭	下腿を曲げ，また外旋する	総腓骨神経 ($L_4 \sim S_1$)
	短頭 Caput breve	大腿骨の粗線外側唇			
	半膜様筋 M. semimembranosus	坐骨結節	脛骨内側顆	下腿を曲げ，また内旋する	脛骨神経 ($L_4 \sim S_4$)
	半腱様筋 M. semitendinosus	坐骨結節	脛骨内側顆		
内転筋群	恥骨筋 M. pectineus	恥骨上枝の前面	大腿骨の恥骨筋線	大腿を内転する	閉鎖神経 大腿神経 (L_2, L_3)
	薄筋 M. gracilis	恥骨結合の外側縁	脛骨上部内側	大腿を内転し，下腿を内旋する	閉鎖神経 ($L_2 \sim L_4$)
	長内転筋 M. adductor longus	恥骨結合の前面と恥骨結節	大腿骨粗線の内側唇中央部	大腿を内転する	閉鎖神経 (L_2, L_3)
	短内転筋 M. adductor brevis	恥骨結合と恥骨結節間			
	大内転筋 M. adductor magnus	坐骨下枝の前面	大腿骨粗線の内側唇〜内側上顆		閉鎖神経 (L_3, L_4)，脛骨神経

＊屈筋群の停止腱は，膝窩（ヒカガミ ham）の左右を囲む膝窩腱（膝窩 ham ＋ 腱の糸スジ string）を形成するので，ハムストリング hamstring と称する．また，ハムストリングは，股関節の伸展，膝関節の屈曲のみでなく，下肢の加速運動にも強力に働くので，ランニング筋 running muscle とも呼ばれる．

殿筋注射の場所：殿部のうち，上前腸骨棘と上後腸骨棘を結ぶ線と腸骨稜とで囲まれる領域は，筋肉（大・中・小殿筋）の発達がよく，かつ血管や神経の分布が少ないところである．このために筋肉内注射はしばしばこの領域内に行われる．

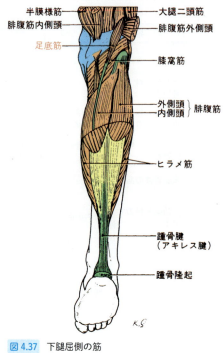

図 4.37 下腿屈側の筋

profundus とに分かれ，下腿三頭筋とその腱（踵骨腱 Tendo calcaneus ＝ アキレス腱 Tendo Achillis）を包み込む．

さらに，この筋膜は下腿伸側の外果 Malleolus lateralis と内果 Malleolus medialis の上部で厚くなり，上伸筋支帯をつくる（後出）．また内果および外果から足背を斜めに越えて足底の両側縁に延びて下伸筋支帯をつくり，下腿伸筋の腱を覆う．

6　足　筋 Mm. pedis（図 4.38）
Ⓐ 足　筋

足背筋 M. dorsalis pedis と足底筋 M. plantaris とに分けられる．足底筋はさらに母趾球筋，小趾球筋および中足筋に分けられる．要点を表 4.16 にまとめておく．足底筋はすべて足底腱膜で覆われる．また，足底筋はすべて足底神経（脛骨神経の枝）の支配を受ける．このため脛骨神経が麻痺すると，足と足趾の屈筋（母趾球筋，小趾球筋，中足部の筋など）が麻痺するため，足が足底の側に動かず

181

表 4.15　下腿筋群[1]

筋群	筋の名	起　始	停　止	作　用
伸筋群（深腓骨神経支配）[3][4]	前脛骨筋 M. tibialis anterior	脛骨上方の外側面，下腿骨間膜	内側（第1）楔状骨と第1中足骨の底面	足を背屈し，内側縁に上げる（回外）
	第三腓骨筋 M. fibularis tertius	腓骨の下部前面	第5中足骨	足の外側縁を上げる（回内）
	長母趾伸筋 M. extensor hallucis longus	腓骨の内側面，下腿骨間膜	母趾の末節骨底，一部基節骨底	足を背屈し，足の内側縁を上げる（回内）
	長趾伸筋 M. extensor digitorum longus	脛骨外側顆，腓骨前面，下腿骨間膜	第2～第5趾の趾背腱膜	母指を背曲し，足の外側縁を上げる（回内）
外側筋群（腓骨・神経支配浅）[3][5]	長腓骨筋 M. fibularis longus	腓骨外側面，脛骨小頭，脛腓関節包	内側楔状骨，第1中足骨底	足の外側縁を上げ（回内），足首を底曲する
	短腓骨筋 M. fibularis brevis	腓骨の外側面	第5中足骨粗面	
屈筋群（脛骨神経支配） 浅層筋群	下腿三頭筋[2] M. triceps surae (1)腓腹筋 　M. gastrocnemius			
	外側頭 Caput mediale	大腿骨外側上顆	⎫3筋は合して踵骨腱（アキレス腱）となり踵骨隆起に付く	⎫足首を底曲する
	内側頭 Caput laterale	大腿骨内側上顆		
	(2)ヒラメ筋 　M. soleus	脛骨の内側縁，ヒラメ筋腱弓		
	足底筋 M. plantaris	大腿骨外側上顆とその周辺部	踵骨隆起	
	膝窩筋 M. popliteus	同　上	脛骨の後面上部	膝関節を曲げ，下腿を内方に曲げる
深層筋群[6]	後脛骨筋 M. tibialis posterior	脛骨後面，腓骨の内側面，下腿骨間膜	足の舟状骨粗面，3つの楔状骨，立方骨，第2～第4中足骨底	足首を底曲する
	長趾屈筋 M. flexor digitorum longus	脛骨後面，下腿骨間膜	第2～第5趾の末節骨底	第2～第5趾末節を曲げる
	長母趾屈筋 M. flexor hallucis longus	腓骨後面，下腿骨間膜	母趾の末節骨底	母趾末節を曲げる

1）本書では "足の指" のことを "趾" と呼ぶことにする.
2）下腿筋群のうち一番大きな筋で，浅層の腓腹筋と深層のヒラメ筋とからなる. ヒラメ筋は完全に欠如することがある.
3）足の回内（外反 eversion）では足の外側縁を上げ，回外（内反 inversion）では足の内側縁を上げる. また，足首の回内―回外軸は距骨とその他の足根骨との間の関節，つまり距骨下関節と距踵舟関節（併せて下跳躍関節という）.
4）伸筋群は，足首の前で，上・下伸筋支帯を潜って，足背に出る.
5）長・短腓骨筋は，足首の外側で上・下腓骨筋支帯を潜って，足底に出る.
6）屈筋群の深層の筋は，足首の後ろで屈筋支帯の下を潜り，足底に出る.

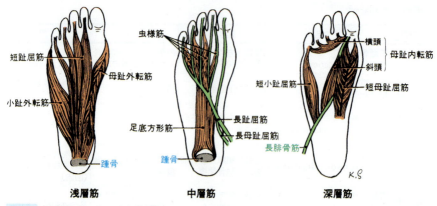

図 4.38 足底筋（Gardner より改写）

（つまり足底全面が地面についてべた足になる），つま先立ちが不能となり，鶏歩 cock's gait になる．

B 足の筋膜 fascia of foot

①**足背筋膜** Fascia dorsalis pedis：下腿伸側の筋膜と足背筋膜とは外果と内果の上部で厚くなり上伸筋支帯をつくる．また，両果の前方では足背を斜めに越えて足底両側縁に付く下伸筋支帯をつくる．下腿伸筋群の腱はこれらの靱帯の下を通り，腱の周囲は手背にみられると同様，腱鞘に取り囲まれている．

②**足底腱膜** Aponeurosis plantaris：足底の筋膜は皮下にあり，足底筋を覆う浅葉と骨間筋の下を覆う深葉とに分かれる．浅葉は足底中央部に強靱な腱膜（足底腱膜）をつくり，足底全体を覆う．この腱膜は手における手掌腱膜 Aponeurosis palmaris に相当する．そのほか，足底には下腿屈筋群の腱を取り巻く腱鞘が分布する．

③**足弓** Arcus plantaris：足弓の構成と機能については，Side memo p. 130, 3章，図 3.57 ⓐ を参照されたい．

Side Memo

アキレス腱反射 Achilles tendon reflex：膝関節を軽く曲げ，足を背方に曲げた状態でアキレス腱を叩くと，下腿三頭筋の収縮を来たす．この反射中枢は脊髄の第5腰髄～第2仙髄分節にあり，ここを通る反射弓が遮断されると反射は消失する．たとえば，慢性梅毒では脊髄後角が特異的におかされるが，その場合この反射は消失する．

バビンスキー現象 Babinski's sign：足底を軽く擦過すると，母趾球筋の収縮により母趾は足底の側に曲がる．しかし，脊髄炎などで運動神経の投射路が障害されると，母趾は足背の側に曲がる．これをバビンスキー現象といい，臨床的に脊髄反射 spinal reflex の異常の診断に応用される．

183

表 4.16 足 筋

筋群		筋の名	起 始	停 止	作 用	支配神経
足背筋	―	短母趾伸筋 M. extensor hallucis brevis	踵骨の外側上面	母趾基節骨底	母趾の背曲	深腓骨神経
		短趾伸筋 M. extensor digitorum brevis	踵骨前上面	第2〜第4趾の趾背腱膜	第2〜第4趾の背曲	
足底筋	母趾球筋[*1]	母趾外転筋 M. abductor hallucis	踵骨隆起の内側	母趾内側の種子骨，母趾の基節骨底	母趾の外転	内側足底神経
		短母趾屈筋 M. flexor hallucis brevis	内側・中間（第1，第2）楔状骨	母趾の内および外側種子骨	母趾の底曲	内側および外側足底神経
		母趾内転筋 M. adductor hallucis				
		斜頭 Caput obliquum	第2〜第4中足骨底	母趾基節骨底	母趾の内転	外側足底神経
		横頭 Caput transversum	第3〜第5中足趾節関節付近			
	小趾球筋[*2]	小趾外転筋 M. abductor digiti minimi	踵骨隆起	主に第5中足骨粗面	小趾の底曲と外転	外側足底神経
		短小趾屈筋 M. flexor digiti minimi brevis	第5中足骨底の周辺	第5趾基節骨底	小趾の底曲	
		小趾対立筋 M. opponens digiti minimi	同 上	第5中足骨の外側縁	小趾の底曲	
	中足筋	短趾屈筋 M. flexor digitorum brevis	踵骨隆起	第2〜第5趾中節骨底	第2〜第5趾中節の底曲	内側足底神経
		足底方形筋 M. quadratus plantae	踵骨の内側と外側	長趾屈筋腱に癒合する	第2〜第5趾中節の底曲	外側足底神経
		虫様筋[*3] Mm. lumbricales	長趾屈筋腱	第2〜第5趾の趾背腱膜	第2〜第5趾の底曲	内側および外側足底神経
		背側骨間筋 Mm. interossei dorsales	第1〜第5中足骨の対向縁	全趾骨の基節骨	全趾を外転し，MP関節を底曲する	外側足底神経と深腓骨神経
		底側骨間筋 Mm. interossei plantares	第3〜第5中足骨の内側	第3〜第5趾の趾背腱膜	第3〜第5趾を内転し，MP関節を底曲する	

＊1 足底で母趾側の筋群の集まりによるかたまりを母趾球という．そのうち，内転筋と外転筋は足弓を維持する

＊2 足底で小趾側の筋群の集まりによるかたまりを小趾球という．そのうち，小指対立筋は足弓を維持する．

＊3 虫様筋は足弓を維持する．

脈管系

5章

総　論

脈管系 Systema vasorum（図 5.1）は，血液 blood の循環にあずかる血管系 blood vascular system と，リンパ lymph の循環にあずかるリンパ系 lymphatic system に分けられ，それぞれ次のものからなる．

- 血管系：心臓 Cor，動脈 Arteria，静脈 Vena，毛細血管 Vas capillare（Vas hematocapillare）
- リンパ系：リンパ管 Vas lymphaticum，毛細リンパ管 Vas lymphocapillare，リンパ節 Lymphonodus

1　血管の分枝と吻合

血管は走行の途中で枝分かれして，側副脈管を形成したり，互いに連絡し合って吻合脈管をつくったりする．その主なものをあげておく．

Ⓐ 動脈網 Rete arteriosum（または動脈叢 Plexus arteriosus）

動脈と動脈の間に分枝，吻合をみるもので，全身いたるところに分布する．

Ⓑ 静脈網 Rete venosum（または静脈叢 Plexus venosus）

静脈と静脈の間に分枝，吻合をみるもので，動脈網と同様全身いたるところに分布する．そのうちでも特に分枝，吻合の著しいものとして，直腸下部の直腸静脈叢 Plexus venosus rectalis と精索の蔓状静脈叢 Plexus pampiniformis がある．

Ⓒ 怪　網 Rete mirabile

血管系は通常，動脈⇒毛細血管⇒静脈という流れを示すが，特殊な場合として，動脈⇒毛細血管⇒動脈という走行を示すものがある．これを怪網といい，腎小体を出入りする血管系，つまり輸入細動脈⇒糸球体 Glomerulus ⇒輸出細動脈にその例をみる．

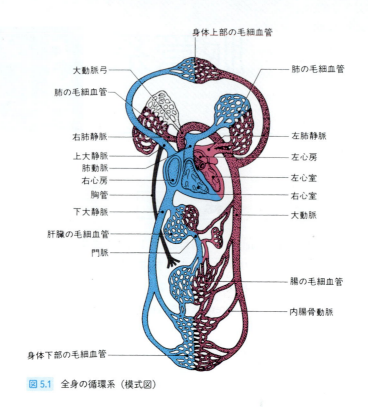

図 5.1　全身の循環系（模式図）

D 動静脈吻合 Anastomosis arteriovenosa（短縮循環 short circulation）（図 5.2）

　動脈が毛細血管網を経ることなく直接静脈に連絡するもので，手や足の指先（特に手掌や足底），陰茎海綿体，口唇，鼻背，耳介などにみられる．この吻合脈管の中膜の平滑筋線維は類上皮様構造を示し，何らかの分泌機能が示唆されている．この血管壁には血管運動神経 vasomotor nerve が豊富に分布していて，局所の血流や体温の調節に関与するという．

E 導出静脈 Vena emissaria

　頭蓋骨の骨質を貫いて，頭蓋の内と外の静脈を連絡するもの．

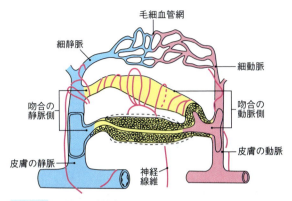

図 5.2 ⓐ 動静脈吻合模式図
手掌部外皮：赤太線は神経線維の分布，黄色が吻合部．

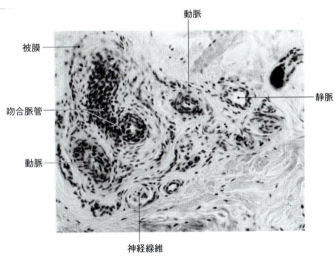

図 5.2 ⓑ 動静脈吻合（ヒト手掌部外皮），× 10

2 血管の構造（図 5.3）

動脈と静脈の構造は基本的には同じで，ともに3層構造を示す．すなわち，

- 内　膜 Tunica intima (Intima)：最内層は1層の扁平内皮，その外側に弾性線維を含む結合組織がある．なお近年，血管内皮細胞から強力な血管収縮作用を有するエンドセリン endothelin というペプチドが分泌されることが報告されている．

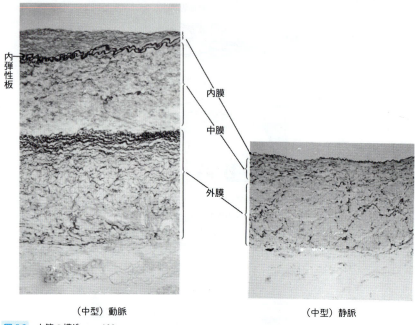

（中型）動脈　　　　　　　　　　　　（中型）静脈

図 5.3　血管の構造, × 100

- 中　膜 Tunica media（Media）：平滑筋と弾性線維とからなる．
- 外　膜 Tunica externa（Adventitia）：結合組織とわずかな平滑筋線維とからなる．

なお，外膜には血管を栄養する血管，すなわち"血管の血管"Vasa vasorum が分布する．

Ⓐ 動　脈 Arteria, artery

動脈は静脈に比べて中膜の発達がよく，そのうち中膜の弾性線維がよく発達しているものを弾性型動脈 artery of elastic type といい，大動脈 Aorta がこれに属する．一方，中膜の平滑筋線維がよく発達しているものを筋性型動脈 artery of muscular type といい，中〜小型動脈がこれに属する．弾性型動脈は心臓から強い圧力で押し出される血液に対応するだけの弾性をもち，これに対して筋性型動脈は弾性型動脈を通過する血液をさらに末梢に送りとどけるだけの収縮力を備える．

Ⓑ 静　脈 Vena, vein

動脈に比べて，中膜の発達が悪い．静脈，特に四肢に分布する静脈の内膜には

ポケット状に突出した特殊な装置がある（静脈弁 Valvula venosa）．これは重力に逆らって血液を心臓へ送り込むための逆止弁装置である．

ⓒ 毛細血管 Vas capillare, blood capillary（図 5.4 ⓐ, ⓑ）

　毛細血管は，動脈や静脈と異なり，3層構造をとらず，管腔面を覆う1層の扁平な内皮細胞と基底膜からなり，その周囲を外膜細胞 pericyte とわずかな格子線維 lattice fiber とが取り巻く．毛細血管を介して血液と組織液との間で物質交換が行われる．なお，毛細血管から濾し出された組織液 tissue fluid のうち，一部はリンパとして毛細リンパ管へ吸収される．

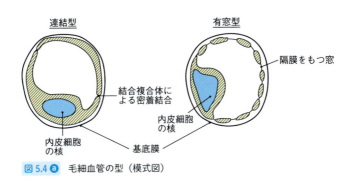

図 5.4 ⓐ　毛細血管の型（模式図）

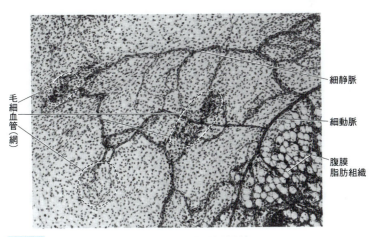

図 5.4 ⓑ　毛細血管（網）の分布（ウサギ腹膜，伸展標本）

3 血管系の支配神経

血管と心臓には自律神経系に属する血管運動神経 vasomotor nerves が分布する．そのうち交感神経が刺激されると，血管は収縮し，心臓機能は亢進する．また副交感神経が刺激されると，これと逆の現象が起こる．

> **Side Memo**
>
> **終動脈 end artery（図5.5）**：大脳皮質の一部，肺，腎臓，脾臓，眼球の網膜などに分布する動脈は，その走行中に枝分かれはしても互いに吻合することなく，毛細血管に達する．このような動脈を終動脈といい，その経路の一部が血栓や脂肪栓などで閉塞すると，それより先端の動脈血流が停止して組織の壊死 necrosis を来たす．
>
>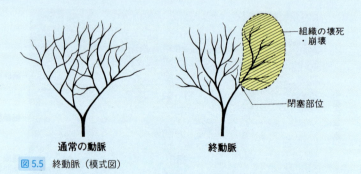
>
> 図 5.5　終動脈（模式図）
>
> **細動静脈（☞図5.2，図5.4 ⓐ，ⓑ）**：毛細血管はその手前で細動脈 Arteriola（毛細血管前動脈 precapillary artery），そのうしろで細静脈 Venula（毛細血管後静脈 postcapillary venule）にそれぞれ連なっている．これらの血管はともに1層の扁平内皮の内膜，わずかな平滑筋線維の中膜，および薄い疎性結合組織の外膜の3層構造をとる．このうち細動脈は血流に対する抵抗が強く，ここの平滑筋の収縮・弛緩の動態が動脈血圧 arterial blood pressure を大きく左右する．

各　　論

1　心　　臓

1　心臓の位置と外観（図 5.6 ⓐ, ⓑ, 図 5.7）

　心臓 Cor, heart はほぼ手拳大の大きさで，左右の肺のあいだで縦隔 Mediastinum の中部に位置する．その下面は横隔膜 Diaphragma と接し，前方下端はやや左側に尖って心尖 Apex cordis をなす．心尖の位置は左乳頭線 Linea mamillaris sinistra 上で第 5 肋間隙にあり，この部で心尖拍動を触れる．また，心臓の後方上部は広い表面をなし心底 Basis cordis といい，心臓に連なる動静脈の出入口となる．心臓の軸 Axis cordis は心底の中心から心尖に向かい，右後上方から左前下方に走る．

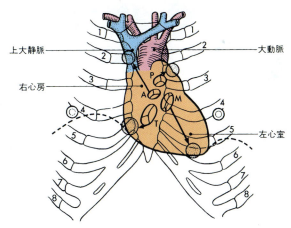

図 5.6 ⓐ　心臓の胸郭内における位置
心臓弁の位置はＡ：大動脈弁，Ｐ：肺動脈弁，Ｔ：三尖弁，Ｍ：僧帽弁（二尖弁）で示す．また，矢印の先端の○印は心臓弁の音を聴診できる場所を示す．

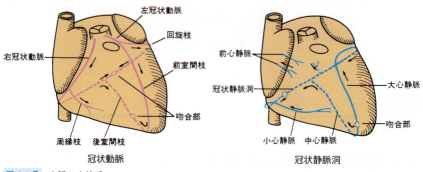

図 5.6 ⓑ 心臓の血管系

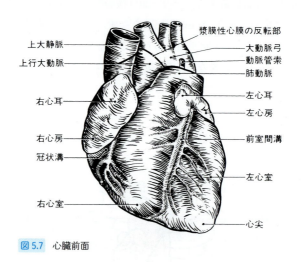

図 5.7 心臓前面

Side Memo

心筋梗塞と狭心症：心臓の栄養血管である冠状動脈は加齢とともにその壁が厚くなり，管腔は狭まる．このようなとき冠状動脈の枝の一部が血栓や脂肪栓などで閉塞すると，閉塞部より末梢の心筋は壊死する．これを心筋梗塞 myocardial infarction といい，高齢者に多くみられる．激しい心臓部の疼痛と呼吸困難 dyspnea を伴う．一方，管腔が狭小化した人では，急激な運動により心筋の酸素欠乏を来たし，激しい心臓部の痛みを訴えることがある．これを狭心症 angina pectoris という．狭心症では心筋の壊死は起こらない．心筋梗塞，狭心症ともに，一刻の猶予も許されず，早急な診断と処置が必須である．

2 心臓の溝と血管（図5.6, 図5.7）

Ⓐ 冠状溝 Sulcus coronarius

心房と心室との境にある溝で，冠状静脈洞 Sinus coronarius と左右の冠状動脈 A. coronaria sinistra et dextra が走る．

Ⓑ 室間溝 Sulci interventriculares

左右の心室の境に一致してみられる溝で，心臓の前面と後面に1条ずつあり，次の血管が走る．

- 前室間溝
  - 左冠状動脈の枝である前室間枝 Ramus interventricularis anterior（主に左の心房と心室に分布）
  - 大心（臓）静脈 V. cordis magna
- 後室間溝
  - 右冠状動脈の枝である後室間枝 Ramus interventricularis posterior（主に右の心房と心室に分布）
  - 中心（臓）静脈 V. cordis media

3 心　膜 Pericardium（図5.8）

心臓の表面を覆う膜で次のものがある．

Ⓐ 漿膜性心膜 Pericardium serosum

- 臓側板 Lamina visceralis（心外膜 Epicardium ともいう）：心臓表面（心筋層）と密着して直接これを覆う．
- 壁側板 Lamina parietalis：臓側板の外面にあり，線維性心膜と密着する．

この2板は心底部の動静脈基部で互いに反転し合って1つの腔をなす．これが

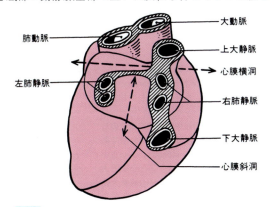

図5.8　漿膜性心膜の折れ返り
心臓の後面，斜線部の周縁で折れ返る．

心膜腔 Cavum pericardii で，その中に少量の心膜液 pericardial fluid（漿液）を入れる．

❽ 線維性心膜 Pericardium fibrosum

漿膜性心膜の壁側板の外側にあり，かつこれと密着する．一方心臓の下面で横隔膜と，側面で縦隔胸膜と，前面で前胸壁と密着し，さらに上部で血管外膜に移行する．したがって線維性心膜は心臓を縦隔内にしっかり固定するのである．

4　漿膜性心膜の折れ返り（図 5.8）

漿膜性心膜は前述のごとく心底部の動静脈基部で反転し合っている．つまり大動脈と肺動脈（幹）を，また左・右肺静脈と上・下大静脈をそれぞれ共通に包みながら折れ返る．そして心臓を出入りする動脈と静脈とは漿膜性心膜によって別々に包まれるわけで，ここに心膜横洞が形成される．また，左右の肺静脈が左心房へ注ぐ背側面で，漿膜性心膜は折れ返っていて心膜斜洞を形成する．横洞も斜洞も心膜腔の一部である．

5　心臓の内腔（図 5.10）

心臓は中空性器官であり，心房中隔 Septum interatriale と心室中隔 Septum interventriculare とで左右の腔に分けられる．さらに，左右の腔は，房室弁 Valvae atrio-ventriculares により心房 Atrium cordis と心室 Ventriculus cordis とに分けられる．結局，心臓は左右の心房と心室の4室に分けられる．
なお心房と心室の筋性中隔は心臓を左右に分かつが，これら中隔の境界には一部膜性の中隔がある．これは発生の途中2つの筋性中隔がうまく癒合し合わなかっ

Side Memo

心膜炎：漿膜性心膜の炎症に際しては，心膜腔に多量の心膜液（漿液）や，時として出血した血液が貯留する（心タンポナーデ cardiae tamponade）．すると心拍出量は減少し，心臓への静脈血の還流が減り，血圧が低下してしまう．

ファローの四徴症 tetralogy of Fallot（図 5.9）：心臓の発生過程で動脈幹円錐中隔の前方変位のために起こる心円錐 Conus cordis の不等分割である．①肺動脈狭窄 pulmonary stenosis，②心室中隔欠損 ventricular septal defect，③右心室肥大 right ventricular hypertrophy および④騎乗大動脈 overriding aorta が起こる．この発生奇形では，肺への血流が低下し，心臓の左右の血流が混合してチアノーゼ cyanosis を来たす．心臓奇形のうち最も重要なものであるが，手術によって完全に回復できるので生命に別状はない．

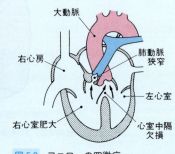

図 5.9　ファローの四徴症

たために出来たものである．この膜性中隔のうち1つは房室中隔 Septum atrio-ventriculare といい，右心房と左心室とを境し，他の1つは心室中隔膜性部といい，左右の心室上部を境する．

Ⓐ 左右の心房 Atrium sinistrum et dextrum（図 5.11）

心房の壁は心室に比べて薄い．右心房には上・下大静脈と冠状静脈洞が開口し，左心房には肺静脈が開口する．左右心房の上方には筋線維が網状に交錯する櫛状筋があるが，ここは心耳 Auricula atrii に相当する．

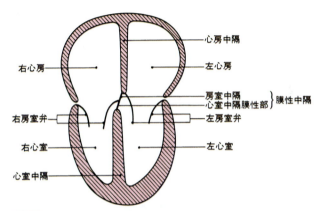

図 5.10　心臓の内腔（模型図）

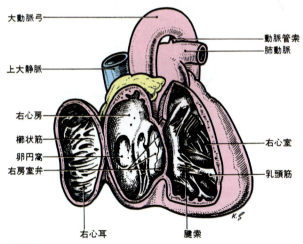

図 5.11　右心房と右心室の内面（右側より見る）

心房中隔のうち右心房の壁には小さな陥凹がみられ，卵円窩 Fossa ovalis という．これは胎生期の卵円孔 Foramen ovale のなごりである．時として，出生後も卵円孔が閉鎖せず残存することがある（卵円孔開存症 patent foramen ovale）．

なお近年，心房の横紋筋から Na 利尿ペプチド（ANP）が分泌されることが判って来た（☞9章，p.387）．

❽ 左右の心室 Ventriculus sinister et dexter（図5.11，図5.12）

心室の壁は心房に比べ，厚くてよく発達している．特に左心室においてその発達は著しい．心室の壁をみると筋層は網状に交錯しながら，心室腔に多数の小突起（肉柱 Trabeculae carneae）を出しており，その一部はさらに腔内を下方から上方へ向けて太く長くタケノコ状に伸びている．これを乳頭筋 Mm. papillares という．乳頭筋の先端には強靱な腱索 Chordae tendineae があり，房室弁 Valvae atrio-ventriculares に連絡する．

なお，心室壁内面の一部には肉柱のない平滑な場所がある．ここは右心室では肺動脈（幹），左心室では大動脈に続くところで，心臓の外面からは円錐状の膨隆として観察される．この部は動脈円錐という．

動脈円錐からは，右心室では肺動脈（幹），左心室では大動脈が起こるが，これ

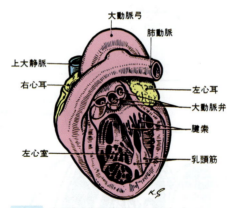

図5.12　左心室の内面（左側より見る）

Side Memo

左室肥大：大動脈弁閉鎖不全や高血圧，さらにスポーツマン心臓では，左室肥大を伴うことが多い．左心室の壁が著しく肥厚する．

心内膜炎と弁閉鎖不全：心内膜は緑色連鎖球菌やブドウ球菌などの細菌感染，とくに扁桃炎に合併して侵されることが多い．その場合，心臓の弁も同時に侵されることが多く，感染が治癒したあと弁膜の癒着や瘢痕形成を残して，弁膜の開閉不全（とくに閉鎖不全 insufficiency）や狭窄 stenosis を来たす．症状は一般に重篤で，予後も概して不良である．

ら動脈の起始部を肺動脈口 Ostium trunci pulmonalis, 大動脈口 Ostium aortae といい, それぞれ肺動脈弁 Valva trunci pulmonalis, 大動脈弁 Valva aortae を備える.

6 心臓の弁装置（図 5.13, 図 5.14）

心臓の弁は左右の心房から心室への入口すなわち房室口 Ostia atrio-ventricularia と, 出口すなわち動脈口 Ostia arteriosa にある.

Ⓐ 房室弁 Valvae atrio-ventriculares

落下傘がさかさまに開いたような形をしており, 傘の部分が弁膜, 紐の部分が

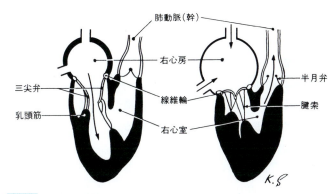

図 5.13　心臓の弁装置
右心房と右心室を例にとる. 矢印は血流の方向を示す.

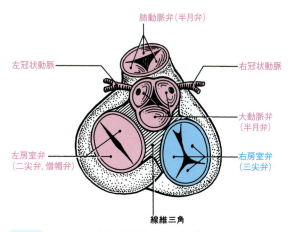

図 5.14　動脈弁と房室弁（心臓を上より見る）

腱索に相当する．前述のように腱索は乳頭筋に続き，乳頭筋は心室壁に付着する．右房室弁は三尖弁 Valvula tricuspidalis，左房室弁は二尖弁 Valvula bicuspidalis（または僧帽弁 Valvula mitralis）である．左右の房室弁は心室から心房へ血液が逆流するのを防ぐ働きをする．

Ⓑ 動脈弁 Valvae arteriosae

3枚のポケット状で動脈口近くにある．各ポケットの入口は動脈側にあり，その底は心室側にある．そしてこれら3枚の弁は上方からのぞくと，動脈口を三等分して半月状に見えるので半月弁 Valvulae semilunares の名がある．大動脈口にある弁は大動脈弁 Valva aortae，肺動脈口にある弁は肺動脈弁 Valva trunci pulmonalis という．動脈弁はいずれも動脈から心室へ血液が逆流するのを防ぐ働きをする．

7 心臓壁の構成

Ⓐ 心内膜 Endocardium

血管内膜の延長で，1層の内皮細胞と結合組織からなる．心臓の弁装置は心内膜が心臓腔内に突出・肥厚して出来たものである．

Ⓑ 心筋層 Myocardium（図5.15, 図5.16）

横紋筋からなる．まず心房は2層の筋層からなる．すなわち，内筋層は縦走して左右の心房を別々に取り巻き，外筋層は輪走して左右の心房を共通に取り巻く．心房中隔は，縦走する内筋層のみからなる．

心室は3層の筋層からなる．すなわち内筋層は斜走し，中筋層は輪走して左右の心室を別々に取り巻く．一方，外筋層は斜走して左右の心室を共通に取り巻く．したがって心室中隔は内筋層と中筋層の2層からなる．また心尖では外筋層の走行は渦状を示している（心渦 Vortex cordis）．これは内筋層が心尖で外筋層に移行するとき，その走行を急激に変えるために起きる現象である．

さて，心房と心室の壁を共通に取り巻く筋層はなく，おのおのの筋層は独立していて，その境界は心筋を欠く．しかし，この境界には強靱な結合組織（線維輪 Anuli fibrosi）が介在する．そして筋層による連絡をもたない心房と心室を機能的に連絡するのは，特殊心筋（刺激伝導系，☞ p.200, 図5.17）なのである．

Ⓒ 心　膜 Pericardium

既述のように漿膜性心膜と線維性心膜とからなり，これらは心臓の表面を覆うとともに，これを保護する．

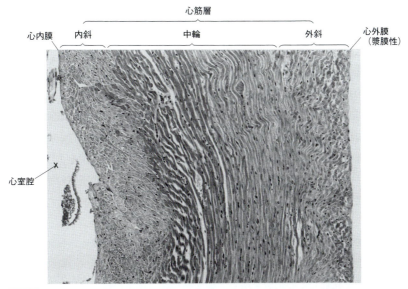

図 5.15 左心室の構成
左心室の構成（イヌ，横断面）

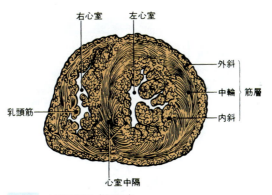

図 5.16 心室の筋層（横断図）

8 刺激伝導系 conducting system （図 5.17；☞ 1 章，図 1.31）

　心内膜下に分布する特殊な心筋線維で，その筋形質 sarcoplasm はグリコーゲンに富む．この心筋線維が心臓各室の筋層と連絡することによって，一定部位に起こる刺激が心筋全体に伝えられる．刺激伝導系は次の 2 系からなる．

Ⓐ 洞房系 sino-atrial system

右心房の上大静脈の開口部付近にある洞房結節 sino-atrial node（キース・フラック結節 Keith-Flack's node）から起こり，右心房の内面に放散する．

Ⓑ 房室系 atrio-ventricular system

右心房の冠状静脈洞の開口部付近にある房室結節 atrio-ventricular node（田原結節 Tawara's node）から起こり，房室束 atrio-ventricular bundle（ヒス束 bundle of His）となって心房中隔下端を前進し，線維輪を斜めに貫いたのち心室中隔の上縁に達する．ここで左右の2脚に分かれ，左右の心室壁を下降しながら多数の枝に分かれてプルキンエ線維 Purkinje fibers となり，心室壁の筋や乳頭筋の基部に達する．

9 心臓の神経支配（図 5.18, ⤳図 5.17）

心臓は自律神経の支配を受けて活動する．そのうち交感神経（心臓神経叢）は心臓の機能を亢進して心拍数を増し，副交感神経（迷走神経）はこれとは逆の働

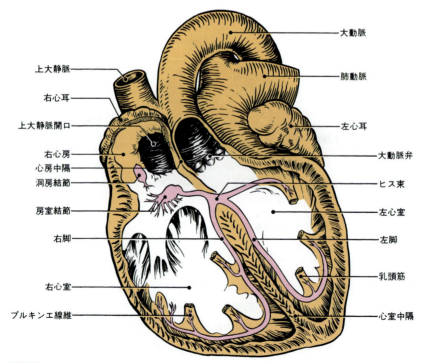

図 5.17　刺激伝導系（模型図）

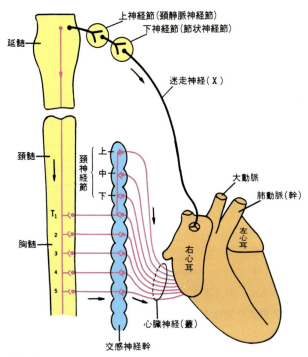

図 5.18　心臓の神経支配

きをする．これらの神経は刺激伝導系と一般心筋の両方に分布する．一方，心臓の栄養血管である冠状動脈の神経支配は心筋のそれとは逆で，交感神経により動脈は拡張し，迷走神経によって動脈は収縮する．

2　小循環（肺循環）

　小循環 Circulus sanguinis minor は肺循環 pulmonary circulation ともいい，右心室のよごれた静脈血を肺動脈（幹）Truncus pulmonalis によって肺に運び込

> **Side Memo**
> 心臓のペースメーカーと刺激伝導障害：心臓の興奮は刺激伝導系のどこからでも起こる．しかし，実際は洞房結節の調律（70/min）が房室結節の調律（40/min）やヒス束 bundle of His の調律（20/min）を上まわるため，洞房結節がペースメーカー（歩調どり）pacemaker として働く．刺激伝導系にはさまざまな障害が起こり得るわけであるが，その場合心臓の収縮・弛緩の調律はくずれてしまい，かつ障害の部位と程度によっていろいろの病的現象があらわれる．したがって，このような場合，人工ペースメーカーを体内に埋め込み，歩調どりを補助する．この精密機器は 10 年間作動し続けるのである．

み，肺胞壁の毛細血管と肺胞腔との間でのガス交換によって生ずる新鮮な動脈血を肺静脈 Vv. pulmonales によって左心房に運び込む循環系である．

1 肺動脈（幹）（図 5.19）

右心室の肺動脈口 Ostium trunci pulmonalis から起こり，大動脈起始部の前を左方へ走ったのち，大動脈弓 Arcus aortae の下で左右の肺動脈 A. pulmonalis dextra et sinistra に分かれる．左右の肺動脈は肺門 Hilus pulmonis に達してからは，気管支と共に肺実質内に入る．肺動脈は終動脈 end artery の一つである．

なお，肺動脈幹は胎生期には大動脈と交通して動脈管 Ductus arteriosus（ボタロー管 Ductus Botalli）をなす．しかし，生後この交通はとだえて，動脈管索となる．

2 肺静脈（図 5.19）

肺静脈は左右2本ずつ計4本あり，それぞれ内方に走って左心房に入る．肺静脈は肺実質内で肺動脈や気管支動脈とは伴行せず，単独に走行している．

3 肺循環の神経支配

肺動脈は自律神経の支配を受ける．交感神経によって収縮し，副交感神経（迷走神経）によって拡張するが，これら神経の作用はあまり強くない．

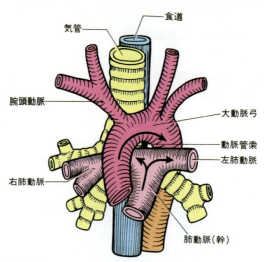

図 5.19　大動脈，肺動脈幹，気管分岐部の位置関係

3 大循環（体循環）

　大循環 Circulus sanguinis major は体循環 systemic circulation ともいい，左心室から出る動脈血を大動脈 Aorta によって身体の末梢に運び，毛細血管と組織との間で物質交換を行ったのちあとの静脈血を，上・下大静脈 V. cava superior et inferior や冠状静脈洞 Sinus coronarius によって右心房へ運び込む循環系である．
　大循環を動脈系と静脈系に分かつ．

〔動 脈 系〕

1 大動脈 Aorta（図 5.20）

　大動脈は左心室の大動脈口 Ostium aortae から始まる．まず上行して上行大動脈 Aorta ascendens となり，次いで左後方に弓状に弯曲した大動脈弓 Arcus aortae となる．大動脈弓は脊椎の左側に達すると，これに沿って横隔膜まで下行

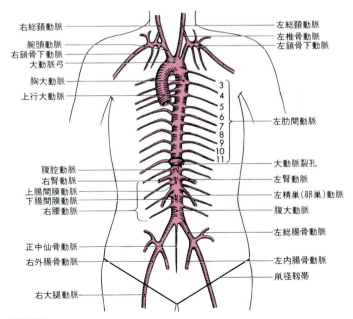

図 5.20　大動脈とその枝

するが，この部を胸大動脈 Aorta thoracica という．さらに胸大動脈は横隔膜の大動脈裂孔 Hiatus aorticus を貫いて腹腔に入り，脊椎の前左側を第4腰椎の高さまで下行する．これが腹大動脈 Aorta abdominalis である．ついで腹大動脈は左右の総腸骨動脈 A. iliaca communis sinistra et dextra に分かれて終わる．

以上のように，大動脈は，

大動脈裂孔（横隔膜）
上行大動脈 ─→ 大動脈弓 ─→ 胸大動脈 ─◊→ 腹大動脈

に分けられる．なお，胸大動脈と腹大動脈とを併せて下行大動脈 Aorta descendens ともいう．

2 上行大動脈 Aorta ascendens（図 5.20）

上行大動脈は，その右側後方で肺動脈（幹）に接しながら走り大動脈弓に連なる．大動脈の起始部は外がわに向かって球状に膨出して大動脈球 Bulbus aortae をなす．そして，ここから大動脈の最初の枝である左右の冠状動脈を心臓壁に出す．

3 大動脈弓 Arcus aortae（図 5.20, 図 5.22 ⓐ）

大動脈弓の上方（頭側）に凸の管壁から，右から順に次の3枝が出るのが最も普通型である．

> **Side Memo**
>
> **大動脈狭窄症 coarctation of aorta**（図 5.21）：血管系の発生過程で，大動脈と動脈管 Ductus arteriosus の吻合部の前方か後方で大動脈が狭窄することがある．前方狭窄では，動脈管は開存し肺静脈と大動脈の間に血液の交流がある．一方，後方狭窄では，動脈管は閉鎖し副側血流路が形成されて，下半身への血流が補償される．狭窄の一原因は，大動脈の形成中に動脈管の筋組織が大動脈壁の一部に取り込まれてしまい，その結果，動脈管が出生時に収縮するとき，大動脈中の動脈管由来の筋組織もまた収縮してしまうためと考えられている．

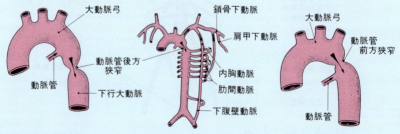

図 5.21 大動脈狭窄症

$$\text{大動脈弓} \begin{cases} \text{（右）—腕頭動脈 Truncus brachio-cephalicus} \\ \text{—左総頚動脈 A. carotis communis sinistra} \\ \text{（左）—左鎖骨下動脈 A. subclavia sinistra} \end{cases}$$

一方，大動脈弓の下方に凹の管壁からは，胎生期に肺動脈幹と連絡する動脈管 Ductus arteriosus が分枝しているが，これは生後間もなく閉鎖して動脈管索 Lig. arteriosum となる．

Ⓐ 腕頭動脈 Truncus brachio-cephalicus（図 5.22 ⓐ）

大動脈弓の3分枝のうちでは最も太く，気管の前方を右上方に走り，右胸鎖関節の後で右総頚動脈 A. carotis communis dextra と右鎖骨下動脈 A. subclavia dextra とに分かれる．

Ⓑ 総頚動脈 A. carotis communis（図 5.22 ⓐ）

総頚動脈は，左右1対あり，主に頭部（脳と顔面）の栄養にあずかる．気管と喉頭の両側を上行し，甲状軟骨上縁の高さで外頚動脈 A. carotis externa と内頚動脈 A. carotis interna とに分かれる．総頚動脈はこの走行の途中，頚部に枝を出すことはない．

1）内頚動脈 A. carotis interna（図 5.22 ⓐ）

総頚動脈から分枝したのち咽頭両側を上行して，側頭骨の頚動脈管 Canalis caroticus に入る．そして頭蓋内に達してからは，視神経管の後で眼動脈 A. ophthalmica を分枝した後，内側後方に曲がって大脳動脈 Aa. cerebri となる．

内頚動脈の枝を表5.1 にまとめておく．

大脳動脈輪 Circulus arteriosus cerebri（図 5.22 ⓐ，ⓑ）：左右の前・中大脳動脈は，椎骨動脈 A. vertebralis（⇒脳底動脈 A. basilaris）の枝である後大脳動脈と後交通動脈を介して吻合して動脈輪をつくる．これが大脳動脈輪（ウィリスの動脈輪 Circulus arteriosus Willisi）であり，この動脈輪は，

$$\left. \begin{array}{l} \text{・前交通動脈（1本）} \\ \text{・前大脳動脈（2本）} \\ \text{・中大脳動脈（2本）} \\ \text{・後交通動脈（2本）} \\ \text{・後大脳動脈（2本）} \end{array} \right\} \text{から構成される.}$$

動脈輪はトルコ鞍の周囲にあり，視索交叉，下垂体漏斗，乳頭体などを囲む．その意義は，脳内の血液循環を安全かつ均等に保たせることである．すな

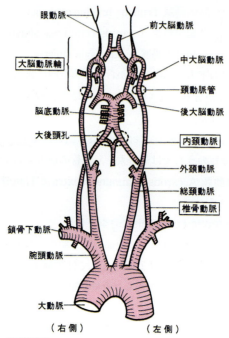

図 5.22 ⓐ 脳への血液路
（内頸動脈，椎骨動脈，大脳動脈輪）

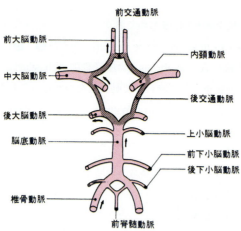

図 5.22 ⓑ 大脳動脈輪（点の部分）と脳底動脈の枝
矢印は血流の方向を示す．

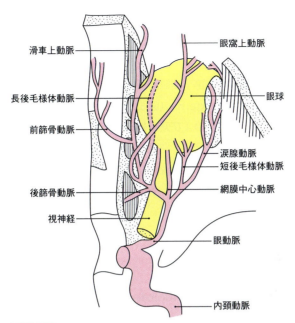

図 5.22 c　眼動脈とその枝

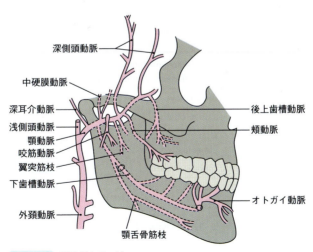

図 5.22 d　顎動脈とその枝

わち，この動脈輪の構成にあずかる動脈の一部に閉塞，破断などの障害が起これば，残りの動脈から血液が供給されて，脳内の血液循環を補償するのである．

眼動脈とその枝

主に眼窩内の諸臓器に分泌する眼動脈とその枝を図 5.22 **C** に示す．

2）外頚動脈 A. carotis externa（図 5.23）

外頚動脈は顔面，前頚部および頭蓋外壁に分布する．総頚動脈から分岐したあと，下顎角の後内側を通り，下顎頚の高さで，2 終枝すなわち顎動脈 A. maxillaris と浅側頭動脈 A. temporalis superficialis とに分かれる．この走行中に出す主な枝は，下方から順に，

- 上甲状腺動脈 A. thyroidea superior
- 舌動脈 A. lingualis
- 顔面動脈 A. facialis
- 後頭動脈 A. occipitalis }がある．
- 上行咽頭動脈 A. pharyngea ascendens
- 後耳介動脈 A. auricularis posterior

表 5.1 内頚動脈の枝とその分布領域

第 1 次分枝	第 2 次分枝	分布領域
眼動脈 A. ophthalmica （主に眼窩内に分布する）	網膜中心動脈 A. centralis retinae	網膜（終動脈である）
	前毛様体動脈 Aa. ciliares anteriores 長後毛様体動脈 Aa. ciliares posteriores longae 短後毛様体動脈 Aa. ciliares posteriores breves	毛様体，虹彩，脈絡膜
	涙腺動脈 A. lacrimalis	涙　腺
	眼窩上動脈 A. supraorbitalis	眼輪筋，前頭筋，前頭部皮膚
	前篩骨動脈 A. ethmoidalis anterior 後篩骨動脈 A. ethmoidalis posterior	鼻腔壁，前頭洞，篩骨洞
	滑車上動脈 A. supratrochlearis	眼窩上動脈と吻合する
	内側眼瞼動脈 Aa. palpebrales mediales	上・下眼瞼の内側部
	筋　枝 Rm. musculares	6 つの眼筋*と上眼瞼挙筋
大脳動脈 Aa. cerebri （主に大脳，脳幹に分布する）	前脈絡叢動脈 A. chor (i) oidea anterior	側脳室脈絡叢
	前大脳動脈 A. cerebri anterior 中大脳動脈 A. cerebri media	大脳の前および中部． 左右の前大脳動脈は，交通枝で吻合する（前交通動脈）
	後交通動脈 A. communicans posterior	椎骨動脈の枝である後大脳動脈と交通する

(*☞10 章，p. 468，表 10.4)

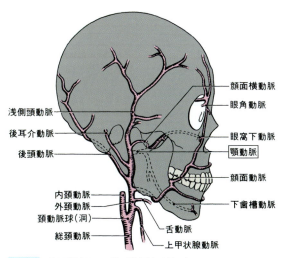

図 5.23 外頸動脈とその枝（右側より見る）

Side Memo

頸動脈小体とその機能：総頸動脈分岐部には赤味をおびた米粒大の小体（頸動脈小体 Glomus caroticum）（図 5.24）がある．この小体は上皮様細胞（小体細胞 glomus cell といい，カテコールアミンやアセチルコリンを分泌する）からなる．この小体は，血管に富んでいて，血液の性状変化（酸素分圧，炭酸ガス分圧，pH の変化など）を感受する化学受容器 chemoreceptor としての働きをするという．つまり，血液の性状変化を感受し，その刺激を呼吸中枢へ伝え，呼吸運動を早めたり遅らせたりして，血液の化学的性状を一定に保たせるわけである．頸動脈小体には，舌咽神経（IX，求心性），迷走神経（X，遠心性）および交感神経（上頸神経節，遠心性）からの各線維が入り込んでいる．

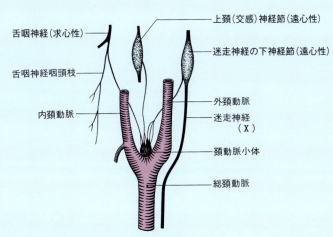

図 5.24 頸動脈小体と神経支配（右側後面）

表 5.2　外頸動脈の枝とその分布領域

第 1 次分枝	第 1 次分枝の走行と分布領域
上甲状腺動脈 A. thyroidea superior	外頸動脈の起始部から起こり，甲状腺，喉頭，胸鎖乳突筋などに分布
舌動脈 A. lingualis	舌骨の高さで起こり，舌，舌下腺に分布．この動脈は終動脈である
顔面動脈 A. facialis	舌動脈より少し上から起こり，下顎体下縁を外方にまわって，口角に出る．さらに，鼻翼両側を上方に走って内眼角に達し，ここで眼動脈と交通する
後頭動脈 A. occipitalis	顔面動脈よりやや上から起こり，後頭部，頭頂部に分布．硬膜や胸鎖乳突筋にも枝を送る
上行咽頭動脈 A. pharyngea ascendens	外頸動脈の起始部内側から起こり，咽頭壁に沿って上行し，頭蓋底に達する．頭蓋底，咽頭，耳管，硬膜，鼓室などに枝を送る
後耳介動脈 A. auricularis posterior	後頭動脈の上方から起こり，耳下腺，頸部の諸筋，硬膜，鼓室などに分布
浅側頭動脈 A. temporalis puperficialis	耳下腺に包まれながら上行し，前頭部，側頭部，頭頂部，顔面後部に分布
顎動脈 A. maxillaris	下顎頸の内面から起こり，側頭下窩を前進し，翼口蓋窩に達する．顔面深部（側頭下窩，上顎，下顎，鼻腔壁，口蓋）に分布

第 2 次分枝と分布領域
上喉頭動脈 A. laryngea superior：喉頭筋とその付近 輪状甲状枝 Ramus crico-thyroideus：同名筋，甲状腺 胸鎖乳突筋枝 Ramus sterno-cleido-mastoideus：同名筋
舌下動脈 A. sublingualis：舌下腺，口腔粘膜 舌深動脈 A. profunda linguae：舌尖
上行口蓋動脈 A. palatina ascendens：口蓋，口蓋扁桃 オトガイ下動脈 A. submentalis：オトガイ部，顎下腺 上・下唇動脈 A. labialis superior et inferior：口唇 眼角動脈 A. angularis：鼻背，鼻翼，内眼角
乳突枝 Ramus mastoideus：乳突蜂巣 胸鎖乳突筋枝 Rami sterno-cleido-mastoidei：同名筋 後頭枝 Rami occipitales：後頭部 硬膜枝 Ramus meningeus：脳硬膜
後硬膜動脈 A. meningea posterior：脳硬膜後部 咽頭枝 Rami pharyngei：咽頭筋，口蓋扁桃 下鼓室動脈 A. tympanica inferior：鼓室下部
耳下腺枝 Ramus parotideus：耳下腺 後頭枝 Ramus occipitalis：後頭部で後頭動脈と吻合する 後鼓室動脈 A. tympanica posterior：鼓室後部 乳突枝 Rami mastoidei：乳突蜂巣 アブミ骨枝 Ramus stapedius：アブミ骨筋
耳下腺枝 Rami parotidei：耳下腺 顔面横動脈 A. transversa faciei：顔面後下部，耳下腺 中側頭動脈 A. temporalis media：側頭筋 前耳介枝 Rami auriculares anteriores：耳介前面，外耳道
深耳介動脈 A. auricularis profunda：外耳道，鼓膜 前鼓室動脈 A. tympanica anterior：鼓室前部 中硬膜動脈 A. meningea media：硬膜の大部分 下歯槽動脈 A. alveolaris inferior：下顎歯，オトガイ部，顎舌骨筋 頬動脈 A. buccalis：頬筋，頬粘膜 咬筋動脈 A. masseterica：咬筋 翼突筋枝 Rami pterygoidei：翼突筋 後上歯槽動脈 A. alveolaris superior posterior：上顎臼歯と歯肉，上顎洞 眼窩下動脈 A. infraorbitalis：上顎切歯，犬歯と歯肉，上顎洞 蝶口蓋動脈 A. spheno-palatina：鼻道，鼻甲介，鼻中隔，副鼻腔 翼突管動脈 A. canalis pterygoidei：咽頭上部，耳管，鼓室 下行口蓋動脈 A. palatina descendens：口蓋，口蓋扁桃

なお，外頚動脈の枝とその分布領域を表5.2にまとめておく．また，顎動脈とその枝を図5.22 **d**に示す．

c 鎖骨下動脈 A. subclavia（図5.25, 図5.26）

右側は腕頭動脈 Truncus brachio-cephalicus から，左側は大動脈弓からそれぞれ分枝したのち鎖骨と第1肋骨との間を通って腋窩動脈 A. axillaris に移行する．その間，頚部，胸壁および脳に分布する枝を出す．ここで注意すべきは，鎖骨下動脈の分枝状態は全身の動脈中で最も変異の多いことである．そのうち最も普通にみられる分枝と分布領域とを表5.3にまとめておく．

d 腋窩動脈 A. axillaris（図5.26）

鎖骨下動脈の続きで，鎖骨下縁から大胸筋下縁に至る腋窩に相当する部分で，これより下方は上腕動脈 A. brachialis となる．この動脈の枝は肩甲部と胸壁とに分布する．次の順序で分枝する．

表5.3 鎖骨下動脈の枝とその分布領域

第1次分枝	第2次分枝	分布領域
頚横動脈[*1] A. transversa colli	浅枝 Ramus superficialis	僧帽筋，肩甲挙筋，棘上筋
	深枝 Ramus profundus	前鋸筋，菱形筋，僧帽筋，項筋
甲状頚動脈 Truncus thyro-cervicalis	下甲状腺動脈 A. thyroidea inferior	甲状腺，咽頭，喉頭，食道，気管
	上行頚動脈 A. cervicalis ascendens	後頚筋，項筋，脊髄
	肩甲上動脈 A. suprascapularis	肩甲回旋動脈（腋窩動脈の枝）と交通する．
肋頚動脈 Truncus costo-cervicalis	深頚動脈 A. cervicalis profunda	項筋，背筋
	最上肋間動脈 A. intercostalis suprema	第1，第2肋間隙
内胸動脈 A. thoracica interna	胸腺枝 Rami thymici	胸　腺
	心膜横隔動脈 A. pericardiaco-phrenica	胸腺，心膜，横隔膜
	前肋間枝 Rami intercostales anteriores	胸大動脈から出る肋間動脈と交通し，肋間筋に分布する
	筋横隔動脈 A. musculo-phrenica	横隔膜，胸腔の外側壁
	上腹壁動脈 A. epigastrica superior	腹筋に分布しながら下腹壁動脈と交通する
椎骨動脈[*2] A. vertebralis	第6頚椎以上の横突孔⟶大後頭孔⟶脳底動脈 A. basilaris となり，大脳動脈輪の構成にあずかる．この間に，脳底動脈からは，延髄，小脳，橋，脊髄に分布する枝を出す	

＊1　しばしば甲状頚動脈から分枝する．
＊2　左椎骨動脈は，直接大動脈弓から起こることがある．

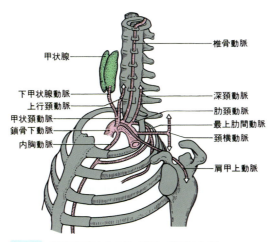

図 5.25　鎖骨下動脈とその枝（寺田，藤田による）

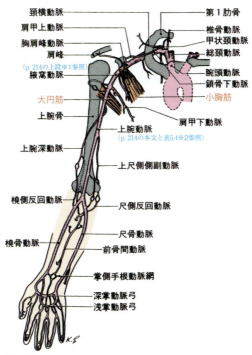

図 5.26　上肢の動脈

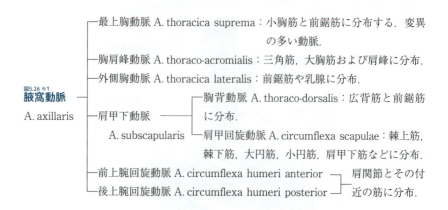

E 上腕動脈 A. brachialis（図 5.26）

腋窩動脈の続きで，上腕内側を上腕静脈，正中神経とともに内側上腕二頭筋溝を通って下行し，上腕の前面中央部に達したのち肘窩で 2 枝，すなわち尺骨動脈 A. ulnaris と橈骨動脈 A. radialis に分かれる．この経過中，次の枝を出す．いずれも上腕に分布する．

表5.4 上腕動脈の枝

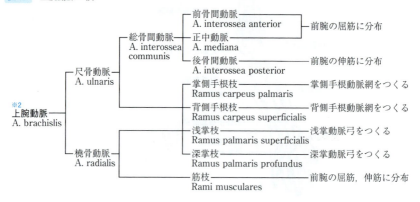

F 尺骨動脈 A. ulnaris と橈骨動脈 A. radialis（図 5.26〜図 5.28）

肘関節の屈側で上腕動脈から分枝する尺骨動脈と橈骨動脈とは，前腕屈側に枝を出しながら下行し，手根部で互いに吻合して，手掌と手背で手根動脈網 Rete carpi を形成すると同時に，手掌の浅部と深部で手掌動脈弓 Arcus palmaris をつくる．これらの動脈網と動脈弓は互いに吻合しながら手に分布する．その概要を以下に示す．

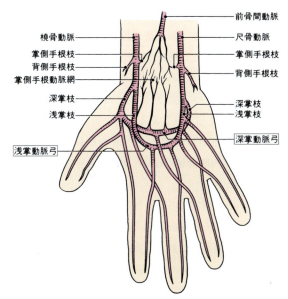

図 5.27　手掌の動脈（右手）

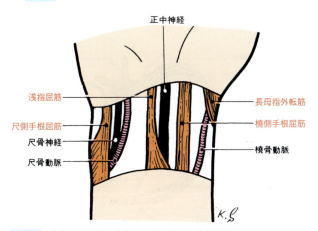

図 5.28　手首のまわりの血管，神経，筋肉の位置関係

4 胸大動脈 Aorta thoracica（図 5.29；☞図 5.20）

大動脈弓の続きで第4胸椎の高さに始まり，食道の左を通って下行し漸次食道の後にまわる．そして横隔膜を貫いて腹腔に入ると腹大動脈となる．この走行中，胸部内臓に分布する臓枝と，胸壁や上腹壁に分布する壁枝を出す．

Ⓐ 臓　枝 Rami viscerales

- 気管支動脈 Aa. bronchiales：気管支，肺実質に分布．
- 食道動脈 Rami esophagei：食道の胸部に分布．
- 心膜枝 Rami pericardiaci：心膜後壁に分布．
- 縦隔枝 Rami mediastinales：縦隔後部に分布．
- 上横隔動脈 Aa. phrenicae superiores：横隔膜上面に分布．

Ⓑ 壁　枝 Rami parietales ＝ 肋間動脈 Aa. intercostales posteriores

第3〜第11肋間動脈で左右に9対ある．胸大動脈から分枝したのち，各肋間隙の肋骨下縁を前方へ向かって横走し，前胸壁に達すると前肋間枝 Rami intercostales anteriores（内胸動脈の枝）と吻合する．この間，肋間筋に枝を与えるとともに次の2枝を出す．

- 背枝 Ramus dorsalis：胸背部の筋と脊髄（胸髄）に分布．
- 外側皮枝 Ramus cutaneus lateralis：胸部，上腹部の外側面の皮膚に分布．

なお，第1・第2番目の壁枝は最上肋間動脈であり，第12番目のそれは肋下動脈である．

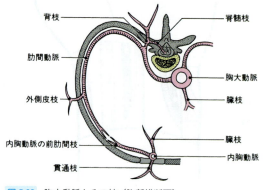

図 5.29　胸大動脈とその枝（胸郭横断面）

5 腹大動脈 Aorta abdominalis（図 5.30，図 5.31；⇒図 5.20）

胸大動脈が横隔膜を貫いて出た所から始まり，脊柱の前面に沿って下行して第4腰椎の高さで左右の総腸骨動脈に分枝して終わる．腹大動脈はその走行中，次のような壁枝と臓枝を出す．

Ⓐ 壁　枝 Rami parietales

- 下横隔動脈 A. phrenica inferior：腹大動脈の起始部から起こり，横隔膜下面に分布．そのうち1枝は上副腎動脈 A. suprarenalis superior となって副腎に分布．
- 腰動脈 Aa. lumbales：肋間動脈に相当し脊髄，腰背筋，前腹筋に分布．
- 正中仙骨動脈 A. sacralis mediana：左右の総腸骨動脈の分岐部から起こり，仙骨前面を下行して尾骨先端に達する．

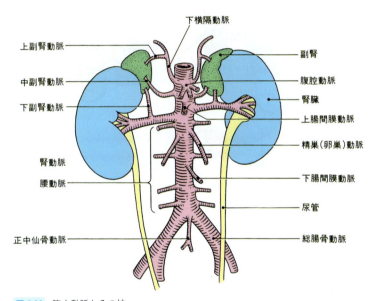

図 5.30　腹大動脈とその枝

Side Memo

精巣（卵巣）動脈：精巣（卵巣）動脈が腹大動脈から起こるのは，胎生期にこれら生殖腺が後腹壁の生殖堤 gonadal ridge から発生したためである．精巣（卵巣）下降に伴って動脈・静脈も延長し，非常に長い走行を示すのが特徴である．

臍動脈の運命：臍動脈は胎生期には胎児と胎盤を結ぶ大血管であり，胎児全身の静脈血を胎盤に送り込む．しかし生後その大部分は退化，閉鎖して臍動脈索 Lig. umbilicale mediale となり，わずかに上膀胱動脈 Aa. vesicales superiores のみが残存するのである．

B 臓　枝 Rami viscerales

消化器系に分布する枝と泌尿生殖器系（ただし骨盤内臓を除く）に分布する枝がある．前者は1本ずつ非対称性に分枝するが，後者は2本ずつ対称性に分枝する．表 5.5 に腹大動脈の臓枝をまとめておく．

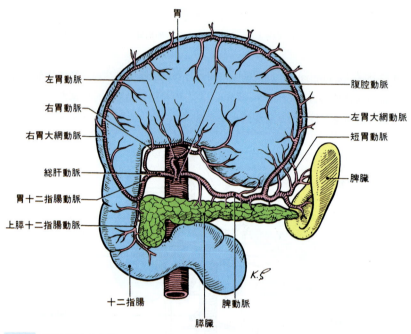

図 5.31　腹腔動脈とその枝

6　総腸骨動脈 A. iliaca communis

第4腰椎前面で腹大動脈から左右1対分岐する．外下方に進み，仙腸関節の前面で内腸骨動脈と外腸骨動脈に分かれる．

A 内腸骨動脈 A. iliaca interna（図 5.32, 図 5.34）

骨盤壁に沿って骨盤腔に入り，5本の壁枝（骨盤壁，殿部，外陰部に分布）と5本の臓枝（骨盤内臓に分布）に分かれる．

1）臓　枝 Rami viscerales

- 臍動脈 A. umbilicalis ─┬─ 上膀胱動脈 Aa. vesicales superiores：膀胱の上・中部に分布．
　　　　　　　　　　　　└─ 動脈索 Lig. umbilicale mediale：生後は閉鎖する．

表 5.5 腹大動脈の臓枝とその分布領域

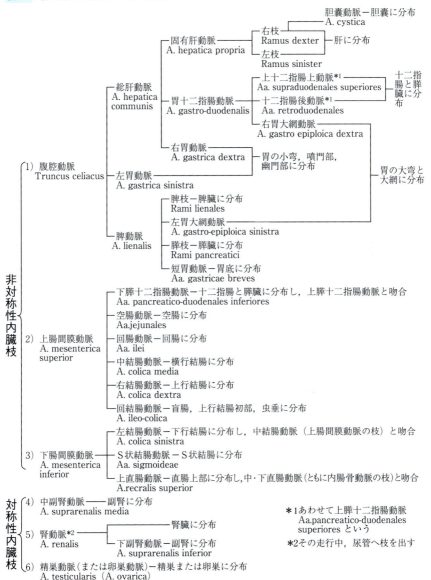

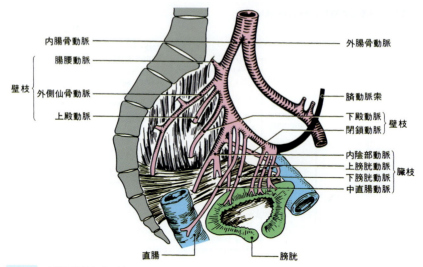

図5.32 内腸骨動脈とその枝

- 下膀胱動脈 A. vesicalis inferior：膀胱底，精嚢，前立腺，腟上部に分布．
- 精管動脈 A. ductus deferentis（子宮動脈 A. uterina）：男子では精管〜精巣，女子では腟〜卵巣に分布．子宮動脈と卵巣動脈は吻合する．
- 中直腸動脈 A. rectalis media：直腸中部，精嚢，前立腺，腟，肛門挙筋に分布し，上直腸動脈（下腸間膜動脈の枝）および下直腸動脈（内陰部動脈の枝）と吻合する．
- 内陰部動脈 A. pudenda interna：肛門（下直腸動脈として分布），陰茎（陰核），外陰部，会陰に分布．

2）壁　枝 Rami parietales
- 腸腰動脈 A. ilio-lumbaris：腸骨窩に入り，腸腰筋に分布．
- 外側仙骨動脈 Aa. sacrales laterales：仙骨前面を走り，脊髄，仙椎に分布．
- 上殿動脈 A. glutea superior：中殿筋，小殿筋に分布．
- 閉鎖動脈 A. obturatoria：外閉鎖筋，内転筋，殿部外側の深筋群，寛骨臼に分布．
- 下殿動脈 A. glutea inferior：主に大殿筋に分布．

❽ 外腸骨動脈 A. iliaca externa（図5.34）

　仙腸関節の前方から大腰筋に沿って前下方に走り，鼠径靱帯の下にある血管裂孔に至るまでの動脈である．この間に次の2枝を出す．

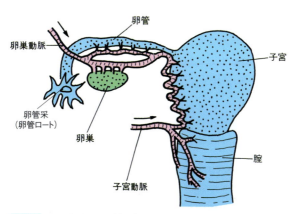

図 5.33 女性生殖器の血管分布

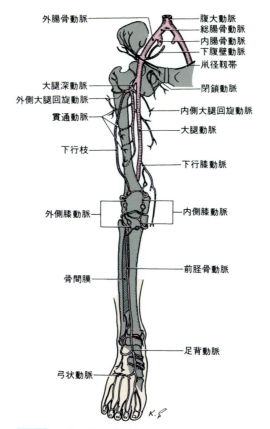

図 5.34 下肢の動脈とその枝

1）下腹壁動脈 A. epigastrica inferior

鼡径靱帯の上方から起こり，上外方へ弓状に曲がって腹直筋の中に入り，これを上行しながら臍上方で上腹壁動脈（内胸動脈の枝）と吻合する．なお，この動脈は起始部で恥骨枝 Ramus pubicus を出し，閉鎖動脈の恥骨枝 Ramus pubicus と吻合して，いわゆる死冠 Corona mortis をつくる．また，この動脈はその起始部で，精巣挙筋動脈 A. cremasterica（子宮円索動脈）を出し，♂では精巣挙筋，精索，精巣に，♀では大陰唇にそれぞれ分布する．

2）深腸骨回旋動脈 A. circumflexa ilium profunda

下腹壁動脈と同じ高さで起こり，直ちに外側に出て外上方に進み，腸骨稜に沿って後方に走りながら周囲の組織に分布する．

◉ 大腿動脈 A. femoralis（図 5.34）

外腸骨動脈の続きで鼡径靱帯の直下に始まり，大腿前面を下内方に走り，内転筋管を通過したのち大腿後側に出て，膝窩動脈に移行する．その走行中多くの枝を出すが，これらは主に鼡径部と大腿部とに分布する．表 5.6 に分布領域をまとめておく．

表 5.6　大腿動脈の枝とその分布領域

第 1 次分枝	第 2 次分枝	分布領域
浅腹壁動脈* A. epigastrica 　superficialis		鼡径靱帯の前面を上行し，前腹壁〜臍部の皮下に分布
浅腸骨回旋動脈 A. circumflexa 　ilium superficialis		鼡径靱帯付近の皮膚，筋膜に分布
外陰部動脈 Aa. pudendae externae	鼡径枝 Rami inguinales	鼡径部皮下，リンパ節に分布
	前陰唇枝 Rami labiales anteriores （前陰嚢枝 Rami scrotales anteriores）	女子では大陰唇，男子では陰嚢に分布
大腿深動脈 A. profunda femoris	内側大腿回旋動脈 A. circumflexa femoris medialis	恥骨筋，大腿方形筋，大内転筋，大腿屈筋群，寛骨臼に分布
	外側大腿回旋動脈 A. circumflexa femoris lateralis	縫工筋，大腿筋膜張筋，腸腰筋，大腿四頭筋に分布
	貫通動脈 Aa. perforantes	大腿屈筋群，外側広筋，大腿骨，に分布
下行膝動脈 A. genus descendens		内側広筋，縫工筋，薄筋，膝関節前面に分布

＊臍部で上腹壁動脈，下腹壁動脈と吻合する．

◉ 膝窩動脈 A. poplitea（図 5.34）

膝関節の後面を下行しながら膝関節とその周囲に枝を与えたのち，ヒラメ筋の起始部付近で前および後脛骨動脈に分かれる．

1）前脛骨動脈 A. tibialis anterior

脛骨と腓骨との間に張る骨間膜の前面を下行して，下腿前面の筋に枝を与えながら足骨に至り，足背動脈 A. dorsalis pedis となる．

2）後脛骨動脈 A. tibialis posterior

下腿後面でヒラメ筋と深層筋との間を下行し，下腿後面の筋に枝を与えたのち内果の後に達する．さらに内果の後から前下方に回って足底に至り内側・外側足底動脈 A. plantaris medialis et lateralis に分かれる．一方，後脛骨動脈は，その起始部近くで腓骨動脈 A. fibularis を分枝するが，この動脈は下腿後面の外側を下行して外果に達し，その付近の皮下組織に分布する．

以上のような分布を示す膝窩動脈の諸枝をまとめると表 5.7 のようになる．

表 5.7 膝窩動脈の枝

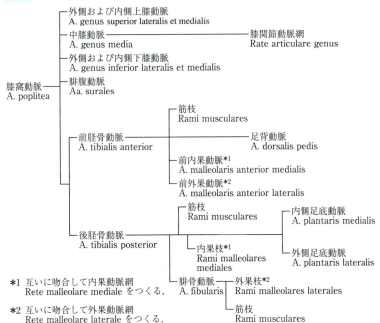

E 足背動脈 A. dorsalis pedis と足底動脈 Aa. plantares（図5.34，図5.35）

　足背動脈は前脛骨動脈の延長で，第1中足骨間隙の基部に達したのち2分枝を出す．1枝は外側に向かい弓状動脈 A. arcuata となり中足，足の指に枝を与える．他の1枝は深足底枝 Ramus plantaris profundus となり，足底に出て足底動脈弓 Arcus plantaris と吻合する．一方，後脛骨動脈の終枝である内側および外側足底動脈は足底深層で互いに吻合して，足底動脈弓をつくり中足，足の指に枝を与える．

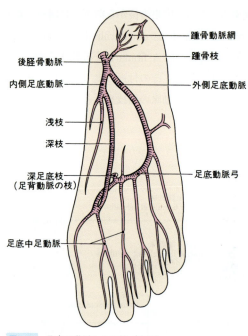

図5.35　足底の動脈とその枝（右足）

Side Memo

死　冠　Corona mortis：閉鎖動脈の恥骨枝と下腹壁動脈（外腸骨動脈の枝）の恥骨枝とは裂孔靱帯 Lig. lacunale のところで吻合する．この吻合が異常に発達したものを死冠という．女性に好発する大腿ヘルニア hernia femoralis の手術に際して破れやすいので，注意を要する吻合である．

足背動脈：足背の正中部表層に位置するため，皮膚表面から容易にその拍動を触れることが出来る．この動脈は下肢における血液循環の状況を知るのによく利用される．たとえば，閉鎖性動脈硬化症 arteriosclerosis obliterans（膝窩より上の大・中動脈の硬化症），バージャー病 Büerger disease（膝窩より下の小動脈の自己免疫性血管炎）では拍動をほとんど触れない．

〔静脈系〕

静脈系（図 5.36）の本幹には上大静脈 V. cava superior（頭部，頸部，上肢および胸郭からの静脈血を受ける），下大静脈 V. cava inferior（腹部および下肢からの静脈血を受ける）および冠状静脈洞 Sinus coronarius（心臓壁からのすべての静脈血を還流する）（図 5.37）の3本があり，これらはすべて心臓（右心房）に注ぐ．静脈は一般に動脈に伴走する（伴行静脈 V. comitans）が，そのほか動脈に伴わず単独に走る皮静脈 V. cutanea がある．伴行静脈は深層を走るものが多く，皮静脈は浅層を走るものが多い．上肢や下肢の皮静脈は相当口径が太くなっても動脈と伴行しないものが多い．

全身の静脈の大部分は動脈と同じ名称を与えられていて，これと伴行するものが多いので，ここでは静脈のうち特有の分布を示し，かつ固有の名称をもつものについて，重点的に述べることにする．

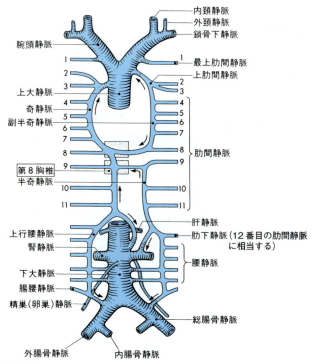

図 5.36 体幹後壁の静脈（模式図）
矢印は血流の方向を示す．番号は肋間静脈のそれを示す．

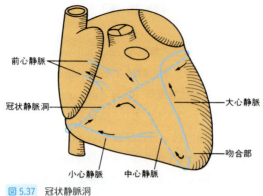

図 5.37　冠状静脈洞

1　硬膜静脈洞 Sinus durae matris（図 5.38）

　内外 2 葉の脳硬膜 Dura mater encephali のすき間からできており，その内壁は血管内膜が延長したものである．静脈洞は頭蓋内部の静脈血を集め，主に左右の内頚静脈 V. jugularis interna に注ぐが，頭蓋外面の静脈や椎骨静脈叢に注ぐものもある．硬膜静脈洞の血流の方向は表 5.8 のようにまとめられる．

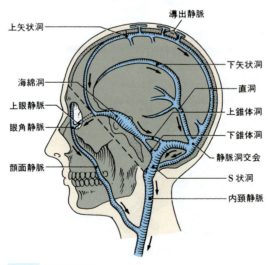

図 5.38　硬膜静脈洞
矢印は血流の方向を示す．

表 5.8 硬膜静脈洞の構成

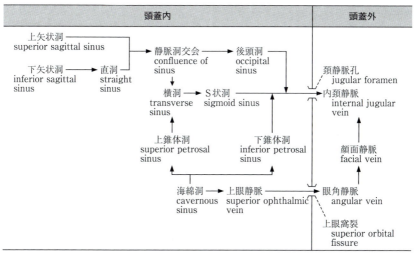

矢印は血流の方向を示す.

2 上肢の皮静脈（図 5.39）

手の皮静脈は手背側で太く，手掌側では細いが，これらは共に肘窩で静脈網 Rete venosum をつくる．前腕の皮静脈は掌側の方が背側に比べて発達がよい．前腕掌側の皮静脈の経過は図 5.39 に示す．肘窩の皮静脈は，静脈注射や採血に利用される．特に肘正中皮静脈 V. mediana cubiti がよく利用される．この静脈の深部には上腕動・静脈や正中神経が走っているので注意すること．

3 下肢の皮静脈（図 5.40）

足の皮静脈は手のそれと同様に足背のものは太く足底のものは細いが，これらは共に静脈網をつくる．そして足背の静脈網からは 2 本の皮静脈が起こる．1 本は大伏在静脈 V. saphena magna で，下腿と大腿の内側を上行して鼡径靱帯の下方で伏在裂孔 Hiatus saphenus に達し，ここで大腿静脈 V. femoralis に注ぎ込む．他の 1 本は小伏在静脈 V. saphena parva で，下腿後面を上行して膝窩部に達し，

Side Memo

上眼静脈の走行と働き（☞図 5.38）：上眼静脈は内眼角近くで顔面静脈 V. facialis の枝（眼角静脈 V. angularis）と交通し，頭蓋内で海綿静脈洞と交通する．すなわち頭蓋の内・外の静脈は上眼静脈を介して互いに連絡する．このため顔面の眼角静脈の分布領域に炎症が起こると，その炎症は頭蓋内に波及し，脳炎や脳膜炎をひき起こすことがあるので要注意．

輸液に使用される静脈：臨床的に静脈を介して輸液（主に静脈内注射 intravenous injection）を行う場合によく用いられる静脈は，肘窩の皮静脈（尺側・橈側正中皮静脈，または肘正中皮静脈）である．

ここで膝窩静脈 V. poplitea に注ぐ．これら2本の皮静脈は，膝窩部の下方，つまり下腿で互いに交通・吻合する．

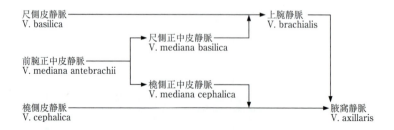

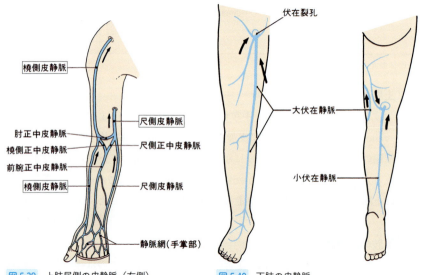

図 5.39　上肢屈側の皮静脈（右側）　　図 5.40　下肢の皮静脈

Side Memo

下腿静脈瘤の成因（☞図 5.40）：下肢，殊に下腿の後面を走る皮静脈（大・小伏在静脈とその枝）は，しばしば走行中拡張，蛇行して静脈瘤 varices をつくる．その理由は，①下肢の皮静脈の走行が長く，重力に逆らって上方へ向かって走ること，②各所に多数の静脈弁を有すること，③骨盤内臓によって下肢から還える静脈が圧迫されやすいこと，などのために静脈血の還流障害を起こしやすいからである．下腿静脈瘤は男性より女性に多くみられ，ことに妊娠中の女性に多くみられる．弾性ストッキング，マッサージ，運動訓練などの保存療法が行われる．

静脈瘤：肝硬変 liver cirrhosis などで門脈循環が障害されると，門脈と他の体循環系との吻合部の静脈（叢）は著しく拡大，怒張して静脈瘤 varices を形成する．拡大，怒張が極度に達すると静脈壁は破裂して大出血を来たす．出血は食道静脈瘤と直腸（痔）静脈瘤に起こりやすい．

4 奇静脈系 azygos system （☞図 5.36）

胸椎の両側に1対あって上下に走り，上大静脈と下大静脈を連絡している．この静脈系は胸壁と腹壁から集まる血液の一部を上および下大静脈に送り込む．通常，奇静脈 V. azygos は後腹壁の右上行腰静脈 V. lumbaris ascendens dextra に始まり，横隔膜を貫いて胸腔に入り，胸椎体前面を上行して第3胸椎の高さで<u>上大静脈</u>に入る．半奇静脈 V. hemiazygos は，後腹壁の左上行腰静脈 V. lumbaris ascendens sinistra から始まり，胸腔に入ると第7・第8胸椎あたりで脊柱を横ぎって奇静脈に入る．半奇静脈の上方には副半奇静脈 V. hemiazygos accessoria があり，その上端は左上肋間静脈に入るか，または直接大静脈に入り，その下端は半奇静脈に入るか，または脊柱を横ぎって直接奇静脈に入る．

奇静脈系に注ぐ静脈には次のものがある．

- 肋間静脈 Vv. intercostales posteriores：第4～第11肋間静脈からなり，普通左右に8対ある．なお，第12番目の静脈は肋下静脈 V. subcostalis という．
- 上肋間静脈 V. intercostalis superior：通常左右に2対ある．右側のものは奇静脈，左側のものは副半奇静脈に注ぐ．
- 縦隔静脈 Vv. mediastinales
- 心膜静脈 Vv. pericardiacae
- 上横隔静脈 Vv. phrenicae superiores：一部肝臓の静脈（肝門脈）と吻合する．
- 食道静脈 Vv. esophageae：食道下部～胃噴門部で門脈系と吻合する．
- 気管支静脈 Vv. bronchiales

5 肝門脈（門静脈）V. portae hepatis （図 5.41， ☞6章，p. 273 肝臓の血管系）

消化器および脾臓からの静脈血を集める静脈幹である．肝門で左右に分枝したのち肝臓に入り，小葉間静脈 Vv. interlobulares を経て肝小葉に入り，洞様毛細血管（類洞 sinusoid）に分かれたのち，再び集まって中心静脈 V. centralis に注ぎ込む．中心静脈は小葉間結合組織に出ると介在静脈 intercalated veins（小葉下静脈）となり，さらに集まって肝静脈 Vv. hepaticae となって，ついに下大静脈 V. cava inferior に注ぎ込む．門脈はこのような経路をとりながら，消化管で吸収された栄養物を肝臓に運搬する働きをし，その構成上の特徴として2つの毛細血管，つまり腸管壁内の毛細血管と肝小葉内の毛細血管（類洞）の間に介在する．

Ⓐ **門脈系の静脈** 表 5.9 のようにまとめられる．

表5.9 門脈の枝とその分布領域

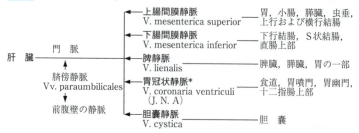

*門脈に注ぐ左胃静脈 V. gastrica sinistra, 右胃静脈 V. gastrica dextra および幽門前静脈 V. prepylorica を一括した名称である.

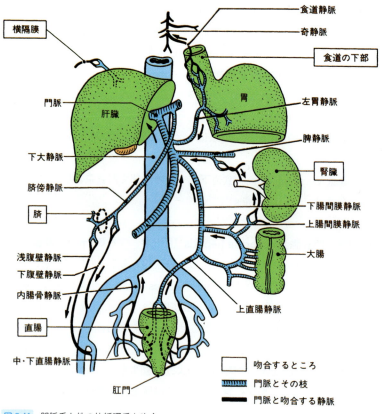

図5.41 門脈系と他の体循環系と吻合
矢印は血流の方向を示す.

ⓑ 門脈と他の体循環系との吻合　表5.10のようにまとめられる.

表5.10　門脈と他の体循環系との吻合*

部　位	吻合と血液の流れ	備　考
食道下部	食道静脈━━━▶　　　奇静脈　　　　　　上大静脈 Vv. esophageae　　V. azygos　　　V. cava superior 　　　　　　　　↕ 　　左胃静脈━━━▶　　門　脈 　V. gastrica　　　　V. portae 　sinistra	食道静脈瘤 esophageal varices
直腸下部	中および下直腸静脈━▶内腸骨静脈━━━▶　下大静脈 V. rectalis media　　　V. iliaca interna　V. cava inferior 　et inferior 　　　　　　↕ 　　上直腸静脈━━━▶　　　下腸間膜静脈━━━▶　門　脈 　V. rectalis superior　V. mesenterica　　V. portae 　　　　　　　　　　inferior	痔静脈瘤 hemorrhoidal varices
臍　部	上腹壁静脈━━━━▶　　内胸静脈━━━━▶　上大静脈 Vv. epigastri-　　　Vv. thoraci-　　　V. cava superior 　cae superiores　　　cae internae 　　　　　　↕ 　　臍傍静脈━━━━▶　　門　脈 　Vv. paraum-bilicales　V. portae 　　　　　　　　　　　　　　　　　　　 　　浅および下腹壁静脈━━━▶ 　　V. epigastrica superficialis et inferior 　　　大腿静脈および外腸骨静脈━━━▶下大静脈 　　　V. femoralis,　V. iliaca externa　V. cava inferior	メズーサの頭 Caput medusae

＊門脈は横隔静脈や腎静脈とも吻合する. しかし, 門脈循環障害によってこれらの吻合部に静脈瘤形成などの症状が現れることは稀である.

4　胎児の血液循環

　胎児循環の本質は, 胎児の血液と母体の血液の間におけるガスおよび物質交換にある. そして, これを仲介するものとして胎盤 Placenta が存在する (図5.42; ☞2章, 図2.35). すなわち胎生期には, 胎児の肺, 腎臓, 消化管, 皮膚は未だその本来の機能を果たし得ず, 栄養分や酸素の胎児への供給と老廃物や炭酸ガスの胎児からの排泄は胎盤を通じて行われる.

1 胎　盤 Placenta

母体側の子宮粘膜 Endometrium が増殖・肥大して出来た基底脱落膜 Decidua basalis と胎児側の絨毛膜 Chorion とからなる円盤状器官であり，その中には多くの空洞（絨毛間腔 intervillous space）がある．空洞には母体の血液と胎児の絨毛 Villi が充満しており，絨毛からは胎児の血液中の炭酸ガスと老廃物が排泄され，母体の血液からは酸素と栄養物が吸収される．

2 臍　帯 Funiculus umbilicalis （☞ 2 章，図 2.36）

その主な構成要素は 1 本の臍静脈 V. umbilicalis と 2 本の臍動脈 Aa. umbilicales である．胎盤から出る新鮮な動脈血は臍静脈によって胎児に運ばれ，胎児から出るよごれた静脈血は臍動脈によって胎盤に運ばれる．

3 胎児の血液循環；胎生循環 fetal circulation （図 5.42）

胎盤からの動脈血を受けた臍静脈は腹壁を貫いて腹腔内に入り，一部は門脈⇒肝臓⇒肝静脈を経て，他の一部は直接静脈管 Ductus venosus（アランチウス管 Duc-tus Arantii）を経て下大静脈に入る．下大静脈は肝静脈と静脈管から来る動脈血と，下半身から来る静脈血とを受け入れたのち右心房へ入る．右心房に流入した血液は心房中隔に開いた卵円孔 Foramen ovale を通って左心房に流入し，ここで肺静脈の血液と混合したのち左心室に入る．そして左心室の血液は大動脈を経て全身に流れ出る．

さて，胎児の肺は未だ活動するに至らず，したがって肺に流れ込む血液は非常に少ないわけで，肺動脈に送り込まれる血液量の大部分は肺に達することなく，直接動脈管 Ductus arteriosus（ボタロー管 Ductus Botalli；肺動脈と大動脈弓を連絡する側副路 by-pass）を経て大動脈に流れ込む．

かくして全身を循環した静脈血は，再び臍動脈（内腸骨動脈の枝）を通って胎盤に送り込まれる．そして胎盤内で動脈血とに変えられて胎児にかえって行くのである．

4 新生児の血液循環 neonatal circulation

出生後まもなくして臍帯が切れ，胎盤を通しての血液循環路が途絶えると，新生児は呼吸運動を開始し肺が拡張するに至る．そうなると多量の血液が肺動脈を通って肺に流れ込みはじめ，ここに肺循環（または小循環）が確立する．それと

同時に卵円孔，動脈管，臍動静脈および静脈管はおおむね生後10日目頃までに閉鎖して，大人にみられると同様の体循環系が確立する．閉鎖してしまった孔や血管は胎生期の遺物として生涯その痕跡をとどめる．次のようなものがある．

- 動脈管⇒動脈管索 Lig. arteriosum（☞図 5.19）
- 静脈管⇒静脈管索 Lig. venosum（☞図 5.42）
- 卵円孔⇒卵円窩 Fossa ovalis（☞図 5.42）
- 臍動脈⇒臍動脈索 Lig. umbilicale mediale（☞図 5.32）
- 臍静脈⇒肝円索 Lig. teres hepatis（☞6 章，図 6.34）

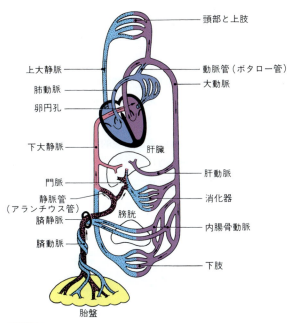

図 5.42　胎生循環系模式図

Side Memo

卵円孔と動脈管（図 5.42）：胎生期の血液循環路で生後閉鎖してしまう孔や血管のうち，生後も閉鎖せず開存し続けることが多いものに，卵円孔 Foramen ovale（→卵円孔開存症 patent foramen ovale）と動脈管 Ductus arteriosus（→動脈管開存症 patent ductus arteriosus）があげられる．これらは心臓を出て，大動脈中を流れる動脈血に静脈血の混入をもたらす大きな原因となる．

5 リンパ系

リンパ系 Systema lymphaticum, lymphatic system はリンパ管 lymphatic vessel とリンパ節 lymph node からなり，リンパ lymph を血管系に送り込む働きをし，また免疫反応にもあずかっている．リンパ管の起始部を毛細リンパ管という．なお，リンパ節の構造と機能については第 12 章「免疫系」で述べる．

1 毛細リンパ管 Vas lymphocapillare, lymphatic capillary

組織内で盲端をもって始まり，これが多数集まってリンパ管となる．毛細リンパ管の管壁は毛細血管とはやや異なり，基底膜 basement membrane に乏しいと同時に，弾性線維を含む繋留フィラメント anchoring filament によって，周囲の組織に固定されている．

2 リンパ管 Vas lymphaticum, lymph vessels（図 5.43〜図 5.45）

毛細リンパ管に続き，深部組織内を走るものは動静脈に伴行するが，浅部（皮下）を走るものは単独に走る．リンパ管の構造は静脈のそれに似るが，静脈より壁全体が薄く，また中膜の輪走平滑筋束は断続的な配列を示す．走行中多数の弁を有し，リンパの逆流を防ぐ．全身のリンパ管は次第に合流して太さを増し，ついに 2 本のリンパ幹管，すなわち胸管 Ductus thoracicus と右リンパ本幹 Ductus lymphaticus dexter とになって，左右の静脈角 Angulus venosus に入る．

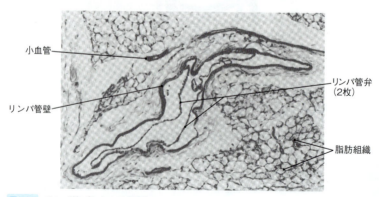

図 5.43　リンパ管（ヒト，大腿部）
縮小した管腔に 2 枚のリンパ管弁があるのに注目せよ．

Ⓐ 右リンパ本幹 Ductus lymphaticus dexter

右上半身からのリンパを受ける．非常に短く1〜3cmの長さである．これに注ぐリンパ管に次のものがある．

- 右頸リンパ本幹 Truncus jugularis dexter：頭頸部の右半よりのリンパを受ける．
- 右鎖骨下リンパ本幹 Truncus subclavius dexter：右上肢のリンパを受ける．
- (右) 気管支縦隔リンパ本幹 Truncus broncho-mediastinalis：心臓，肺，気管の大半のリンパを受ける．

Ⓑ 胸　管 Ductus thoracicus, thoracic duct

左上半身と下半身全部とのリンパを受ける．第2腰椎前面から始まり，脊柱の前面を上行して，左鎖骨下静脈と左内頸静脈との合流点，すなわち静脈角に注ぐ．その全長は35〜45cmある．胸管の起始部は腸リンパ本幹と腰リンパ本幹とを受け入れて膨大し，乳ビ槽 Cisterna chyli を形成する．胸管は静脈角に入る手前で，左頸リンパ本幹と左鎖骨下リンパ本幹とを受け入れる．したがって，胸管へ直接または間接に注ぐリンパ本幹には次のものがある．

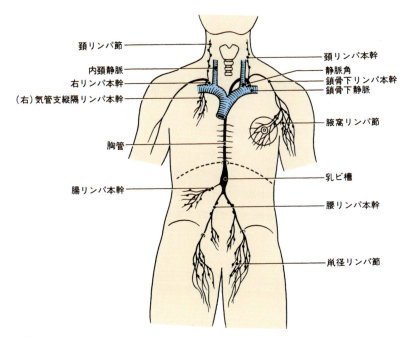

図 5.44　全身のリンパ系

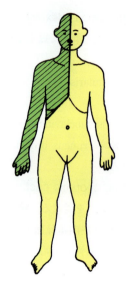

図 5.45　全身のリンパ流の区分
斜線部は右リンパ本幹へ，残りの部分は胸管へ流れ込む．

- 左鎖骨下リンパ本幹 Truncus subclavius sinister：左上肢のリンパを受ける．
- 左頸リンパ本幹 Truncus jugularis sinister：頭頸部の左半よりのリンパを受ける．
- 腸リンパ本幹 Trunci intestinales：胃〜S状結腸，膵臓，脾臓，肝臓のリンパを受ける．
- 腰リンパ本幹 Trunci lumbales：左右1対あり下肢，骨盤壁，骨盤内臓，腹壁，腎，副腎などのリンパを受ける．

なお，胸管は，体幹や下肢からのリンパを集めるのみでなく，腸管から吸収される高級脂肪酸を含む乳糜 chyle（カイロミクロン chylomicron が中心）を左静脈角から静脈系を介して，肝臓へ送り届ける重要な働きをする．

6章 消化器系

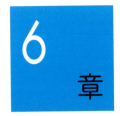

総　論

　食物をかみくだいて消化し，吸収できる状態にまで分解してこれを吸収し，脈管系へ送り込むまでの働きをする器官系である．消化器系のこの働きにより，全身の細胞や組織に対する栄養補給が行われる（図 6.1）．

1 消化器系発生の概要（図 6.2）

　消化器系 Systema digestorium は内胚葉性上皮に裏うちされた原始腸管 primitive gut（卵黄囊 yolk sac の天井）から発生する．そして原始腸管の前端部と後端部に接する外胚葉は共に陥凹してそれぞれ口窩と排泄腔窩とを形成し，それぞれ口咽頭膜 buccopharyngeal membrane と排泄腔膜 cloacal membrane によって一時的に原始腸管から隔てられる．しかし発生が進むにつれて両膜は破れ，原始腸管は口窩および排泄腔窩と交通して外界に開放する．なお，発生が進むにつれて口窩は口腔 Cavum oris に，排泄腔窩は肛門管 Canalis analis に変化する．

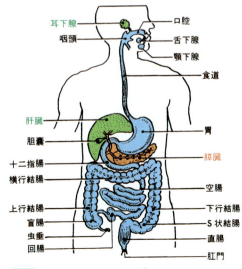

図 6.1　消化器系の全景（模型図）

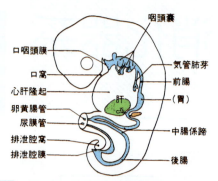

図6.2 消化器系の発生（発生第5週頃の胚子，正中断面）

2 消化管の一般構造（図6.3）

消化管の管壁は粘膜，粘膜下組織，筋層および外膜からなる．

Ⓐ 粘 膜 Tunica mucosa

- 粘膜上皮 mucous epithelium：口腔～食道中部および直腸下部は重層扁平上皮．その他の部位は単層の円柱または立方上皮．上皮の一部には分泌機能をもつものがある（上皮内腺）．
- 粘膜固有層 Lamina propria mucosae：疎性結合組織からなる．リンパ球，形質細胞などが多数存在し，粘膜付属リンパ組織 mucosa-associated lymphoid tissue（MALT）（例：パイエル板など）を形成している．

　小腸では腸絨毛 Villi intestinales を形成する．

- 粘膜筋板 Lamina muscularis mucosae：薄い平滑筋層（内輪，外縦）からなり，粘膜の自律性運動をつかさどる．ただし口腔の壁～咽頭中部は粘膜筋板を欠く．

Ⓑ 粘膜下組織 Tela submucosa

粘膜固有層と同じく疎性結合組織からなり，リンパ球などの細胞浸潤や脂肪組織が認められる．十二指腸には粘膜下腺（十二指腸腺 duodenal gland またはブルンネル腺 Brunner's gland）が存在する．

Ⓒ 筋 層 Tunica muscularis

口腔～食道上部は横紋筋，食道下部～直腸は平滑筋からなる．一般的に消化管の平滑筋層は内輪と外縦の2筋層からなる．ただし，胃の筋層のみは，内斜，中輪，外縦の3筋層からなる．これらの筋層は，消化管の運動（蠕動，分節運動，

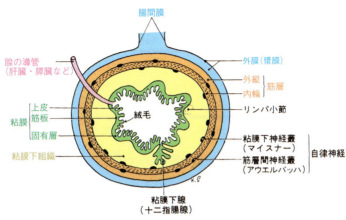

図 6.3 消化管の一般構造（小腸を例にとる）

振子運動）をつかさどる．

● 外　膜 Tunica adventitia

結合組織性被膜からなる．そのうち腹腔内の消化管はその表面を漿膜 Tunica serosa（腹膜 Peritoneum）で覆われている．また，腹腔外の消化管は筋層の外がわを疎性結合組織性の被膜で覆われている．

3 消化腺の構造

粘膜に付属するもの（粘膜上皮腺）は単一腺，器官を形成するもの（大口腔腺，肝臓，膵臓など）は複合腺である．

4 消化管に分布する神経（図 6.3）

消化管には自律神経叢（交感神経，迷走神経）としての腸管神経系 enteric nervous system（ENS）が分布する．そのうち粘膜下組織の深部にあるものを粘膜下神経叢 Plexus submucosus（マイスナー Meißner），内輪筋層と外縦筋層との間の筋間結合組織にあるものを筋層間神経叢 Plexus myentericus（アウエルバッハ Auerbach）という．ともに消化管の運動（蠕動 peristalsis，分節運動 segmenting movement，振子運動 pendular movement），感覚および腺分泌の調節に関与する．なお，消化管全長を通して，副交感神経は迷走神経が横行結腸の中央部（Cannon-Boehm キャノン-ボエーム点）まで支配し，それ以下は仙髄副交感神経の骨盤内臓神経が支配する．

各 論

1 口 腔

　口腔 Cavum oris, oral cavity は消化器系の入口で次のものからなり（図 6.4, 図 6.5），その中に舌と歯がおさまっている．

- 前方（入口）：上・下の口唇 Labia oris．口唇の裂け目，すなわち口裂 Rima oris は外界と交通する．
- 後方（出口）：口峡 Fauces（左右の口蓋咽頭弓でつくられる）により咽頭に連なる．
- 上　壁：口蓋 Palatum
- 下　壁：口腔隔膜 Diaphragma oris（＝顎舌骨筋からなる）の表層をなす軟部組織．これを口腔底 Basis oris ともいう．
- 側　壁：頰 Bucca, Cheeks

　口腔のうち頰，口唇，上・下歯列弓 Arcus dentalis superior et inferior によって囲まれる部分を口腔前庭 Vestibulum oris，これ以外の部分を固有口腔 Cavum

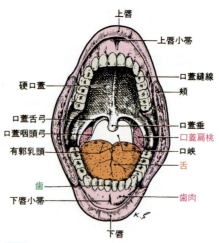

図 6.4　口　腔（口を開いて前方より見る）

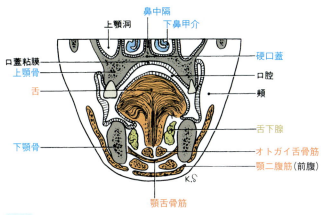

図6.5　口　腔（前額断）

oris proprium という.

　口腔の壁は重層扁平上皮で覆われており，粘膜固有層は上皮内に深く入り込んで乳頭 Papilla を形成する．また固有層と粘膜下組織には小口腔腺（小唾液腺）が多数分布する．

1　口　蓋 Palatum, palate（図6.6）

　口蓋の前方と側方とは上歯列弓 Arcus dentalis superior で囲まれ，後方は自由縁に終わっている．口蓋の前方2/3は硬口蓋 Palatum durum といい，骨性部で硬く，後方1/3は軟口蓋 Palatum molle といい，筋性部で軟らかい．軟口蓋の後

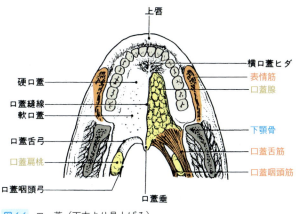

図6.6　口　蓋（下方より見上げる）

方は口蓋帆 Velum palatinum で，その中央後端は細く下方へ垂れ下がって口蓋垂 Uvula をなす．口蓋垂の基部からは 2 条のヒダが外下方へ向かって弓状に垂れ下がっている．そのうち舌根部へ向かうものを口蓋舌弓 Arcus palato-glossus，咽頭へ向かうものを口蓋咽頭弓 Arcus palato-pharyngeus という．両弓ともに内蔵する同名筋の膨隆によって出来る粘膜ヒダである．なお，これら両弓に挟まって口蓋扁桃 Tonsilla palatina がある．これは集合リンパ小節で，その表面に多数の小孔（扁桃小窩）が開いている．このリンパ小節は外界からの異物の侵入を防ぐとともに，リンパ球産生の場として働く．風邪をひいた時など，しばしばこの扁桃は炎症をおこし，赤く腫れあがることがある（口蓋扁桃炎）．

2 軟口蓋の筋

軟口蓋には次の諸筋が付着して，その運動をつかさどる（表 6.1）．

表 6.1 軟口蓋の筋

筋 名	作 用	神経支配
□蓋帆張筋 M. tensor veli palatini	□蓋帆を緊張させ口峡を広める	下顎神経（V₃）
□蓋帆挙筋 M. levator veli palatini	□蓋帆を挙上して口峡を広める	
□蓋咽頭筋 M. palato-pharyngeus	⎫	咽頭神経叢（IX，X）
□蓋舌筋 M. palato-glossus	⎬ □蓋帆を下げ口峡をせばめる	
□蓋垂筋 M. uvulae	⎭ □蓋垂を短くし，口峡を広める	

3 舌 Lingua （図 6.7〜図 6.9 ；☞図 6.5）

横紋筋性の器官で口腔底 Basis oris から起こり，固有口腔を満たす．舌尖 Apex linguae，舌体 Corpus linguae（前方 2/3），舌根 Radix linguae（後方 1/3）を分かつ．舌体と舌根は V 字形の分界溝 Sulcus terminalis で隔てられる．舌の背面を舌背 Dorsum linguae，周辺を舌縁 Margo linguae，下面を "舌の下面" という．舌の表面は粘膜で覆われており，舌背と舌縁には多数の舌乳頭 Papillae linguales が分布する．また，舌根の粘膜には舌扁桃 Tonsillae linguales が多数分布する．これは口蓋扁桃と同じくリンパ装置である．

舌の神経支配を図 6.7 にまとめておく．それによれば，舌の運動は舌下神経

Side Memo

□蓋扁桃の運命：小児期には口蓋扁桃の発育が著しく，上部気道感染に際してしばしば炎症を併発する（扁桃炎 tonsillitis）．また，扁桃小窩中には細菌が潜伏していることが多く，全身の抵抗力が低下したときなど菌が急激に増殖して，全身感染の源となることがある（病巣感染 focal infection）．口蓋扁桃の発育は思春期にピークに達し，その後は加齢と共に漸次退縮して，その痕跡をとどめるのみとなる．

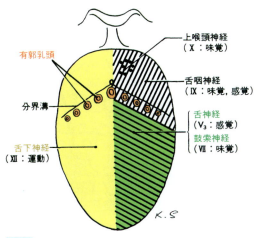

図 6.7 舌の神経支配

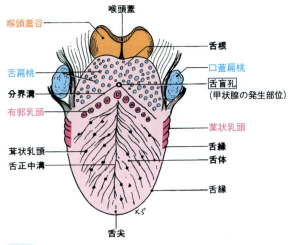

図 6.8 舌の背面

Side Memo

舌盲孔 Foramen cecum（図 6.8）：この孔から甲状腺が発生する．甲状腺はこの孔の内胚葉性上皮から咽頭腸 pharyngeal gut（前腸の一部）の前を下降して，気管の前方に到達する．甲状腺は発生して移動する途上で，舌とは細い管（甲状舌管 Ductus thyreo-glossus）で連絡しているが，この管もいずれ消失する．しかし，この管の一部が生後も残存して，甲状舌管嚢胞になったり，甲状舌管癌になったりする．

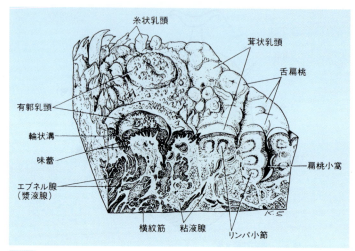

図 6.9 舌の背面（舌乳頭と舌扁桃を見る）

（XII），そして感覚は舌体部が舌神経（V₃），舌根部が舌咽神経（IX）にそれぞれ支配されている．さらに，舌の味覚は舌体部が鼓索神経 Chorda tympani（VII），舌根部が舌咽神経（IX）と上喉頭神経（X）にそれぞれ支配されている．

Ⓐ 舌乳頭 Papillae linguales（図 6.10）

表 6.2 に示すように 4 種類の乳頭が分布する．

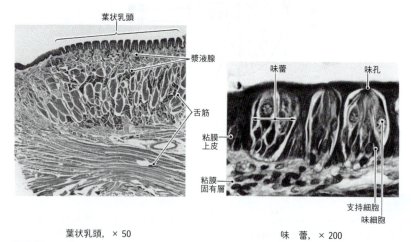

葉状乳頭，× 50

味　蕾，× 200

図 6.10 味蕾の構造（ウサギの葉状乳頭，縦断面）

表 6.2 舌乳頭の種類

種　類	分布領域	形　状	表面の角化	味蕾*
糸状乳頭 Papillae filiformes	舌背全面に密生する	鋸状，表面は白っぽくみえる	著明	なし
茸状乳頭 Papillae fungiformes	舌背全面に粗生する	茸状，紅色を帯びる	なし	なし
葉状乳頭 Papillae foliatae	舌側縁の後部に局在する	ヒダ状，周囲に浅い溝あり	なし	少数あり
有郭乳頭 Papillae vallatae	分界溝の直前の舌背面に散在する	円台状，周囲に深い溝あり（溝の底には舌腺（エブネル腺）が開口）	なし	多数あり

＊味蕾 taste bud（図 6.10）：味覚をつかさどる味細胞 gustatory cell と支持細胞 supporting cell とからなる花の蕾状の小体で，乳頭表面の粘膜上皮内に埋まっている．味孔によって口腔に開く．

B 舌　筋 Mm. linguae（図 6.11，図 6.12）

外舌筋と内舌筋に分かつ（表 6.3）．すべて舌下神経（XII）の支配を受ける．

- 外舌筋 Mm. linguae externi：舌外から起こり舌内に分布して，舌の位置を移動させる．
- 内舌筋 Mm. linguae interni：舌内から起こり舌内に分布して，舌の形を変える．

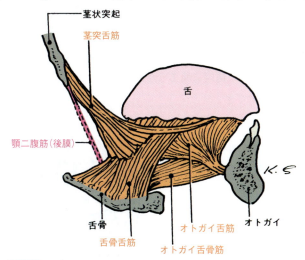

図 6.11　外舌筋（右側より見る）

Side Memo

味覚と顔面神経（☞図 6.7，☞10 章, p. 471，図 10.69）：舌の味覚をつかさどる神経のうち，鼓索神経 Chorda tympani〔顔面神経（VII）の枝〕は舌の前 2/3（主に舌体部），舌咽神経（IX）は後 1/3（主に舌根部）に分布する．これらの神経の終末は一部味蕾に終わり，その他は粘膜内に終わっている．中耳炎 otitis media などで顔面神経が侵されると舌の味覚障害を来たすことがある．

表 6.3　舌筋の種類

筋群	筋名	走行の経過
外舌筋	舌骨舌筋　M. hyo-glossus オトガイ舌筋　M. genio-glossus 茎突舌筋　M. stylo-glossus	舌骨の外側面──→舌内 オトガイ棘──→舌内 茎状突起──→舌内
内舌筋	縦舌筋　Mm. longitudinales 横舌筋　M. transversus linguae 垂直舌筋　M. verticalis linguae	舌の上部と下部にあり，舌の前後方向に走る 舌の中部を左右に横走する 舌の上下方向に垂直に走る

4　口腔底 Basis oris（図 6.12）

口腔底はほとんど舌によって占められており，わずかに舌と下歯列弓の間に狭い腔所を残す．この腔所には舌下ヒダ Plica sublingualis（舌下腺のたかまり）がある．ヒダの先端は舌下小丘 Caruncula sublingualis といい，ここに舌下腺と顎下腺の共通の導管が開く．

5　歯 Dentes, teeth（図 6.13 ⓐ, ⓑ）

食物をかみくだくための極めて硬い器官で，上顎骨と下顎骨の歯槽 Alveoli dentales 中にはまり込んでいて歯列弓 Arcus dentales をなす．

Ⓐ 歯の構造（図 6.14）

その構成要素には次のものがある．
- 歯冠 Corona dentis：歯肉から外に露出した部分．
- 歯頸 Collum dentis：歯肉に埋まった部分．
- 歯肉 Gingiva：歯ぐき

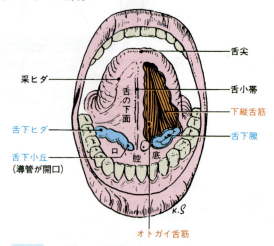

図 6.12　口腔底と舌の下面

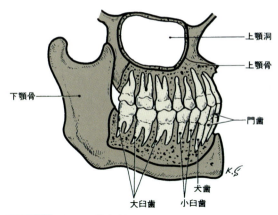

図 6.13 ⓐ 歯　列（永久歯）
（上）

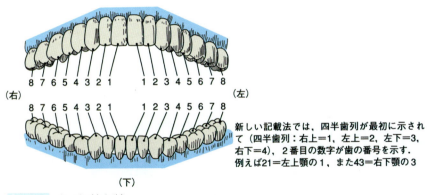

新しい記載法では，四半歯列が最初に示されて（四半歯列：右上＝1，左上＝2，左下＝3，右下＝4），2番目の数字が歯の番号を示す．例えば21＝左上顎の1，また43＝右下顎の3

（下）

図 6.13 ⓑ 歯　式（永久歯）

（越智淳三訳：分冊解剖学アトラス内臓Ⅱ，W. Platzer 他著，文光堂，1995）

- 歯根 Radix dentis：歯槽内に埋まった部分．
- 歯髄 Pulpa dentis：歯の中心部の歯髄腔 Cavum dentis の内容物．歯髄腔の下端（歯根管 root canal）から歯髄に向かって血管や神経が出入りして歯の栄養と感覚をつかさどる．
- ゾウゲ質 Dentinum：歯の支柱をなす部分で，ゾウゲ芽細胞 odontoblast（中胚葉起源）からつくられる．その中に無数のゾウゲ細管 Canaliculi dentales があり，ゾウゲ芽細胞の突起，つまりトームス線維 Tomes fiber を入れる．
- エナメル質 Enamelum：歯冠の表層をなし，ゾウゲ質を覆う．エナメル芽細胞 ameloblast（外胚葉起源）でつくられ，全身の硬組織のうちでも最も硬

い．エナメル質は，一度傷つくと再生することはない．
- セメント質 Cementum：歯根の外層をなし，ゾウゲ質を覆う．セメント芽細胞 cementoblast（中胚葉起源）でつくられ，骨組織と同じ構造である．
- 歯根膜（歯槽骨膜）Periodontium：歯槽骨とセメント質との間に張る線維性結合組織．その中の強靱で太い膠原線維束（シャーピー線維 Sharpey's fiber）は歯根と歯槽骨とを強固に連結する．またこの膜は小球状の血管を備えていて，歯にかかる咀嚼圧をやわらげる働きをする．

なお，歯の固定に関わる歯肉，歯根膜，セメント質および歯槽骨をまとめて，歯周組織 parodontium という．これらの組織が細菌などで侵食されると，歯周炎 parodontitis（または歯槽膿漏 pyorrhea alveolaris）を来たし，歯ぐきから膿や血が出る．

Ⓑ 歯の種類（図 6.13 ⓐ，図 6.15）

歯には，前から順に切歯，犬歯，小臼歯，大臼歯がある．

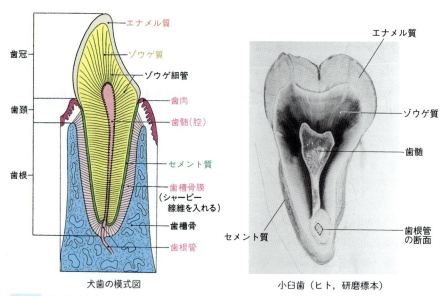

図 6.14　歯のなりたち

Side Memo

虫歯 dental caries：歯垢中の細菌によって歯質が侵触されると，いわゆる虫歯になる．侵触がエナメル質の段階にとどまれば，何の症状も出ないが，ゾウゲ質にまで及ぶとゾウゲ細管内のトームス線維 Tomes fiber が刺激され，その刺激が感覚神経に伝えられて痛みが出てくる．さらに侵触が深く歯髄にまで達すると，歯髄中の血管が損傷されて，痛みとともに出血が起きる．

- 切歯（門歯）Dentes incisivi：02 歯列弓の最前列にある左右 2 本ずつの歯，歯冠はノミ状．
- 犬歯 Dentes canini：切歯の後にある左右 1 本ずつの歯．歯冠は牙状．
- 小臼歯 Dentes premolares：犬歯の後にある左右 2 本ずつの歯．歯冠には咬合面 Facies occulsalis があり，1 つの溝によって 2 個の咬頭 Cuspis（または歯冠結節 Tubercula dentis）に分かれている．
- 大臼歯 Dentes molares：小臼歯の後方にある左右 3 本ずつの歯．小臼歯よりも大きく，咬合面は十字形の溝によって通常 4 つの結節に分かれるが，下顎第 1 大臼歯では 5 つの結節に分かれている．第 3 大臼歯はやや小型で，智歯 Dens serotinus, wisdom tooth（俗に"親知らず"）とも呼ばれる．

切歯と犬歯は食物をかみ切り，大臼歯と小臼歯はすりつぶす働きがある．

近年，若年者層に，智歯のみでなく，大臼歯や小臼歯の欠如した歯槽の持ち主が増えているが，食物環境の変化の所以だろうか．

ⓒ 歯 式

ヒトの乳歯と永久歯の並び方，つまり歯式は次のごとくである．
- 脱落歯（乳歯）Dentes decidui：i $\frac{1}{2}$　c $\frac{1}{1}$　m $\frac{2}{2}$ = 20（本）
（i ＝切歯，c ＝犬歯，m ＝乳臼歯）
- 永久歯 Dentes permanentes：I $\frac{2}{2}$　C $\frac{1}{1}$　P $\frac{2}{2}$　M $\frac{3}{3}$ = 32（本）
（I ＝切歯，C ＝犬歯，P ＝小臼歯，M ＝大臼歯）

また，歯の並び方を歯科臨床的に表現すると図 6.13 ⓑのようになる．

第 3 大臼歯（智歯）は 20 歳前後に生えるが，その他の永久歯は 14〜15 歳頃までに生えそろう．

6 口腔腺 Glandulae oris（唾液腺 salivary glauds）（図 6.16，図 6.17）

唾液 Saliva を分泌する腺で，口腔粘膜に付属する小口腔腺と独立した器官をなす大口腔腺とに分かつ．

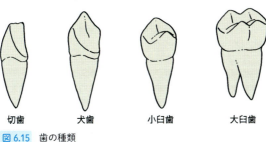

図 6.15　歯の種類

Ⓐ 小口腔腺

口唇腺 Gll. labiales，舌腺 Gll. linguales，口蓋腺 Gll. palatinae および頬腺 Gll. buccales があり，いずれも粘膜固有層〜筋層に分布する．小さな導管をもって口腔に開く．

Ⓑ 大口腔腺（表 6.4）

耳下腺，舌下腺および顎下腺がこれに属し，いずれも大きな導管をもって口腔に開く．

表 6.4 大口腔腺の種類

種　類	存在部位	導管の開口部	腺の性状	線条部	介在部	半月
耳下腺 Gl. parotis	耳介前方より下方にかけて	上顎の第2大臼歯と向い合う頬粘膜	漿液腺	＋	＋＋	−
顎下腺 Gl. submandibularis	下顎骨体と顎二腹筋の前後両腹との間	舌下小丘	混合腺（漿液腺≫粘液腺）	＋＋	＋	＋
舌下腺 Gl. sublingualis	舌下ヒダの下	舌下小丘	混合腺（粘液腺≫漿液腺）	÷	÷	＋

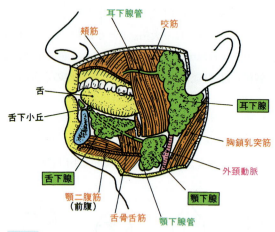

図 6.16　大口腔腺

> **Side Memo**
>
> **唾石症と耳下腺炎**：大口腔腺（大唾液腺）の導管は時として唾石で閉塞することがある（唾石症 sialolithiasis）．この場合，腺およびその導管は唾液が充満して著しく拡張する．また，小児に多発する耳下腺炎 mumps（俗に"おたふくかぜ"）では，耳下腺の分布する下顎枝の直前が腫脹して咀嚼運動を障害することがある．また，思春期以降では男性の 30％の精巣にも炎症が波及する．近年は，耳下腺炎に対するワクチンの開発で，その発症は減少した．

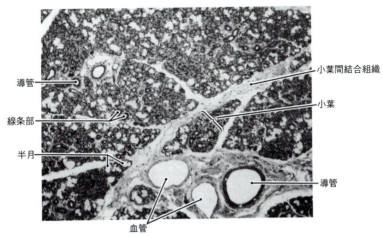

図 6.17 顎下腺（サル，HE 染色），×100

2 咽　頭

咽頭 Pharynx, pharynx の前方は鼻腔と口腔，下方は喉頭と食道へ通じる．また上方は頭蓋底，後方は頚椎と接する．咽頭を3部に分かつ．

1 咽頭の各部（図 6.18 ⓐ, ⓑ, 図 6.19）

Ⓐ 鼻　部 Pars nasalis（上咽頭 Epipharynx）

後鼻孔上端から口蓋垂基部まで．側壁上部に耳管咽頭口 Ostium pharyngeum tubae auditivae が開き，上壁から後壁にかけて咽頭扁桃 Tonsilla pharyngea や耳管扁桃 Tonsilla tubaria が分布する．

Ⓑ 口　部 Pars oralis（中咽頭 Mesopharynx）

上方は口峡 Fauces から口腔へ通じ，下方は舌根に面する．

Ⓒ 喉頭部 Pars laryngea（下咽頭 Hypopharynx）

上方は舌根部から下方は喉頭の輪状軟骨下縁まで．前上方は喉頭の入口，後下方は食道へ通じる．

嚥下運動に際しては，まず軟口蓋が咽頭後壁に押しつけられて，咽頭の鼻部と口部との連絡が遮断される．次いで喉頭蓋が喉頭の入口をふさいで，食物が鼻腔と喉頭へ流れ込むことなく，食道へ入って行く．

2 咽頭壁の筋（＝咽頭筋層 Tunica muscularis pharyngis）（図 6.18 ⓑ）

すべて横紋筋からなり，縦走する咽頭挙筋群と輪走する咽頭収縮筋群とに分けられる（表 6.5）.

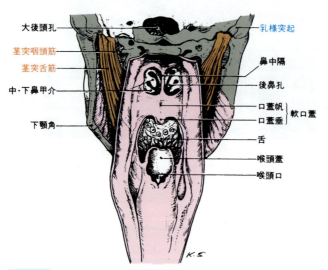

図 6.18 ⓐ （咽頭を後方より見る）
咽頭の後壁を縦に切開して左右に開いている．

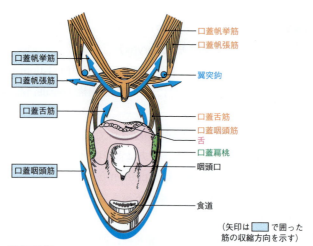

図 6.18 ⓑ 嚥下のときに働く筋の収縮する方向

（越智淳三訳：分冊解剖学アトラス内臓Ⅱ，W. Platzer 他著，文光堂，1995）

表6.5 咽頭筋の種類

筋群	筋の名	作用	神経支配
挙筋群	茎突咽頭筋 M. stylo-pharyngeus 耳管咽頭筋 M. salpingo-pharyngeus 口蓋咽頭筋 M. palato-pharyngeus	咽頭を挙上する	舌咽神経（IX） 咽頭神経叢〔舌咽神経（IX），迷走神経（X），交感神経〕
収縮筋群	上咽頭収縮筋 M. constrictor pharyngis superior 中咽頭収縮筋 M. constrictor pharyngis medius 下咽頭収縮筋 M. constrictor pharyngis inferior*	咽頭を収縮させる	

＊下咽頭収縮筋は甲状咽頭部 Pars thyro-pharyngea と輪状咽頭部 Pars crico-pharyngea とに分けられる．前者は発声時に収縮して咽頭喉頭部を狭める．また，後者は嚥下時に収縮して食道からの食物の逆流を防ぐことから，上食道括約筋 upper esophageal sphincter ともいう．

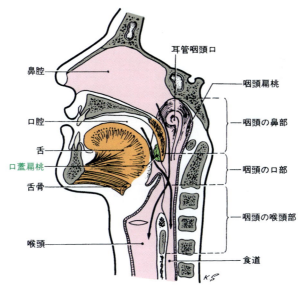

図 6.19　鼻腔，口腔および咽頭（矢状断）
矢印は空気と食物の流れを示す．

3 扁桃輪 tonsillar ring（図 6.20）

　口腔と鼻腔が咽頭へ開くところには口蓋扁桃，舌扁桃，咽頭扁桃および耳管扁桃が分布しており，これらは咽頭の入口を輪状に取り巻く．これをワルダイエルの扁桃輪 Waldeyer's tonsillar ring といい，細菌が気道や消化管へ侵入するのを防いでいる．

Side Memo

アデノイド adenoid：小児期に咽頭扁桃が異常に肥大して後鼻孔や耳管咽頭口を塞いでしまう状態をアデノイドという．呼吸障害や嗅覚障害，さらには嚥下障害などを来たす場合は切除の対象となる．

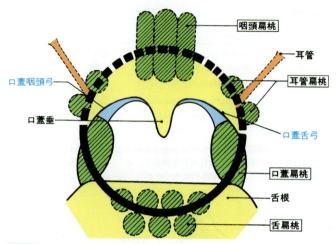

図 6.20 扁桃輪の模型

3 食 道

　食道 Esophagus，esophagus は咽頭と胃を連絡する長さ 25〜27 cm ほどの管である．第 6 頸椎の高さに始まり，気管と心臓のうしろ側を下行して横隔膜の食道裂孔 Hiatus esophageus を貫き，第 11 胸椎の高さで胃に連なる．（☞ 図 6.19，図 6.22）

1 構　造（図 6.21）

- 粘膜：上皮は重層扁平上皮．粘膜筋板は非常によく発達している．粘膜下組織は固有食道腺 esophageal gland proper（粘液腺），食道入口と噴門へ連なる部分の粘膜固有層には食道噴門腺 esophageal cardiac gland（粘液腺）をそれぞれ備える．粘膜には数条の縦ヒダがみられる．粘膜固有層から粘膜下組織には静脈叢がよく発達している．
- 筋層：主に内輪筋層と外縦筋層とからなる．食道上部 1/3 は横紋筋で，下行するにつれて平滑筋が増え，下部 1/3 は平滑筋からなる．食道はこの筋層の蠕動運動によって食物を胃に送り込む．なお，食道下端部で横隔膜の直上にある内輪筋層は下食道括約筋 lower esophageal sphincter といわれ，ガストリン gastrin で緊張し，セクレチン secretin で弛緩する．この筋は食物が胃から食道へ逆流するのを防ぐ働きをする（☞ p. 252「咽頭筋層」）

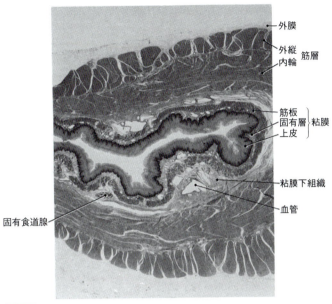

図 6.21 食道下部（ヒト），× 10

- 外膜：疎性結合組織からなり，周囲の器官と密接する．

2 食道の生理的狭窄部

　食道の管腔は 3 カ所で狭くなっている．すなわち食道入口，気管分岐部および横隔膜貫通部がそれである．これらの部位には食物がつまりやすく，また腫瘍やポリープ，特に食道癌 esophageal cancer が発生しやすい．また，食道の粘膜下組織には食道静脈叢があり，この静脈叢は胃の静脈（門脈の枝）と奇静脈の両方向に吻合している．したがって肝硬変などで門脈血流に循環障害が起こると，腹部内臓から大量の血液が食道静脈叢を通って奇静脈へ流れ込み，その結果，静脈が拡大して食道静脈瘤 esophageal varix をつくりやすい．

4 胃

　食道と十二指腸との間に介在する嚢状器官である．胃 Ventriculus = Gaster, stomach の入口は第 11 胸椎の左側，出口は第 1 腰椎の右側にそれぞれ位置する．腹腔内では正中線よりやや左寄りにあり，その軸は左上方から右下方に走る．

1 胃各部の名称（図 6.22）

次のようなものがある．
- 噴門 Cardia：胃の入口．
- 胃底 Fundus ventriculi：噴門より上方の部．
- 胃体 Corpus ventriculi：胃の中央部．
- 幽門部 Pars pylorica：胃体に続く部．胃体と幽門部との界のくびれを角切痕 Incisura angularis という．
- 幽門洞 Antrum pyloricum：幽門部のうち膨大している部．
- 幽門管 Canalis pyloricus：幽門部のうち十二指腸に続く部．
- 幽門 Pylorus：幽門部と十二指腸との界で，胃の出口をなす．ここには粘膜の膨隆した幽門弁 Valva pylorica がある．
- 大弯 Curvatura ventriculi major：胃の左（または外）側の弯曲．ここから大網 Omentum majus が腹腔前面に垂れ下がる．
- 小弯 Curvatura ventriculi minor：胃の右（または内）側の弯曲．小弯と肝臓との間に小網が張る．

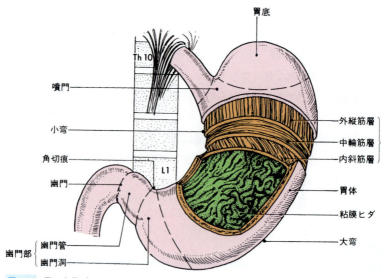

図 6.22　胃の全景（一部筋層をはがして粘膜を見る）

Side Memo

胃食道逆流症（GERD）：胃内の食塊が下食道括約筋の収縮不足のため，食道上部に逆流する現象．胃内容物中の塩酸が食道壁を刺激して「胸やけ」をおこす．また近年 GERD が食道癌を誘発する可能性が指摘されている．

2 胃の内面（図 6.22, 図 6.23）

次のような特徴がある.

- 胃粘膜ヒダ Plicae gastricae：ほぼ胃の縦軸に沿って縦走する多数の粘膜ヒダ.
- 胃小区 Areae gastricae：粘膜が浅い溝によって分けられてできる無数の多角形状の小区画.
- 胃小窩 Foveolae gastricae, gastric pit：胃小区の表面にある多数の小陥凹で，ルーペで確認できるほどの大きさである．胃腺の開口部をなす．

3 胃の構造（図 6.23, 図 6.24, ☞図 6.29）

A 粘 膜

上皮は単層円柱〜立方上皮からなり，胃小窩は深く粘膜固有層内に入り込んで多数の胃腺 Gll. gastricae（胃陰窩 gastric crypt）を形成する．胃腺には噴門腺 Gll. cardiacae（粘液腺），（固有）胃腺 Gll. gastricae（propriae）（混合腺）および幽門腺 Gll. pyloricae（粘液腺）の3種がある．噴門腺は固有食道腺に似た単一管

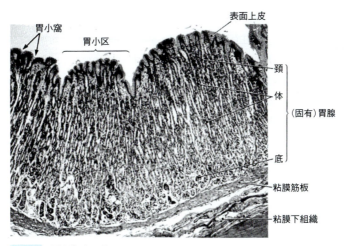

図 6.23　胃粘膜（サル），×100
粘膜固有層は胃腺間に介在する．

Side Memo

胃癌の好発部位と幽門狭窄：①胃の小弯や幽門部は胃潰瘍，胃癌の好発部位である．なお，近年胃癌の早期段階のものは，内視鏡的に切除できるようになった．②幽門括約筋が異常に肥厚したり，神経性に┃縮したりすると，幽門は狭窄や，閉鎖を来たす．重症になれば幽門切開 pylorotomy を要する．

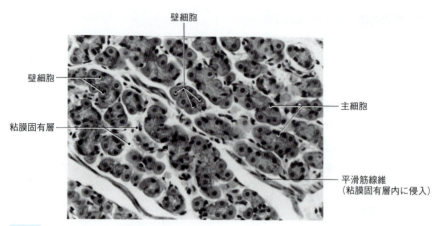

図 6.24　胃底腺（ヒト，腺体の横断面），× 210

状腺であり，噴門部に存在して粘液を分泌する．固有胃腺は胃の大部分に分布する単一管状腺で，その腺細胞は主細胞 chief cell（ペプシノーゲン pepsinogen と胃リパーゼを分泌），壁細胞 parietal cell（塩酸と内因子 intrinsic factor を分泌），表面粘液細胞とおよび副細胞 accessory cell（ともに粘液を分泌）からなる．なお，壁細胞が分泌する内因子は，小腸からビタミン B_{12} を吸収するのに必須の因子で，これがないと，悪性貧血 pernicious anemia を来たす．幽門腺は幽門部にのみ分布する管状胞状腺で胃小窩が深く，十二指腸腺に似てアルカリ性粘液を分泌する．また幽門腺には基底顆粒細胞 basal granulated cell（G 細胞）が散在し，胃液分泌を促進するガストリン gastrin（☞ 9 章，p. 385，表 9.5）を血中に分泌して，壁細胞からの塩酸分泌を促進する．

粘膜筋板は内輪・外縦の 2 筋層からなる．所によっては内輪筋層から少数の平滑筋線維が枝分かれして固有層から粘膜表面に向かって走り，胃腺の分泌を促す．

近年，胃潰瘍や胃癌の発症の主要原因の一つに胃粘膜表面に常在するピロリ菌 Helycobacter pylori があげられることを付記しておく〔詳しくは，臨床専門書を参照のこと〕．

Ⓑ 筋　層

内斜筋層，中輪筋層，外縦筋層の 3 層からなる．このうち内斜筋層は胃全体には分布せず噴門と胃体にのみ分布する．中輪筋層は幽門で極めてよく発達して幽門括約筋 M. sphincter pylori を形成する．

ⓒ 外 膜

　胃の表面は漿膜（臓側腹膜）で覆われている．これは小弯と大弯でそれぞれ小網と大網に続く．

5 ｜ 小 腸

　胃に続く腸管で，その全長は 6 ～ 7 m ほどある．腹腔内を迂曲しながら走り，右腸骨窩に達して大腸に移行する．小腸 small intestine は十二指腸を除いてすべて腸間膜 Mesenterium を被り，間接的に後腹壁（腸間膜根 Radix mesenterii）へ固定される．小腸は食物の消化，吸収にあたって消化管のうち最も重要な働きをする．小腸を十二指腸，空腸および回腸に分かつ．

1 ｜ 十二指腸 Duodenum, duodenum （図 6.25, ☞図 6.41 ⓐ, ⓑ）

　胃幽門に続き空腸に移行するまでの長さ約 25～30 cm（約 12 横指）の腸管である．その凸側は右後方に向き，凹側は膵頭を囲む．十二指腸の前面は腹膜で覆われるが，後面は腹壁に密着する．

ⓐ 十二指腸の各部

次の 4 部を区別する．

- 上部 Pars superior（十二指腸球 duodenal bulb）：幽門から始まり第 1 腰椎の前面を右方向に水平に走り，右腎臓の内側縁に達する．次いで上十二指腸曲 Flexura duodeni superior を経て下行部に移る．この部には潰瘍ができやすい．
- 下行部 Pars descendens：右腎臓の内側縁に沿って第 3 腰椎の高さまで下行し，下十二指腸曲 Flexura duodeni inferior を経て下部に移る．この部にも潰瘍が発生しやすい．

Side Memo

　トライツ靭帯 ligament of Treitz（上十二指腸ヒダ Plica duodenalis superior）：十二指腸空腸曲の左側には半月状の凹みがあり，その上縁に上十二指腸ヒダ（トライツ靭帯），下縁に下十二指腸ヒダ Plica duodenalis inferior がある．上十二指腸ヒダは十二指腸提筋 M. suspensorius duodeni のつくるヒダで，このヒダによって十二指腸空腸曲は後腹壁で横隔膜の右脚に固定される．このヒダは開腹手術のとき，十二指腸と空腸との境界を見極める手がかりを与えるものとして重要である．

- 下部 Pars inferior（水平部 Pars horizontalis）：第3腰椎の前面を水平に左方向に進み上行部に移る．
- 上行部 Pars ascendens：下部に続いて斜め左上方に向かい，第2腰椎の左側で急に前方へ曲がり，十二指腸空腸曲 Flexura duodeno-jejunalis を経て空腸に移る．

B 十二指腸の内面

粘膜面には輪走する多数の輪状ヒダ Plicae circulares がある．十二指腸下行部の粘膜に縦走する十二指腸縦ヒダ Plica longitudinalis duodeni がある．このヒダの下端に大十二指腸乳頭 Papilla duodeni major があり，ここに総胆管 Ductus choledochus と膵管 Ductus pancreaticus（Wirsung）が一緒に，あるいは別々に開口する（胆膵管膨大部 Ampulla hepato-pauereatica）．この開口部にオッディ Oddi の括約筋があり，膵液や胆汁の十二指腸への排導を調節している．また縦ヒダの上端に小十二指腸乳頭 Papilla duodeni minor があり，ここに副膵管 Ductus pancreaticus accessorius（Santorini）が開口する．

2 空腸 Jejunum, jejunum と回腸 Ileum, ileum

共に腹腔内を迂曲して走り，腸間膜によって後腹壁からつり下げられていて，一般に可動性である．空腸と回腸の長さの割合はほぼ2対3である．

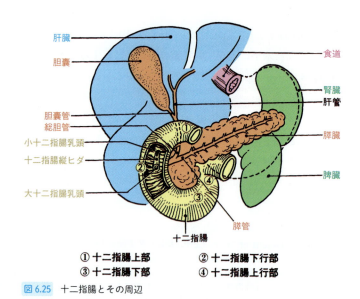

① 十二指腸上部　② 十二指腸下行部
③ 十二指腸下部　④ 十二指腸上行部

図 6.25　十二指腸とその周辺

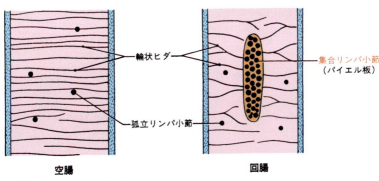

図6.26 小腸の粘膜面（縦断）

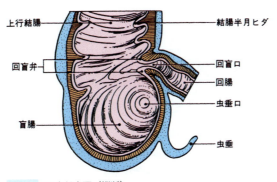

図6.27 回盲部内面（縦断）

Ⓐ 腸管の内面（図6.26）

　粘膜面には多数の輪状ヒダがある．このヒダは空腸では太くて数多いが回腸では細くて数少なく，回腸と盲腸 Cecum の移行部，すなわち回盲部 Pars ileo-cecalis ではほとんどヒダを認めない．空腸と回腸の粘膜にリンパ装置がある．そのうち空腸に孤立リンパ小節があり，回腸にはこの他に集合リンパ小節（パイエル板 Peyer's patches）がある．これは口蓋や舌の扁桃 Tonsilla と同じ構造である．なお，パイエル板は輪状ヒダと直角に交わり，腸管の縦軸に平行して分布するので見つけやすい．

Ⓑ 回盲部 Pars ileo-cecalis（図6.27）

　回腸の末端は回盲口 Ostium ileo-cecale によって盲腸に開く．その際，回腸末端はわずかに盲腸内に突出して上下2枚の弁装置，つまり回盲弁 Valva ileo-cecalis（バウヒン Bauhin 弁）を形成する．この弁装置は盲腸の内容物が回腸に

逆流するのを防ぐ括約筋的な作用をする．回盲部にはポリープや癌が発生しやすい．

3 小腸の構造（図6.28 ⓐ, ⓑ, 図6.29；☞図6.3）
Ⓐ 粘　膜

多くの輪状ヒダとその表面に0.5〜1mmの高さの無数の腸絨毛 Villi intestinales

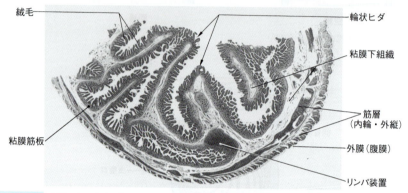

図6.28 ⓐ　小腸のなりたち（ヒト，空腸横断面）

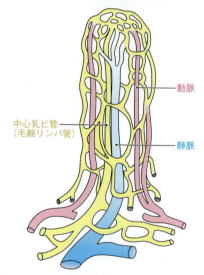

図6.28 ⓑ　小腸絨毛内の血管とリンパ管　赤：動脈，青：静脈，黄色：リンパ管（模式図）
（越智淳三訳：分冊解剖学アトラス内臓Ⅱ，W. Platzer 他著，文光堂，1995）

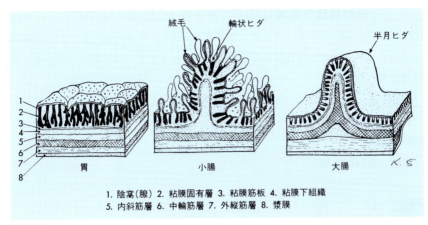

図6.29 胃，小腸および大腸の壁構造の比較

が密生していてビロード状の外見を示す．これらは粘膜表面の吸収面積を拡大するのに役立つ．一方，絨毛と絨毛との間には0.2〜0.4 mmの深さをもつ腸腺 intestinal glaud（リーバーキューン腸陰窩 crypt of Lieberkühn）が開く．これら絨毛と腸陰窩の表面を覆う**粘膜上皮**は単層円柱形で，分泌と吸収に作用する．

分泌上皮：杯細胞 goblet cell（粘液分泌）は陰窩に多いが，絨毛面にも散在する．パーネット細胞 Paneth cell は陰窩の底に集中し，好酸性顆粒（細菌や異物を溶解する酵素を含む）を備えている．また，基底顆粒細胞 basal granulated cell は主として陰窩内に散在し，セロトニン，ソマトスタチンなどの消化管ホルモン（☞9章，p.385，表9.5）を分泌する．

吸収上皮：主に絨毛表面を覆い，その表面には小皮縁 cuticular border（微絨毛 microvilli）があり，これによって細胞表面の吸収面積を著しく増大させる．小皮縁には各種の酵素（糖分解酵素，蛋白分解酵素など）が多く含まれていて，食物の消化・吸収に重要な働きをする．なお，小皮縁の表面は糖衣 glycocalyx が覆っていて，消化・吸収を補助するのみでなく，消化管の免疫機構に重要な役割をはたす．また，吸収上皮が老化すると，陰窩で新生された上皮が老化した上皮をエスカレーターのように絨毛の頂上へ送りこんでしまい，3〜4日毎に上皮は更新されている．

粘膜固有層には**毛細リンパ管（中心乳ビ腔** central lacteal，☞図6.28 **ⓑ**）があり，粘膜上皮から吸収された脂肪滴（カイロミクロン chylomicron）はこの管に入り，胸管を経て全身循環系に運び込まれる．

十二指腸の**粘膜下組織**には十二指腸腺 Gll. duodenales（ブルンネル腺 Brunner's gland）があり，アルカリ性粘液を分泌し，胃から送り込まれた内容物を中性化する．なお，固有層から粘膜下組織にかけてリンパ小節が分布することは既に述べた．

Ⓑ 筋　層

内輪筋層と外縦筋層とからなる．

Ⓒ 外　膜

漿膜（腹膜）からなる．

6 大　腸

大腸 Intestinum crassum, large intestine は消化管の終末部をなし，小腸に比べて太い．小腸で消化・吸収された残渣から水分を吸収したのち糞便をつくる．右腸骨窩 Fossa iliaca dextra に始まり，腹腔内をワナ状に一周して肛門に終わる．その全長は約 1.5 m である．これを盲腸 Cecum，結腸 Colon（上行大腸，横行大腸，下行大腸，S状大腸）および直腸 Rectum に分かつ．

1 盲　腸 Cecum, cecum （図 6.30 ; ☞図 6.27）

回盲口 Ostium ileo-cecale より下方にある盲管部で，その長さは 5 ～ 6 cm ある．盲腸の左後壁からは，鉛筆大の太さで長さ 5 ～10 cm の虫垂 Appendix vermiformis が突出する．虫垂には集合リンパ小節が発達している．その表面は腹膜で覆われ，虫垂間膜 Mesoappendix をもって後腹壁に固定される．虫垂には口蓋扁桃などと同様のリンパ装置がよく発達していて，生体防御のために重要な働きをしているのである．

2 結　腸 Colon, colon （図 6.30）

Ⓐ 結腸の各部位

走行により上行結腸 Colon ascendens，横行結腸 Colon transversum，下行結

Side Memo

腸重積症：回盲部では回腸が盲腸内にめり込むことがある．また，この現象は回盲部のみでなく，小腸のどの部位にも発生しやすく腸重積症 invagination という．乳幼児に多くみられる疾患で，急性腹症 acute abdomen の予備診断の下に処置されるが，腸重積症と確定診断がつけば，直ちに手術の適応となる．

腸 Colon descendens および S 状結腸 Colon sigmoideum に分かつ．
- 上行結腸：盲腸に続いて上行し，右の腎臓下端で右結腸曲 Flexura coli dextra をなして横行結腸に移る．結腸間膜 Mesocolon をもたない．
- 横行結腸：左上方に向かって十二指腸の前を通り，左の腎臓前面を通って脾臓下端に至り，ここで左結腸曲 Flexura coli sinistra をなして下行結腸に移る．結腸間膜をもつ．
- 下行結腸：下行して左腸骨窩に達したのち S 状結腸に移る．結腸間膜をもたない．
- S 状結腸：S 字状に曲がって小骨盤に入り，岬角 Promontorium の左側で直腸 Rectum に移行する．結腸間膜をもつ．

結腸のうち横行結腸と S 状結腸は間膜をもつ．このため両者は位置異常を起こしやすい．

B 結腸ヒモ Teniae coli

結腸の筋層のうち外縦筋層の一部は肥厚して，腸管の縦軸方向に走るヒモ状構造をなす．これを結腸ヒモという．結腸ヒモは腸管壁の 3 カ所にみられ，それぞ

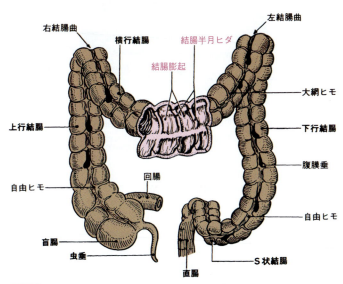

図 6.30 大腸の全景（横行結腸の一部の内面を含む）

Side Memo

結腸と小腸の鑑別点：結腸にだけ存在する次の要素が鑑別点となる．①結腸ヒモ（3 種類；大網ヒモ，間膜ヒモ，自由ヒモ），②結腸膨起，③腹膜垂．このうち結腸ヒモは特に重要な要素である．

れ大網ヒモ Tenia omentalis，間膜ヒモ Tenia mesocolica および自由ヒモ Tenia libera という．

　結腸壁はこれらのヒモによって全体として縦軸方向に短縮され，結腸膨起 Haustra coli と結腸半月ヒダ Plicae semilunares coli をつくる．結腸半月ヒダは腸管壁の全層からなるヒダで，この点粘膜のみからなる小腸の輪状ヒダとは異なる．なお，大網ヒモと自由ヒモの近傍には腹膜下脂肪組織からなる黄色の落葉状の腹膜垂 Appendices epiploicae が付着する．腹膜垂はS状結腸に最も多い．

● **結腸の構造**（☞図 6.29，図 6.31）
- 粘膜：粘膜は腸絨毛を欠く．上皮は単層円柱上皮であり，腸腺（リーバーキ

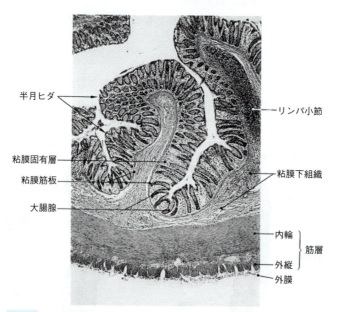

図 6.31　大腸の構造（イヌ，横断面），×30

Side Memo

腸閉塞：腸チフスや腸結核では回腸パイエル板は潰瘍化し，そのあとに瘢痕を残して治癒するので，これらに罹患したあとは腸閉塞（イレウス ileus）を起こしやすい．なお，これらの細菌感染性疾患は近年，著しく減少している．

メッケル憩室 Meckel's diverticulum：回盲部より約1 m 上方の回腸の管壁が著しく突出していることがある．これは胎生期の卵黄腸管 Ductus vitello-intestinalis のなごりでメッケル憩室という．潰瘍を形成したり，絞窄による腸閉塞の原因となったりする．

大腸癌 colorectal cancer：近年，日本人における大腸癌の発症頻度が上って来ている．アルコール，高脂肪食，高タンパク食などが罹患率を押し上げる大きな原因となる．早期の直腸指診，結腸内視鏡，バリウム注腸検査，便中血液検査などが望まれる．

ューン腸陰窩）は長く，腺上皮の大部分は杯細胞 goblet cell（粘液分泌）で，残りの上皮は刷子縁をもち，水の再吸収にあたる．結腸の粘膜はパーネット細胞を欠くが，基底顆粒細胞（消化管内分泌細胞）がかなり認められる（☞ 9章，p.384，385，表9.5）．

- 筋層：内輪筋層と外縦筋層からなる．外縦筋層は3カ所で肥厚して結腸ヒモ Teniae coli を形成する．
- 外膜：横行結腸とS状結腸の全周は漿膜（腹膜）で覆われるが，盲腸，上行結腸および下行結腸は管壁の前面のみを漿膜で覆われ，後面は結合組織により直接後腹壁に固定される．

7 直腸と肛門

　直腸 Rectum はS状結腸に続き，第3仙椎の前面から始まって骨盤隔膜 Diaphragma pelvis を貫き，会陰部に達したのち肛門 Anus に終わる．男子では膀胱，女子では子宮と腟のうしろを下行する．直腸にはポリープ polyp や癌 cancer が発生しやすい．

1 直腸と肛門の部位（図 6.32）

- 直腸膨大部 Ampulla recti：直腸が肛門管に移る手前で膨大しているところ．
- 直腸横ヒダ Plicae transversales recti：直腸上部の粘膜面にあり，直腸筋層のうち内輪筋層の肥厚によって出来るヒダ．結腸半月ヒダに相当する．
- 肛門管 Canalis analis（直腸肛門部 Pars analis recti）：肛門挙筋と肛門括約筋とで囲まれる部分で，肛門から上方4cmまでのところ．ここでは肛門柱 Columnae anales，肛門洞 Sinus anales，肛門弁 Valvulae anales および痔帯がある．肛門管の粘膜上皮は肛門弁より上方は結腸と同じく内胚葉由来で単層円柱上皮，下方は外胚葉由来で重層扁平上皮からなる．なお，肛門の皮下組織には肛門周囲腺（アポクリン大汗腺）が分布する．
- 痔帯 Zona hemorrhoidalis：肛門管の下部をなし，肛門弁から肛門出口に至るまでの部位．この部の粘膜には直腸静脈叢 Plexus venosus rectalis が発達している．

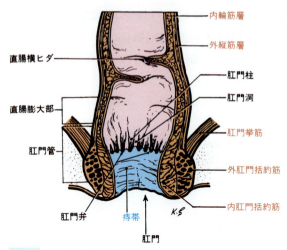

図 6.32 直腸の内面（縦断）

2 直腸，肛門とその周辺の筋（図6.32）

- 内肛門括約筋 M. sphincter ani internus：直腸下部の筋層のうち内輪筋層（平滑筋）が肥厚したもの．肛門管の周囲に分布し，肛門を不随意的に閉じる．骨盤内臓神経（仙髄副交感神経）の支配を受ける．
- 外肛門括約筋 M. sphincter ani externus：内肛門括約筋の外周を取り巻くように分布する横紋筋で，深層から順に深部，浅部および皮下部に分けられる．肛門を随意的に開閉する．
- 肛門挙筋 M. levator ani：内閉鎖筋の筋膜から起こり，直腸下部の肛門管周囲に分布する．横紋筋からなり肛門を随意的に挙上する．

これらの筋は，便意を促進したり，抑制したりするとき，協調的に作用する．つまり，平常時には肛門は内肛門括約筋と外肛門括約筋によって能動的に閉鎖されており，肛門挙筋がこの閉鎖を助けている．しかし排便時には，腸管に排便刺激が伝わると内肛門括約筋が弛緩し，同時に随意的に外肛門括約筋と肛門挙筋が

Side Memo

痔　核：肛門柱や痔帯を含む肛門管の粘膜下では上，中および下直腸静脈が互いに吻合し合って直腸静脈叢 Plexus venosus rectalis をつくる．この静脈叢が諸種の原因でうっ血を起こすと静脈瘤 varices（痔核 hemorrhoid）が発生する．
肛門周囲の好発疾患：肛門周囲は，肛門裂創 fissura ani や結核性痔瘻 fistula ani tuberculosa が発生しやすい所である．
脱　肛：経産婦や高齢者などで内・外肛門括約筋の緊縮性が低下すると，直腸の一部が肛門外に脱出することがある．これを脱肛 prolapsus ani という．

弛緩した状態で腹圧がかかり，直腸の内容物が排出されるのである（排便反射 defecation reflex）．

なお，外肛門括約筋と肛門挙筋は骨盤隔膜 Diaphragma pelvis（☞ 8 章 p.358, 図 8.37）の主要構成要素で，陰部神経叢の筋枝支配である．

8 肝　　臓

肝臓 Hepar, liver は腹膜の上方で，横隔膜の直ぐ下に位置する．その重さは大人で約 1,200 g ある．

1 肝臓の外形（図 6.33，図 6.34）

A.
- 上面（横隔面 Facies diaphragmatica）：横隔膜に接して丸みを帯び，全体としてドーム状を呈する．その大部分は腹膜で覆われるが，一部横隔膜に密着する．
- 下面（内臓面 Facies visceralis）：胃，十二指腸，右腎，横行結腸に接して凹凸しているが，全体としては凹んでいる．下面はほとんど腹膜で覆われる．

B．肝臓は肝鎌状間膜 Lig. falciforme hepatis によって右葉 Lobus hepatis dexter と左葉 Lobus hepatis sinister に分けられる．さらに右葉の一部は下面の H 字状の溝によって方形葉 Lobus quadratus と尾状葉 Lobus caudatus に分けられる．

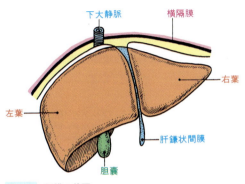

図 6.33　肝臓の前面

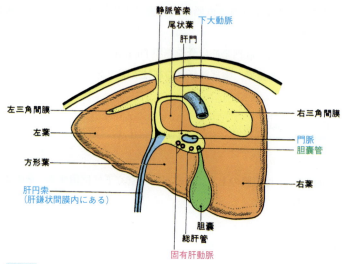

図 6.34　肝臓の下面（後下方より見る）

C．下面の H 字状の溝は次のものからなる．
　　横溝：肝門 Porta hepatis からなり，門脈，固有肝動脈，総胆管を入れる．
　　左縦溝：肝円索（臍静脈の遺残），静脈管索（静脈管の遺残）からなる．
　　右縦溝：下大静脈，胆嚢からなる．

2　肝臓の構造（図 6.35～図 6.37）

　肝臓は複合管状腺（胆汁分泌）で，その内部は肝小葉 hepatic lobule と小葉間結合組織（グリッソン鞘 Glisson's sheath）からなる．

Ⓐ 肝小葉

　小葉の中心部には中心静脈 V. centralis があり，ここから肝細胞索 hepatic cell cord が放射状に配列する．肝細胞索間の隙間は洞様毛細血管（類洞 sinusoid）

> **Side Memo**
>
> **肝硬変，肝炎および肝癌**：肝臓実質のうち，グリッソン鞘が種々の原因（アルコール，胆汁うっ滞，有機溶媒の吸入，B～D 型肝炎ウイルスなど）により増殖，肥大すると，肝臓は硬くなり，門脈循環障害を来たす（肝硬変 liver cirrhosis）．また肝細胞は A～E 型ウイルスの経口，輸血などによる感染を受けて炎症を起こす（ウイルス性肝炎 viral hepatitis）．そして，これらウイルス性肝炎のうち，B～D 型肝炎は慢性に経過すると，肝硬変を経て肝癌 hepatic cancer に移行することがある．
>
> **肝臓の機能**：肝臓には，①栄養の貯蔵と供給，②胆汁の生成と分泌，③解毒，④血清蛋白の生成，⑤リポ蛋白の生成，⑥ヘパリンの生成，などの機能がある．

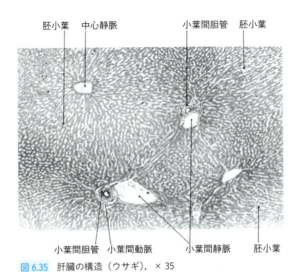

図 6.35 肝臓の構造（ウサギ），× 35

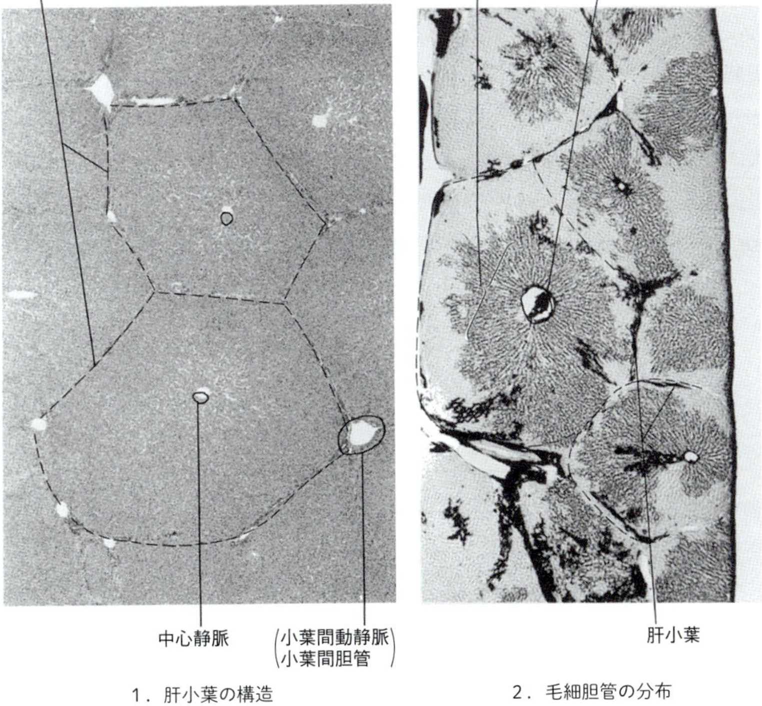

1．肝小葉の構造

2．毛細胆管の分布

図 6.36 肝臓のなりたち

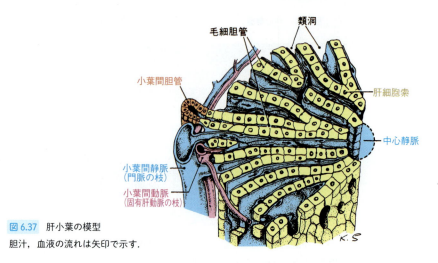

図 6.37 肝小葉の模型
胆汁, 血液の流れは矢印で示す.

で，その管腔面に星細胞 stellate cell（クッパー細胞 Kupffer's cell）とピット細胞 pit cell がみられる．前者は強い貪食作用を示し，単核食細胞系 mononuclear phagocyte system（☞ p. 21, Side Memo）に属する．後者は異質の細胞（特に腫瘍細胞）に対し，直接細胞傷害作用をもつリンパ球，つまり NK 細胞 natural killer cell である．肝細胞索を構成する肝細胞間には毛細胆管 bile canaliculi が網目状に分布しており（図 6.36-2，図 6.37），肝細胞でつくられた胆汁 bile を排導する胆道の起始部をなす．また，肝細胞索と類洞のすき間はディッセ腔 space of Disse という組織液腔で，ここに細網線維（格子線維 lattice fiber）の網目とビタミン A を貯える伊藤細胞（Ito cell）とが分布している．なお，伊藤細胞はビタミン A を貯えるのみでなく，ディッセ腔内の格子線維の産生にもあずかり，グリッ

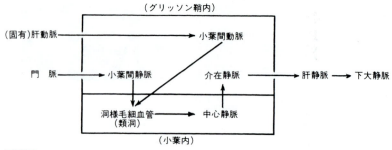

図 6.38 グリッソン鞘内の血流

ソン鞘とともに肝小葉の立体構築の維持，ひいては肝臓そのものの立体構築の維持のために重要な働きをしている．

Ⓑ グリッソン鞘

肝小葉間の隙間を充たす線維性結合組織からなり，その中に小葉間胆管 Ductuli interlobulares（毛細胆管を集めたもの），小葉間動脈 Arteriae interlobulares（固有肝動脈の枝），小葉間静脈 Venae interlobulares（門脈の枝）および介在静脈 intercalated veins（中心静脈を集めて肝静脈に連ねる）が分布する．なお，小葉間動静脈と小葉間胆管をあわせて，<u>門脈の3つ組み portal triad</u> という（図 6.38）．

3 肝臓の血管系 （☞図 6.37, 図 6.38）

次のようにまとめられる．

肝臓に分布する血管系のうち，門脈は機能血管 functional blood vessel，肝動静脈は栄養血管 nutritional blood vessels としてそれぞれ機能する．肝臓実質内を循環する血液量のうち，4/5 は門脈血，1/5 は動脈血で占められる．

近年，肝臓を灌流する血管系と胆管系の分布が詳しく解明されるようになり，その分布状態を基礎にして肝臓の区域分けができるようになった．その結果，肝臓疾患の臨床を大きく前進させることとなった．例えば肝臓腫瘍の摘出や，肝臓の部分移植などに際しては，この"血管・胆管分布−肝区域"のレベルで手術が実施されるようになって来た．ここでは，外科的肝区域とクィノー Couinaud の肝亜区域（Ⅰ〜Ⅸ）を対比させたものを図 6.40 に示しておく．

> **Side Memo**
>
> 門脈小葉 portal lobule と肝腺房 liver acinus：図 6.39 に示すように，古典的な肝小葉の定義に対して，Rappaport は一般の外分泌腺の構造に相当する肝小葉（門脈小葉）を定義した．それによると，肝小葉の小葉間結合組織が小葉の中心となり，中心静脈は周辺に位置する．そして肝細胞から分泌される胆汁は小葉の中心にある小葉間胆管に注ぎ込むことになる．また Rappaport は，肝腺房という構成単位を考えた．これはグリッソン鞘を中心に2つまたはそれ以上の中心静脈間にまたがる組織領域であり，それはちょうど1本の小葉間胆管に集まる毛細胆管の占める範囲に相当する．これらの肝臓の構造を示すいづれの概念も肝臓の生理機能や，正常および病態像を理解するのに役立つ．

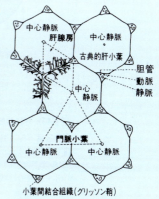

図 6.39 肝臓実質の古典的肝小葉，門脈小葉および肝腺房の模式図

（Rappaport 改写）

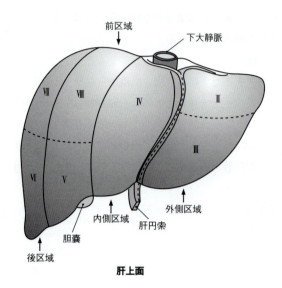

肝上面

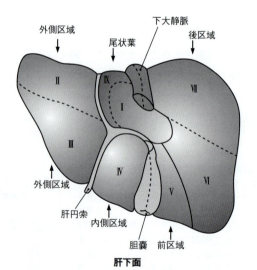

肝下面

図 6.40 外科的肝区域とクィノーの肝亜区域（I～IX）との対比図
内側区域＝IV；外側区域＝II, III；前区域＝V, VIII；後区域＝VI, VII；尾状葉＝I, IX
（伊藤隆，高野廣子共著：解剖学講義改訂2版，南山堂，2001，図 6-61「肝臓の区域」を参照改変した）

9 胆嚢と胆道

1 胆　道 bile ducts（図 6.41）

胆汁の運搬にあずかる胆道の経路は下のようにまとめられる．なお，毛細胆管を小葉間胆管に接続する小部分をヘリング管 canal of Herring という．

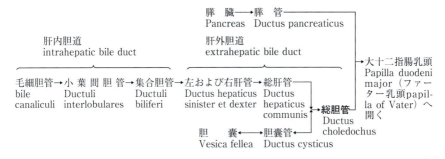

総胆管は膵頭部を貫いて膵管に合流して大十二指腸乳頭に開口するが，その開口部の管壁をなす輪走平滑筋は著しく肥厚して括約筋をつくる．これが胆膵管膨大部括約筋（オッディの括約筋 M. sphincter Oddi）をつくり，胆汁と膵液の分泌を調節する．胆嚢管起始部の粘膜はラセン状ヒダ Plica spiralis をそなえる．

2 胆　嚢 Vesica fellea, gall bladder（図 6.41 ⓐ, ⓑ）

肝臓右葉の下面に密接するナス形の嚢でその表面は腹膜で覆われる．胆嚢は底 Fundus，体 Corpus および頚 Collum に分かれる．頚は胆嚢管に続き，底は盲端に終わる．胆嚢には多数の粘膜ヒダがあり，筋層はあまり発達がよくなく筋線維が交錯する．胆嚢は肝臓から分泌される胆汁の水分を吸収してこれを濃縮，貯蔵するところであり，必要に応じて胆汁を胆嚢胆管から総胆管を経て十二指腸に送り込む．

Side Memo

胆道癌：胆道は癌の好発部位である．肝癌のうちの大部分は肝内胆道 intrahepatic bile duct（毛細胆管や小葉間胆管など）から発生する．一方，肝外胆道 extrahepatic bile duct（左・右肝管，総胆管など）から発生する癌はしばしば胆道を閉塞する．

胆石と黄疸：胆嚢に生じた胆石 gallstone が胆道（胆嚢管〜総胆管）につまると，胆汁の分泌が障害されるとともに，右季肋部に激痛を発する（胆石症 cholelithiasis）．また，胆石や胆道癌などで胆道が閉塞され，胆汁がうっ滞すると，閉塞性黄疸 obstructive jaundice になる．その場合，血中ビリルビン値は 2 mg / dl 以上になり（正常値 0.5 mg / dl 以下），皮膚や眼球結膜が黄味をおびてくる．

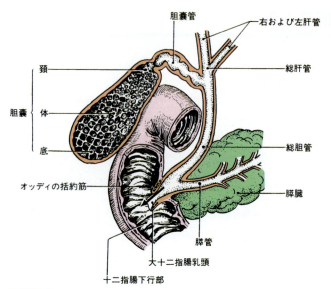

図 6.41 ⓐ 胆囊，総胆管，膵管および十二指腸の内面

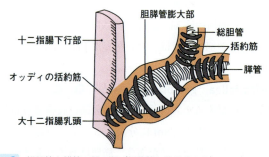

図 6.41 ⓑ 総胆管と膵管の開口部（括約筋に注目せよ！）
（越智淳三訳：分冊解剖学アトラス内臓Ⅱ，W. Platzer 他著，文光堂，1995）

10 膵　臓

1 膵臓の位置と外形（図 6.41 ⓐ，ⓑ）

　膵臓 Pancreas，pancreas は胃の後方に位置し，その前面を腹膜によって後腹壁に押しつけられた左右に細長い器官である．膵臓を右側より頭 Caput，体 Corpus および尾 Cauda に分かつ．頭は太く十二指腸弯曲部に入り込み，尾は細く脾臓と接する．膵臓外分泌部の導管には通常膵管 Ductus pancreaticus（Wirsung）と副膵管 Ductus pancreaticus accessorius（Santorini）の 2 本があり，そのうち膵管は総胆管に合流して，十二指腸の下行部内面の大十二指腸乳頭 Papilla duodeni major に開き，副膵管は単独に小十二指腸乳頭 Papilla duodeni minor に開く．

2 膵臓の構造（図 6.42，図 6.43；☞ 9 章，p. 383）

　膵臓を内分泌部と外分泌部とに分かつ．

Ⓐ 内分泌部（ランゲルハンス島 Langerhans' islet）

　小葉内に島状に散在する直径 200〜300 μm の細胞集団で，その数は 20〜200 万個あり，膵尾にやや多く分布する．島の直径は約 100〜200μm である．そのうち A 細胞（島細胞の 15〜20%）は島周辺部に多く，グルカゴン glucagon を，B 細胞（島細胞の 60〜70%）は島中央部に多く，インシュリン insulin を分泌する．両ホルモンはいずれも糖代謝の調節にあずかるが，B 細胞の分泌機能が障害されるとインシュリン依存性糖尿病（IDDM，Ⅰ型糖尿病）になることはよく知られている．また D 細胞（島細胞の 10〜20%）は島全体に分散していて，ソマトスタチン somatostatin を分泌し，A，B 両細胞からのホルモン放出を抑制する作用がある．D 細胞は更に β-エンドルフィンを分泌することも知られている．さらに最近，F 細胞が同定され，膵ペプチド pancreatic polypeptide を分泌し，胆嚢の収

Side Memo

膵臓癌と黄疸：膵臓癌は膵頭部によく発生する．癌組織は膵管を圧迫するのみでなく，総胆管をも圧迫して胆汁のうっ滞を来たし，黄疸 jaundice の原因となる．

インシュリンと糖尿病：糖尿病には，自己免疫異常によりラ氏島が破壊され，そのためにインスリン分泌が低下して起こるⅠ型糖尿病（インスリン依存性糖尿病 insulin-dependent diabetes mellitus = IDDM）と，ラ氏島の破壊はなくインスリン分泌も低下しないのに，他の諸原因（肥満，副腎機能亢進など）で発症するⅡ型糖尿病（インスリン非依存性糖尿病 non-insulin-dependent diabetes mellitus = NIDDM）とがある．前者は 20 歳以下の若年者，後者は 40 歳以上の中・高年者に発症することが多い．

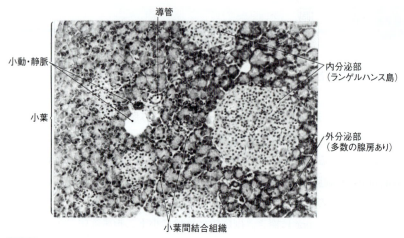

図 6.42　膵　臓（モルモット），× 200

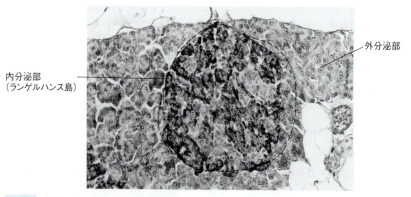

図 6.43　膵臓のなりたち（モルモット）
内分泌部の濃く染め出された細胞はソマトスタチン分泌 D 細胞を示す．

縮作用などにあずかることも判って来た．A，B，D 細胞の分泌するホルモンとその相互作用を図 6.44 に示す．

Ⓑ 外分泌部

　複合管状胞状腺である．小葉間結合組織は膵臓を多数の小葉に分かつ．小葉内には漿液（膵液）を分泌する腺終末が豊富に分布し，その分泌細胞は酵素原顆粒 zymogen granule（アミラーゼ，リパーゼ，トリプシンなど）を含む．なお，膵臓の外分泌部と他の外分泌腺の構造上の主な相異点は，①膵臓には分泌部（線条部 striated portion）がないこと，②介在部の細胞の一部が腺房内にめくれ込んで

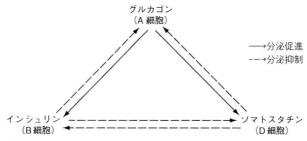

図 6.44　膵島細胞とそのホルモンの分泌調節機序

腺房中心細胞 centroacinar cells を形成することである．

11 腹　　膜

　腹膜 Peritoneum, peritoneum（図 6.45）は腹腔 Cavum abdominis（骨盤腔 Cavum pelvis を含む）の内面を覆う漿膜で，これを臓側腹膜 Peritoneum viscerale と壁側腹膜 Peritoneum parietale に分かつ．そして両腹膜間の隙間は腹膜腔 Cavum peritonei で，その中に少量の漿液を入れており，腹腔臓器間および腹腔臓器と腹壁との間の摩擦を防ぎ，ひいては腹腔内臓器の運動や移動を円滑にしている．

　一方，臓器と腹壁とを結ぶ腹膜は広義の"腸間膜 Mesenteria"（JNA）を形成し，腹腔内臓器を支持するとともに血管，神経，リンパ管の通路をなす．

1　腸間膜 Mesenteria, mesentery（図 6.45，図 6.46，☞図 6.34）

　発生初期には原始腸管 primitive gut を前および後腹壁に結びつけている腸間膜は，その後，腹腔内臓器の発育とそれに伴う位置および形態の変化に伴って変化する．その結果，生後にみられる腸間膜は次のようである．

Ⓐ 前胃間膜 Mesogastrium ventrale

　前腹壁の臍より上部と胃の小弯および十二指腸起始部との間を結ぶ間膜で，中間に肝臓がはさまる．

　　a）肝臓より前方にあるもの
　　　● 肝鎌状間膜 Lig. falciforme hepatis：中に肝円索 Lig. teres hepatis（臍静脈の遺残）を入れる．

- 肝冠状間膜 Lig. coronarium hepatis
- 右および左三角間膜 Lig. triangulare sinistrum et dextrum

{ 肝臓上面と横隔膜下面との間に張る.

b) 肝臓より後方にあるもの

- 小網 Omentum minus：肝臓下面の H 字状の溝から起こり，胃小弯と十二指腸起始部との間に張る．小網の右縁は肥厚して肝十二指腸間膜 Lig. hepato-duodenale をなし，その中に門脈，固有肝動脈および総胆管を入れる．

Ｂ 後胃間膜 Mesogastrium dorsale

- 大網 Omentum majus：前葉と後葉からなる．前葉は胃大弯から起こり，腹腔の前方をエプロン状に下垂して後葉に移行する．後葉は前葉の後面をなして上方に向かい，横行結腸を覆ったのち横行結腸間膜となって後腹壁に付く．
- 胃脾間膜 Lig. gastro-lienale：胃大弯の上部から起こって，脾臓に向かい，これを包んだのち横隔脾ヒダとなって後腹壁に付く．

Ｃ 網嚢 Bursa omentalis

発生初期は胃のまわりの腹膜腔は前・後胃間膜により左右に2分されているが，発生が進むにつれて右側の腹膜腔は小網と胃の後におし込められてしまい，ついには狭い袋状の腔所となってしまう．これが網嚢である．

- 網嚢孔 Foramen epiploicum：腹膜腔から網嚢への入口をなし，小網の右縁に位置する．網嚢はこの孔によって腹膜腔と交通する．

Ｄ 腸間膜 Mesenterium

空腸と回腸を包むと共に，これらを後腹壁に固定する．その固定部を**腸間膜根** Radix mesenterii といい，第2腰椎〜右仙腸関節にかけて存在する．

Ｅ 結腸間膜 Mesocolon

次の3部がある．

Side Memo

腸間膜根リンパ節：腸間膜が後腹壁に固定されている場所には，よく発達したリンパ節が密集する．これを俗に腸間膜根リンパ節 mesenterial lymph node といい，大腸や小腸から排導されるリンパや，腸管から吸収される高級脂肪酸を多く含む脂肪は，このリンパ節を通過したあと，腸リンパ本幹→胸管へと注ぎ込むのである．

腹膜腔の成り立ち：胎生初期には，小腸と結腸にも前胃間膜に相当する間膜（前小腸間膜 Mesenterium ventrale と前結腸間膜 Mesocolon ventrale という）があって，腹膜腔を左右に2分していた．しかし，これらは発生の途中に完全に退化，消失してしまって，腹膜腔は狭い網嚢孔だけを残して左右が合一して，広い腔所になったのである．

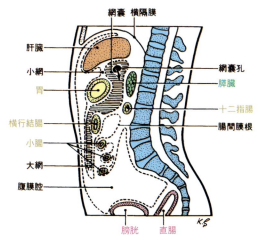

図 6.45 腹膜と腹腔臓器との関係（男子正中断面）

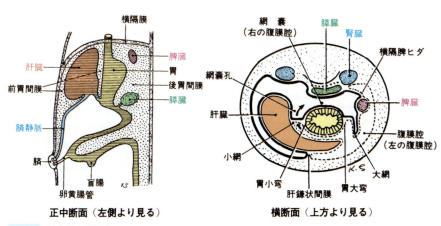

図 6.46 胎生期の腸間膜

- 横行結腸間膜 Mesocolon transversum
- S状結腸間膜 Mesocolon sigmoideum
- 虫垂間膜 Mesoappendix

　胎生期には上行結腸，下行結腸および盲腸も結腸間膜をもっていたが，発生の途上で間膜は退化，消失してしまった．その結果，これらの結腸は前面のみを腹膜で覆われ，後面は後腹壁に押しつけられてしまっている．

2 腹膜腔 peritoneal cavidy（図 6.45, 図 6.47）

腹膜は腹腔 Cavum abdominis と骨盤腔 Cavum pelvis の中に閉鎖腔をなす．これを腹膜腔という．すべての腹部・骨盤内臓は正確には腹膜腔外に位置するが，実際上はその大部分が腹膜腔内にあるものとして理解されている．すでに腹腔を覆う腹膜腔については述べたので，ここでは骨盤腔を覆う腹膜腔について述べておく．

男子では，腹膜腔は膀胱と直腸との間に深い凹みをつくる．これを直腸膀胱窩 Excavatio recto-vesicalis という．女子では，膀胱と直腸の間に子宮がはさまるために，この凹みは2つの部分に分けられる．そのうち前方の凹みを膀胱子宮窩 Excavatio vesico-uterina, 後方の凹みを直腸子宮窩 Excavatio recto-uterina（ダグラス窩 pouch of Douglas）といい，後者は前者より少し低い位置にある．なお，男子では胎生7カ月末ごろまでに精巣は腹腔背側部から鼠径管を経て陰嚢に下降するが，その際腹膜の一部が精巣とともに陰嚢内に進入する．その後，腹膜腔と連絡が途絶えて陰嚢内に精巣鞘膜 Tunica vaginalis testis という小さな腹膜腔を残す．そして，この精巣鞘膜内に水が多量に貯留すると，陰嚢水腫 scrotal hydrocele になる．

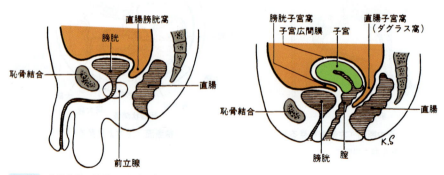

図 6.47　骨盤内臓と腹膜との関係（左側正中断面）

Side Memo

ダグラス窩 pouch of Douglas（図 6.47）：女子にはダグラス窩があるが，男子にはない．しかし，臨床的には直腸膀胱窩のことを男子のダグラス窩という．ダグラス窩は腹膜腔の最下端に位置するため，腹膜腔内の膿（化膿性腹膜炎など）や癌細胞（癌性腹膜炎や腹腔内臓器の癌の穿孔など）がここに溜まりやすい．

腹膜後隙 Spatium retroperitoneale：腰筋膜と壁側腹膜との間に出来る結合組織性の空隙を腹膜後隙という．この中には腎臓，副腎，尿管，腹大動脈，下大静脈，交感神経幹，リンパ管，リンパ節などがあり，これらの臓器を腹膜後器官 retroperitoneal organs という．この他に膵臓，十二指腸，上行および下行結腸も広い意味での腹膜後器官に属するが，これらの器官は2次的に腹膜後隙に入ったものなので，一般的には腹膜後器官には入れない．

呼吸器系　7章

呼吸器系 Systema respiratorium は鼻，咽頭，喉頭，気管および気管支，肺および胸膜から構成される．喉頭は発声 vocalization にも関与する（図 7.1）．

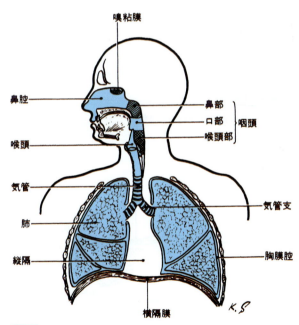

図 7.1　呼吸器系の全景

1 鼻

外鼻と鼻腔とを合わせて鼻 nose という．その機能には次のものがある．
- 気道 airway の一部をなす．
- 吸気の除塵，加温および加湿．
- 嗅覚をつかさどる．

1 外 鼻 Nasus externus（図 7.2）

外鼻は顔面の中央上部に位置し，前方から鼻腔を境する．鼻骨，鼻軟骨および鼻筋によって構成される．外鼻を上方から鼻根 Radix nasi，鼻背 Dorsum nasi，鼻翼 Ala nasi および鼻尖 Apex nasi の各部に分かつ．外鼻下端には外鼻孔 Nares があり，鼻腔の入口をなす．

2 鼻 腔 Cavum nasi（図 7.2，図 7.3；☞3章，p. 89）

鼻腔は前方の外鼻孔により外界と，後方の後鼻孔 Choanae により咽頭 Pharynx と交通する．そして鼻中隔によって左右の2室に分けられる．

A 鼻中隔 Septum nasi

その主な構成要素は前方から鼻中隔軟骨 Cartilago septi nasi，篩骨鉛直板および鋤骨 Vomer である．

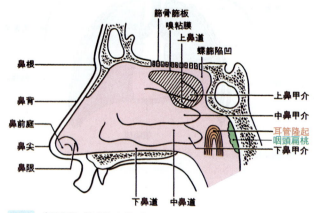

図 7.2　鼻腔側壁（左側から見る）

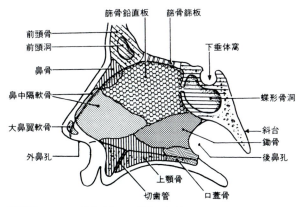

図 7.3 鼻中隔の構成（寺田，藤田による）

B 鼻腔の壁

次の各壁からなる．

- 上壁：篩骨篩板 Lamina cribrosa，鼻骨の一部，前頭骨の一部．
- 下壁：上顎骨の口蓋突起 Processus palatinus，口蓋骨の水平板 Lamina horizontalis
- 内側壁：鼻中隔 Septum nasi
- 外側壁：鼻骨 Os nasi，上顎骨 Maxilla，涙骨 Os lacrimale，篩骨の上および中鼻甲介 Concha nasalis superior et media，口蓋骨の鉛直板 Lamina perpendi-cularis，蝶形骨の翼状突起内側板 Lamina medialis processus pterygoidei，下鼻甲介 Concha nasalis inferior

C 鼻　道 Meatus nasi

上・中および下鼻甲介の下の腔所を上・中および下鼻道 Meatus nasi superior, medius et inferior という．これらの鼻道は鼻中隔と鼻腔の外側壁との間の総鼻道 Meatus nasi communis を経て後鼻孔に至る．なお，上鼻甲介の後上方にある小さな凹みは蝶篩陥凹といい，ここに蝶形骨洞 Sinus sphenoidalis が開口する．

D 副鼻腔 Sinus paranasales とその鼻腔への開口

骨の項で述べた（☞ 3 章，p.89～92）．

E 鼻腔各部と鼻粘膜

次の 3 部を分かつ．

　1) 鼻前庭 Vestibulum nasi：外鼻孔を入ってすぐの腔所で，鼻限 Limen nasi により呼吸部と境される．表面は外皮で覆われ，多数の鼻毛 Vibrissae を

備える.

　2）呼吸部 Regio respiratoria（図 7.4）：鼻前庭に続き，後鼻孔に至るまでの鼻腔の大部分を占める．その表面の粘膜上皮は多列線毛上皮で，多数の杯細胞 goblet cell を備える．鼻腺 Gll. nasales は混合腺で，その分泌液は杯細胞の分泌液と混ざり合って粘っこく，粘膜下組織の静脈叢と協調して鼻腔を保温し，かつ湿潤した状態に保つ．このことは，流入する空気に湿度を与えるのみ

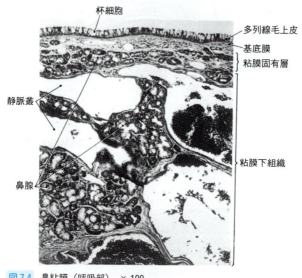

図 7.4　鼻粘膜（呼吸部），×100

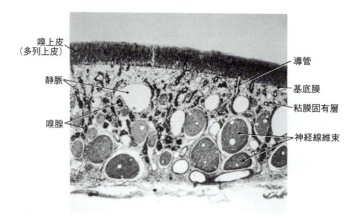

図 7.5　鼻粘膜（嗅部），×30

でなく，粘膜表面のホコリを吸着するのにも役立っている．

　3）嗅　部 Regio olfactoria（図 7.5）：上鼻甲介およびこれに対応する鼻中隔の上方 1/3 から構成される．生体では黄色に見える．粘膜上皮は多列上皮で，感覚細胞としての嗅細胞 olfactory cells とこれを支える支持細胞からなる．固有層には主に漿液を分泌する嗅腺 Gll. olfactoriae（ボウマン腺 Bowman's gland）と嗅神経 Nn. olfactorii（嗅細胞の神経突起）が豊富に分布する．嗅腺の分泌液は，さらっとしていて，粘膜表面を常に清浄に保ち，嗅細胞が臭い物質を感受し易くしている．嗅神経は篩骨篩板の小孔を貫いて，嗅球 Bulbus olfactorius に接続する．

F 鼻腔の血管と神経（図 7.6）

　1）動　脈

顎動脈 A. maxillaris ─→眼窩下動脈 A. infraorbitalis：上顎洞の粘膜に分布．
　　　　　　　　　　→蝶口蓋動脈 A. spheno-palatina：鼻腔側壁の後および下部と鼻中隔の後下部に分布．

眼動脈 A. ophthalmica ─→前・後篩骨動脈 A. ethmoidalis anterior et posterior：鼻腔側壁の前および上部と鼻中隔の前上部に分布．

顔面動脈 A. facialis ─→上唇動脈 A. labialis superior：鼻前庭に分布．

　2）静　脈：静脈叢が豊富で，顔面，頭蓋腔および眼窩内の静脈と連絡する．なお，鼻甲介の静脈の壁には所々よく発達した平滑筋があり（クッション静脈 cushion vein），血液の排導調節にあずかっている．

　鼻中隔の前下方で鼻限に近い所（キーセルバッハ部位 Locus Kiessel bachü）

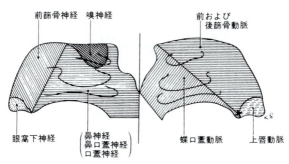

図 7.6　鼻腔の血管と神経の分布（Gardner より改写）
×印は上唇動脈，蝶口蓋動脈および前・後篩骨動脈の吻合部（キーセルバッハ部位）

には，上唇動脈，蝶口蓋動脈，前・後篩骨動脈の枝同士の吻合や，同名静脈がつくる静脈叢があって，鼻出血 epistaxis を起こしやすい．

　3）神　経
鼻前庭：眼窩下神経 N. infraorbitalis（上顎神経 V_2 の枝）
呼吸部 ｛ 前方：前篩骨神経 N. ethmoidalis anterior（眼神経 V_1 の枝）
　　　　 後方：鼻神経 Nn. nasales，鼻口蓋神経 N. naso-palatinus，口蓋神経 Nn. palatini〔いずれも翼口蓋神経節（V_2，Ⅶ，交感）からの枝〕
嗅部：嗅神経 Nn. olfactorii

2　咽　頭

6章　消化器系の項に述べてある（☞ p. 251〜254）．

3　喉　頭

喉頭 Larynx, larynx は気道 airway の一部をなすとともに発声器としての機能も営む．その壁は軟骨，靱帯および筋肉で構成される．

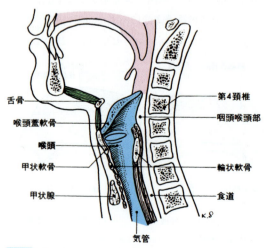

図 7.7　喉頭の位置関係（頸部正中断面）

1 位置（図7.7）

　舌骨下方で咽頭喉頭部の前方にあり，第4～6頚椎の高さに位置する．前方は舌骨下筋群，側方は甲状腺と舌骨下筋群とに覆われ，後壁は咽頭前壁と合する．咽頭の位置は年齢によって著しく異なる．新生児では大人の1～2椎体上方に位置し，逆に高齢者では1～2椎体下方に位置する．なお，男子では喉頭前面の中央部は甲状軟骨の突出によって喉頭隆起 Prominentia laryngea（いわゆる"アダムのリンゴ Adam's apple"）をなす．

2 喉頭軟骨 Cartilagines laryngis（図7.8，図7.9）

　主なものを表7.1にまとめておく．

表7.1　喉頭の軟骨

種　類	部位と形状
喉頭蓋軟骨 Cartilago epiglottica	舌骨と舌根の後方で喉頭口の前に位置する木の葉状軟骨．その下端の茎 Petiolus は甲状軟骨に連なる
甲状軟骨 Cartilago thyroidea[1]	喉頭の前壁と側壁をなす楯状軟骨．前壁内面には声帯靭帯の前端が付き，下角 Cornu inferius は輪状軟骨と関節する
輪状軟骨 Cartilago cricoidea[2]	喉頭後壁の大部分をなす指環状軟骨．後部は板 Lamina で広く，前部は弓 Arcus で細く，甲状軟骨の下方に位置する．喉頭の土台をなす
披裂軟骨 Cartilago arytenoidea	輪状軟骨の板の上に乗る三角錐状軟骨．左右1対ある．前方の声帯突起 Processus vocalis には声帯ヒダ（声帯靭帯＋声帯筋）の後端が付き，側方の筋突起 Processus muscularis には甲状披裂筋の外側部，後および外側輪状披裂筋，および斜披裂筋が付く．輪状軟骨の板との間に関節をなす
小角軟骨 Cartilago corniculata 楔状軟骨 Cartilago cuneiformis	ともに披裂軟骨の上端に乗る小軟骨で，披裂喉頭蓋ヒダ Plica aryepiglottica のふくらみをつくる

(1) 第4～6咽頭弓の腹側端の軟骨から発生する．この軟骨が左右癒合して板状構造を形成し，さらに発育して完成型となる．

(2) 輪状軟骨が炎症やその他で変形すると，喉頭狭窄を来たし，呼吸困難や嗄声 husky voice を来たす．

3 軟骨間の連結（図7.8～図7.11）

　主なものを表7.2にまとめておく．

4 喉頭の筋とその作用

　喉頭の筋は外筋と内筋に分けられる．

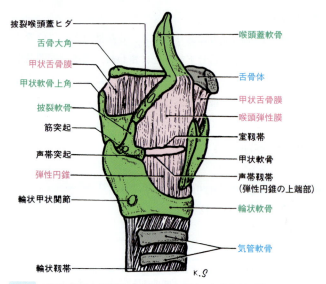

図 7.8 喉頭の軟骨と靱帯(1)（甲状軟骨と舌骨の右半分を切除）

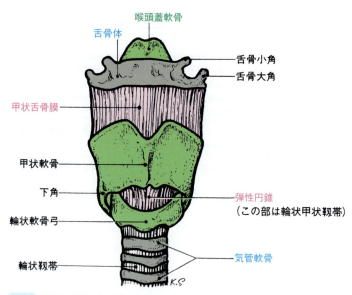

図 7.9 喉頭の軟骨と靱帯(2)（前面より見る）

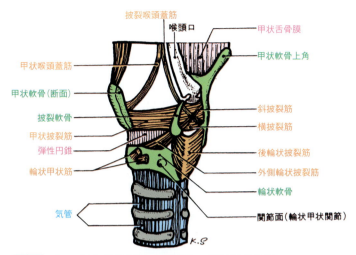

図 7.10　喉頭の筋(1)（甲状軟骨を一部切断し，後外側より見る）

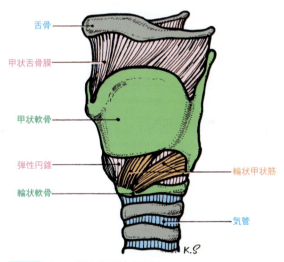

図 7.11　喉頭の筋(2)（左側より見る）

表 7.2 軟骨間の連結

種　類	部　位
甲状舌骨膜 Membrana thyro-hyoidea	甲状軟骨上縁と舌骨下面との間に張る
喉頭弾性膜 Membrana fibro-elastica laryngis	喉頭蓋軟骨の外側縁と披裂軟骨の内側面との間に張る．その一部は披裂軟骨の小丘 Colliculus と甲状軟骨の後面とを結合する**室靭帯** Lig. vestibulare（喉頭前庭ヒダ Plica vestibularis の中にうまる）をなす
弾性円錐 Conus elasticus	輪状軟骨の弓 Arcus と甲状軟骨の下縁との間に張るものを**輪状甲状靭帯** Lig. crico-thyr（e）oideum という．その他の部分は輪状軟骨の弓と声帯ヒダ Plica vocalis との間に張り，その上端は肥厚して**声帯靭帯** Lig. vocale（声帯ヒダの中にうまる）をなす
声帯靭帯 Lig. vocale	弾性円錐上端の肥厚部で，甲状軟骨の後面と披裂軟骨の声帯突起 Processus vocalis との間に張り，声帯ヒダの中にうまっている
甲状喉頭蓋靭帯 Lig. thyro-epiglotticum	喉頭蓋軟骨の茎 Petiolus と甲状軟骨の上甲状切痕 Incisura thyr（e）oidea superior との間に張る
輪状披裂関節 Art. crico-arytenoidea	輪状軟骨の板の上外側と披裂軟骨の底との間の関節．披裂軟骨はこの関節を軸にして，輪状軟骨の上を回旋したり横滑りしたりして，声帯ヒダの運動方向をかえる，つまり声門を開いたり閉じたりする
輪状甲状関節 Art. crico-thyroidea	甲状軟骨の下角 Cornu inferius と輪状軟骨の板との間の関節

Ⓐ 外　筋 extrinsic muscles（前頚筋）

喉頭を外から動かし，呼吸および嚥下運動を補助する．

- 挙上筋群 elevators：舌骨上筋（☞ 4 章，p. 149，表 4.6）と咽頭挙筋群（☞ 6 章，p. 253，表 6.5）からなり，喉頭を引き上げる．
- 下制筋群 depressors：舌骨下筋（☞ 4 章，p. 149，表 4.6）からなり，喉頭を引き下げる．

Ⓑ 内　筋 intrinsic muscles（喉頭筋 Mm. laryngis）（図 7.10～図 7.12）

呼吸および嚥下運動に際して声門と喉頭口を開閉するほか，直接発声に関与する．表 7.3 にまとめておく．

5 ｜喉頭腔 Cavum laryngis（図 7.13～図 7.16）

これを喉頭前庭，喉頭室および声門下腔に分ける．

Ⓐ 喉頭前庭 Vestibulum laryngis

喉頭口 Aditus laryngis から（喉頭）前庭ヒダ Plica vestibularis（室ヒダ Plica ventricularis）までで，上方に漏斗状に開いた腔をなす．前方は喉頭蓋 Epiglottis，側方は披裂喉頭蓋ヒダ Plica ary-epiglottica，後方は咽頭前壁によって境される．

Ⓑ 喉頭室 Ventriculus laryngis

上方を（喉頭）前庭ヒダ，下方を声帯ヒダ Plica vocalis（声帯 vocal cord）によって囲まれた腔所で，左右1対ある．両室は正中部で喉頭腔を介して合流する．（喉頭）前庭ヒダは仮声帯 false vocal cord ともいい，室靭帯と喉頭腺を入れる．声帯ヒダは声帯靭帯と声帯筋を入れ，左右の声帯ヒダの振動によって声を発する．左右の声帯ヒダ間の腔所は狭く，ここを声門裂 Rima glottidis といい，また声帯ヒダと声門裂とを合わせて声門 Glottis という．

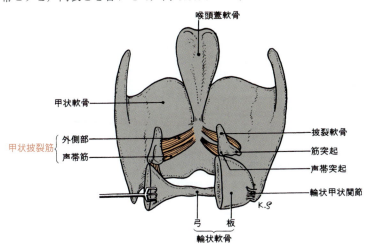

図 7.12 喉頭の筋(3)（輪状軟骨板を一部切断し，後方より見る）

Side Memo

反回神経麻痺：喉頭周辺の腫瘍や胸大動脈瘤による圧迫，甲状腺手術時の損傷などの原因で反回神経麻痺 recurrent nerve paralysis が起こることがある．一側性麻痺では，麻痺側の声帯ヒダは可動性を失って正中位 median position（発声時の位置）または副正中位 paramedian position（深呼息時の位置）に固定されるため，発声は不完全で嗄れ声となる．両側性麻痺では，両側の声帯ヒダが正中位または副正中位に固定されるため，発声は著しく障害されて，ささやくような嗄れ声と呼吸困難を伴う．反回神経と上喉頭神経（ともにⅩの枝）の麻痺が合併すると，声帯ヒダは中間位 intermediate position（または死体位 cadaveric position）に固定されて，極度の発声障害と呼吸困難を伴う．

後筋麻痺：後輪状披裂筋（後筋 Posticus）は声門を開く唯一の筋であり，この筋が両側ともに麻痺すると，声門が開かないので，呼吸困難を来たすことになる．

表 7.3 喉頭筋

筋 名	部 位	作 用	神経支配
輪状甲状筋 [†] M. crico-thyroideus (前筋 Anticus)	輪状軟骨の前部 ⟶ 甲状軟骨下縁と下角	輪状甲状関節に作用し，甲状軟骨を前方に引きあげて声帯ヒダを伸ばし，緊張させる（声帯緊張筋）	上喉頭神経外枝 (迷走神経)
甲状披裂筋 M. thyro-arytenoideus 　声帯筋 M. vocalis [*] 　（内筋 Internus）	声帯靱帯 ⟶ 披裂軟骨声帯突起	声帯ヒダを緊張させる	下喉頭神経 (反回神経＝迷走神経)
外側部 Pars lateralis	甲状軟骨正中部後面 ⟶ 披裂軟骨筋突起	声門裂を狭める（声門狭小筋）	
外側輪状披裂筋 M. crico-arytenoideus lateralis （側筋 Lateralis）	輪状軟骨弓 ⟶ 披裂軟骨筋突起	筋突起を前方に引き，声帯突起を内側に回転させることによって声帯ヒダを内転し，声門を閉じる（声門閉鎖筋＝内転筋）	
横披裂筋 M. arytenoideus transversus （横筋 Transversus）	披裂軟骨の後内側面の間	両側の披裂軟骨を近づけることによって，声門を閉じる（声門閉鎖筋＝内転筋）	
後輪状披裂筋 M. crico-arytenoideus posterior （後筋 Posticus）	輪状軟骨板の後面 ⟶ 披裂軟骨筋突起	筋突起を後方に引き，声帯突起を外側に回転させることによって，声帯ヒダを外転し，声門を開く（声門開大筋＝外転筋）	
斜披裂筋 M. arytenoideus obliquus	一側の披裂軟骨筋突起 ⟶ 他側の披裂軟骨尖	喉頭口を閉じる	
披裂喉頭蓋筋 M. ary-epiglotticus	披裂軟骨上側部 ⟶ 喉頭蓋軟骨		
甲状喉頭蓋筋 M. thyro-epiglotticus	甲状軟骨正中部内面 ⟶ 喉頭蓋軟骨側縁	喉頭口を開く	

注．声門の開閉にあずかる筋のうち前筋，内筋，側筋および横筋には声門を閉じる作用があり，これをまとめて内転筋群 adductors という．一方，後筋には声門を開く作用があり，これを外転筋 abductor という．これらの筋による声帯ヒダの内転および外転運動は，輪状披裂関節を軸にして行われる．

[†] 思春期の男子の「声変り」は，この筋が男性ホルモンの作用で急速に弛緩するためという．女子では成人になってもこの筋は機能しつづける．

[*] 甲状披裂筋のうち，声帯靱帯から起り，靱帯に沿って声帯ヒダの中を走り，披裂軟骨の声帯突起に付着する．

ⓒ 声門下腔 Cavum infraglotticum

　声門裂から気管に移行するまでの腔所で，輪状甲状靱帯と輪状軟骨とで囲まれる．

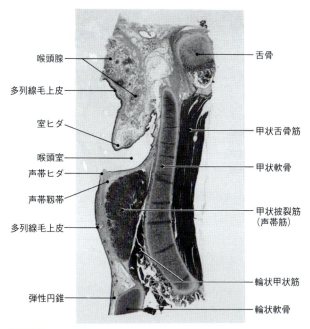

図 7.13 喉頭の構成（サル，前頭断面），×8

6 喉頭壁の構造（図 7.13〜図 7.15）

粘膜：粘膜上皮は喉頭蓋と声帯ヒダの周辺では重層扁平上皮，その他の部位では多列線毛上皮である．粘膜固有層は弾性線維束（弾性円錐，声帯靱帯，室靱帯など）と毛細血管網に富み，喉頭腺（混合腺）を備える．粘膜の感覚と腺分泌は迷走神経（X）の支配をうける．

筋層：喉頭筋（横紋筋）からなる．

軟骨：甲状軟骨，輪状軟骨および披裂軟骨は硝子軟骨 hyaline cartilage であるが，これらは青年期以後は石灰化し始め，老年期にはほとんど骨化する．その他の軟骨（披裂軟骨の声帯突起を含む）は弾性軟骨で，終生その弾性を保ちつづける．

外膜：疎性結合組織からなる．

7 発声 vocalization（図 7.16，図 7.17）

平常の呼吸時には，主として後輪状披裂筋（**後筋**＝声門開大筋）の収縮により声帯ヒダが外転されているため，声門は常に開いている．発声に際しては，外側

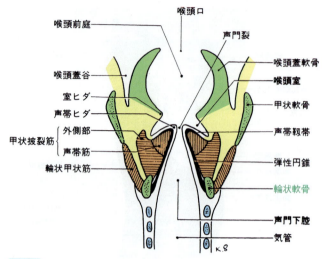

図 7.14　喉頭腔（前頭断面）

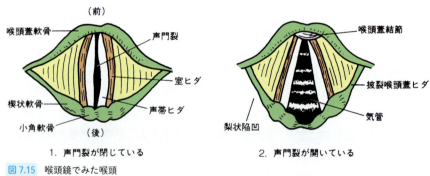

1. 声門裂が閉じている　　2. 声門裂が開いている

図 7.15　喉頭鏡でみた喉頭

輪状披裂筋（**側筋**），横披裂筋（**横筋**）の収縮により声帯ヒダが内転されるため，声門は閉じる．加えて輪状甲状筋（**前筋**＝声門緊張筋），甲状披裂筋（**内筋**）の収縮により声帯ヒダは緊張する．この状態の声門を肺からの呼気流が通過すると，声帯ヒダは振動して音声を発する．音声の高低，強弱，音色などは声帯ヒダの緊張度や振動度のみならず，発声補助器官としての鼻，口，咽頭などの活動状態によって左右される．

　なお，慢性喉頭炎などで声門の粘膜がむくんで（声門水腫），声門が閉鎖してしまうと，生命の危険があるので，声門の下にある輪状甲状靱帯（☞図 7.9，表

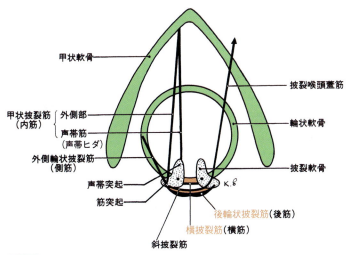

図 7.16 披裂軟骨に付着する喉頭の筋（模式図）

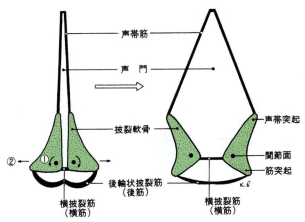

図 7.17 声門が開く模式図
矢印は①回旋，②横滑り．

7.2）を切開して，軌道を開放してやる必要がある．さらに，頸部の外傷などで咽頭狭窄 laryngeal stenosis がおこって呼吸困難になったときは，迷わず気道を確保するための気管切開 tracheotomy が行われる．

> **Side Memo**
>
> **喉頭の病変**：喉頭の粘膜に炎症が起こると，重層扁平上皮を備える喉頭蓋と声帯ヒダは浮腫 edema を来たし，多列線毛上皮を備えるその他の部位は充血 congestion を来たす．また，喉頭（粘膜）はポリープや扁平上皮癌の好発部位である．

4 気管と気管支

気管 Trachea と気管支 Bronchus は喉頭下端から肺門 Hilus pulmonis に至るまでの気道 airway をなす．

1 走行と分岐（図 7.18）

気管 Trachea は第 6 頚椎の高さから始まり，食道前面を正中線に沿って下行して縦隔の上部に入る．次いで第 5 ～第 6 胸椎の高さで（左と右）気管支 Bronchus principalis（sinister et dexter）に分かれる．ここを気管分岐部 Bifurcatio tracheae といい，両気管支の入口は気管竜骨 Carina tracheae（気管カリーナともいい，気管軟骨が隆起したもの）によって隔てられる．気管支動脈 Aa. bronchiales（胸大動脈の枝）で栄養され，迷走神経支配を受ける．

Ⓐ 右気管支 Bronchus principalis dexter

左気管支より太くて短く（直径 1.5 cm，長さ約 3 cm），正中線に対して約 25°の傾斜を示す．上大静脈の後を外下方に進み，肺門 Hilus pulmonis に達して上部と下部に分岐する．上部はそのまま平行に進んで右上葉気管支となり，下部は外下方に進んでさらに分岐し，右の中・下葉気管支となる．

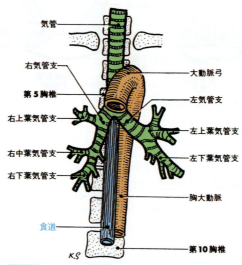

図 7.18 気管および気管支の位置（前方より見る）

B 左気管支 Bronchus principalis sinister

右気管支より細くて長く（直径1cm，長さ約5cm），正中線に対して約50°の傾斜を示す．大動脈弓の後，胸大動脈の前を外下方に向かい，肺門に達して左の上・下葉気管支に分かれる．

2 形状と構造（図7.19）

A 形　状

気管と気管支の前および側壁にはC字形の軟骨が一定の間隔で多数配列するが，これを気管および気管支軟骨という．また，軟骨を欠く後壁を膜性壁 Paries membranaceus という．上下の軟骨間のすき間は輪状靭帯 Ligg. anularia で補填される．

B 構　造

- 粘膜：上皮は多列線毛上皮で杯細胞を混じえる．さらに上皮には微絨毛をもつ筆毛細胞 brush cell，基底顆粒細胞などがある．この基底顆粒細胞はホルモン分泌があり，セロトニン，エンケファリン，ボンベシンなど，消化管ホルモンと同様のホルモンを分泌することが確認されている（☞9章，p. 385，表9.5）．固有層は弾性線維に富み，気管および気管支腺 Gll. tracheales et bronchiales（混合腺）を備える．
- 軟骨：すべて硝子軟骨からなる．年齢とともに石灰化の傾向を示す．
- 膜性壁：横走および縦走平滑筋が交錯しながら分布する．ここには混合腺がよく発達している．
- 外膜：疎性結合組織からなる．

Side Memo

気管支の左右比較（図7.18）：右気管支が左気管支より太くて短いことや，正中線に対する傾斜度が小さいことなどのため，右肺は左肺に比べて異物の侵入を受けやすい．

気管切開（☞図7.9）：咽頭や喉頭が閉塞して呼吸困難を来したとき，緊急に気道を確保するために気管切開術 tracheotomy を行う．輪状軟骨から胸骨上縁の間で正中線に沿って皮膚切開を行い，気管前葉と胸骨舌骨筋，胸骨甲状筋を剥離したのち，輪状甲状靭帯に縦切開を加えたり（円錐靭帯切開術），また甲状腺峡部の上下で気管軟骨に縦切開を加える（上・下気管切開術）．この場合，必要ならば甲状腺の峡は切断してもよい．皮膚切開が胸骨上縁近くまで及ぶ場合は，頚静脈弓 Arcus venosus juguli を損傷しないように注意する必要がある．

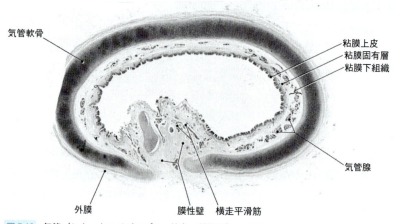

図 7.19　気管（ヒト，トルイジンブルー染色，横断面），×10

5　肺

1　位置と形状（図7.20）

　胸腔 Cavum thoracis を満たす左右1対の器官で，その表面は胸膜 Pleura で覆われていて，滑らかで光沢がある．両肺の間には心臓が介在する．肺 Pulmo, lung の上方尖端（肺尖 Apex pulmonis）は上に向き，内側面 Facies medialis と下面（肺底 Basis pulmonis）は凹んでいる．肋骨面 Facies costalis は円みを帯びていて，全体として半円錐状を呈する．右肺は左肺に比べて約1.2倍の大きさがある．

2　部　位（図7.21，図7.22）

- 肺尖 Apex pulmonis：両肺の上方尖端にあり，鎖骨より2～3cm上に突き出している．胸膜頂 Cupula pleurae によって覆われる．
- 肺底 Basis pulmonis（横隔面 Facies diaphragmatica）：肺の下面をなし，横隔膜と接している．横隔膜のドーム状膨隆に対応した凹みを示す．

Side Memo

気管支鏡 bronchoscopy：気管–気管支の内腔に沿って，ファイバースコープを挿入しながら，気管–気管支の管壁の異常所見の有無を観察したり，挿入部位の気管支–肺領域への薬剤投与，異物や病変の摘除などを行う．多くの場合，前もって胸部X線写真，CT，MRIスキャンなどの所見と照合したうえで，処置が進められる．

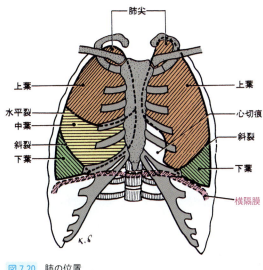

図 7.20　肺の位置

▶ 肋骨面 Facies costalis：肋骨と接する面で，胸壁全周に及ぶ．その表面は胸郭内面の凹凸に対応した凸凹を示す．

▶ 内側面 Facies medialis：縦隔 Mediastinum に面する縦隔部 Pars mediastinalis と脊柱両側に面する椎骨部 Pars vertebralis とに分かれる．全体として凹面をなし，心臓と接する所には深いくぼみ（心圧痕 Impressio cardiaca）がある．左右の肺の縦隔部中央で胸膜を被らない所を，肺門 Hilus pulmonis といい，ここを通って気管支，肺動静脈，気管支動静脈，肺リンパ管（気管支-肺リンパ節を含む）および神経が肺実質を出入りする．これらの器官は肺門基部で胸膜と結合組織に覆われて肺根 Radix pulmonis（図7.22）を構成する．

▶ 前縁：肺の肋骨面と内側面との境をなして鋭く，胸膜の前縁に一致して上下に長く，肋骨縦隔洞 Recessus costo-mediastinalis 内に突出する．左の肺底近くには心切痕をみる．

▶ 下縁：肺の横隔面と肋骨面との境をなして鋭く，肋骨横隔洞 Recessus costo-diaphragmaticus 内に突出する．

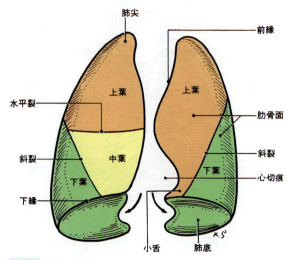

図 7.21 肺の各部位
矢印は心圧痕．

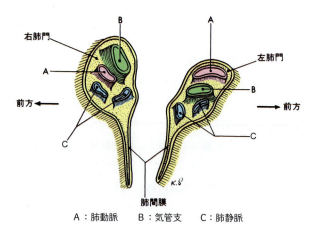

A：肺動脈　B：気管支　C：肺静脈
図 7.22 肺根の構成

3 肺　葉 Lobus pulmonis（☞図 7.20）

Ⓐ 左　肺

　斜裂 Fissura obliqua によって上葉 Lobus superior と下葉 Lobus inferior に分けられる．上葉は肺尖，前縁および小舌 Lingula pulmonis（中葉に相当する）を含み，下葉は肺底と下縁を含む．

B 右 肺

まず斜裂によって上および中葉 Lobus superior et medius と下葉 Lobus inferior に分けられる．次いで水平裂 Fissura horizontalis によって上葉と中葉に分けられる．上葉は肺尖と前縁の一部，下葉は下縁と肺底を含む．中葉は三角状をなして，上葉と下葉の間に挟まる．

4 肺の構成

肺は気管支とその枝（これを気管支樹という），肺胞 Alveoli pulmonis，肺動静脈，気管支動静脈，リンパ管および神経からなる．

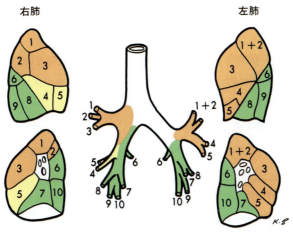

肺区域の名称

右 肺	左 肺
上 葉	上 葉
1　肺尖区	1＋2　肺尖後区
2　後上葉区	3　前上葉区
3　前上葉区	4　上舌区
中 葉	5　下舌区
4　外側中区	下 葉
5　内側中区	6　上－下葉区
下 葉	7* 上枝－下葉区
6　上－下葉区	8　前肺底区
7　内側肺底区	9　外側肺底区
8　前肺底区	10　後肺底区
9　外側肺底区	* しばしば欠如する．
10　後肺底区	

図 7.23　区域気管支と肺区域（Jackson & Huber による）

Ⓐ 気管支樹 bronchial tree（図 7.23，図 7.24 ⓐ，ⓑ）

気管支 Bronchus principalis は肺門を入ると，分岐を繰り返しながら次第に細くなり，肺実質の末端部に達して肺胞に終わる．この気管支の分岐状態を気管支樹といい，空気を肺胞に送り込み，肺胞でのガス交換を可能にする．気管支は右肺で3本，左肺で2本の葉気管支 Bronchus lobaris に分岐し，さらに葉気管支は右肺で10本，左肺で9本の区域気管支 Bronchus segmentalis に枝分かれする．区域気管支はそれに対応する肺区域 Segmenta broncho-pulmonalia 内に入り込み，その中でさらに分岐を繰り返す．原則として，1本の区域気管支は1つの肺区域にのみ入り込み，決して2つ以上の肺区域にまたがることはない．また，各肺区域間には結合組織性の中隔が介在するので，肺区域間を空気が拡散し合うことはない．

Ⓑ 肺区域 Segmenta broncho-pulmonalia（図 7.23，図 7.24）

肺実質の構成・機能上の単位をなすとともに，区域気管支の分布領域でもある．その周囲は胸膜の結合組織が実質内に入り込んで出来た区域間結合組織によって取り囲まれている．区域気管支は肺区域内で次のように分枝する．

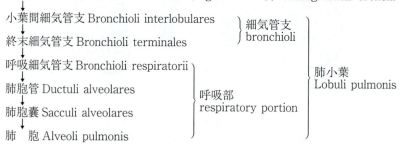

Side Memo

斜裂と水平裂の肋骨面 Facies costalis における投射

斜裂：右肺では第5肋骨頭，左肺ではこれよりやや高いところから始まり，それぞれ第6肋骨に沿って前下方に進み，第6肋骨-肋軟骨結合部 costo-chondral junction で肺の下縁と合流する．

水平裂：中腋窩線 midaxillary line と第6肋骨の交点近くで斜裂から起こり，肋骨面を水平に前進したのち第4肋軟骨の高さで肺の前縁と合流する．

気管支-肺リンパ節の診断的意義：肺門には肺からのリンパ管が注ぎ込む気管支-肺リンパ節 Lnn. broncho-pulmonales（いわゆる肺門リンパ腺）が分布する．肺の炎症や癌に際してこのリンパ節は比較的早期に害されて腫脹するため，肺疾患の早期診断に重要な手がかりを与える．

ⓒ 気管支樹の構造（図 7.24 ⓐ，ⓑ，図 7.25）

1）葉気管支～呼吸細気管支：表 7.4 にまとめておく．

表 7.4　気管支樹の構造比較

	葉気管支～区域気管支枝	細気管支①	呼吸細気管支
粘膜上皮	多列円柱線毛上皮 杯細胞多し	多列円柱～単層円柱 上皮，線毛あり 杯細胞は殆んどなし	単層立方上皮 線毛なし 杯細胞なし
平滑筋層	輪走でよく発達		輪走．発達はよくない
気管支腺 （混合腺）	あり	なし	
軟骨片	あり	なし②	なし
働き	空気の通路をなす		呼吸作用あり

① 小葉間細気管支と終末細気管支を併せたもの
② 小葉間細気管支に時として軟骨片を認める

2）肺胞管～肺胞

：これらはすべて肺胞の壁（肺胞中隔 septa alveolaria）と，その壁に囲まれた腔所をなす．肺胞壁は 2 種類の肺胞上皮（大・小肺胞細胞 great and small alveolar cell），毛細血管網および弾性線維からなる．小肺胞細胞（Ⅰ型肺胞細胞）は扁平で肺胞壁表面を覆い，呼吸上皮としてガス交換の主役を演ずる．大肺胞細胞（Ⅱ型肺胞細胞，中隔細胞 septal cell ともいう）は立方形で，大多数は肺胞壁内に分布するが，少数は肺胞腔に突出している．この細胞はリン脂質に富む層板小体をもっていて，肺胞壁の表面張力を低下させる表面活性化物質 surfactant を分泌する．このⅡ型肺胞細胞の機能が不完全で表面活性化物質の産生が充分でなく，新生児の肺胞がうまく拡張せず，強い呼吸困難を引き起こすことがあり，新生児によくみられる特発性呼吸切迫症候群 idiopathic respiratory distress syndrome（IRDS）である．今日では，表面

Side Memo

肺の非呼吸部：肺門付近の肺実質内には呼吸部（呼吸細気管支～肺胞）はない．したがってこの付近を肺の非呼吸部 non-respiratory portion という．

肺小葉：肺の表面を観察すると，5～10 mm 四方の多角形状小区画が亀の甲状に配列しているのがわかる．これは肺小葉 Lobuli pulmonis, pulmonary lobule で，この中に終末細気管支から肺胞までの成分が分布する．また，肺小葉の周辺には黒色ないし灰色に縁どられた小葉間結合組織があるが，これは空気中から長年月にに亘って吸い込まれた塵埃が集積して着色したものである．

肺区域の意義：肺区域を肺実質の構成・機能上の単位とする概念は次の点で重要である．
1）肺疾患の多くは肺区域に局在するか，あるいはこれに限定して起こることが多い．
2）したがって，肺の気管支鏡検査 bronchoscopy, CT, MRI スキャンやレントゲン検査は肺区域ごとに行われる．
3）さらに，腫瘍や感染病巣に対する外科的処置は肺区域を単位として行われることが多い（例えば，区域切除術 segmentectomy）．

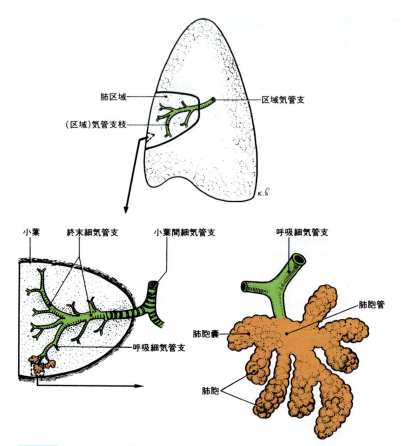

図 7.24 ⓐ 肺区域内での気管支の分枝（Gardner より改写）

活性化物質の投与で，充分に対応できるので，先ずこの疾患で死に至るケースは殆どない．肺胞腔や肺胞壁内に空気中のゴミを貪食した塵埃細胞 dust cell（血液中の単球 monocyte に由来する）を認める．また，肺胞中隔の所々に隣りあった肺胞間を連絡する小孔（肺胞孔 alveolar pore）がみられる．

ⓓ 肺の血管（図 7.24 ⓑ）

肺には機能血管としての肺動静脈と，栄養血管としての気管支動静脈が分布する．

1）肺動脈（幹）Truncus pulmonalis：肺門を入ってのち気管支樹に沿って走り，肺小葉に入ってからは肺胞壁の毛細血管網に終わる．

2）肺静脈 Venae pulmonales：肺小葉間の結合組織から始まり，肺区域を

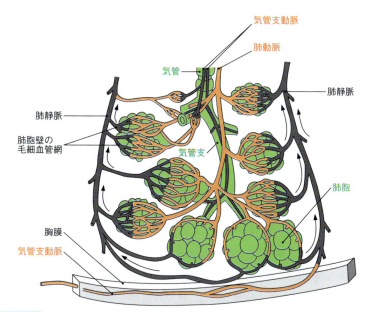

図 7.24 肺に分布する血管系
肺動静脈と気管支動脈を中心に；矢印は血流方向を示す．

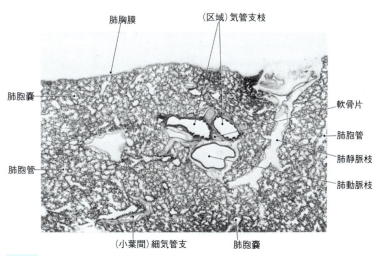

図 7.25 肺の構造，× 30

出ると，気管支や肺動脈と離れて単独に肺区域間の結合組織中を走り，肺静脈となって肺門を去る．なお，右肺では上・中肺葉静脈は合して右上肺静脈となるので，肺門を出る肺静脈は左右それぞれ2本ずつ（全部で4本）あるわけである．

　3）気管支動脈 Rami bronchiales：胸大動脈から起こって気管支樹に沿って走り，呼吸細気管支あたりで肺動脈のつくる毛細血管網に合流する．そのほかに，肺区域間の結合組織と臓側胸膜にも分布する．

　4）気管支静脈 Venae bronchiales：かなり大きな気管支壁（区域気管支あたり）の毛細血管から始まって気管支樹に沿って走り，肺門を出たのち奇静脈と半奇静脈に注ぐ．

5　胸　膜 Pleura, pleura（図7.26〜図7.28）

縦隔 Mediastinum によって隔てられた左右の肺の表面と，これに対応する胸郭の内面を覆う内外2葉の漿膜である．両葉は肺門の周辺で互いに反転，移行し合い，全体として2つの胸膜腔 Cavum pleurae をなす．

Ⓐ 臓側胸膜 Pleura visceralis（肺胸膜 Pleura pulmonalis）

肺門を除く肺の全表面を覆う．斜裂と水平裂では肺葉の奥深く入り込む．

Ⓑ 壁側胸膜 Pleura parietalis

次の各部からなる．

　1）肋骨胸膜 Pleura costalis：胸郭内面の大部分を覆い，胸内筋膜 Fascia endothoracica と密着する．

　2）横隔胸膜 Pleura diaphragmatica：腱中心を除く横隔膜の上面を覆う．

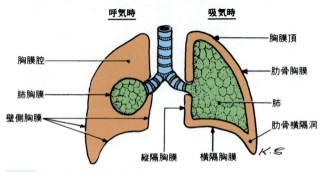

図7.26　胸膜と胸膜腔（模式図）

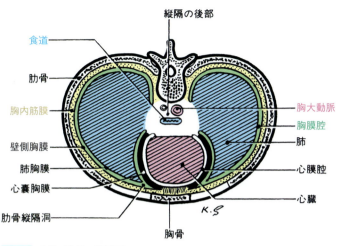

図 7.27 胸膜（胸郭の横断面）

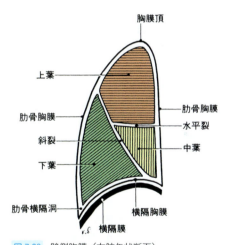

図 7.28 壁側胸膜（右肺矢状断面）

3）縦隔胸膜 Pleura mediastinalis：胸骨外側縁と脊柱前面との間を結ぶ矢状面にあって，縦隔の両側面を覆う．心膜に密接するところを特に心嚢胸膜 Pleura pericardiaca（心膜部 Pars pericardiaca）という．

4）胸膜頂 Cupula pleurae：肋骨胸膜と縦隔胸膜は肺尖で連なって，ドーム状の胸膜頂を形成する．その高さは鎖骨の上方 2〜3 cm にあり，第 7 頚椎の中部に相当する．なお，この部の胸内筋膜は肥厚して胸膜上膜をつくり，胸膜

頂を第1肋骨内縁と第7頸椎（隆椎）の（肋）横突起に固く結びつける.

● 肺間膜 Lig. pulmonale（☞図7.22）

肺の内側面において，肺胸膜と壁側胸膜との移行部は肺間膜 Mesopneumonium（JNA）をなす. その上部は肺門を包み，下部は肺底に達する細長いヒダをつくる. このヒダが肺間膜 Lig. pulmonale である.

● 胸膜洞 Recessus pleurales

胸膜腔のうち，肺の前縁 Margo anterior と下縁 Margo inferior に沿うものは，深い吸息時でも閉鎖・消失しないだけの腔所を備える. これが胸膜洞である. 前縁に沿うものを肋骨縦隔洞 Recessus costo-mediastinalis，下縁に沿うものを肋骨横隔洞 Recessus costo-diaphragmaticus という.

6 縦 隔 Mediastinum, mediastinum

Ⓐ 位 置（☞図7.27）

胸郭内で左右の胸膜腔に挟まれる腔所を縦隔という. 縦隔の前壁は胸骨の内面，後壁は胸椎体の前面，外側壁は縦隔胸膜（壁側胸膜），下壁は横隔膜からなる. しかし上壁には境はなく，前頸部に開放している.

表7.5　縦隔とその内容物*

区　分	部　位	内容物
縦隔の上部	心膜腔の上端（第4胸椎下縁の高さ）より上方	食道，気管，大動脈弓とその枝，上大静脈とその枝，横隔神経，胸管，迷走神経，胸腺の上部，交感神経幹
縦隔の前部	胸骨内面と心膜腔の前面との間	胸　腺
縦隔の中部	心膜腔の前面と後面との間	心膜，心臓，下大静脈，気管支，肺動脈，気管支動静脈，横隔神経
縦隔の後部	心膜腔の後面と胸椎体の前面との間	食道，胸大動脈とその枝，胸管，迷走神経，交感神経幹，奇静脈

＊縦隔はこのほか疎性結合組織，脂肪組織，リンパ節などを含んでおり，それらは各器官を取り巻いて支持・固定する.

Side Memo

胸膜炎：肺の炎症はしばしば胸膜に波及する. 乾性胸膜炎 pleuritis sicca では胸膜表面が粗雑化し，聴診に際してピチピチという摩擦音を聴取する. 湿性胸膜炎 pleuritis humida では胸膜腔，特に肋骨横隔洞に浸出液 exudate が溜まり，打診に際して濁った音を発する. 過剰に浸出液がたまった場合，第7肋間隙から後方へ針を刺入して，余分の液体を除去する. 一方，胸膜炎の治癒後は，しばしば臓側および壁側胸膜との間あるいは周囲器官との間に癒着を残し，そのために呼吸時にしばしば鈍痛を訴えることがある.

Ⓑ 区分と内容物（図 7.29）

表 7.5 に概略をまとめておく．

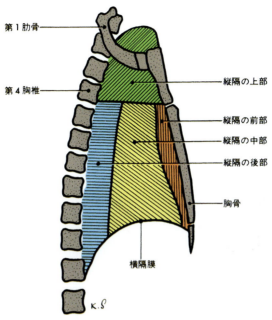

図 7.29 縦隔の区分（模式図）

> **Side Memo**
>
> **縦隔に起こりやすい病変**：縦隔はいろいろな組織や器官で満たされているため，腫瘍，嚢腫あるいは各種の腫瘤が発生しやすい．そのうち比較的起こりやすいものを表 7.6 にあげておく．
>
> 表7.6
>
> | 縦隔の上部 | 縦隔の前部 | 縦隔の中部 | 縦隔の後部 |
> |---|---|---|---|
> | リンパ節腫
甲状腺腫
上皮小体腺腫
大動脈瘤
気管嚢腫 | リンパ節腫
胸腺腫
類皮嚢腫
（奇形腫） | リンパ節腫
気管支嚢腫 | 神経線維腫
髄膜水腫
横隔膜ヘルニア |

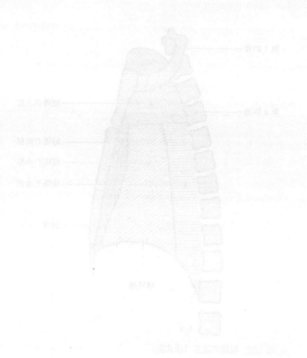

泌尿生殖器系

8章

Ⅰ. 泌尿器

　泌尿器 Organa uropoetica は血液中の代謝産物のうち尿成分（尿素，尿酸，アンモニア，クレアチニン，食塩，水分など）を1日1〜1.5ℓ体外に排泄する器官系で，腎臓，尿管，膀胱および尿道からなる．このうち腎臓と尿管は腹膜後器官 retroperitoneal organs（☞ p.282, Side Memo）に属する．男の尿道は生殖器の一部をもなす（図8.1）．

1 腎　臓

1 位　置

　後腹壁上部で脊柱の両側に1対ある．その高さは第12胸椎から第2〜3腰椎にわたり，左腎は右腎より半椎体ほど高く位置する．左腎が右腎より高い位置にあるのは，肝臓の右葉が左葉に比べて大きく，右腎を上方から圧迫するためである．

2 被　膜（図8.2）

　腎臓の被膜は内側から順に次の4層を区別する．

　1）線維被膜 Capsula fibrosa：腎実質の表面に密着する線維性結合組織で，腎臓全面を覆う．

　2）脂肪被膜 Capsula adiposa：線維被膜の外層をなす脂肪組織で，腎臓と副腎とを共通に取り囲む．脂肪被膜はいわゆる腎周囲腔 perinephric space を

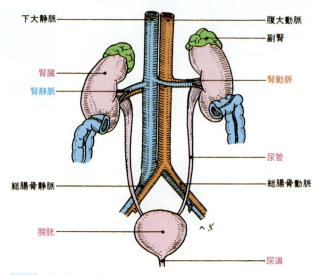

図 8.1 泌尿器の模式図

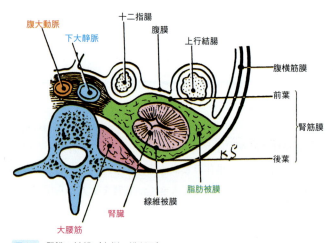

図 8.2 腎臓の被膜（右側，横断面）

形成する．

3）**腎筋膜** Fascia renalis：脂肪被膜の外層をなす腹膜下結合組織，つまり腹横筋の筋膜の一部で，腎臓と副腎を共通に取り囲み，後腹壁に固定してい

る．腎筋膜は上方で副腎を覆うが，下方では尿管を覆ったのち骨盤後壁に達し，腹膜下の結合組織中に開放して終わる．その証拠として，①仙骨前面の脂肪組織中に空気を注入すると，空気は腎周囲腔に達する，②臨床的に腎臓下垂がしばしばみられる，の2点があげられる．

　4）腹膜 Peritoneum：腎筋膜を覆う．

3 形 状（図8.3〜図8.6）

　腎臓の内側縁の中央部には腎動静脈と尿管の出入口があり，ここを腎門 Hilus renalis という．腎門の深い陥凹は腎洞 Sinus renalis で，ここには脂肪組織と，尿管が扇状に拡大した腎盤（腎盂）Pelvis renalis がある．腎盤の先端は分岐して十数個の腎杯 Calices renales を形成し，その中に腎乳頭 Papillae renales がはまり込んでいる．

　腎実質は腎葉 Lobi renales と腎柱 Columnae renales に区別される．腎葉のうち，弓状動静脈より表層1/3は暗褐色顆粒状で皮質 Cortex renis という．一方，深層2/3は全体が白っぽく，腎乳頭に向かって走る多数の線条を備えており，これを髄質 Medulla renis という．髄質の先端は，腎盤に向けたピラミッド型の腎椎体 Pyramides renales を形成する．皮質と腎柱は，主に腎小体 Corpuscula renis と曲尿細管 Tubuli renales contorti（近位尿細管 proximal tubules と遠位尿細管 distal tubules の曲部 convoluted portion）からなり，一方髄質は，おもに直尿細管 Tubuli renales recti（近位尿細管と遠位尿細管の直部 straight portion，すなわちヘンレのワナ Henle's loop の太い部と細い部）と集合管 collecting ducts からなる．皮質内に放射状に突出する髄質成分を放線部 Pars radiata（フェレーン突起 Processus Ferreini）といい，主に集合管とヘンレのワナの太い部からなる．

4 構 造（図8.7，図8.8）

　腎臓の主な構成要素は腎小体 Corpuscula renis（マルピギー小体 Malpighian corpuscle）と尿細管 Tubuli renales および集合管 collecting duct である（表8.1）．また，腎小体のうちのボーマン嚢 Bowman's capsule と尿細管は腎単位（ネフロン nephron）を構成し，腎臓の構造・機能上の基本単位をなす．

　腎小体は，糸球体と糸球体嚢（ボーマン嚢）からできている．このうち糸球体は動脈性毛細血管で，血液中の尿成分（原尿）をボーマン嚢にこし出す．一方，

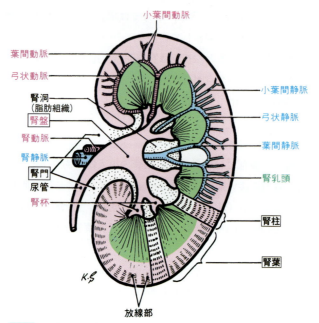

図8.3　腎臓の内面（縦断面）

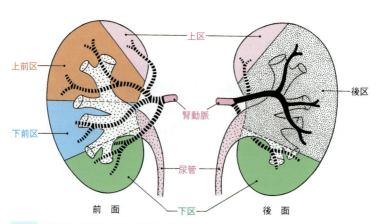

図8.4　腎区域　腎臓を動脈の分枝状態により5区域に分ける．

ボーマン嚢は単層扁平上皮からなる袋で，こし出された原尿成分を尿細管に送り込む．

　糸球体を流れる血液成分は，①糸球体血管の内皮細胞，②基底膜，③ボーマン

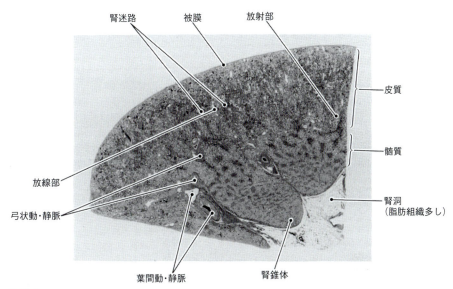

図 8.5　腎臓の構成（ヒト），× 10

嚢のタコ足細胞 podocyte のスリット膜という 3 つの関門（血液尿関門 blood-urine barrier）を通り，ボーマン嚢に沪過される．この関門は小さな分子（アミノ酸，電解質など）は通過できるが，コロイドのような大きな分子は通過できない．このような沪過の仕方を限外沪過 ultrafiltration という．なお，糸球体血管のすき間は血管間膜細胞（メサンギウム mesangium）で埋られている．この細胞は，①糸球体の血流調節，②糸球体血管の基底膜の維持，③食作用，などにあずかっている．最近の研究によれば，①糸球体が免疫疾患で障害されると，このメサンギウムが異常増殖して糸球体血管を圧迫し，高血圧を来たすこと，また②メサンギウム基質が結節状に大量増加して，糸球体の沪過能を破綻して，糖尿病をひきおこすことなどがわかってきた．

傍糸球体装置 juxtaglomerular apparatus の構成と機能については，☞ p. 385～387，9章，図 9.14 などを参照されたい．

Side Memo

可動腎：腹膜と腎筋膜は腎臓を原位置に固定する重要な役目をはたす．栄養不良や消耗性疾患などでこの固定力が低下し，さらに脂肪被膜内の脂肪組織が減少すると，腎臓は脂肪被膜とともに移動しやすくなる．これが可動腎 movable kidney（または遊走腎 floating kidney）である．

表 8.1 腎臓の構成と構造

区　分	構成要素		上　皮	所　在	作　用
腎小体 Corpuscula renis	糸球体 Glomeruli		—	腎迷路（皮質）	血液中の原尿成分を分泌
	糸球体嚢 Capsula glomeruli（ボーマン嚢 Bowman's capsule）**		扁平で明るい		分泌された原尿成分を受ける
尿細管 Tubuli renales	近位尿細管 proximal tubules	曲部 pars contorta	立方形で好酸性，刷子縁と基底線条あり	腎迷路（皮質）	糖，蛋白の全部と食塩の一部を再吸収
		直部 pars recta*		髄質と放線部（皮質）	
	ヘンレのワナ Henle's loop	細い部 thin portion	扁平で明るい	髄　質	近位尿細管と遠位尿細管を連絡する
	遠位尿細管 distal tubules	直部 pars recta*	立方形で明るい．基底線条は少なく，緻密斑をもつ（☞図 8.8）	髄質と放線部（皮質）	食塩の完全再吸収***
		曲部 pars contorta***		腎迷路（皮質）	
集合管系 collecting duct system	集合細管 collecting tubules と集合管 collecting ducts		低〜高円柱形で明るい	髄質と放線部（皮質）	遠位尿細管からの尿を腎杯へ送り込む
	乳頭管 papillary ducts		高円柱形で明るい	腎錐体の先端近く（髄質）	

＊両者を併せてヘンレのワナの太い部 thick portion ともいう．

＊＊ボーマン嚢のうち，糸球体毛細血管に接する部分（内葉）はタコ足細胞 podocyte という大型細胞からなり，原尿の濾過に働く．一方，ボーマン嚢の外層をなす部分（外葉）は単層扁平上皮からなり，貯えた原尿を近位尿細管へ運び出す働きをする．

＊＊＊遠位尿細管曲部における水の再吸収は，下垂体後葉からのワゾプレッシン vaso pressin（抗利尿ホルモン ADH）で，また Na^+ の再吸収は副腎皮質からのアルドステロン aldosterone で，それぞれ促進される．

Side Memo

腎臓の構成：腎臓はもともと 10 数個の腎葉（小腎 Renculi という）が合体して出来上ったものである．胎児の腎臓はその原型をとどめていて，腎臓の表面に腎葉に由来する多数の凹凸がみられる．しかし，発生の進行とともに各腎葉の表面は平坦になり，ついには大人の腎臓の形をとるようになる．

腎嚢胞：腎臓皮質の表面に大小さまざまの水泡状斑点を認めることがある．これは腎嚢胞 renal cyst といい，腎臓発生の途中で遠位尿細管曲部 distal convoluted tubules（ネフロン末端の造腎組織に由来）と，集合細管 collecting tubules（尿管芽 ureteric bud に由来）とがうまく連絡し合わなかったために，尿成分が組織間隙に漏出して生じたものである．嚢胞内には濃縮されたコロイド状物質がつまっている．

腎動脈の閉塞：腎動脈とその枝は終動脈 end artery（☞5 章，図 5.5）である．したがって走行中に隣接する枝同士が吻合することはほとんどない．そのために血管の一部が血栓などで閉塞すると，配下の組織は壊死 necrosis に陥ることになる．

5 腎臓の血管（図 8.6, ☞図 8.3, 図 8.4）

腎動脈 A. renalis は腎門で数本の腎区域動脈 segmental arteries に分枝し，各区域動脈はさらに何本かの葉間動脈 Aa. interlobares となって，各腎葉間を皮質に向かって進む．このように，腎臓は腎動脈の分枝状態によって5区域に分けられるが（図 8.4），区域動脈が閉塞すると，その分布領域は壊死し，クサビ形の梗塞巣になってしまう．葉間動脈は皮質と髄質の境界部に達すると，急に方向をかえて弓状に走る弓状動脈 Aa. arcuatae となり，さらに分枝して皮質の小葉間を走る小葉間動脈 Aa. interlobulares となって皮質に進入する．そして皮質のいろいろの高さで腎迷路（皮質成分）に入った小葉間動脈は，いろいろの高さで枝を出して輸入管（輸入細動脈）Vas afferens となり，糸球体 Glomeruli に入る．糸球体は血液中の尿成分（原尿という）を糸球体嚢 Capsula glomeruli（ボーマン嚢

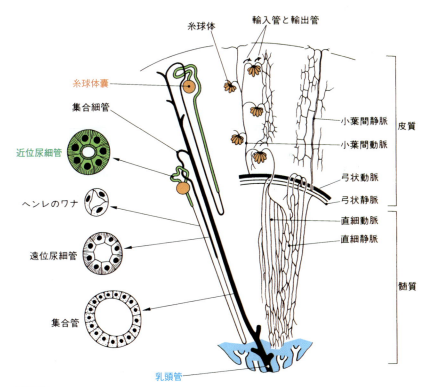

図 8.6 腎臓の皮質と髄質（断面の模式図）
左方：尿細管　右方：血管

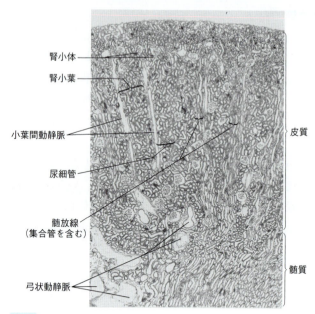

図8.7　腎臓の構造（ウサギ）

Bowman's capsule）に分泌したのち，輸出管（輸出細動脈）Vas efferens となって腎小体の外に出て，腎迷路の表層から中層の毛細血管網に分岐して終わる．一方，腎迷路の深層に分布する輸出管は，髄質に向かって走る直細動脈 Arteriolae rectae を出したのち毛細血管網に終わる．

腎迷路の毛細血管網は尿細管各部を取り巻いたのち，小葉間静脈を経て弓状静脈 Vv. arcuatae に入る．一方，髄質の毛細血管網は，尿細管，主にヘンレのワナとの間で電解質の再吸収や放出を繰り返したり（これを対向流増幅系 countercurrent multiplication system という），また尿細管壁を栄養したりしたのち，直細静脈 Venulae rectae となって弓状静脈に入る．そして弓状静脈は葉間静脈 Vv. interlobales となって腎錐体間を走り，ついに1本の腎静脈 V. renalis となって下大静脈に注ぎ込む．

Side Memo

腎臓結石と仙痛：腎杯や腎盤では尿成分が凝縮して結石を生ずることがある．これを腎臓結石 nephrolithiasis という．結石は時として尿管にこぼれ落ちることがあり，尿管の狭窄部にひっかかり，管壁の蠕動運動に際して激しい痛みと血尿 hematuria をひき起こすことがある．これが腎仙痛 renal colic である．なお最近では，腎・尿管結石を衝撃波結石破砕装置で，非観血的に破砕・除去することが可能になって来た．

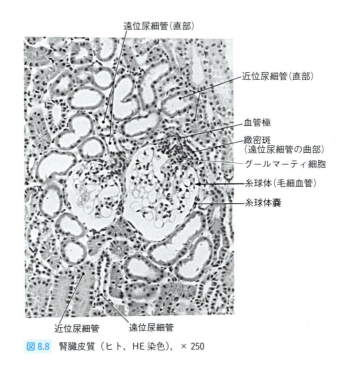

図 8.8 腎臓皮質（ヒト，HE 染色），× 250

なお，腎臓に分布する神経は腹腔神経節から来る交感神経で，細動脈の収縮・拡張をつかさどり，その結果，腎臓の血流量の調節にあたっている．

Side Memo

馬蹄腎 Horse-shoe kidney（図 8.9）：腎臓の発生過程で，左右の腎臓の下極部が癒合してできあがるが，下腸間膜動脈によって正常な腎上昇 ascent of kidney が妨げられるために，この型の腎臓は下位腰椎の位置に横たわることになる．多くは無症状で一生を経過する．

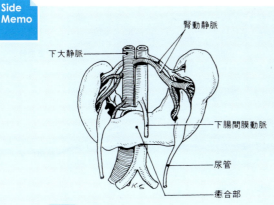

図 8.9 馬蹄腎

6 腎杯 Calices renales と腎盤 Pelvis renalis（☞図 8.4）

腎杯と腎盤（腎盂）はともに尿管が上方へ延長したものである．腎杯は腎乳頭 Papilla renalis を包む杯状の嚢で，腎乳頭から分泌される尿を入れる．その数は腎乳頭と同数で通常 10 数個ある．腎盤は腎杯が集まって扁平な扇状の嚢を形成したもので，腎杯から送られる尿を尿管に運び込む．腎杯と腎盤の構造は尿管の項で述べる．

2 尿　管

1 尿管の位置（☞図 8.1, 図 8.11）

尿管 Ureter, ureter は腎盤（腎盂）の続きで，尿を膀胱 Vesica urinaria に導く口径 5〜7 mm，長さ約 30 cm ほどの細長い管である．腎門を出るとすぐ後腹壁の両側を斜め内下方に向かい，大腰筋の前面，精巣動脈（または卵巣動脈）の後を通って総腸骨動静脈の前面を跨ぐ．ついで，内下方に進んで骨盤内に入り，膀胱底 Fundus vesicae の壁を後方から斜め前内方に貫いて膀胱内に開口する．尿管はその走行中，①腎盤から尿管への移行部，②総腸骨動静脈を跨ぐ部，および③膀胱壁の貫通部で狭くなっていて，腎臓結石がつまりやすい．

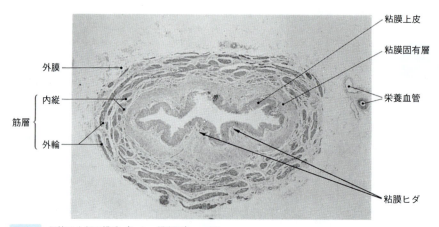

図 8.10　尿管の上部の構造（ヒト，横断面），× 30

2 尿管の構造 （図 8.10）

腎杯，腎盤および尿管上部の構造は同じである．

粘膜：粘膜上皮は移行上皮で，固有層は疎性結合組織からなり，毛細血管に富む．粘膜は多数の縦走ヒダをもって管腔に突出する．しかし粘膜に消化管にみられるような腺はなく，わずかに腎盤で発達のよくない粘液腺をみるのみである．

筋層：腎杯〜尿管の上部は内縦筋と外輪筋の 2 筋層からなる．しかし，尿管の下部は外輪筋の外側にさらに縦走筋が加わって，3 筋層である．尿は筋層の蠕動運動 peristalsis によって膀胱へ運搬される．

なお，尿管は精巣動脈（または卵巣動脈）と腎動脈からの分枝を受けて栄養されている．

3 膀 胱

1 位置と形状 （図 8.11 ；☞図 8.12）

膀胱 Vesica urinaria, urinary bladder は尿をためて，これを排泄する囊である．その形状，大きさおよび壁の厚さは中にたまる尿の量によって著しく変化する．

Ⓐ 周囲との境界

- 前方：恥骨結合と接する．
- 後方：男子では直腸，女子では子宮と接する．
- 上方：腹膜で覆われる．
- 下方：尿生殖隔膜 Diaphragma uro-genitale と接する．

Ⓑ 膀胱の各部と周囲との関係

- 膀胱尖 Apex vesicae（膀胱頂）：ここから 1 条の正中臍索 Lig. umbilicale medianum（胎生期の尿膜管 allantois の遺残）が臍に向かって伸びる．
- 膀胱体 Corpus vesicae：ここから 2 条の臍動脈索 Lig. umbilicale mediale（胎生期の臍動脈 A. umbilicalis の遺残）が臍に向かって伸びる．
- 膀胱底 Fundus vesicae：後部では尿管が壁を貫いて膀胱内に開口する．後部下方では精管と精囊が密接する．前部下方では前立腺が密接し，また内尿道口 Ostium urethrae internum が膀胱の壁を貫いて尿道 Urethra に開口する．

C 内面

　尿がたまっていないときの膀胱は，膀胱三角 Trigonum vesicae を除いて多数の不規則な粘膜ヒダを備える．膀胱三角は左右の尿管口 Ostium ureteris と内尿道口とを結んだ三角形状をなし，この部の粘膜は尿の有無にかかわらず粘膜ヒダをもたず平坦である．

　なお，内尿道口の周囲にはわずかな輪状のたかまり〔尿道輪 Anulus urethralis〕がある．これは膀胱括約筋 M. sphincter vesicae（中輪筋層が発達したもの）によって生じたたかまりである．

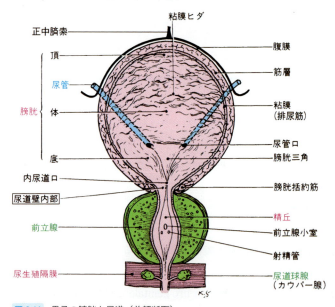

図 8.11　男子の膀胱と尿道（前額断面）

> **Side Memo**
>
> **膀胱腟瘻と膀胱直腸瘻**：胎生期の発生異常として，膀胱と他の骨盤臓器との間に瘻孔を形成することがある．そのうちで女性の膀胱腟瘻 fistula vesico-vaginalis と男性の膀胱直腸瘻 fistula vesico-rectalis はよくみられる発生異常である．この場合，尿は腟内や直腸内に漏出する．
>
> **膀胱粘膜の好発疾患**：膀胱粘膜にはポリープ polyp や癌 cancer が発生しやすい．特に癌の多くは膀胱三角部に多発する移行上皮癌が最も多く，残りが腺癌・扁平上皮癌である．男性に多く発生する．
>
> **膀胱周囲の筋**：膀胱と周囲の臓器とを結合・固定する筋には，恥骨膀胱筋 M. pubo-vesicalis，直腸膀胱筋 M. recto-vesicalis（⊕のみ），膀胱子宮筋 M. vesico-uterinus（⊖のみ）などがある．

2 構　造

粘膜：粘膜上皮は移行上皮である．固有層は疎性結合組織からなり，毛細血管に富む．粘膜には膀胱三角を除いて多数の粘膜ヒダがある．しかし粘膜には腺はほとんどなく，わずかに三角部に粘液を分泌する膀胱三角腺 Gll. trigonales をみるのみである．

筋層：内縦筋，中輪筋および外縦筋の3筋層からなり，排尿筋 M. detrusor vesicae という．しかし，排尿筋は余り発達がよくない．筋層間には弾性線維が入り込んで膀胱壁の伸縮性を補強する．また，中輪筋層は内尿道口の周囲で比較的よく発達して，膀胱括約筋 M. sphincter vesicae をなす．

3 排尿機構 mechanism of micturition

Ⓐ 排尿に関係する筋と神経支配

3つの筋を区別する（表8.2）．

Ⓑ 排　尿 micturition（☞ 10章, p. 489, 図 10.85）

膀胱が空っぽのときは交感神経（上下腹神経叢に由来）が興奮状態にあり，排尿筋は弛緩し膀胱括約筋は収縮して，膀胱と尿道との連絡が断たれている．尿がたまってきて，ある程度膀胱壁に圧力が加わると，求心性刺激が大脳に達して尿意を催す．それと同時に副交感神経（骨盤内臓神経に由来）が興奮して，排尿筋は収縮し，膀胱括約筋（男では内尿道括約筋も）は弛緩する．さらに大脳からの

表 8.2 排尿に関係する筋

筋名	筋の構成	神経支配と筋の運動
排尿筋	膀胱壁の筋層（3層）そのもの．平滑筋	交感神経で弛緩，副交感神経で収縮する
膀胱括約筋	膀胱壁の中輪筋層が発達したもの．平滑筋	交感神経で収縮，副交感神経で弛緩する
内尿道括約筋＊	尿道壁の外輪筋層が発達したもの．平滑筋	交感神経で収縮，副交感神経で弛緩する
外尿道括約筋	尿生殖隔膜を構成する深会陰横筋の一部．横紋筋	陰部神経の支配．収縮，弛緩は随意的に行われる

＊男の尿道前立腺部でよく発達している．女にはみられない．

排尿反射の異常：排尿反射の中枢は仙髄の排尿中枢にあるが，この部が諸種の原因（外傷，ウイルス感染など）でおかされると，排尿の調律がくずれて無尿 anuria や漏尿 incontinentia urinae（いわゆる"たれ流し"）が起こる．また小児では，大脳機能の未発達により排尿抑制作用が不完全なため，夜尿症 nocturia を来たしやすい．

刺激が陰部神経に伝えられ，外尿道括約筋（深会陰横筋の一部）が弛緩して尿を膀胱から尿道へ導く．これが排尿反射 micturition reflex である．

4 尿 道

1 男の尿道 Urethra masculina （☞図 8.12）

Ⓐ 部位と形状

男の尿道 urethra は女のそれに比べて長く，その長さは 16〜20 cm ある．全体としてＳ字状に迂曲し，内尿道口から尿生殖隔膜を貫くまでの部分は後下方に向かい，これより外方の尿道海綿体の部分は前上方に向かう．

男の尿道を次の 4 部に分かつ．

1）壁内部 Pars intramuralis：内尿道口から膀胱壁を出るまで．その長さは短く，膀胱括約筋（平滑筋）によって囲まれている．

2）立腺部 Pars prostatica：前立腺 Prostata を貫く約 3 cm の部分．後壁中央部には紡錘状のたかまりがあり，これを精丘 Colliculus seminalis という．精丘の中央部には前立腺小室 Utriculus prostaticus（胎生期のミュラー管の下端で男性腟という）が開口し，その両側に 1 対の射精管 Ductus ejaculatorius が開口する．さらに精丘の両側には多数の前立腺小管 Ductuli prostatici も開口する．男の尿道前立腺部では，尿道壁の外輪筋層がよく発達して，内尿道括約筋 M. sphincter urethrae internus（平滑筋）をつくる（☞表 8.2）．

3）隔膜部 Pars membranacea：尿生殖隔膜を貫く約 1.3 cm の部分．ここには尿道を取り巻く外尿道括約筋 M. sphincter urethrae（骨格筋）があり，また尿道球腺 Gl. bulbo-urethralis（カウパー腺 Cowper's gland）が開口して粘液を分泌する．

Side Memo

カウパー腺とバルトリン腺：男の尿道隔膜部にある尿道球腺（カウパー腺 Cowper's gland）は，発生的にもまた機能的にも，女の腟入口にある大前庭腺 Gl. vestibularis ma-jor（バルトリン腺 Bartholin's gland）に相当し，これらはともに粘液を分泌する．この分泌液は男では精液の一成分をなし，女では性交時に腟口を滑らかにする作用がある．

男と女の尿道腺：男の尿道腺は女の小前庭腺 Gll. vestibulares minores に，また女の尿道腺は男の前立腺 Prostata に相当する．女の尿道腺の大部分は尿道に開くが，小部分は尿道傍管 Ductus paraurethrales をもって腟前庭に開くことがある．尿道傍管は男の尿道舟状窩や尿道凹窩 Lacunae urethrales とともに，淋菌や梅毒スピロヘータの潜伏巣となることが多い．

4）海綿体部 Pars spongiosa：陰茎の尿道海綿体 Corpus spongiosum penis 中を通り外尿道口に開くまでの 12〜14 cm ほどの部分．粘膜には縦ヒダがある．陰茎亀頭 Glans penis 内はやや拡張して尿道舟状窩 Fossa navicularis urethrae をなす．

Ⓑ 構　造

粘膜：粘膜上皮は壁内部〜前立腺部は移行上皮，隔膜部〜海綿体部は重層または多列円柱上皮，そして舟状窩〜外尿道口は重層扁平上皮である．粘膜下組織には分枝管状の尿道腺 Gll. urethrales（リトレ腺 Littre's glands）があり，粘液を分泌する．

筋層：膀胱出口から隔膜部までは内縦筋層と外輪筋層（ともに平滑筋）とからなり，このうち外輪筋層は尿道前立腺部で内尿道括約筋（平滑筋）をなす．また，尿道隔膜部では外尿道括約筋（深会陰横筋の一部，骨骼筋）が加わる．

2 ｜女の尿道 Urethra feminina （☞図 8.24）

Ⓐ 位置と形状

男の尿道に比べて短く，その長さは約 3〜4 cm である．内尿道口を出て，腟の前壁に沿って前下方に進む．次いで尿生殖隔膜を貫き，外尿道口をもって腟前庭 Vestibulum vaginae の上部に開く．

Ⓑ 構　造

粘膜：粘膜は縦走するヒダをなしており，固有層にはよく発達した静脈叢が分布する．上皮はほとんどの部位で重層扁平上皮だが，多列円柱上皮が混在する．粘膜下組織には尿道腺（粘液分泌）があり，これは男の前立腺に相当する．

筋層：内縦筋層と外輪筋層からなるが，男の尿道にみられるような内尿道括約筋の発達はない．また，尿道下部では外尿道括約筋が加わることは男の尿道の場合と同じである．

II．生殖器 Organa genitalia

精子 Spermatozoon，sperm（男子）と卵子 Ovum，egg（女子）との合体により新しい個体をつくり出し，かつこれを発育させるための器官である．

男の生殖器

男の生殖器 Organa genitalia masculina は次のような順序で配列されている（図 8.12）．

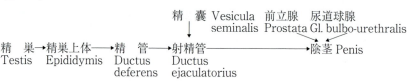

このうち精嚢，前立腺および尿道球腺は副生殖器 Organa genitalia accessoria と呼ばれ，それぞれ固有の液を分泌し，精子と混ざって精液 semen になる．陰茎は交接器としても働く．

1 精　巣（睾丸）Testis, testis

精巣は精子形成と男性ホルモン分泌という2つの機能を併わせもつ．

Ⓐ 位置と形状（図 8.12）

左右の陰嚢 Scrotum に1つずつある扁平で楕円形をした実質性器官で，その重さは10～15gである．精巣の上端から後縁にかけて精巣上体と精索が接し，下端は精巣導帯 Gubernaculum testis によって陰嚢壁に結びつけられている．

Ⓑ 構　造（図 8.13）

表面は線維性結合組織からなる白膜 Tunica albuginea で覆われる．白膜からは精巣中隔 Septula testis が実質内にのびて，実質を多数の精巣小葉 Lobuli testis に分かつ．さらに中隔は精巣の後上端に集まって精巣縦隔 Mediastinum testis をなす．一方，精巣小葉は数本の曲精細管 Tubuli seminiferi contorti を入れているが，これらは縦隔の近くで直精細管 Tubuli seminiferi recti となって縦隔内に入り，互いに吻合して精巣網 Rete testis を形成する．さらに精巣網からは15～20本の精巣輸出管 Ductuli efferentes testis が出て精巣上体に向かう．

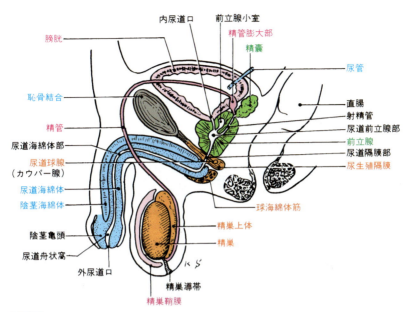

図 8.12　男の生殖器と尿路

　精巣小葉内の精細管の間隙には血管，神経，リンパ管のほかに間質細胞 interstitial cell（レイディッヒ細胞 Leydig cell）が分布しており，男性ホルモン（アンドロジェン androgen）と少量の卵胞ホルモン estrogen を産生，分泌する．

C 精細管の構造（☞図 8.14～図 8.16）

　曲精細管は基底膜とこれに続く結合組織の膜（固有膜）によって包まれている．そして，ある種の動物（ラットなど）では，固有膜に類筋細胞 myoid cell を備えていて，精細管の収縮や精子排出の源動力となっている．曲精細管の管壁には各種の精子形成細胞とこれを支持，栄養するセルトリ細胞 Sertoli cell がある．一方，直精細管と精巣網は単層上皮からなるが，精子形成細胞を含まない．

精子形成（発生）の順序

```
精祖細胞 spermatogonia
    ↓
精母細胞 primary spermatocytes
    ↓ ←ここで減数分裂 meiosis（2n → n）が起こる．         ⎫
精娘細胞 secondary spermatocytes                          ⎬ 精子形成（発生）
    ↓                                                     ⎪   spermatogenesis
精子細胞 spermatids            ⎫                           ⎪
    ↓                          ⎬ 精子完成 spermiogenesis   ⎪
精　子 spermatozoa, sperm      ⎭                           ⎭
```

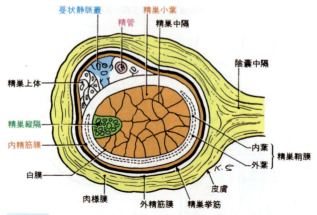

図 8.13 ⓐ 精巣と精巣上体の構造（横断面）

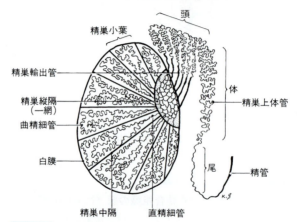

図 8.13 ⓑ 精巣と精巣上体の構造（縦断面）

　精祖細胞から精子に至るまでの全過程のことを精子形成（または発生）spermatogenesis といい，ヒトではほぼ60日間を要する（Clermont）. また，精子細胞から精子になるまでの過程を精子完成 spermiogenesis といい，精子発生の最終段階に相当する. 一つの精祖細胞から発生する各段階の精子形成細胞は互いに細胞質で結合し合っていて，決して離ればなれにはならない（一種の合胞体 syncytium である！）. そして精子として曲精細管壁を離脱するときはじめて，お互いに離ればなれになるのである. ヒトでは，精祖細胞から精子になるまでに約60日を要する. そして，精細管壁のセリトリ細胞には，血液からの有害物質の侵入を防ぐ装置，つまり固い結合 tight junction があり，精子形成細胞の成熟

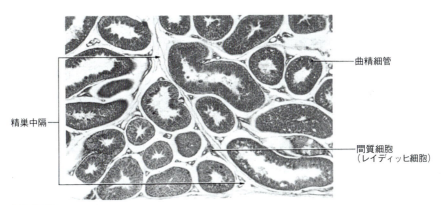

図 8.14 ⓐ 精巣（横断面の一部，ウサギ），×50

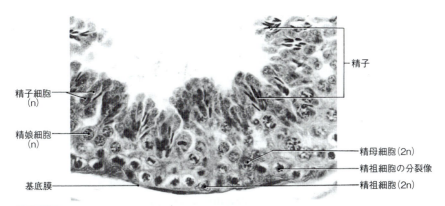

図 8.14 ⓑ 精巣（精細管の構造，ウサギ），×300

をしっかり護っているのである．この装置を血液精巣関門 blood-testis barrier という．精子発生には，下垂体から FSH / LH，セルトリ細胞から androgen 結合蛋白（ABP），レイディッヒ細胞から androgen が深く関与している（☞ p.381）．

Side Memo

精巣下降とその異常：精巣は，後腹壁の腎臓原基付近の体腔上皮 coelomic epithe-lium（胚上皮 germinal epithelium）が，間葉内へ陥入してできる生殖堤 gonadal ridge の中に原始生殖細胞が侵入することによって発生する．そして胎生期のうちに精巣導帯 Gubernaculum testis にひっぱられて下降し，胎生7カ月頃には鼡径管を貫いて陰嚢内に入る（精巣下降 descensus testis）．しかし，ごく稀に精巣が下降せず腹腔内に停滞することがある（精巣停滞 cryptorchidism）．この場合，精巣の発育は悪く，思春期を過ぎても精子発生が行われず不妊の原因となる．しかしその場合でも，男性ホルモンの産生・分泌は余り障害されず，第2次性徴の発現と維持は遂行される．

2 精巣上体 Epididymis, epididymis

Ⓐ 位置と形状 (☞図 8.12, 図 8.13)

精巣の上端から後縁にかけてこれに密接する細長いヒモ状器官である. 精巣上体は頭 Caput, 体 Corpus および尾 Cauda の 3 部に分かれる.

- 頭 Caput：上端の帽子状部で, 精巣縦隔から出る 15〜20 本の迂曲した精巣輸出管 Ductuli efferentes testis を入れる.
- 体 Corpus：頭のつづきで細長く, 精巣後縁に沿って下行する. 精巣輸出管が集まって 1 本にまとまった精巣上体管 Ductus epididymidis を入れる. この管は強く迂曲, 蛇行しており, その長さは 6 m にも達する.
- 尾：Cauda：体の下端で, 精巣上体管は余り迂曲せず, 上方の精管 Ductus deferens に移行する.

Ⓑ 構 造 (図 8.15)

1）**精巣輸出管**：直径 0.5 mm, 長さ 5 mm ほどのラセン状に迂曲した細管である. 粘膜上皮は 2 種類あって, 粘液性の分泌顆粒をもつ丈の低い細胞群と, 線毛をもつ丈の高い細胞群とが混在する. 前者は分泌機能と同時に吸収機能を持っていると考えられており, 後者は線毛によって精子の精巣上体管への移動を助けている. 筋層は 1 層の輪走筋からなるが, 余り発達がよくない.

2）**精巣上体管**：粘膜上皮は多列円柱上皮で, その表面には不動毛 stereocilia を備える. 筋層は 1 層の輪走筋で, よく発達している. 射精されるまで精子はこの中で貯蔵されている. そして貯蔵中に充分に成熟して, 受精能力をもつようになるという. この管は耳下腺炎ウイルスや結核菌の感染を受けて管腔が閉鎖し, 不妊の一原因となる.

精巣上体には, このほかに精巣動静脈の枝, 精巣挙筋 cremaster, 神経, リンパ管が分布する.

3 精 管 Ductus deferens, deferent duct

Ⓐ 走 行 (☞図 8.12, 図 8.17)

精管は直径 3 mm, 長さ 40〜50 cm ほどの管で, 精巣上体の下端から起こり, 精巣の後縁に沿って上行して精索 Funiculus spermaticus に入る. 精索内では, これに伴う血管, 神経と共に上行して浅鼠径輪⇒鼠径管 Canalis inguinalis ⇒深鼠径輪と進んだのち, 腹腔内に入る. 腹腔内では, 血管および神経と分かれて急に下方内側に曲り, 尿管の上をまたいで膀胱底の後壁に達する. この部では精管は

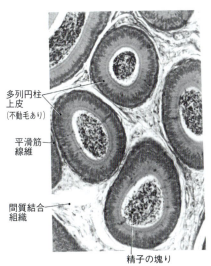
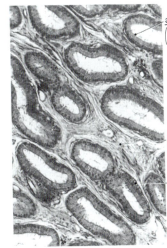

図 8.15 精巣上体管（左）と精巣輸出管（右），× 200

急に太くなって，精管膨大部 Ampulla ductus deferentis を形成する．膨大部の下端は細くなり，射精管 Ductus ejaculatorius に移行する．射精管は前立腺を後外側から前内側に貫いて，尿道前立腺部の精丘 Colliculus seminalis に開く．通常1回の射精で2〜3 ml（1〜2億の精子数）の精液を放出する．

Ⓑ 構 造（図 8.16）

- 粘膜：粘膜上皮は多列円柱上皮で，その表面に不動毛 stereocilia を備えていることは精巣上体管と同様である．精管の粘膜には縦走するヒダがある．
- 筋層：よく発達しており，内縦筋層，中輪筋層および外縦筋層からなる．このうち中輪筋層は特によく発達していて，射精時に強い収縮力で精巣上体管に貯えられた精子を尿道へ放出するのである．
- 外膜：疎性結合組織からなる．

Side Memo

精子の貯蔵所：精巣から出される精子は精巣上体管で貯えられる．従来，精子は精囊で貯えられるとされたが，これは誤りで，精囊は単に精液の一成分（果糖 fructose が豊富に含まれていて，精子の活動エネルギー源となる）を分泌する器官にすぎない．

男性不妊症の一因：耳下腺炎ウイルス，結核菌，淋菌などはしばしば精巣上体に炎症を来たし，炎症が治癒したあと精巣上体管が閉塞して，射精に際して精子が排出せず，不妊の原因となることがある．近年，プラスチック製品，農業用薬剤，家畜肥育用薬剤，ダイオキシンなど，いわゆる環境覚乱物質 environment-disrupting substance（又は環境ホルモン）が原因する精子減少症 hypospermia が問題化しつつある．

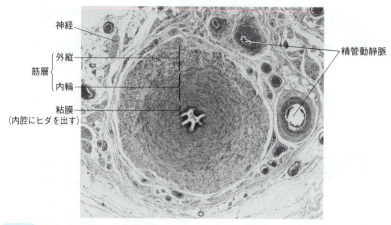

図 8.16 精管の構造（ヒト，横断面）

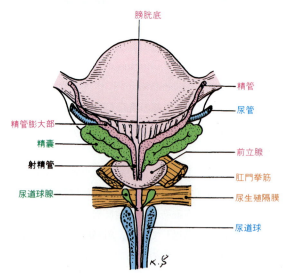

図 8.17 精管，精嚢および前立腺の位置関係（膀胱底の後面より見る）

4 精 嚢 Vesicula seminalis, seminal vesicle（図 8.17；☞図 8.12）

Ⓐ 位置と形状

　精嚢は膀胱底の後壁に位置する細長い囊状器官で，精管膨大部の下端が外側上方に突出して出来たものである．外表面には不規則で大小さまざまの膨らみがあり，また内腔は粘膜ヒダの突出により多数の憩室に分かれている．

B 構造

粘膜：粘膜上皮は基本的には多列円柱上皮であるが，単層立方上皮も混在する．上皮は黄色色素，分泌顆粒などを含み，精子のエネルギー源としての果糖 fructose や，精子の運動能を高めるプロスタグランジン prostaglandin に富む精囊液を分泌する．精囊の粘膜上皮の丈は，前立腺のそれと同様に男性ホルモン（テストステロン）の影響で高くなったり低くなったりする．粘膜は2〜3重に重なり合ったヒダを備え，このヒダが精囊の内腔を多数の小室（憩室 Diverticulum）に分かつ．

筋層：精管と同じく内縦筋層，中輪筋層および外縦筋層からなるが，余り発達はよくない．

外膜：疎性結合組織からなる．

5 前立腺 Prostata, prostate （☞図 8.11，図 8.12，図 8.18）

A 位置と形状

膀胱底の前下方でこれと密接する栗の実形の器官であり，不完全ながら尿道を中心としてその両外側にある左右の外側葉 Lobus lateralis dexter et sinister と，

> **Side Memo**
>
> **前立腺肥大症**（図 8.18 ⓐ，ⓑ）：男子では加齢とともに相対的な男性ホルモン分泌低下と女性ホルモン分泌増加が起こる．このため女性ホルモンの影響を受けやすい前立腺の正中葉と外側葉の尿道寄りの部分とは加齢（50歳以上）と共に肥大する（前立腺肥大症 prostatic hypertrophy）．この場合，直腸診で肥大した前立腺を触れることが出来る．肥大した前立腺はしばしば尿道の前立腺部を圧迫して尿道狭窄 urethral stenosis を来たし，その結果排尿が困難になる．
>
> **前立腺癌**（図 8.18 ⓐ，ⓑ）：男性ホルモン androgen は前立腺の後葉の機能を亢進させる．また後葉の被膜直下には癌が発生しやすく，男性ホルモンによって増悪する．そのため前立腺癌に際しては，腹腔鏡による前立腺切除術 prostatectomy，去勢術 orchiectomy（男性ホルモンの源を絶つ）や放射線療法を施すとともに，女性ホルモンの長期大量投与を試みる．

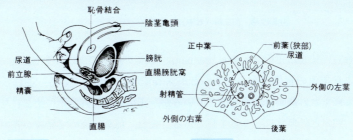

図 8.18 ⓐ 直腸から前立腺を触診する　　図 8.18 ⓑ 前立腺の構成
（前立腺小室より上方の横断面）

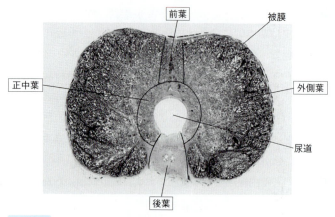

図 8.19 ⓐ 前立腺（イヌ，横断面）

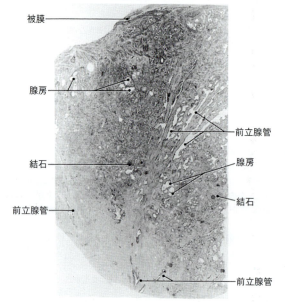

図 8.19 ⓑ 前立腺（ヒト），× 100

それらに挟まる正中葉 Lobus medianus，尿道の腹側にある後葉 Lobus posterior，および尿道の背側にある前葉 Lobus anterior に分かれている．これら5葉のうち，後葉と外側葉はよく発達しているが，正中葉は両外側葉に挟まれた狭い領域で，殆んど外側葉にとり込まれている．また，前葉は極めて発達が悪い．そのために，前立腺は外観上，尿道両側の外側葉と腹側の後葉から成りたっているよう

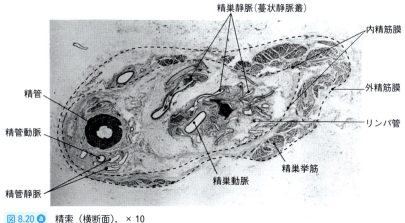

図 8.20 ⓐ　精索（横断面），×10

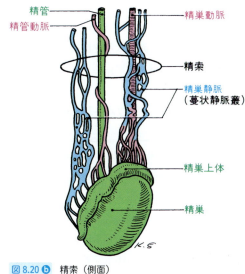

図 8.20 ⓑ　精索（側面）

にみえる．前立腺の前面は恥骨結合，後面は直腸，下面は尿生殖隔膜と接する．前立腺の中央からやや下方を尿道が貫き，また左右の外側を射精管が貫く．

Ⓑ 構　造（図 8.19）

　前立腺は 30〜50 個の単一管状胞状腺が集まったもので，その導管（前立腺小管）は精丘 Colliculus seminalis の両側で尿道に開く．各腺の周囲は平滑筋を主成分とする間質結合組織で取り巻かれる．腺上皮は単層の立方ないし円柱上皮で，

表 8.3　精巣，精巣上体および精索の被膜

被　膜	由　来	備　考
精巣鞘膜[*] Tunica vaginalis testis	壁側腹膜 Peritoneum parietale	精巣と精巣上体の前面および両側面を覆う．内外2葉からなる
内精筋膜 Fascia spermatica interna	横筋筋膜 Fascia transversalis	3つの器官に共通の被膜をなす
精巣挙筋 M. cremaster	内腹斜筋 M. obliquus internus abdominis	3つの器官に共通の被膜をなす．精巣挙筋膜 Fascia cremasterica もこれに加える
外精筋膜 Fascia spermatica externa	Scarpa の筋膜 （腹壁皮下の深層）	3つの器官に共通の被膜をなす

[*]内外2葉の腹膜は漿膜腔を形成し，その中に少量の漿液を入れる．この液が多量にたまると，陰嚢水腫 hydrocele testis を来たす．

特有の臭気を放つ乳白色の弱酸性液を分泌する．この液は精子に運動性を与えるという．腺腔には層状構造を有する前立腺石 prostatic concretion がみられ，加齢とともに増加する．なお，前立腺液には前立腺特異抗原（PSA）が含まれ，前立腺疾患の一指標として臨床に応用されている．

6　尿道球腺 Gl. bulbo-urethralis（カウパー腺 Cowper's gland）
（☞図 8.11，図 8.17）

尿生殖隔膜 Diaphragma uro-genitale の中に埋まる大豆大の球形の腺である．複合管状胞状腺で，その導管は尿道球 Bulbus penis の基部に開く．アルカリ性粘液を分泌し，射精に先立って尿道や亀頭を湿潤する．

7　精　索 Funiculus spermaticus, spermatic cord（図 8.20，図 8.21）

精索は，精管が精巣上体の下端から，浅鼠径輪，鼠径管，深鼠径輪に達するまでの長さ約 10 cm のもので，これに伴う血管，神経，リンパ管とともに3層の被膜（内精筋膜，精巣挙筋および外精筋膜）で覆われた索状構造をなす．精索の内容物は精管および同名動静脈，精巣挙筋動脈，精巣動静脈，腸骨鼠径神経，精巣リンパ管および腹膜の鞘状突起痕跡である．精索内の精巣静脈（腎静脈から下大静脈へ注ぎ込む）は，互いに吻合したりからみ合ったりして蔓状静脈叢 Plexus pampiniformis をつくる．なお，この静脈叢は，その中を貫通する精巣動脈血の温度を下げる働きがあり，ひいては精巣を体温以下に保つことで，精子形成（発生）を助けているらしい．

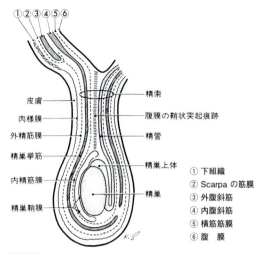

図 8.21　精巣，精巣上体および精索の被膜

8 精巣，精巣上体および精索の被膜（図 8.21；☞図 8.13）

これらの3器官の被膜はすべて腹壁に由来する．これをまとめると表8.3のごとくである．

9 陰　茎 Penis, penis

男性の交接器であり，かつ泌尿器の一部でもある．

Ⓐ 部位と形状（図 8.22, ☞図 8.12, 図 8.36）

陰茎を根 Radix と体 Corpus に分かつ．

　1）根 Radix：浅会陰隙 Spatium perinei superficiale にあって，1つの尿道球 Bulbus penis と左右1対の陰茎脚 Crus penis からなる．陰茎脚はその表面を坐骨海綿体筋に覆われて，坐骨下枝の内側から起こり，恥骨下枝に沿って前上方に進んだのち，恥骨結合下縁で急に方向をかえて下方に向かい，両脚は合して体部の陰茎海綿体 Corpus cavernosum penis に移行する．一方，尿道球はその表面を球海綿体筋 M. bulbo-spongiosus に覆われて，左右の陰茎脚間に位置する．尿道球は前方に向かうにつれて細くなり，体部の尿道海綿体 Corpus spongiosum penis に移行する．なお，尿道球の後上面を尿道が貫く．

　2）体 Corpus：3つの海綿体からなる．そのうち左右の陰茎海綿体は陰茎背 Dorsum penis を占め，尿道海綿体は尿道面を占める．尿道海綿体の先端は

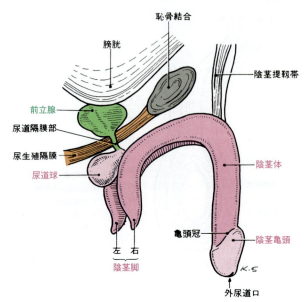

1．右から見る

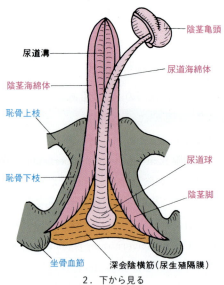

2．下から見る

図 8.22　陰　茎

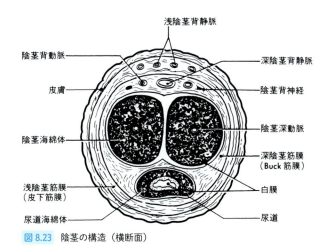
図 8.23　陰茎の構造（横断面）

太くなって，陰茎亀頭 Glans penis をつくる．亀頭の先端中央部には外尿道口が開く．

Ⓑ 構　造（図8.23）

表層から皮膚，浅陰茎筋膜 Fascia penis superficialis（皮下筋膜ともいい，陰嚢の Scarpa 筋膜の延長）と続く．浅陰茎筋膜の下には深陰茎筋膜 Fascia penis profunda（Buck 筋膜）があり，3つの海綿体を共通に取り巻く．深陰茎筋膜の下には海綿体を別々に取り巻く白膜 Tunica albuginea がある．この白膜からは各海綿体実質へ向かって多数の海綿体小柱 Trabeculae corporum が入り込み，海綿体を無数の海綿体洞に分かつ．小柱は主に弾性線維と平滑筋線維とからなり，その中に細くて壁の厚いラセン動脈 Aa. helicinae を入れる．また，洞の内壁は内皮細胞 endothelial cell で覆われていて，一種の静脈洞をなす．ラセン動脈はこの静脈洞に注ぎ込むわけである．

> **Side Memo**
>
> **先天性鼡径ヘルニア**：胎生期には精巣鞘膜は腹膜と連絡して漿膜腔をなすが，生後その連絡はなくなり，漿膜腔は陰嚢内に局在することとなる．しかし，生後もその連絡が続くと，まれに腹腔の内容物（主に腸管）が鼡径管から陰嚢に下降することがある．これを先天性鼡径ヘルニア congenital inguinal hernia という．なお，漿膜腔が閉鎖したあとで精索内に残る腹膜は鞘状突起痕跡 Vestigium processus vaginalis（図 8.21）になる．
>
> **陰茎に分布するリンパ管の配置**：陰茎のリンパ管のうち，陰茎皮膚から浅陰茎筋膜にかけて分布するものは浅・深鼡径リンパ節に入り，深陰茎筋膜から海綿体にかけて分布するものは内腸骨リンパ節に入る．このため陰茎皮膚に発生する陰茎癌 penile cancer の手術に際しては，陰茎の切断のみでなく浅・深鼡径リンパ節も廓清する必要がある．

ⓒ 陰茎の血管（図 8.23）

動脈は全て内陰部動脈 A. pudenda interna の枝である．その枝には次のものがある．

①尿道球動脈 A. bulbi penis（尿道海綿体，尿道球腺，前立腺に分布）
②陰茎深動脈 A. profunda penis（陰茎脚，陰茎海綿体に分布）
③陰茎背動脈 A. dorsalis penis（陰茎の皮膚，海綿体および亀頭に分布）
④尿道動脈 A. urethralis（尿道海綿体，陰茎亀頭に分布）

これらの動脈は海綿体に入ると分岐し，細いラセン動脈となって海綿体洞に注ぎ込む．

一方，静脈は，①海綿体からのものはすべて深陰茎背静脈 V. dorsalis penis profunda に集まったのち，前立腺静脈叢（→内腸骨静脈）に注ぎ込む，②陰茎表層からのものは浅陰茎背静脈を経て大腿前面の大伏在静脈 V. saphena magna（→大腿静脈）に注ぎ込む．

ⓓ 勃起の仕組み mechanism of erection

早朝起床時または性的興奮時には，ラセン動脈は海綿体内に分布する副交感神経の作用によって拡張し，大量の血液が瞬時に海綿体の静脈洞内に流れ込む．その結果，海綿体全体は著しく膨脹する．そしてその圧力が白膜を圧迫し，次いで白膜は海綿体洞の辺縁部に分布する導出静脈を圧迫するため，血液の還流が抑えられて陰茎は平時の2倍位の大きさになる．これが勃起 erection である．興奮がおさまると，ラセン動脈は交感神経の作用によって収縮し始め，海綿体洞への血液の流入は抑えられ，逆に海綿体洞から導出静脈への血液の流入が開始されて海綿体全体が萎縮し，陰茎はもとの大きさに戻る．なお，陰茎に分布する自律神経のうち，交感神経は仙骨内臓神経，副交感神経は骨盤内臓神経（勃起神経 Nn. erigentes）からそれぞれ分枝している（☞ p. 493；図 10.88）．

Side Memo

精液 Semen：射精によって排出される精液 Semen は，精巣上体から排出される精子に加えて，精嚢，前立腺，尿道球腺からの分泌液が含まれていて，全体的に黄白色を呈する．精子は精嚢液の混入によってアルカリ状態（pH. 7.2 前後）となり，腟の酸性状態（pH 4 前後）から保護されている．射精量は1回に2～3 ml であり，その中に含まれる精子数は1 ml あたり 6000 万～1 億個である．精子濃度が1 ml あたり 1000 万個以下になると，不妊の一原因となり得る．

2 女の生殖器

女の生殖器 Organa genitalia feminina は次のものからなる（図 8.24）．
- 卵巣 Ovarium
- 卵管 Tuba uterina
- 子宮 Uterus
- 腟 Vagina
- 女の外陰部 Pudendum femininum

1 女の外陰部 Pudendum femininum（図 8.25，図 8.26）

次のものを含む．
- 恥丘 Mons pubis
- 陰核 Clitoris ——陰茎に相当する．
- 大陰唇 Labium majus pudendi ——陰囊に相当する．
- 小陰唇 Labium minus pudendi ——陰茎腹側の皮膚に相当する．
- 腟前庭 Vestibulum vaginae
- 大前庭腺 Gl. vestibularis major ——男の尿道球に相当する．

前庭球 Bulbus vestibuli ——男の尿道海綿体に相当する．

Ⓐ 恥　丘 Mons pubis

恥骨結合周辺の表層をなし，脂肪組織が発達して膨らみをつくる．そして思春

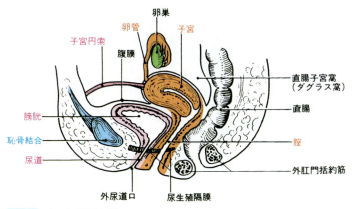

図 8.24　女の生殖器と尿路

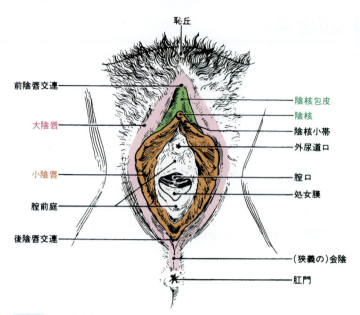

図 8.25 女の外陰部

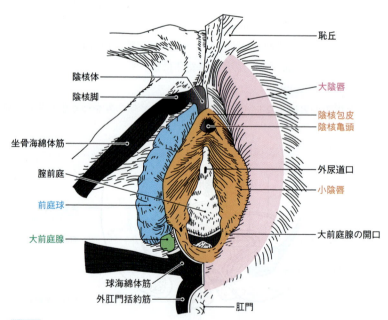

図 8.26 女の外生殖器(向かって左側は深部を解剖してある)
(越智淳三訳:分冊解剖学アトラス内臓Ⅱ, W. Platzer 他著, 文光堂, 1995)

期以降には陰毛 Pubes を生ずる．

Ⓑ 陰唇 Labium pudendi と腟前庭 Vestibulum vaginae

前・後陰唇交連の間を左右に走る皮膚のヒダを大陰唇 Labium majus pudendi（男の陰嚢にあたる）といい，その内側にメラニン色素を多量に含む淡紅色の小陰唇 Labium minus pudendi（男の陰茎腹側の皮膚にあたる）がある．左右の小陰唇に囲まれたところを腟前庭といい，その前方には外尿道口，後方に腟口 Ostium vaginae が開く．なお，腟前庭には腟前庭球動脈（陰核動脈の枝）が，大陰唇には後陰唇枝（会陰動脈の枝）が分布する．

Ⓒ 陰　核 Clitoris

前陰唇交連の後下方に位置する．陰核包皮 Preputium clitoridis をはぐと，先端が円錐状に突出した陰核亀頭 Glans clitoridis が現われる．亀頭は陰核体 Corpus clitoridis に続き，体は左右に分かれて後下方に向かい，陰核脚 Crus clitoridis となって恥骨下枝に付く．陰核脚はさらにその基部を坐骨海綿体筋に覆われ，性的興奮時に陰核体（陰核海綿体を入れる）を勃起させる．なお，陰核には陰核背動脈と陰核深動脈（ともに陰核動脈の枝）が分布する．

Ⓓ 大前庭腺 Gl. vestibularis major（バルトリン腺 Bartholin's gland）

男の尿道球腺（カウパー腺 Cowper's gland）にあたる大豆大の腺で，腟口の後壁両側にある．その導管は腟口に開き，粘稠でアルカリ性の分泌液を出し，性的興奮時または性交時に腟前庭を潤す．

Ⓔ 前庭球 Bulbus vestibuli

腟前庭の皮下にある海綿体静脈叢である．腟前庭を前方および両側方から取り囲み，前方は陰核海綿体 Corpus cavernosum clitoridis に合流する．この静脈叢は性的興奮時に怒張する．

2　卵　巣 Ovarium, ovary

卵子をつくり，かつ女性ホルモンを分泌する器官である．

Ⓐ 位置と形状（図 8.27；☞ 図 8.24）

左右1対あり，骨盤の後壁の卵巣窩 Fossa ovarica にはまっている．大きさは

腟前庭に開く腺：腟口付近には大前庭腺のほかに，粘液を分泌する小前庭腺 Gll. vestibulares minores が開く．また尿道腺の導管の一部は尿道傍管 Ductus paraurethrales として外尿道口に近い腟前庭に開く．

母指頭大，形は扁平楕円形，重さは約7gである．卵巣表面は腹膜で覆われる．この腹膜は卵巣を包んだのち，卵巣間膜 Mesovarium となって子宮広間膜 Lig. latum uteri に移行する．卵巣間膜が卵巣につくところを卵巣門 Hilus ovarii といい，卵巣に分布する血管（卵巣動静脈）や神経の出入口をなす．

Ⓑ 位置の固定（図 8.27）

次の靱帯が卵巣を骨盤壁に固定する．

- 固有卵巣索 Lig. ovarii proprium：卵巣の子宮に近い部（子宮端）と子宮底の卵管付着部の直下とを結ぶ．
- 卵巣提索 Lig. suspensorium ovarii：卵巣の卵管腹腔口に近い部（卵管端）と骨盤側壁とを結ぶ．
- 子宮広間膜 Lig. latum uteri：前述．

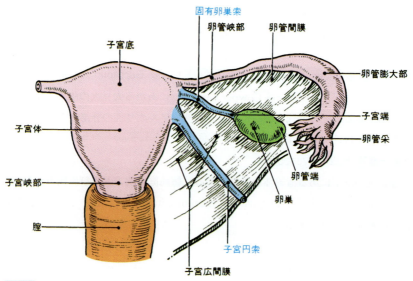

図 8.27　女の生殖器（後方より見る）

Side Memo

卵巣間質腺と門細胞：卵巣実質内に萎縮卵胞 atretic follicle または卵巣支質に由来する大きくて明るい胞体をもつ細胞集団を認めることがあり，卵巣間質腺 ovarian interstitial gland と呼ばれる（通常ヒトでは胎生後期〜新生児期には退化消失するが，ウサギやラットなどでは終生存在する）．この腺細胞は卵胞や黄体と同じく，卵巣ホルモンを分泌する．また，卵巣動静脈が出入りする付近の実質には，上皮様細胞集団があり，門細胞 hilar cells と呼ばれる．主に男性ホルモンを分泌する．この細胞はしばしば腫瘍化（門細胞腫 hilar cell tumor）して，男性ホルモン分泌能が高まり，女性の男性化 female masculinization の一原因をなす．

ⓒ 構 造（図 8.28，図 8.30）

卵巣表面は腹膜で覆われており，その下には結合組織性の白膜 Tunica albuginea がある．卵巣の実質は表層の皮質（支質 Stroma ovarii）と深層の髄質からなる．皮質は発育段階を異にする卵胞 Folliculi ovarici，黄体 Corpus luteum および特異な紡錘形細胞に富む卵巣支質からなる．髄質は血管，神経および疎性結合組織からなる．

ⓓ 卵子 Ovum と卵胞 Folliculi ovarici（図 8.28〜図 8.30）

1）卵子の発生：胎生初期に尿膜管近くの体腔上皮から発生する原始生殖細胞から生じた卵祖細胞 Oogonium は，胎生期のうちに数回の分裂を繰り返して卵母細胞 primary oocyte（2n）になる．卵母細胞は思春期まで静止状態にあるが，思春期に入ると栄養分をとって肥大し始め，排卵 ovulation の直前に減数分裂 meiosis をして卵娘細胞 secondary oocyte（n）になる．卵娘細胞は受精後もう一度分裂して卵子 Ovum（n）になる．つまり，卵母細胞から卵子になるまでの 2 回の分裂を通じて，1 個の卵母細胞から 1 個の卵子と 3 個の極体

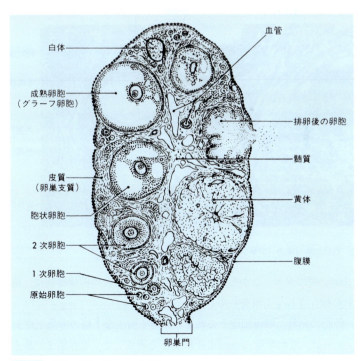

図 8.28　卵巣の構造（Turner より）

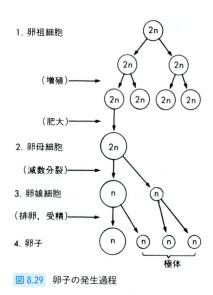

図 8.29　卵子の発生過程

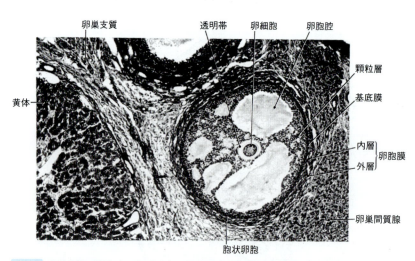

図 8.30　胞状卵胞の構造（アザン染色），×100

polar body が出来る．しかし，受精が成立しない場合の卵娘細胞は，第 2 回目の分裂を行うことなく消失してしまう．

2）卵胞の発育：卵母細胞とこれを取り巻く扁平な 1 層の卵胞上皮 follicular epithelium は，原始卵胞 primordial follicle を形成して，思春期まで静止状態に入る．そして，思春期に入ると数個（通常は 10 個前後）の原子卵胞が同時に発

育を開始する．まず，原始卵胞の卵胞上皮が立方上皮化して，1次卵胞 primary follicle になる．次いで，1次卵胞の立方上皮は分裂増殖して多層構造（顆粒層 Stratum granulosum）をとるようになり，2次卵胞 secondary follicle に変化する．さらに，2次卵胞は細胞間に卵胞液 Liquor folliculi を貯えて，胞状卵胞 vesicular follicle（成熟したものをグラーフ卵胞 Graafian follicle という）になる．かくして1個の成熟卵胞を生ずるが，残り数個の卵胞は未発育段階のまま退縮してしまう．これを萎縮卵胞 atretic follicle という．

　一方，卵胞膜 Theca folliculi は，最初卵巣支質そのものだが，卵胞の発育とともに順次変化して，胞状卵胞の時期には内外2層の細胞層に分かれる．そのうちの内層（内卵胞膜細胞）はアンドロゲンを産生する．このアンドロゲンは顆粒層へ運ばれ，顆粒層内のアロマターゼ（芳香化酵素）aromatase によってエストロゲンに変換される．つまり，卵巣の濾胞期には顆粒層からエストロゲンが多量産生・分泌されるわけである．胞状卵胞では，卵母細胞は顆粒層の卵胞腔（卵丘 Cumulus oophorus）に局在し，卵娘細胞となって排卵を待ちうける．なお，卵巣からのホルモン分泌の状況については p.381～383 を，また排卵機構については，p.382 Side Memo を参照されたい．

　3）卵胞の運命：卵が卵巣から腹腔内に排出されることを排卵 ovulation という．排卵後の卵胞では血液が充満していて赤体 Corpus rubrum という．この赤体は血液の吸収に伴って，黄色色素を含む大形の明調細胞の集合体，つまり黄体 Corpus luteum になる．黄体は卵が受精して子宮粘膜に着床すれば，著明に増殖肥大して卵巣の大部分を占めるようになる（妊娠黄体 Corpus luteum graviditatis）が，妊娠が成立しなければ，黄体は2週間後に最大の大きさに達したのち，漸次退縮して行く．これが月経黄体 Corpus luteum menstruationis である．妊娠黄体も月経黄体も最終的には退縮して，結合組織化した白体 Corpus albicans になる．

Side Memo

卵巣嚢腫：卵巣の表面に胞状卵胞を起源とする卵巣嚢腫 ovarian cyst が発生することがある．嚢腫のうち巨大なものは卵巣表面から突出し，茎 stalk をもって卵巣に付着する．この巨大嚢腫は骨盤内臓を圧迫するのみならず，しばしば茎捻転 stalk torsion を起こして下腹部に激痛を発し，患者をショック状態におとし入れることがある．

卵管妊娠と卵管閉塞：受精は卵管内で起こり，受精卵は子宮粘膜に着床する．しかし，時として受精卵が卵管粘膜に着床することがある．これを卵管妊娠 tubal pregnancy（子宮外妊娠 extrauterine pregnancy の一種）といい，妊娠経過中しばしば卵管破裂 tubal rupture を来たす．また，卵管は淋菌や結核菌におかされやすく，炎症の治癒後に卵管が閉塞して不妊症を起こすことがある．

3 卵　管 Tuba uterina, uterine (Fallopian) tube

Ⓐ 位置と形状（図8.31；☞図8.24, 図8.27）

　子宮底の上外側縁から外側に向かう長さ10 cmほどの管である．その表面は腹膜で覆われ，卵管間膜 Mesosalpinx を介して子宮広間膜 Lig. latum uteri の上縁につながる．卵管の内側1/3（子宮側）は細くて卵管峡部 Isthmus tubae uterinae といい，外側2/3（卵巣側）は太くて卵管膨大部 Ampulla tubae uterinae という．峡部は卵管子宮口 Ostium uterinum tubae から子宮腔に開き，膨大部は卵巣上端を迂回してその外側端に達して，卵管漏斗 Infundibulum tubae uterinae を形づくる．この漏斗の周縁は房状（卵管采 Fimbriae tubae）をしており，その一部は卵巣に付着する．また漏斗は卵管腹腔口から腹膜腔に開いている．

Ⓑ 構　造（図8.32）

- 粘膜：膨大部では多数の枝分かれした卵管ヒダを形成しているが，峡部ではヒダは短くて少ない．粘膜上皮は一層の円柱または立方上皮からなり，線毛をもつもの（線毛上皮）と，線毛はなく分泌顆粒を含むもの（分泌上皮）とがある．分泌物は粘液性で卵子に栄養分を供給するという．粘膜上皮は，卵巣ホルモンの影響を受けてその丈の高さや粘液の分泌状況が変動する．

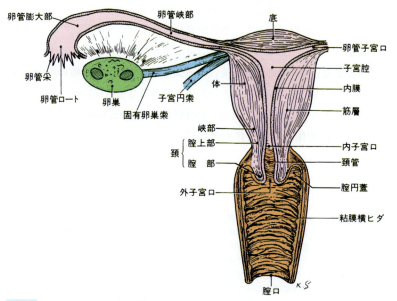

図8.31　卵巣，卵管，子宮および腟

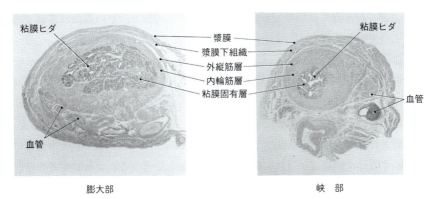

図 8.32 卵管の構造（横断面），× 10

- 筋層：内輪筋層と外縦筋層からなり，膨大部の筋層が峡部のそれよりも厚い．また，これらの筋層内の筋線維の多くはラセン状の走行をしている．外縦筋層の外側にはわずかの輪走筋層がみられることがある．筋層内にはよく発達した動脈（子宮動脈と卵巣動脈の枝）がみられる．
- 外膜：漿膜（腹膜）からなる．

4 子　宮 Uterus, uterus

Ⓐ 位置と形状（☞図8.24，図8.27，図8.31）

子宮は膀胱と直腸の間に位置し，上方は左右の卵管に連なり，下方は腟に通ずる．その形は前後に扁平なナス形で，真中よりやや下方で少し狭くなっている．子宮の上方2/3は底，体，峡，下方1/3は頚である．子宮を次の各部に分かつ．

- 底 Fundus――左右の卵管に連なる．
- 体 Corpus
- 峡部 Isthmus――体と頚の間の狭い部．
- 頚 Cervix――腟腔に突出する腟部 Portio vaginalis（cervicis）とその上方の腟上部 Portio supravaginalis（cervicis）とからなる．

腟部の外子宮口 Ostium uteri は，未産婦では丸みを帯びていて，その周縁は滑

Side Memo 子宮の腫瘍：子宮は腫瘍の発生しやすい器官である．粘膜には子宮癌 carcinoma uteri とポリープ polyp，筋層には子宮筋腫 myoma uteri が発生する．なお子宮癌は好んで子宮頚に発生するが（子宮頚癌 carcinoma cervicis uteri），そのうちでも外子宮口付近の粘膜（扁平上皮・円柱上皮接合部 squamo-columnar（SC）junction）に好発する．最近，子宮頚部ガンがパピローマウイルスで発症することが判明して，そのワクチン注射が行われるようになった．なお，子宮の病変の多くは頚管粘膜のスメア標本で早期診断が可能である．

らかだが，経産婦では横裂 transverse slit を生じており，その周縁は粗雑である．この肉眼所見は，経産婦，未産婦の判別の重要な手がかりとなる．

B 位置の固定 （☞図 8.27）

次のものが子宮の位置を固定する．

1）**子宮広間膜 Lig. latum uteri**：底 Fundus と体 Corpus の上部を前後から覆う腹膜で，子宮を下方と側方に固定する．その中に卵巣，卵管，子宮円索，血管，神経，リンパ管を包む．子宮体の両側縁にあって広間膜の前後両葉間に介在する結合組織は子宮傍組織 Parametrium という．これは骨盤側壁の結合組織の延長で，子宮，腟に分布する血管，神経およびリンパ管の通路をなす．

2）**子宮円索 Lig. teres uteri**：子宮底の卵管付着部から起こり，子宮広間膜に包まれながら骨盤側壁に達する．ここから鼡径管に入って腹壁を貫いたのち，大陰唇の皮下に分布して終わる．子宮円索は子宮を前方に固定し，その前傾姿勢（前傾前屈 anteversio-anteflexion）を保持する．

3）**固有卵巣索 Lig. ovarii proprium と卵巣提索 Lig. suspensorium ovarii**：両者は卵巣を間に挟んで子宮底の外側縁と骨盤の後方側壁に張るヒモで，子宮を後外側に固定する．しかし，この固定力は緩やかである．

4）**腟 Vagina**：尿生殖隔膜 Diaphragma uro-genitale で腟が固定されることにより，子宮が間接的に下方に固定される．

C 子宮腔 Cavum uteri

子宮腔は上方を底とする三角形で，腔内は狭い．子宮腔の上方は左右の卵管に通じ，下方は内子宮口 Ostium internum uteri ⇒子宮頚管 Canalis cervicis uteri ⇒外子宮口 Ostium uteri を経て腟腔に開く．

D 構　造 （図 8.33）

子宮の壁は 2 cm 前後の厚さがあり，粘膜，筋層および外膜で構成されている．

- 粘膜（**子宮内膜 Endometrium**）：粘膜上皮は単層円柱上皮で，微小の線毛を備える分泌細胞と，線毛をもたないものとが混在する．外子宮口付近の粘膜上皮は腟の粘膜上皮（重層扁平上皮）に連なっているが，この単層円柱上皮

Side Memo

子宮の形と位置：子宮の正常の形は子宮全体がやや前方に傾いた前傾 anteversion と，子宮体部が子宮頚部の所で少し前かがみになった前屈 anteflexion，つまり前傾前屈 anteversio-anteflexion である．子宮の固定装置が弛むと子宮の形に変化が起こる．固定装置のうちで子宮円索 Lig. teres uteri は一番弛みやすく，これが弛むと子宮体部が後方に移動して後屈 retroflexion になる．この現象は，特に経産婦に多くみられる．また経産婦では固定装置全体が弛みやすく，子宮が腟口から反転，脱出することがある．これを子宮脱 prolapsus uteri という．

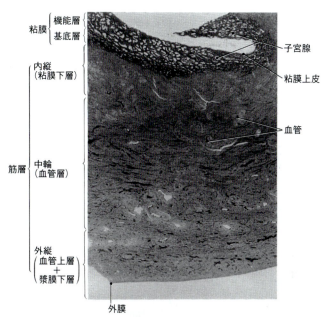

図 8.33 子宮の構造（体の横断面），× 10

から重層扁平上皮に移行する部位を扁平上皮・円柱上皮接合部 sc junction といい，子宮頸部の病変の好発部位をなす（☞ p. 351, Side Memo）．次に固有層は円形細胞に富む網状組織で，その中に単一管状の子宮腺 Gll. uterinae が分布する．さらに，頸にはアルカリ性の粘液分泌能を有する分枝管状の子宮頸腺 Gll. cervicales（uteri）があり，しばしば頸管を粘液栓で塞いでしまう．また，この粘液のために腺腔が閉じて小胞（ナボット Naboth 小胞）を形成することがある．なお，この腺は月経周期にともなう形態・機能的変化を示さない．子宮粘膜の固有層には，深層から浅層に向かってラセン状に走る動脈（ラセン動脈 coiled artery）が分布し，周期的に拡張・収縮を繰り返している．また，子宮内膜は月経周期に伴って一定の変化を繰り返す（図 8.34）．

- 筋層（**子宮筋層** Myometrium）：内縦筋層，中輪筋層および外縦筋層からなる．中輪筋層は血管層ともいわれ，最も厚い筋層で，血管が豊富に分布する．
- **外膜**（子宮外膜 Perimetrium）：底〜体の上部は骨盤内腔を被う腹膜（子宮広間膜）で覆われている．一方，体の下部〜頸は結合組織性の外膜で覆われ

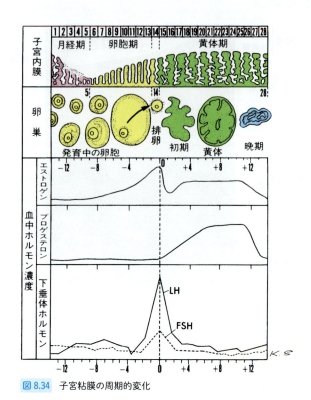

図 8.34 子宮粘膜の周期的変化

る．子宮広間膜が付着する両外側縁は子宮を出入する血管（子宮動静脈と卵巣動静脈の一部），リンパ管，神経の通りみちで，この部分を子宮傍組織 Parametrium というが，子宮癌が最初に転移する部位である．

❺ 子宮粘膜の周期的変化（図 8.34；☞ 2 章，図 2.10）

ほぼ 4 週間を 1 周期として変化する．1 周期は排卵後の分泌期 secretory phase（卵巣では黄体期 luteal phase），月経 menstrual bleeding，および排卵前の増殖期 proliferative phase（卵巣では泸胞期 follicular phase）に分けられる．なお，子宮峡部と頚の内膜にはこの変化はみられない．

 1）**分泌期**：排卵後 13〜14 日間の時期で，粘膜の基底層 basal layer に乗る機能層 functional layer では，子宮腺の迂曲・延長と血管の拡大がみられ，粘膜全体は肥厚・充血する．受精卵が着床すれば，さらに機能層は増殖・肥厚して脱落膜に変わる．しかし受精卵が着床しなければ，この層は剝離・排出される．これが月経で通常 4 〜 5 日間続く．

2）増殖期：月経終了後から排卵前までの10〜11日間の時期で，粘膜は基底層 basal layer から新たに再生され，子宮腺と血管も同時に新生される．

3）卵巣ホルモンと子宮粘膜の関係：沪胞期には卵胞の顆粒層から卵胞ホルモン（エストロゲン estrogen）が分泌され，子宮粘膜の増殖を促して増殖期をもたらし，更に顆粒層からアクチビン activin が分泌されて，下垂体からの FSH 分泌を促進する．また，沪胞期の終りにはエストロゲンが下垂体からの黄体形成ホルモン LH（排卵誘発ホルモン ovulating hormone）の分泌に働いて排卵を誘発する（☞ p. 382，Side Memo）．一方，黄体期には，顆粒層黄体細胞 granulosa lutein cell から黄体ホルモン（プロジェステロン progesterone）が分泌され，卵胞膜黄体細胞 theca lutein cell から分泌される卵胞ホルモンと協調して，増殖した子宮粘膜を充血させ，子宮腺の分泌を促して分泌期を維持する．さらに顆粒層黄体細胞からはインヒビン inhibin が分泌されて，FSH，LH の分泌を抑制し，卵胞の発育ひいては排卵を抑制することになる．

5 腟 Vagina, vagina

Ⓐ 位置と形状（☞図 8.24，図 8.31）

前方を膀胱と尿道，後方を直腸に挟まれた前後に扁平な膜性の管で，交接器であると同時に分娩に際しては軟産道となる．腟の上方は子宮に続き，下方は腟前庭に開く．腟の中央部は尿生殖隔膜を貫く．腟の上端は腟円蓋 Fornix vaginae で，子宮頚の腟部を前後から取り巻く．なお腟口近くの薄い粘膜ヒダは処女膜 Hymen といい，腟口を狭めている．

Ⓑ 構　造

- 粘膜：粘膜上皮は重層扁平上皮からなる．腟の前壁と後壁の粘膜はよく発達した多数の横ヒダ（腟粘膜ヒダ Rugae vaginales）を備える．粘膜には腺はないが，腟口は子宮頚腺の粘液性分泌物によって湿潤される．また粘膜上皮内のグリコーゲンは，腟内の常在細菌であるデーダーライン Döhderlein 菌で分解されて乳酸になり，腟腔を酸性に保ち，雑菌の侵入・繁殖を防いでいる．
- 筋層：内縦筋層と外輪筋層からなり，両筋層は互いに交錯する．腟口付近には尿生殖隔膜の一部である球海綿体筋 M. bulbo-cavernosus があり，腟口を輪状にとりまいている．また，筋層間の結合組織中には自律神経細胞が集団をなして存在する．これをフランケンホイゼル神経節細胞 Frankenheuser's

ganglion cell といい，膣筋層の収縮にあずかる．

3 会　陰

1 部　位（図 8.35）

　会陰 Perineum とは「広義」の骨盤出口のことで，恥骨結合下縁，尾骨先端および左右の坐骨結節によって囲まれる菱形の領域である．左右の坐骨結節間を結ぶ線によって前方の尿生殖三角と後方の肛門三角に分けられる．

2 尿生殖三角 Trigonum uro-genitale（図 8.36；☞図 8.12，図 8.24，図 8.35）

　この三角は表層より皮膚，会陰浅筋膜（皮下結合組織），浅会陰隙および尿生殖隔膜で構成される．ここを男では尿道，女では尿道と膣が貫く．

Ⓐ 浅会陰隙 Spatium perinei superficiale

会陰浅筋膜と下尿生殖隔膜筋膜との隙間で次のものを入れる．
- 球海綿体筋 M. bulbo-spongiosus：男では尿道球，女では前庭球を覆う．
- 坐骨海綿体筋 M. ischio-cavernosus：男では陰茎脚，女では陰核脚を覆う．
- 浅会陰横筋 M. transversus perinei superficialis：尿生殖三角と肛門三角の表層を境する．
- 会陰動静脈，陰茎（核）動脈，陰茎（核）背静脈．
- 会陰神経，陰茎（核）神経．

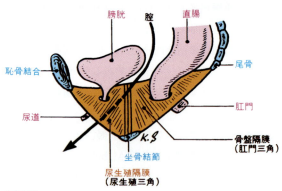

図 8.35　会陰の構成（左上方より見る．矢印は膣が貫く方向）

Ⓑ 尿生殖隔膜 Diaphragma uro-genitale

深会陰横筋 M. transversus perinei profundus とこの筋を包む上・下尿生殖隔膜筋膜からなり，その中央部を男では尿道，女では尿道と腟が貫く．両筋膜で包まれるすき間を深会陰隙 Spatium perinei profundum といい，このすき間に深会陰横筋，尿道括約筋，尿道隔膜部（♂），尿道球腺（カウパー腺）（♂）および腟の一部（♀）が埋まっている．

これら尿生殖三角の筋はすべて陰部神経叢からの枝の会陰神経の支配である．

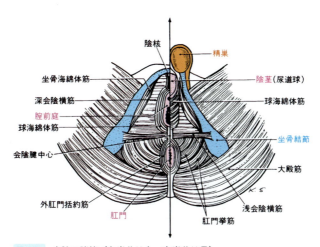

図 8.36 会陰の諸筋（左半分は女，右半分は男）

Side Memo

会陰：会陰とは本来，泌尿生殖器系の出口と消化器系の出口との境をいうのであって，男では陰嚢後方と肛門の間の約 5～6 cm，女では腟前庭後縁と肛門の間の約 2.5～3 cm の領域を指す．これが「狭義」の会陰である．しかし通常は骨盤の出口を総称して会陰という．これが「広義」の会陰である．本書は「広義」の会陰を採用した．

会陰縫線：男では陰嚢から肛門，女では後陰唇交連から肛門にかけての正中線上に会陰縫線 Raphe perinei がある．一側の会陰に分布する血管や神経はこの線を越えて反対側の会陰に向かうことは殆どない．このため会陰切開 episiotomy は通常この線上で行われる．

会陰腱中心（☞図 8.36）：左右の坐骨結節を結ぶ線と会陰縫線が交叉するところでは，外肛門括約筋，浅会陰横筋および球海綿体筋が互いに固い結合組織のかたまりをつくってしっかり結合し合っている．これを会陰腱中心 Centrum tendineum perineum（会陰体 perineal body）という．

痔瘻（☞図 8.37）：坐骨直腸窩の脂肪組織（肛門三角の会陰浅筋膜）には化膿性の炎症（膿瘍 abscess）が発生しやすい．膿瘍が大きくなると肛門周囲の皮膚を破ったり（外痔瘻 fistula ani externa），肛門挙筋と直腸壁を破って直腸に開いたり（内痔瘻 fistula ani interna），あるいは皮膚と直腸の両方に破ったりする（完全痔瘻 fistula ani completa）．

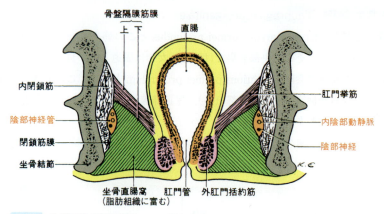

図 8.37 骨盤隔膜（前額断面）

3 肛門三角 Trigonum anale （図 8.37；☞図 8.12, 図 8.24, 図 8.35）

この三角は表層より皮膚, 会陰浅筋膜（皮下結合組織）および骨盤隔膜で構成される. ここを肛門管 Canalis analis が貫く.

Ⓐ 会陰浅筋膜 Fascia perinei superficialis

肛門周囲の皮下結合組織そのもので, 非常に豊富な脂肪組織を備える. この筋膜は深い凹みをなすが, これを坐骨直腸窩 Fossa ischio-rectalis という. この凹みの前壁は尿生殖隔膜, 後壁は大殿筋と骨盤隔膜の一部, 内壁と上壁は肛門挙筋を主とした骨盤隔膜, および外壁は閉鎖筋膜 Fascia obturatoria でそれぞれ囲まれる. なお, 閉鎖筋膜は坐骨直腸窩の両側で一部肥厚して管をつくる. これが陰部神経管 Canalis pudendalis（アルコック管 Alcock's canal）で, その中に内陰部動静脈と陰部神経を入れる.

Ⓑ 骨盤隔膜 Diaphragma pelvis

肛門挙筋 M. levator ani（閉鎖筋膜の腱弓から起こり肛門管に付く）, 外肛門括約筋 M. sphincter ani externus, 尾骨筋 M. coccygeus およびこれらの筋を包む上・下骨盤隔膜筋膜 Fascia diaphragmatis pelvis superior et inferior からなり, ここを肛門管が貫く. これら肛門三角の筋のうち, 外肛門括約筋は陰部神経叢からの枝の陰部神経の支配であり, 肛門挙筋と尾骨筋は同神経叢からの筋枝の支配である.

4 乳　房

　乳房 Mamma, breast は胸郭の前面で大胸筋の筋膜の上に乗る半球状の隆起物で，その分布範囲は上下が第2肋骨〜第6肋骨，左右が胸骨縁〜中腋窩線である．この中には乳腺葉 Lobi Glandulae mammariae（複合管状胞状腺）が10数個含まれている．乳腺は構造や分泌形成の類似性からアポクリン汗腺の特殊化したものと考えられる．

Ⓐ 乳房の各部（図8.38）

　1）乳房体 Corpus mammae：乳房の大部分を占め，乳腺とこれを取り囲む結合組織からなる．結合組織のほとんどは脂肪組織である．

　2）乳頭 Papilla mammae, nipple：乳房体の前面中央部よりやや下方にある褐色の小突出物で，その大部分は輪走平滑筋からなる．乳頭表面には15〜20個の乳管 Ductus lactiferi（乳頭の深部では拡大して乳管洞 Sinus lactiferi をなす）が開口する．

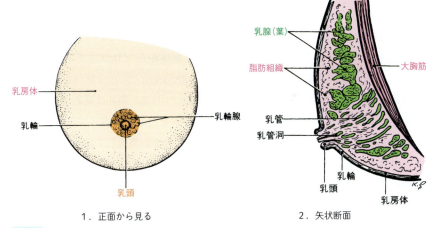

図8.38　乳　房

Side Memo

副乳房 Mammae accessoriae：稀ではあるが腋窩部から恥骨上部にかけて引いた線上（乳腺稜 mammary ridge）に乳頭または乳房を認めることがある．これは副乳房といわれるもので，胎生期の乳腺原基の遺残物が発育したものである．副乳房も性成熟や妊娠中は乳房の形態変化と同じように変化する．

乳房のリンパ管（☞12章, p.538, 図12.7）：乳房に分布するリンパ管のうち大部分は腋窩リンパ節に注ぐが，その他に胸骨傍リンパ節，鎖骨上・下リンパ節，胸筋リンパ節などに注ぐものがある．これらのリンパ節には乳癌が転移しやすいので，手術に際して廓清に十分留意する必要がある．

3）乳輪 Areola mammae, areola：乳頭周辺の褐色部で，その皮下組織には独立脂腺と乳輪腺 Glandulae areolares（モントゴメリー腺）が分布する．乳輪腺は一種のアポクリン汗腺で，妊娠後期から授乳期にかけてよく発達し，乳腺様構造をなす．

Ⓑ 乳房の発育（図 8.39, 図 8.40）

女の乳房は思春期になると著しく発育，肥大する．まず，乳頭から乳管が発生し，乳房の基底部に向かって延びる．次いで乳管は分岐して多数の腺房管 alveolar duct となる．そして妊娠すると，この腺房管から乳汁を分泌するための腺細胞の集まり（腺房 alveole）が発芽・増殖する．腺房管と腺房がいくつか集まったものを乳腺小葉 Lobuli glandulae mammariae，乳腺小葉がいくつか集まったものを乳腺葉 Lobi glandulae mammariae という．乳腺葉は結合組織に包まれており，基本的には1つの乳腺葉には1本の乳管が分布する．乳腺葉は集まって乳腺 Glandula mammaria, mammary gland を形成する．乳腺は妊娠が成立するまでは腺房を備えず，したがって乳汁 milk を分泌しない．一方，妊娠が成立すれば，腺房管の先端は分裂，増殖して多数の腺房を形成し，妊娠8カ月以降になればプロラクチンの作用で腺房からの乳汁の産生・分泌が可能になる．妊娠8カ月から分娩直後に分泌される乳汁を初乳 Colostrum, foremilk という．出生後は，新生児が乳首を吸うことが刺激となって，下垂体からプロラクチン prolactin（PRL；乳汁産生作用がある）とオキシトシン oxytocin（乳汁分泌作用がある）が分泌され，6〜12カ月に亘って真乳を分泌しつづける．初乳は真乳に比べて蛋白質（ラクトアルブミンと乳蛋白）や免疫抗体をたくさん含んでいる．離乳 weaning すると，オキシトシン，プロラクチンの分泌が消失して乳腺組織が退縮し，乳汁の分泌は次第に減少し，ついには停止してしまう．乳房には癌 breast cancer ができやすい．腺房と腺房管の壁は筋上皮細胞 myo-epithelial cell（籠細胞 basket cell）で囲まれていて，オキシトシン oxytocin の作用で収縮し，乳汁が射出される．

乳房の発育，肥大および乳汁の分泌は卵巣，副腎，甲状腺，下垂体および胎盤から分泌される各種ホルモンの影響を受ける（図 8.40）．

Ⓒ 男の乳房 Mamma masculina

男の乳房は終生小さな乳頭と乳輪を備えるにすぎない．しかし，思春期には一過性に増殖，肥大する．また，肝硬変に際して男の乳房が肥大することがある（女性化乳房 gynecomastia）．

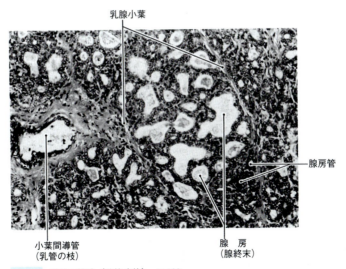

図 8.39　乳腺の構造（分娩直後），× 100

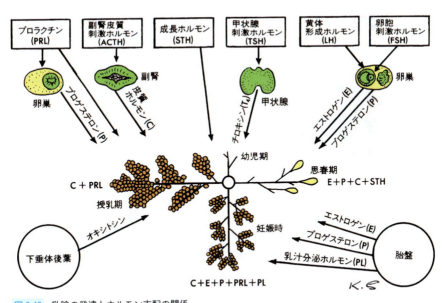

図 8.40　乳腺の発達とホルモン支配の関係
（PL = placental lactogen の略で，これには PRL, mammotrophin 様の作用あり）

5 男女の生殖器の比較

生殖器とその付属器の発生原基には次のものがある（図 8.41）．

生殖堤 gonadal ridge
ウォルフ管 Wolffian duct（中腎管 mesonephric duct）
ミュラー管 Müllerian duct（中腎傍管 paramesonephric duct）
生殖靱帯 genital ligament（生殖間膜 genital mesentery）
尿生殖洞 uro-genital sinus（排泄腔）
生殖結節 genital tubercle（生殖茎 phallus）
尿生殖ヒダ uro-genital fold（尿道ヒダ urethral fold）
陰唇-陰嚢隆起 labio-scrotal swelling

これらの発生原基から分化，発育して出来あがる男女の生殖器とその付属器の主なものを比較すると次頁，表 8.4 のごとくである．

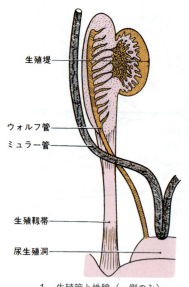

1．生殖管と性腺（一側のみ）

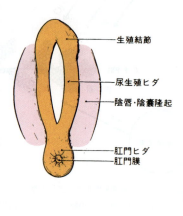

2．外陰部

図 8.41　生殖器の発生原基（発生 7 週頃）

表 8.4　生殖器とその付属器の比較

起源	男	女
生殖堤 gonadal ridge	精巣 Testis	卵巣 Ovarium
生殖靭帯 genital ligament	精巣導帯 Gubernaculum testis *	子宮円索 Lig. teres uteri 固有卵巣索 Lig. ovarii proprium 卵巣提索 Lig. suspensorium ovarii
ウォルフ管 Wolffian duct	精巣上体 Epididymis † 精管 Ductus deferens 射精管 Ductus ejaculatorius 精囊 Vesicula seminalis	卵巣上体 Epoophoron * ガートナー管 Gartner's duct * ――
ミュラー管 Müllerian duct	精巣垂 Appendix testis * 前立腺小室 Utriculus prostaticus *	卵管 Tuba uterina, 子宮 Uterus, 腟 Vagina の一部
尿生殖洞 uro-genital sinus	前立腺 Prostata 尿道球腺 Gl. bulbo-urethralis 尿道腺 Gll. urethrales 前立腺小室 Utriculus prostaticus	尿道腺 Gll. urethrales, 尿道傍腺 Gll. paraurethrales 大前庭腺 Gl. vestibularis major 小前庭腺 Gll. vestibulares minores 腟 vagina
生殖結節→生殖茎 genital phallus tubercle	陰茎 Penis 陰茎海綿体 　Corpus cavernosum penis 陰茎亀頭 Glans penis	陰核 Clitoris 陰核海綿体 　Corpus cavernosum clitoridis 　陰核亀頭 Glans clitoridis
尿生殖ヒダ uro-genital fold	尿道海綿体 Corpus spongiosum penis 陰茎腹側の皮膚 skin of penis	前庭球　Bulbus vestibuli 小陰唇 Labium minus pudendi
陰唇・陰囊隆起 labio-scrotal swelling	陰囊 Scrotum	大陰唇 Labium majus pudendi

＊印のものは胎生期の遺残物である.

† 精巣上体管 ductus epididymidis と精巣輸出管 ductuli efferentes を合わせたもの.

Side Memo

医用工学技術の進歩：近年 X 線コンピューター断層撮影法 computerized tomography（CT），核磁気共鳴画像法 magnetic resonance imaging（MRI）や超音波診断法 ultrasound echography など医用工学面での技術が飛躍的に進歩したおかげで，生体内諸器官の静的，動的および病的状態における情報が容易かつ極めて鮮明な画像として得られるようになった．例えば脳，肝臓，膵臓，腎臓，卵巣などの充実性器官の形態変化（腫瘍，血腫，囊胞など）の発見には CT や MRI が威力を発揮するし，心臓や内生殖管（胎児の有無も含む）などの中空性器官の動的，病的変化（弁膜症，中隔欠損，胎児の発育状況，腫瘍など）の検査には超音波診断法が重用される．

内分泌腺

9 章

1 内分泌腺の概念

　内分泌腺 endocrine glands は腺細胞からの分泌物を導き出すための導管を持たず，これを直接脈管系に放出する．その分泌物は特殊な化学物質で，これをホルモン hormone＊という．内分泌腺には次のものがある（図 9.1）．

下垂体 Hypophysis　　　　　　　　松果体 Corpus pineale
甲状腺 Glandula thyr(e)oidea　　　上皮小体 Glandula parathyr(e)oidea
胸　腺 Thymus　　　　　　　　　副　腎 Glandula suprarenalis
膵臓 Pancreas（ラ氏島 Langerhans' islet）
精巣 Testis（間質細胞 interstitial cells）
卵巣 Ovarium（卵胞膜と黄体 Theca folliculi et Corpus luteum）

　内分泌腺のうちにはホルモン分泌を主たる機能とするもの（例：甲状腺）と，その他の機能を合わせもつもの（例：卵巣）とがある．また，1つの内分泌腺が数種のホルモンを分泌するもの（例：副腎），内分泌腺相互間に関連し合うもの（例：下垂体と副腎），1内分泌腺のホルモンが他の内分泌腺の発育や機能に影響を及ぼすもの（例：下垂体と卵巣）などがある．いずれにしろ，内分泌腺は全身

＊近年の医学・生物学研究の進歩によりホルモン物質に対する概念が拡張され，多くの生理活性物質がホルモンの仲間入りをしている．例えば，各種成長因子 growth factors（EGF，NGF，IL-GF など）や細胞活性因子 cytokines（IL-1，FGF など）のようなものが挙げられる．

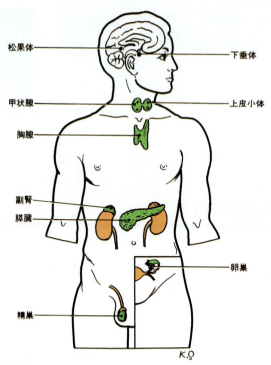

図 9.1 内分泌腺の配置

の発育や成長，生殖や代謝などを体液性に，つまりホルモンおよびその受容体receptor（☞ p.367, Side Memo）を介して調節しており，神経系，免疫系と協調して，全身の機能を円滑に遂行させる重要な器官である．

2 内分泌腺の発生

内分泌腺の発生は表 9.1 のようにまとめられる.

表 9.1 内分泌腺の発生

内分泌腺		発生原基	胚葉	備考
下垂体	腺葉	原始口腔上壁のラートケ嚢 Rathke's pouch	外†	発生の途上で,互いに癒合する
	神経葉	第三脳室底の漏斗部突起	外*	
松果体		第三脳室上壁	外*	—
甲状腺		口腔底正中部の甲状腺憩室	内	胎生期遺残として甲状舌管(Ductus thyr(e)o-glossus)をみることあり
上皮小体		第三,第四咽頭嚢	内	—
副腎	皮質	腸間膜根部の体腔中皮	中	発生の途中,髄質が深部に入る
	髄質	交感神経系パラガングリオン	外*	
膵臓ラ氏島		主として前腸尾方端の背側膵芽に迷入した神経堤由来の細胞	外*	インスリン分泌は第 20 週ころ始まる
精巣		中腎の内側の生殖堤	中	発生 7 カ月頃,陰嚢内に収まる
卵巣			中	発生 7 カ月頃,骨盤内に収まる.

† 近年の研究で,ラートケ嚢の陥入により発生するとする説は否定され,神経上皮起源とする説が支持されてきている(河村孝介・菊山栄,1992).
* 神経外胚葉に由来する.

Side Memo

ホルモン分泌細胞の種類:ホルモン分泌細胞には,①主に蛋白とアミンを合成分泌する細胞グループ(下垂体,副腎髄質,膵臓ラ氏島など)と,②ステロイドを合成分泌する細胞グループ(精子,卵巣,副腎皮質など)とに大別される.このうち,①の細胞グループは粗面小胞体 rough ER がよく発達していて,ここで合成される蛋白やペプチドはゴルジ装置で再構築されたあと(この過程をプロセッシング processing という),分泌顆粒として一時的に細胞内に貯えられるが,いずれ細胞外からのシグナルに応じて開口分泌 emiocytosis される.一方,②の細胞グループは滑面小胞体 smooth ER がよく発達していて,この小胞体とミトコンドリアに含まれる酵素系によってステロイドホルモンが合成され,必要に応じて分泌される.なお,甲状腺だけはこれら 2 つの細胞グループのどちらにも属さない特殊な内分泌腺である.

ホルモンの作用機構 action mechanism:ホルモン作用を受ける標的細胞 target cell には各ホルモンに対する特異的受容体(レセプター)specific receptor が存在する.そしてホルモンのうちペプチドおよびアミンホルモンでは,対応するレセプターが標的細胞の形質膜に存在し,一方,ステロイドホルモンと甲状腺ホルモンでは,細胞内に受容体が存在する.ホルモンが形質膜レセプターに結合してその情報を伝える機構として,現在 cAMP と Ca イオンがよく知られている.Ca イオンの形質膜移動とその作用発現はイノシトールリン脂質代謝との関連がよく解明されている.

3 下垂体

1 位 置

　下垂体 Hypophysis, pituitary gland は蝶形骨体の背面の下垂体窩 Fossa hypophysialis に埋まる長径 1.0〜1.5 cm の小指頭大の器官で，その重さはほぼ 1 g である．漏斗のところに鞍隔膜 Diaphragma sellae（脳硬膜）が張っていて，下垂体を脳から隔てている．下垂体上部は漏斗茎 infundibular stem によってのみ視床下部と連絡している．

2 区 分（図 9.2）

　下垂体の区分は次のようである．

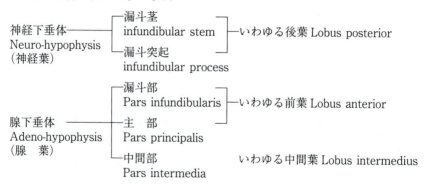

3 構 造

　下垂体の構造は図 9.2，図 9.3 のごとくである．また腺葉（前葉）および神経葉（後葉）における分泌細胞とホルモンとの関係を表 9.2 に要約する．そのうち，成長ホルモンはプロラクチンや，胎盤性ラクトゲンと類似構造をもち，骨，筋肉の成長・発育を促進する作用があり，その分泌過剰は下垂体性巨人症 gigantism や

> **Side Memo**
> 下垂体腫瘍 pituitary adenoma：ホルモン活動性腺腫 functioning adenoma とホルモン非活動性腺腫 non-functioning adenoma に分ける．前者は分泌されるホルモンによって命名・分類する（例．プロラクチン産生腫瘍 prolactinoma，GH 産生腫瘍 GH-producing tumor）．血中ホルモン測定と MRI で腫瘍の大きさ・部位および種類が確定できる．手術は顕微鏡下に経鼻的（経蝶形骨的）に行う．また GH・プロラクチン産生腫瘍などは，ブロモクリプチンによる薬剤療法が極めて有効である．

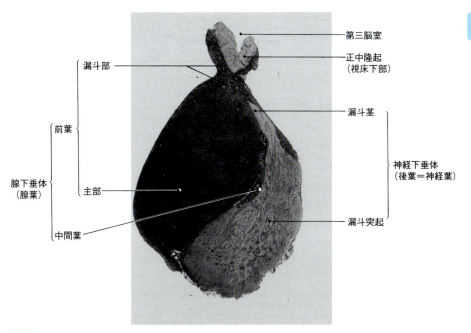

図 9.2　下垂体の構成（ブタ，正中断面），×10

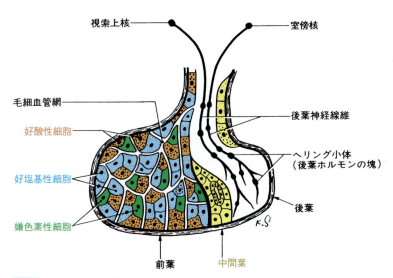

図 9.3　下垂体の構造（模式図）

表 9.2　下垂体の分泌細胞とホルモン

ホルモン	分泌細胞	備　考	放出刺激または抑制ホルモン[4]
1. 腺　葉			
成長ホルモン（GH または STH）	好酸性細胞 acidophils	分泌過剰で巨人症	GHRH（刺激）somatostatin（SRIF）（抑制）
乳汁分泌ホルモン（prolactin）[1]			dopamine（PIF）（抑制）
副腎皮質刺激ホルモン（ACTH）[5]	好塩基性細胞 basophils	副腎皮質グルココルチコイドの産生を刺激	CRH（刺激）
卵胞刺激ホルモン（FSH）黄体形成ホルモン（LH）[3]			FSH/LHRH（刺激）
甲状腺刺激ホルモン（TSH）			TRH（刺激）
─	嫌色素性細胞 chromophobes	好酸性，好塩基性細胞の前駆細胞	
2. 神経葉			
ワゾプレッシン（vasopressin）[2]	主に視索上核 Nucl. supraopticus	分泌低下で尿崩症	
オキシトシン（oxytocin）	主に室傍核 Nucl. paraventricularis	分泌低下で陣痛微弱	

＊1　乳腺刺激ホルモン（LTH）ともいう.
＊2　抗利尿ホルモン（antidiuretic hormone；ADH）とも呼ばれる.
＊3　♂では間質細胞刺激ホルモン（ICSH）ともいう.
＊4　抑制ホルモンは視床下部から分泌され，腺葉に作用する.
＊5　エンドルフィン endorphin，エンケファリン enkephalin，メラニン細胞刺激ホルモン（MSH）の共通前駆体であるプロオピオメラノコルチン proopio-melanocortin からつくられる.

末端肥大症 acromegaly を来たし，また分泌減少は下垂体性小人症 dwarfism を来たす．乳腺刺激ホルモン（プロラクチン）は，エストロゲンなどのホルモンとの協同作用で乳腺の発育促進と乳汁産生をもたらす．オキシトシンは胎児娩出時の子宮筋の収縮にあずかり，また授乳中の乳腺の筋上皮細胞 myoepithelial cell を収縮させて乳汁を射出させる（泌乳 lactation）．ワゾプレッシンは動脈の収縮作用のみでなく，腎臓の尿細管上皮に作用して尿の再吸収を促進し，ひいては体液浸透圧の恒常性維持，血圧上昇の働きがある.

4 中間葉 Pars intermedia （☞図 9.2, 図 9.3）

中間葉は腺細胞の薄い層からできており，その一部は小さな腔所をつくってコロイド様物質（作用は不明）を入れている．残りの大部分はメラニン細胞刺激ホルモン MSH を分泌する．一方，MSH 分泌を抑制する MIF（MSH 抑制因子）は視床下部の神経ホルモンとして，下垂体門脈から中間葉へ運び込まれる．なお，ヒトの中間葉の機能については，現在までのところは余りよく判っていない．

5 神経分泌 neurosecretion （図 9.3, 図 9.4, 表 9.2, ☞ p. 435〜436, 図 10.39〜41）

神経下垂体又は神経葉（後葉）は神経組織そのもので，視床下部の視索上核 Nucl. supraopticus と室傍核 Nucl. paraventricularis の神経線維（神経突起）が直接入り込んでいる．後葉ホルモン（ワゾプレッシン，オキシトシン）はこれら両神経核で産生され，神経線維（軸索）によって後葉に運び込まれ，必要に応じて血管系に放出される（神経分泌 neurosecretion）．後葉でみられる**ヘリング小体** Herring body は軸索内の後葉ホルモン（分泌顆粒）そのものである．

6 下垂体門脈系 hypophyseal portal system （図 9.4）

腺下垂体又は腺葉（前葉＋中間葉）を栄養する上下垂体動脈 superior hypophyseal artery（大脳動脈輪の分枝）の一部は，視床下部の基底部に達し，

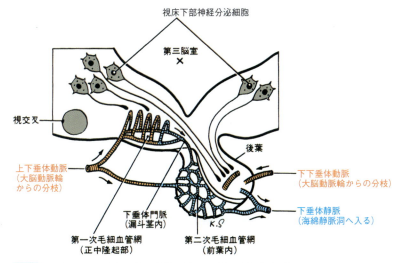

図 9.4　視床下部と下垂体の連絡（神経分泌と下垂体門脈を中心に）

ここで第1次毛細血管網 primary capillary plexus をつくる．次いで漏斗茎内で数本の静脈（これを下垂体門脈 hypophyseal portal vein という）となって腺葉に至り，第2次毛細血管網 secondary capillary plexus をつくったのち，下垂体静脈を経て下垂体を去る．この循環系のうち，下垂体門脈は視床下部と腺葉との間の機能的連絡路として重要である．すなわち，視床下部の神経核でつくられる各種の放出刺激（または抑制）ホルモン release-stimulating（-inhibiting）hormones（☞表9.2）は，神経末端から第1次毛細血管網に分泌されたのち，下垂体門脈を通って腺下垂体に運び込まれる．次いで，これらのホルモンは腺葉の細胞に働きかけて，腺葉ホルモンの分泌を調節するのである．なお，腺葉に作用するこれら放出刺激（または抑制）ホルモンも視床下部神経核から分泌されるので，後葉ホルモンと同様に神経分泌ホルモンの範ちゅうに入れることができる．

4 松 果 体

1 位 置（☞図9.1）

松果体は間脳の上方（視床上部）にある小豆大の小体である．松果体内には第三脳室の一部が入り込んでいる．

2 構造と機能（図9.5）

松果体 Corpus pineale，pineal body 表面は脳軟膜 Pia mater encephali（被膜）で覆われている．脳軟膜はさらに松果体内に入り込んで，実質を不規則な小葉に分かつ．小葉は主に神経細胞由来の松果体細胞 pineal cell と神経膠の一つ，星状膠細胞 astroglia からなる．松果体細胞の胞体は大きくて明るく，かつ分泌顆粒を含む．思春期になると松果体細胞は退化，消失するが，その退化過程で脳砂 brain sand（または松果体砂 pineal sand）を形成する．松果体細胞はハ虫類以下の脊椎動物では視細胞（杆体と錐体）の特徴を備えていて，一種の光感受細胞であり

Side Memo 脳−下垂体内の麻薬様物質：近年，脳（特に視床下部）や下垂体からモルヒネ様作用を有する一種の麻薬様物質（エンドルフィン endorphin，エンケファリン enkephalin 等）が分泌されることが判って来た．これらの物質は自動分泌的 autocrine または傍分泌的 paracrine に脳，下垂体に働いて，麻酔作用やプロラクチン，成長ホルモン，性腺刺激ホルモンなどの分泌調節にも強く働くことが判明してきた．また，これらの麻薬様物質は消化管内でも分泌が確認されていて，消化管の運動・分泌機能に働いていることが漸次明らかになりつつある．

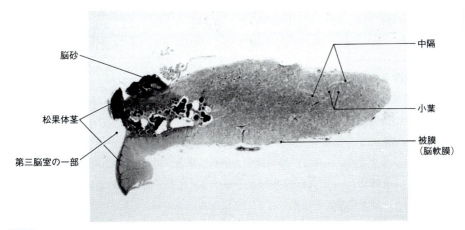

図 9.5　ヒトの松果体（HE 染色），×15

（第三の眼 third eye という）．また，鳥類や哺乳類ではその特徴を失って内分泌細胞化している．松果体の働きは不明の点が多い．哺乳類の松果体から抽出されるメラトニン melatonin は，ハ虫類以下ではメラニン細胞刺激ホルモン MSH と拮抗的に作用し，皮膚の色を明るくする．一方，このホルモンは哺乳類の皮膚には作用せず，もっぱら性腺機能の抑制に作用することが，ラットなどの実験から判ってきている．ヒトでは松果体部に奇形腫 teratoma，絨毛癌 choriocarcinoma，胚芽腫 germinoma などが好発する．その場合，時として性的早熟 precocious puberty のおこることがある．

　メラトニンの合成には日周変動 diurnal fluctuation（日周リズム circadian rythm）がみられる．その理由として，哺乳類では光刺激が網膜→視神経→脳幹→脊髄→交感神経幹→上頚神経節を介して松果体に到達し，その結果，メラトニン分泌に日周変動をもたらすためと考えられている．また，メラトニン合成・分泌の日周変動は，視床下部の視交叉上核に存在する生体の'生物時計 biological clock'をセットすることにも役立っているらしい．その理由は，睡眠中の血中メラトニン量は 10 倍に上昇し，覚醒前には再び通常の量に低下する事実に基づいている．

5 甲状腺

1 位置と血管 (図 9.6 **a**, **b**)

　甲状腺 Glandula thyroidea, thyroid gland は喉頭～気管上部に位置し, 左葉 Lobus sinister, 右葉 Lobus dexter およびこれらを連絡する甲状腺峡 Isthmus gl. thyroideae からなる. 甲状腺の重さは約 30 g である. 栄養動脈 (上・下甲状腺動脈) は 2 カ所から入り, 静脈は 3 カ所から出る. 峡はしばしば上方に長く突き出て, 錐体葉 Lobus pyramidalis を形成する. また, 胎生期の遺物として甲状腺と舌とを結ぶ甲状舌管の見られることがある. この管からはまれに癌が発生する.

2 構造と機能 (図 9.7)

　甲状腺の表面は線維性被膜で覆われ, 被膜はさらに内部に進入して, 甲状腺を多数の小葉に分かつ. 小葉は 1 層の立方上皮 (濾胞上皮 follicular epithelium) からなる大小さまざまの円形腺房 acinus を満たす. これを濾胞 Folliculus といい, 濾胞内にはコロイド colloid (甲状腺グロブリン thyroglobulin という分子量約 100 万の糖蛋白で, 甲状腺ホルモンの集まり) が充満する. 甲状腺ホルモン thyroid hormone [サイロキシン thyroxine (T_4), トリヨードサイロニン triiodothyronine (T_3) など] は濾胞上皮で産生されたのち, 濾胞内に甲状腺グロブリンの形で貯えられていて, 必要に応じて分解・分泌される. 濾胞間結合組織は毛細血管とリンパ管に富んでおり, 甲状腺ホルモンはこれらの脈管に分泌されたのち, 全身へ運ばれる. これらの甲状腺ホルモンは全身の物質代謝 (主に基礎代謝と細胞代謝) を調節し, また, 骨格や生殖腺の成長と発育を促す.

> **Side Memo**
>
> **傍濾胞細胞**：甲状腺の濾胞上皮間や濾胞間結合組織内に散在的に分布する大型の円形細胞は, 銀親和性顆粒 argentaffine granule を含有しており, 傍濾胞細胞 parafollicular cell (C cell ともいう) と呼ばれる. この細胞は胸腺や上皮小体と同じく内胚葉性由来で, カルシトニン calcitonin (分子量約 4,000 のペプチドホルモン peptide hormone) を分泌し, 上皮小体ホルモンと拮抗して作用する. つまり, 上皮小体ホルモン過剰で血中 Ca 濃度が上昇するとカルシトニンが分泌され, 骨芽細胞の骨形成能をたかめて血中 Ca を骨に移行させ, その結果血中 Ca 濃度を低下させる.
>
> **甲状腺機能異常**：幼児期に甲状腺の機能低下が起こると身体と知能の発育が停止してクレチン病 cretinism となり, 大人で起こると皮膚の乾燥と皮下組織の浮腫, 知能低下, 基礎代謝低下などの症状を呈する粘液水腫 myxoedema となる. 一方, 甲状腺の機能亢進はバセドウ病 Basedow's disease (またはグレーブス病 Graves' disease) を来たし, 甲状腺肥大, 眼球突出, 心悸亢進の三主徴候 trias を訴える.

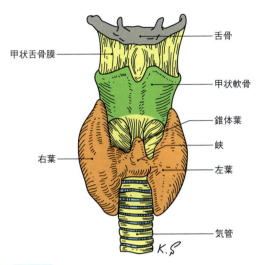

図 9.6 ⓐ 甲状腺の外景

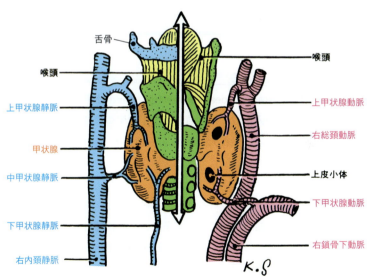

図 9.6 ⓑ 甲状腺の位置と血管（左半分は前面より，右半分は後面より見る）

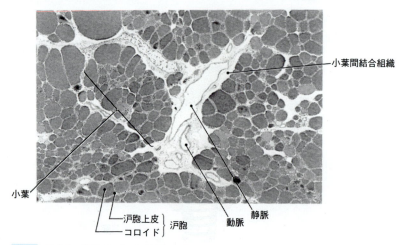

図 9.7　甲状腺の構造（ヒト HE 染色）× 40

6　上皮小体

1　位　置（☞図 9.1，図 9.6 ⓑ）

　上皮小体 Glandula parathyroidea, parathyroid gland は甲状腺の左右両葉の後側で上・下甲状腺動脈の入口近くに，通常上下 1 対ずつ全部で 4 個（場合によれば 3 個）ある．その大きさは麦粒大，重さ 30〜40 mg，色は黄褐色であり，甲状腺と共通の被膜で包まれている．

2　構造と機能（図 9.8）

　実質は被膜からのびた結合組織によって多数の小葉に分けられる．実質を構成する細胞に 2 種類ある．その 1 つは主細胞 principal cell という小円形細胞で，胞体は明るく，核は胞体の中央部に位置する．他の 1 つは好酸性細胞といい，主細胞より大型で，胞体内に多数の微小顆粒を含む．なお，両細胞ともに同じ細胞であり，染色性のちがいが細胞の機能相のちがいを反映しているにすぎない．主細胞は上皮小体ホルモン parathyroid hormone（PTH；パラトルモン parathormone ともいう）を分泌する．このホルモンは歯や骨の発育，筋肉の収縮などに大切なものである．また，このホルモンはカルシトニンと拮抗して作用

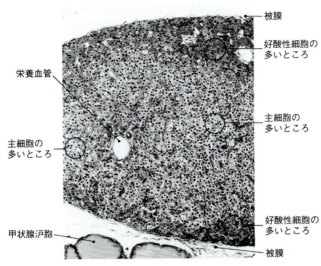

図 9.8　上皮小体の構造（ブタ，アザン染色），× 150

する．つまりカルシトニンで血中 Ca 濃度が低下すると分泌され，破骨細胞 osteoclast を刺激して骨の破壊・吸収を促し，腎尿細管からの Ca イオンの再吸収，小腸粘膜からの Ca 吸収を促進する．その結果，血中の Ca 濃度を上昇させる作用がある．またこのホルモンは，腎臓におけるビタミン D 活性型であるカルシトリオール calcitriol の生成を促す作用がある．このホルモンが欠乏すると筋けいれん（テタニー tetany）を起こす．小児に多くみられる症状である．一方，上皮小体腫瘍で PTH が過剰分泌されると，骨の破骨細胞 osteoclast が刺激されて骨破壊が進む．その結果，骨から Ca が多量に溶出して，線維性骨炎 otitis fibrosa を来たし，骨折しやすくなる．

Side Memo　**上皮小体の鑑別法**：上皮小体はしばしば甲状腺の実質内に深く入り込んでいて，肉眼的に探しにくいことがある．これを探し出す一方法としては，剖検時にトリパンブルー trypan blue 液を頸動脈から注入し，上皮小体を青く染め出して甲状腺と区別する．

7 副腎

1 位置と血管（図9.9；☞8章, p.314, 図8.1）

　副腎 Glandula suprarenalis, adrenal gland は両側の腎臓上縁に乗っている扁平で三角形状の器官である．その位置は第11～12胸椎の高さで，右副腎は左副腎より半椎体だけ低く位置する．副腎に分布する血管系は次のとおりである．

動脈：

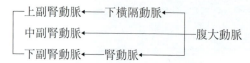

静脈：

```
┌ 右側：右副腎静脈 ──────→ 下大静脈
└ 左側：左副腎静脈 ──→ 左腎静脈 ↗
```

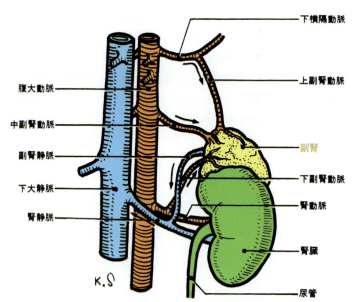

図9.9　副腎の位置と血管（左側前面）

2 構造と機能（図9.10）

　副腎は平滑筋線維を含む結合組織性被膜で覆われており，その実質は皮質 Cortex と髄質 Medulla に分けられる．**皮質**は肉眼的にやや黄色を呈する．皮質を構成する細胞は多角形の大型細胞でその胞体は明るく，滑面小胞体 smooth ER と脂肪滴を豊富に含む（ステロイドホルモン産生細胞の特徴！）．皮質は形態および機能の上から表9.3に示すような3部に分けられる．このうち球状帯の分泌機能は，腎臓の傍糸球体装置（☞図9.14）から分泌されるレニン renin によって調節されていて，血圧調節に関与する（レニン-アンギオテンシン-アルドステロン系 renin-angiotensin-aldosterone system）．また，網状帯由来の性ステロイドは男性化徴候の維持に働く．したがって，このホルモンの分泌過剰は，女性の男性化，つまり副腎性器症候群 adrenogenital syndrome を来たす．なお，皮質には，被膜から枝分れして髄質へ達する貫通動脈 perforating artery，細胞索の間に網目状に分布する類洞 sinusoid がみられる．

　髄質は交感性パラガングリオン sympathetic paraganglion で神経堤に由来す

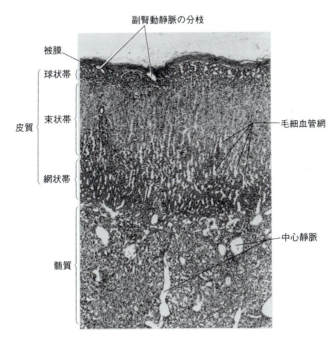

図9.10　副腎のなりたち（サル）

表 9.3　副腎皮質*の区分とホルモン

皮質区分	ホルモン	主な作用	備　考
球状帯 Zona glomerulosa	無機質代謝ステロイド mineralo-corticoids （例：アルドステロン 　　aldosterone 　　デオキシコルチコステロン 　　deoxycorticosterone）	◎ Na^+再吸収，K^+ 排泄（Na ポンプ の活性化） ◎促炎症作用 ◎血圧上昇作用	ホルモン過剰になるとアル ドステロン症 aldos- teronism を来たす
束状帯 Zona fasciculata	糖質代謝ステロイド gluco-corticoids （例：コルチコステロン 　　corticosterone 　　ハイドロコーチゾン 　　hydrocortisone）	◎炭水化物合成促進 ◎蛋白質分解促進 ◎抗炎症作用 ◎免疫能抑制	ホルモン過剰になるとクッ シング症候群 Cushing syndrome を来たす
網状帯 Zona reticularis	性ステロイド sex steroids （例：アンドロステンジオン 　　androstenedione, 　　エストロゲン 　　estrogen）	◎男性における女性 ホルモン作用 ◎女性における男性 ホルモン作用	ホルモン過剰になると， ◎女性の男性化 female masculinization を来たす ◎胎児期では女性仮性半陰 陽 female pseudo- hermaphroditism を来 たす

＊副腎皮質機能が結核や腫瘍などのため低下してホルモン分泌能が減少すると，アジソン病 Addison's disease になる．

る．髄質は肉眼的に暗褐色を示して軟らかい．髄質の細胞は交感神経の節後ニューロンに相当するもので，皮質の細胞より大きく，胞体内にクローム酸に好染する顆粒をもつため，クローム親和性細胞 chromaffine cell ともいわれる．この細胞は交感神経の節前線維の支配を受けて機能し，いわゆる「交感神経-カテコールアミン系」をなし，アドレナリン adrenalin やノルアドレナリン noradrenalin を分泌する．そのうちアドレナリンは心拍促進作用，血糖上昇作用が著しく，ノルアドレナリンは末梢血管収縮作用が著しい．なお，近年の研究で，副腎髄質細胞の分泌顆粒にモルヒネ様物質（エンドルフィン endorphin やエンケファリン enkephalin）の含まれることが判明した．そのほか，髄質には，（交感）神経細胞 ganglion cell が散在する．また髄質の中心部に分布する中心静脈の壁には，よく発達した縦走平滑筋束が結節状に配列している（絞扼静脈 choking vein）．この筋束は交感神経で縦方向に収縮し，血管腔を拡大する．そのため副腎の血流調節

Side Memo

副腎皮質のホルモン支配：副腎皮質のうち束状帯と網状帯は主に ACTH の支配を受けるが，球状帯は腎臓の傍糸球体装置（☞図 9.14）から分泌されるレニン renin の支配を受ける（レニン-アルドステカン-アンギオテンシン系 renin-aldosterone-angiotensin system）．

ひいては副腎ホルモンの分泌調節にあずかると共に，身体のストレスへの対応を
助ける働きにも深く関与する.

8 精巣（間質細胞）

　精巣 Testis, testis の間質細胞 interstitial cells（レイディッヒ細胞 Leydig cell）
は精細管の間を満たす結合組織の中に集団をなして存在する不正多角形の細胞で
ある（☞ 8 章，図 8.14）．細胞質は好酸性に染まり，しばしば脂肪滴やリポクロー
ム顆粒を含む．この細胞は ICSH（または LH）の作用下で男性ホルモン
androgen（主にテストステロン testosterone）を分泌し，男性の 2 次性徴の発
現・維持，精子発生促進作用，蛋白同化作用などを営む．なお，曲精細管での精
子発生の機構は次のように説明される．まず，FSH がセルトリ Sertoli 支持細胞
に働き，男性ホルモン結合蛋白 androgen-binding protein（ABP）を分泌させる．
ついで，レイディッヒ細胞から分泌される男性ホルモンが ABP と結合し，精子
発生細胞に達する．ここで男性ホルモンは ABP からはずれて，細胞内へ入り，
androgen 受容体と結合する．そして最終的に核へ移動した androgen-受容体複
合体（androgen-receptor complex）が核 DNA へ作用し，これが引き金となって
核分裂，つまり精子発生 spermiogenesis が誘導されるというのである.
　なお，精巣間質からはインヒビン inhibin（ペプチドホルモン）が分泌され，下
垂体での FSH 産生を抑制する働きがある（卵巣からも同じホルモンが分泌され
ることが判っている，☞ p. 382）.

9 卵巣（卵胞膜と黄体）

　卵巣支質 Stroma ovarii 内には各発育段階の卵胞 Folliculi ovarici, ovarian
follicles がある（図 9.11；☞ 8 章，図 8.30）．まず，卵胞期（増殖期）には胞状卵
胞 vesicular follicle ～グラーフ卵胞 Graafian follicle の卵胞膜 Theca folliculi の内

Side Memo

精巣停滞：生後，精巣が腹腔内に停まって陰囊内におさまらない状態を精巣停滞（停留睾
丸）cryptorchidism という．この場合でも男性ホルモンは正常に分泌されるが，温度の影響
を受けやすい精子発生は著しく障害され，不妊の一原因となる.

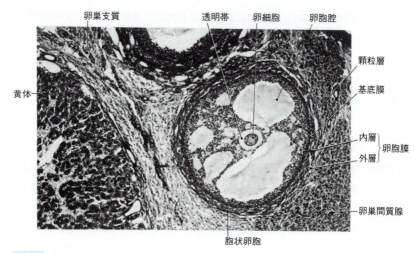

図 9.11　卵巣の構造，×100

層（内卵胞膜 Tunica interna）からアンドロゲンが産生され，これが顆粒層へ運ばれて，顆粒層内のアロマターゼ aromatase によりエストロゲン estrogen に変換される．そこで，このエストロゲンが子宮粘膜の増殖と卵胞の発育をつかさどる．エストロジェンはさらに生殖器の発育促進，2次性徴の発現・維持をつかさどる．また，卵胞期の胞状卵胞からはアクチビン activin が分泌され，下垂体からの FSH 分泌を促し，ひいては卵胞の発育・成熟を促進する．次いで黄体期（分泌期）にはグラーフ卵胞が破れて卵が排出され（排卵 ovulation），卵胞膜内層と顆粒層から黄体が形成され，黄体ホルモン（プロジェステロン progesterone）エストロゲンが分泌される．これら両ホルモンは子宮粘膜を分泌状態に保ち，受精卵の着床を容易にする．さらに黄体からはインヒビン inhibin が分泌され，下垂体からの FSH 分泌を抑え，ひいては次の段階の未熟卵胞の発育を抑制する働きをする．なお，これら2種類の卵巣ホルモンは互いに協調・拮抗し合って，月

Side Memo

門細胞 hilar cells：卵巣の入り口付近には特殊な上皮様細胞集団があって，男性ホルモン androgen を分泌する．この細胞の腫瘍化は男性ホルモンの過剰分泌を来たし，女性の男性化 female masculinization（筋肉増強，皮下脂肪の減少，体毛増加，声がわり，陰核肥大など）をもたらす．

排卵機構：次のように説明される．恐らく，①と②は同時進行するのであろう．①排卵前 LH 上昇⇒血中プロゲステロン上昇⇒卵胞内コラゲネース活性の上昇⇒卵胞壁周辺のコラーゲン分解⇒卵胞壁破裂（Stickland & Beers, 1979）②排卵前 FSH 上昇⇒顆粒膜のプロスタグランディン E 上昇，cAMP 上昇⇒プラスミノゲン活性化因子上昇⇒泸胞中プラスミン上昇⇒卵胞基底膜のフィブリン分解⇒卵胞壁破裂（Rondell, 1970）

経周期の発現・維持（☞ 2 章，図 2.10，8 章，図 8.34），妊娠の維持などにあずかる．また妊娠中には，卵巣から分泌されるリラキシン relaxin が骨盤を柔軟にさせるとともに，子宮頸部を弛緩させて分娩時の胎児の産道通過を容易にする．

10 膵臓（ランゲルハンス島）

構造と機能（図 9.12）

ランゲルハンス島 Langerhans' islet は膵頭よりも膵体，膵尾に多く，周囲の外分泌部と薄い結合組織で境される．膵臓全体の 1 ％の容積を占め，その数は 100〜200 万個あるという．島の直径は 100〜200 μ で，その中に神経細胞から分化した A，B 両細胞を中心に数種類の分泌細胞が分布する．そして，これらの細胞は神経細胞と多くの共通する性状を示すので，パラニューロン paraneuron とも呼ばれる．細胞として，A 細胞（5〜20％，島周辺に多い），B 細胞（60〜70％，島中央部に多い），D 細胞（0〜20％，島全体に散在する）および F 細胞の 4 種類が区別される．これらの細胞は表 9.4 に示すようなホルモンを分泌している．なお，A，B，D 細胞は相互にその分泌物を介して，機能調節し合っているのである（☞ 6 章，図 6.44）．

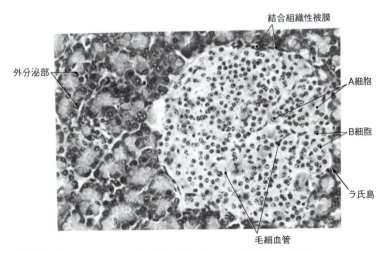

図 9.12　膵臓ランゲルハンス島の構造（モルモット，HE 染色），× 400

表9.4 膵ランゲルハンス島の細胞とホルモン

種　類	胞体の色調 （アザン染色）	分泌ホルモン	ホルモンの主な作用
A-細胞	赤　色	グルカゴン glucagon	血糖上昇，肝グリコーゲン分解
B-細胞	オレンジ色	インシュリン insulin	血糖低下，肝グリコーゲン合成
D-細胞	薄い青色	ソマトスタチン somatostatin	A-，B-細胞の分泌機能を抑制
F-細胞	—	膵 ポリ ペ プ チ ド pancreatic poly-peptide	胆囊収縮促進，腸管運動促進

11 その他の内分泌器官

1 前立腺 Prostata, prostate

　前立腺は環状脂肪酸の1種であるプロスタグランジン prostaglandin を豊富に産生・分泌する器官である．この脂肪酸は下垂体後葉のオキシトシンに似て，極微量で腸管や子宮の平滑筋の収縮をひき起こす作用があり，近年ホルモンの1つに数えられるようになった．なお，前立腺以外のいくつかの器官でもプロスタグランジンが産生・分泌されることが判って来ている．

2 胃および小腸上部 （図9.13）

　消化管のうち胃と小腸上部（主に十二指腸）の粘膜上皮細胞のなかには各種の消化管ホルモン gastro-intestinal hormone （gut hormone）を分泌し，消化器そのものの機能（食物の消化，吸収）を調節しているものがある．これらの細胞は，基底膜と毛細血管に向き合っていて，その分泌顆粒は基底部にみられる（基底顆粒細胞 basal granulated cell：☞ p. 255〜259）．そしてホルモン顆粒は，開口分泌によって毛細血管へ分泌される．主な消化管ホルモンを表9.5にあげる．そのほかにソマトスタチン somatostatin （胃-小腸粘膜上皮に分布する膵臓のD細胞に似た細胞より分泌），セロトニン serotonin （胃-小腸粘膜上皮の腸クローム親和性の EC_1 と EC_2 細胞より分泌）などが知られている．これらの消化管ホルモン分

Side Memo

A細胞とB細胞：膵臓ラ島のB-細胞は尿素の誘導体であるアロキサン alloxan で特異的に破壊されて糖尿病 diabetes mellitus を来たす．また，A-細胞は重金属塩の塩化コバルト $CoCl_2$ で破壊されて低血糖を来たす．つまり，これらの細胞はアロキサンや塩化コバルトに強い結合親和性を示すわけである．

表 9.5 主な消化管ホルモンとその作用

分泌細胞	ホルモン	起　源	作　用
G 細胞	ガストリン gastrin	胃幽門部	胃酸の分泌促進
I 細胞*	パンクレオザイミン pancreozymin コレシストキニン cholecystokinin	十二指腸	胃液と膵液の分泌促進 胆嚢の収縮促進
S 細胞	セクレチン secretin	十二指腸	膵液（重炭酸塩を含む），胆汁の分泌促進
L 細胞	エンテログルカゴン enteroglucagon	十二指腸・空腸	胃液分泌と胃運動をともに抑制
D 細胞	ソマトスタチン somatostatin	腸管全体	ガストリンやその他種々のホルモン分泌抑制
H 細胞	血管作動性小腸ペプチド VIP	腸管全体	平滑筋の弛緩，腸液の分泌促進，胃酸の分泌抑制
P 細胞	ボンベシン bombesin	胃・十二指腸	ガストリンの分泌促進
N 細胞	ニューロテンシン neurotensin	回腸	高血糖誘発，十二指腸の運動抑制，回腸の運動促進
EC$_1$ 細胞	セロトニン，サブスタンス P serotonin, substance P	胃・腸管全体	腸管運動促進，胃液・膵臓の分泌抑制
EC$_2$ 細胞	セロトニン，モチリン serotonin, motilin	十二指腸・空腸	胃・腸管の運動促進

＊： I 細胞が分泌するパンクレオザイミン pancreozymin とコレシストキニン cholecystokinin をあわせて CCK-PZ と呼んでいる．

泌細胞と膵島細胞は，構造と機能の本質が同じなので，全体として胃腸膵内分泌系 gastro-entero-pancreatic（GEP）endocrine system としてまとめられる．グルカゴン（A 細胞；☞表 9.4），エンテログルカゴン（L 細胞；☞表 9.5），ソマトスタチン（D 細胞；☞表 9.4）をはじめ，消化管と膵臓にまたがって存在するホルモンや細胞が，この GEP 内分泌系に含まれる．

3 ｜腎　臓 Kidney（図 9.14）

　腎臓皮質に分布する腎小体へ入る輸入管 Vas afferens の管壁平滑筋の一部は，その入口近くで肥厚して，傍糸球体細胞 juxtaglomerular cells（血圧受容器）という上皮様細胞集団を形成する．また腎小体周辺の遠位尿細管 distal tubule 曲部の上皮の一部も肥厚して，緻密斑 Macula densa（食塩濃度感知器）を形成する．両者は機能上同一のものと考えられており，傍糸球体装置 juxtaglomerular

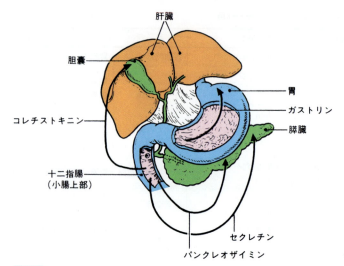

図 9.13　消化管ホルモンの起源と作動器官

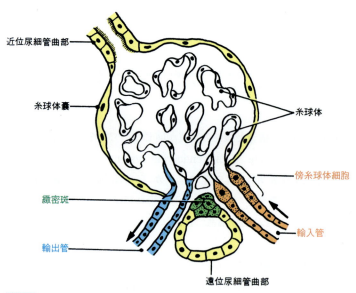

図 9.14　腎臓における傍糸球体装置

apparatus という．血圧受容器の細胞はレニン renin というペプチドホルモンを分泌する．このホルモンはアンギオテンシン angiotensin（血圧上昇因子）を介して副腎皮質の球状帯に作用して，アルドステロンを分泌させ，これが遠位尿細管に作用してナトリウムの再吸収，K の排泄を促し，その結果として血圧上昇をもたらす（レニン-アンギオテンシン-アルドステロン系 renin-angiotensin-aldosterone system）．

腎糸球体からは赤血球増殖因子（エリスロポエチン erythropoietin）というペプチドホルモンが分泌される．このホルモンは赤色骨髄 bone marrow に作用して赤芽球 erythroblast の分裂を促し，循環血液中の赤血球の増加をもたらす．

4 心 臓

心房の横紋筋より血中に分泌される心房性 Na 利尿ホルモン atrial natriuretic peptide（ANP）は，強力な Na 利尿・水利尿および血管平滑筋弛緩作用がある．ANP による利尿は，血管弛緩作用に基づく糸球体沪過量の増加によるものと，尿細管への直接作用とが報告されている．また，ANP は副腎皮質からのアルドステロン分泌を抑制することによって，間接的に Na の利尿作用をもたらすことも判っている．なお，近年 ANP 様ホルモンが脳組織からも分泌されることが判明して来た（脳性利尿ペプチド brain natriuretic peptide ＝ BNP）．

神経系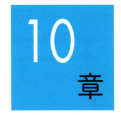

総論

1 神経系のあらまし

　本章ではヒトの神経系 Systema nervosum を中心に述べる．神経系は身体の内部や外界からの刺激を感受し，必要に応じてその刺激に対する反応をひき起こす器官系である．これをつぎのように分ける．

形態的分類
- 中枢神経系：脳および脊髄からなる．身体末梢からの刺激を受け取り，これに対する刺激を命令として末梢に伝える．
- 末梢神経系：脳神経と脊髄神経からなる．脳および脊髄と身体末梢とを連絡し，神経刺激の伝導路をなす．

機能的分類
- 体性神経系（動物神経系）：思考，感覚，運動などをつかさどり，意識的に身体を環境に適応させる．
- 自律神経系（植物神経系）：循環，分泌，栄養など無意識的に身体を統合・調節して，生命維持にあずかる．

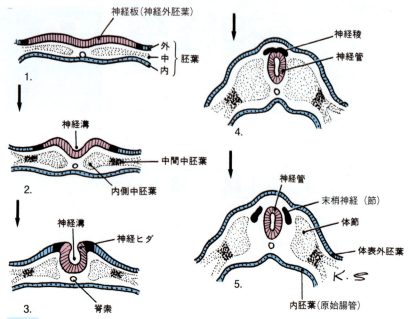

図10.1 神経系の発生模式図(発生各時期の胚盤の横断面を示す)

2 神経系の発生（図10.1, 図10.3；☞2章, 図2.27）

神経系はすべて神経外胚葉から発生する．神経外胚葉はまず胚子芽 embryo の背側の前～中部に沿って全体としてナス形の神経板 neural plate を形成し，これが正中線に沿って陥入・閉鎖して神経管 neural tube になる．次いで神経管の頭方の太い部分は多数のふくらみをもつ脳胞 brain vesicle（将来の脳 brain）に，尾方の狭くて細い部分は脊髄 spinal cord になる．神経板の陥入中に神経溝の両縁に沿って特殊な細胞群が現れ（神経稜（堤）neural crest），ここから末梢神経系が発生する．

Ⓐ 神経管の組織発生（図10.2）

神経管の形成が完了する頃，その管壁の神経上皮細胞 neuro-epithelial cells は分裂・増殖・成熟して，多極神経細胞 multipolar nerve cell（ニューロン neuron）になる．また，神経上皮細胞からは神経膠芽細胞 glioblast も分化し，成熟して神経膠細胞 neuroglia になる．そして，最終的に神経上皮細胞は，将来の脳室-中心管系を取り囲む上衣細胞 ependymal cells になる．なお，神経膠細胞のうち小膠細胞 microglia は，神経管を取り巻く間葉 mesenchyme に由来すると考えられている．

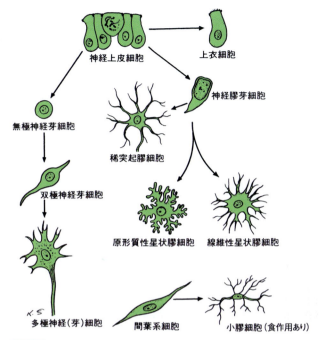

図 10.2 神経系細胞の分化
小膠細胞の分化を含む．

❸ 脳の発生（図 10.3，表 10.1）

　発生第 4 週頃，神経管の頭方部は 3 カ所に明確な膨らみを生じて 1 次脳胞 primary brain vesicle になり，さらに発生第 6 週ころには，5 つの部分に分化して 2 次脳胞 secondary brain vesicle になる．そして 2 次脳胞は，発育，分化して完成に近い脳の構造を備える．

　完成した脳では大脳半球の発育が極めてよく，脳の大部分を占める．また中脳

表 10.1 脳の発育と分化

1 次脳胞	2 次脳胞	完成した脳
前脳胞 anterior brain vesicle（前脳 Prosencephalon）	終脳 Telencephalon	大脳半球 Hemispherium
	間脳 Diencephalon	間脳 Diencephalon
中脳胞 middle brain vesicle（中脳 Mesencephalon）	中脳 Mesencephalon	中脳 Mesencephalon
後脳胞 posterior brain vesicle（菱脳 Phombencephalon）	後脳 Metencephalon	橋 Pons，小脳 Cerebellum
	髄脳 Myelencephalon	延髄 Medulla oblongata

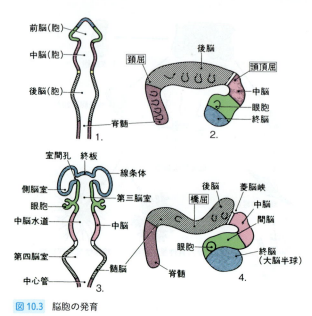

図 10.3 脳胞の発育
1，2 は発生第 4 週頃，3，4 は発生第 6 週頃．

と後脳の移行部は特に狭くなっており，菱脳峡 Isthmus rhombencephali という．脳のうち大脳半球と小脳を除く部分は脳幹 brain stem と呼ばれ，ここに生命維持に必要な多くの中枢が分布する．

なお，脳胞は発育途上で 2 つの屈曲を生ずる．1 つは中脳から後脳への移行部にみられる頭頂屈 cephalic flexure，もう 1 つは髄脳から脊髄への移行部にみられる頚屈 cervical flexure である．さらに発生が進むにつれて，後脳の下半部（橋になる部分）にも前方に突き出した橋屈 pontine flexure が現れる．

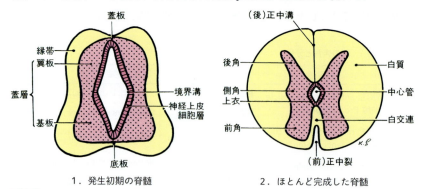

図 10.4 脊髄の発生（横断面）

C 脊髄の発生（図10.4）

脊髄の側方背部の翼板 alar plate は将来後柱 Columna posterior に，側方腹部の基板 basal plate は前柱 Columna anterior になる．そして後柱は感覚神経細胞が集まった後角 Cornu posterius に，前柱は運動神経細胞が集まった前角 Cornu anterius になる．また前柱と後柱との境目（側柱 Columna lateralis）は自律神経細胞が集まった側角 Cornu laterale になる．一方，脊髄の周辺部を占める縁帯は白質 Substantia alba になり，白質最前部の底板は白交連 Commissura alba になる．

D 末梢神経の発生（図10.6；☞図10.1）

神経管の背外側部にある神経外胚葉は，神経稜（堤）neural crest を形成する．そして将来，神経稜から末梢神経の主要部分，すなわち脳神経節，脊髄神経節，交感神経節，および脳神経，脊髄神経，交感神経が発生する．神経稜からはさらにシュワン細胞，副腎髄質，色素細胞なども発生するのである．

> **Side Memo**
>
> **脊髄膨大**：上肢と下肢に分布する脊髄神経が出る部位の脊髄は，翼板 alar plate と基板 basal plate の発達により膨らみをつくる．そのうち頸髄部（第5，第6頸椎の高さ）の膨らみを頸膨大 Intumescentia cervicalis，腰髄部（第12胸椎の高さ）の膨らみを腰膨大 Intumescentia lumbalis といい，それぞれ腕神経叢 plexus brachialis と腰-仙骨神経叢 plexus lumbo-sacralis が出ていくところに相当する（☞図10.75）．
>
> **脊髄上行**（図10.5）：胎生初期（3カ月頃まで）には脊髄の発育速度は脊柱のそれと平行するが，その後は発育速度が次第に鈍くなり，脊髄下端は相対的に脊柱管の中を上昇する恰好になる（出生時には第3腰椎下端に位置する）．この現象を脊髄上行 Ascensus medullae spinalis という．

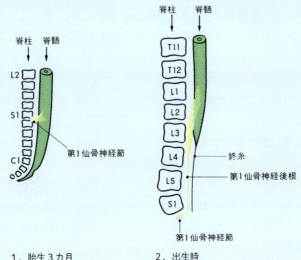

1．胎生3カ月　　2．出生時
図10.5　脊髄上行

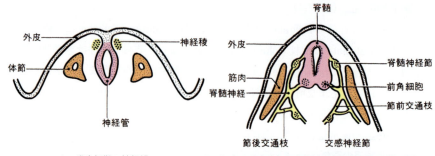

1．発生初期の神経堤　　2．ほとんど完成した末梢神経（脊髄周辺の横断図）

図10.6　末梢神経の発生

E 脳室および中心管の形成（図10.10, 図10.11, ☞図10.3）

　胚子芽の発育に伴って神経管の管腔も著しく変化する．まず頭方部の脳管では，終脳内部で側脳室 Ventriculus lateralis，間脳内部で第三脳室 Ventriculus tertius，そして菱脳内部で第四脳室 Ventriculus quartus ができる．しかし中脳内部は膨大することなく，中脳水道 Aqueductus cerebri（シルビウス Sylvius）になる．そして左右の側脳室と第三脳室とは室間孔 Foramen interventriculare（モンロー Monro）を介して互いに連絡しあう．また第四脳室は正中口 Apertura mediana（マジャンディ Magendie）と左右1対の外側口 Apertura lateralis（ルシュカ Luschka）の3口を通して脳室外に開き，脳表面を覆うクモ膜下腔 Cavum subarachnoideale に連絡する．

　次に尾方部の脊髄管では，翼板や基板の発育・分化に伴ってその管腔は著しく狭まって，中心管 Canalis centralis という小管になる．中心管の下端部はわずかに膨大して終室 Ventriculus terminalis になる．なお，脳室と中心管は互いに交通して，脳脊髄液 cerebro-spinal fluid を入れているが，中心管の脳脊髄液は極めて少量なために，殆んど灌流せず，したがってその生理的役割りはよく判らない．

3　神経系に関する主な名称

A 灰白質 Substantia grisea, gray matter

　中枢神経系内で神経細胞が多数集まっているところ．灰白色にみえるのは神経細胞体内のニッスル小体の色調による．脊髄では H 字型をした中心部にあり，脳幹では各所に散在し，大脳と小脳では表層の大部分に局在する．灰白質のうち，脊髄や脳幹にあるものを神経核 Nuclei nervorum，大脳と小脳にあるものを皮質

Cortex という.

B 白質 Substantia alba, white matter

中枢神経系内で神経線維の集合体で，神経線維を取り巻くミエリンの白い色調のために白質という．脊髄では周辺部（前索，側索・後索）にあたり，脳幹では灰白質と混在する．また大脳と小脳では実質の深層にあり，特に髄質 Substantia medullaris という.

C 神経節 Ganglion, nerve ganglion

末梢神経系のうち神経細胞が集まったところ．2種類を区別する.

- 感覚性神経節——脊髄神経節と感覚性脳神経節．ここにはシナプスはない.
- 自律神経節——交感神経と副交感神経に属する神経節．ここにはシナプスがある.

D 神経叢 Plexus nervosus, nerve plexus

末梢神経系のうち神経線維束が多数集まったり枝分かれしたりして，互いに交通・吻合しているもの．脊髄神経では腕神経叢，腰-仙骨神経叢など，また自律神経では腹腔神経叢，筋層間神経叢（アウエルバッハ Auerbach）などがその例である.

4 髄 膜 Meninges

脳・脊髄の被膜で，外側から硬膜 Dura mater，クモ膜 Arachnoidea および軟膜 Pia mater に分ける．なお臨床医学や病理学の分野では，硬膜をパキメニンクス pachymeninx といい，クモ膜と軟膜を併せてレプトメニンクス Leptomeninx という.

A 脳 膜（図 10.7-1）

1）脳硬膜 Dura mater cranialis（encephali）

内外2葉（脳を覆う被膜と頭蓋骨を覆う骨膜）からなり，両者はほとんどの場所で互いに癒着し合う．この硬膜は脳実質に向かって3ケ所で突起板を出す．つまり，①大脳鎌 Falx cerebri——左右の大脳半球間に張る，②小脳鎌 Falx cerebelli——左右の小脳半球間に張る，および③小脳テント Tentorium cerebelli——大脳後頭葉と小脳の間に張る．これら大脳鎌や小脳テントは，脳腫瘍や脳内血腫などで強く圧迫されることがあり，その結果，大脳鎌下ヘルニアやテント切痕ヘルニアをおこし，さまざまな脳圧迫症状をひき起こす（図 10.8 **b**）.

2枚の硬膜はところどころで，すき間（硬膜静脈洞 Sinus durae matris）（☞ 5

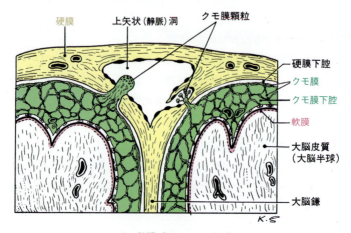

1．脳膜（Carpenter より）

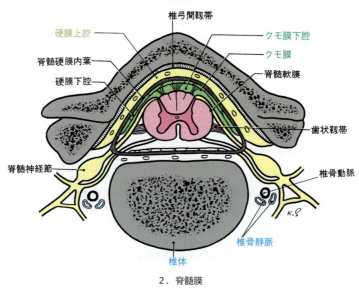

2．脊髄膜

図 10.7　髄膜の構成

章，p. 227，表 5.8）をつくり，脳内を灌流する静脈血を集める．硬膜とクモ膜の間にはリンパ腔があり，これを硬膜下腔 Cavum subdurale という．

2）脳クモ膜 Arachnoidea mater encephali（図 10.7-1, ☞図 10.10）

　硬膜の内側にある血管を含まない薄膜で，その中にクモの巣のような線維網をつくる．クモ膜は脳表面を覆うが，軟膜とちがって大脳溝や小脳溝の深部に

までは入り込まない．クモ膜と軟膜の間にクモ膜下腔 Cavum subarachnoideale
があり，その中に脳脊髄液 cerebro-spinal fluid を満たす．クモ膜下腔は第四脳
室の正中口（マジャンディ Magendie 孔）と外側口（ルシュカ Lushka 孔）を
介して脳室系に連なる．また，クモ膜下腔は随所で膨大して，クモ膜下槽
Cisternae subarachnoideales をなす．その主なものは，大槽（小脳延髄槽），上
槽，橋槽，脚間窩槽，視交叉槽などである．このうち大槽からは，脳脊髄液の
採取が可能である．

　クモ膜は硬膜静脈洞，特に上矢状（静脈）洞とその周辺に多数の顆粒状小突
起（クモ膜顆粒 Granulationes arachnoideales，パキオニ小体 Pacchionian
bodies）を出し，顆粒内の毛細血管を通して，脳脊髄液を排導する．

3）脳軟膜 Pia mater encephali

　クモ膜の内側にある毛細血管に富む薄膜で，脳表面に密着する．軟膜はクモ
膜とちがって，どんな小さな脳溝にも入り込む．さらに軟膜の一部は脳室内に
入り込み，脈絡叢 Plexus choroideus を形成する（図 10.8 ⓐ）．脈絡叢は側脳
室，第三および第四脳室にある．脈絡叢の上皮は毛細血管から材料をとりこん
で，脳脊髄液を産生，分泌し，脳質とクモ膜下腔を循環させるのである．

Ⓑ 脊髄膜（図 10.7–2）

1）脊髄硬膜 Dura mater spinalis

　脳硬膜と同様，内外の 2 葉からなる．そのうち外葉は脊柱管の内面を覆う骨
膜をなし，内葉は脊髄被膜をなす．脊髄硬膜の両葉は脳硬膜のそれとちがって
互いに密着することなく，両葉間にリンパ腔（硬膜上腔 Cavum epidurale：脂
肪組織や椎骨静脈叢を入れる）をつくる．さらに，内葉とクモ膜の間に硬膜下
腔 Cavum subdurale があることは脳硬膜と同様である．なお，脊髄硬膜は，尾
側で馬尾 cauda equina を包み，さらにその先端は硬膜糸 Filum durae matris
となって尾骨に付着する．

2）脊髄クモ膜 Arachnoidea spinalis と脊髄軟膜 Pia mater spinalis

　両膜は基本的に脳クモ膜および脳軟膜と同じである．脊髄軟膜の両側から起
こる歯状靱帯 Lig. denticulatum は，脊髄神経の前・後両根の間を通って硬膜に
付着し，脊髄を脊柱管内にしっかりと固定する．

5　脳室および中心管（図 10.10，図 10.11）

中枢神経系の発生初期にみられる神経管が発達・変化したもので，脳に脳室

Ventriculus, 脊髄に中心管 Canalis centralis がある．

Ⓐ 構　成：上方から下方にかけて次の各部を分かつ．

脳室 Ventriculus ｛
側脳室 Ventriculus lateralis——左右の大脳半球に1対ある．
第三脳室 Ventriculus tertius——間脳にある．
中脳水道 Aqueductus cerebri（シルビウス Sylvius）——中脳にある．
第四脳室 Ventriculus quartus——橋と延髄上部にある．

中心管 Canalis centralis——延髄下部と脊髄にある．

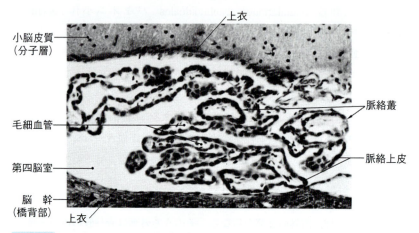

図 10.8 ⓐ　脈絡叢（ラットの第四脳室脈絡叢），×240

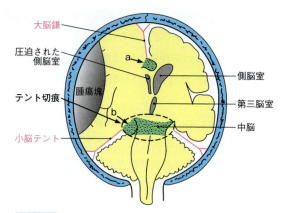

図 10.8 ⓑ　脳内ヘルニア
a. 大脳鎌下ヘルニア　b. テント切痕ヘルニア
（杉浦和朗著：イラストによる中枢神経系の理解，医歯薬出版，1985）

B 脳室の各部

1）**側脳室 lateral ventricle**：最大の脳室で，左右の大脳半球内に1対ある．室間孔 Foramen interventriculare（モンロー Monro）を介して第三脳室に連なる．室間孔の前方に前角があり，後方に中心部がある．また，中心部の最後端は後角であり，後角から前外側に下って下角がある．前角は前頭葉，後角は後頭葉，下角は側頭葉，中心部の後角と下角を除く部分は頭頂葉の中にそれぞれ位置する．側脳室には脈絡叢がある．

2）**第三脳室 third ventricle**：左右の視床の間にある狭い腔所で，下端は中脳水道に連なる．第三脳室の中央部を視床間橋 Adhesio interthalamica が貫く．第三脳室の底は視床下部の壁そのもので，その中央下部に下垂体茎が付着する．第三脳室には脈絡叢がある．

3）**中脳水道 cerebral aqueduct**：中脳にある細い管で，第三脳室と第四脳室とを連絡する．

Side Memo

腰椎穿刺（図10.9，☞図10.75）：大人の脊髄下端部はほぼ第2腰椎下端に位置し，ここで脊髄円錐 Conus medullaris をつくって終わる．これより下方では脊髄神経が馬尾 Cauda equina をつくって下方に走るのみである．一方，クモ膜下腔の下端は仙椎の中ほどまでのびており，その中を脳脊髄液が循環している．したがって脳脊髄液を採取したり，脊髄神経の下部（馬尾）を麻酔したりするには，脊髄円錐の下方（第3腰椎以下）からクモ膜下腔に針を入れればよい．この方法を腰椎穿刺 lumbar puncture という．なお，脊髄神経を麻痺させるためだけなら，硬膜上腔や硬膜下腔に麻酔薬を注入すれば，クモ膜下腔に注入するのと同じ効果が得られる．

脳軟膜炎 leptomeningitis：脳軟膜に細菌やウイルスが感染・増殖すると軟膜は炎症を起こす．炎症が激しく，軟膜に分布する毛細血管から血液や血漿成分が浸み出てクモ膜下腔に入ると，脳脊髄液は赤色を帯びたり白濁したりする．炎症が脳実質に波及すると強い脳障害を来たす．日本脳炎はその代表例である．

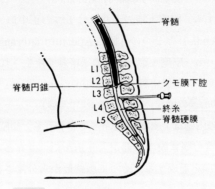

図10.9 腰椎穿刺の場所

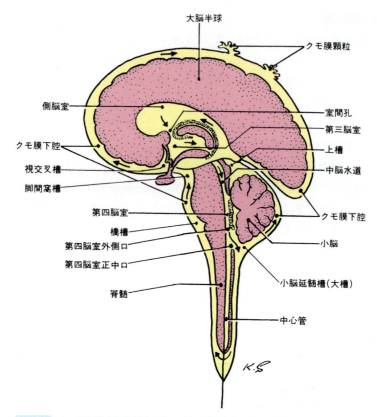

図10.10 クモ膜下槽と脳脊髄液の流れ（矢印で示す）

4）**第四脳室 fourth ventricle**：橋および延髄上部の背面にある菱形の腔所である．第四脳室の両外側は広く，上・下小脳脚に接する．また，脳室の底は橋と延髄の上壁そのもの（菱形窩 Fossa rhomboidea）で，ここに第Ⅴ～第Ⅻ脳神経の起始核が分布する．脳室下端の天井には1つの正中口 Apertura mediana（マジャンディ Magendie）と2つの外側口 Apertura lateralis（ルシュカ Luschka）があり，側脳室，第三脳室・第四脳室の脈絡叢で産生された脳脊髄液は，これら3口から流れ出て，クモ膜下腔 Cavum subarachnoideale を灌流する．

c 脳室および中心管の壁（図10.10，☞図10.8 ⓐ）

脳室と中心管の内壁は上衣 Ependyma で覆われる．側脳室，第三脳室および第四脳室に血管に富む脳軟膜の一部が入り込んで，上衣と毛細血管に富む脈絡叢 Plexus choroideus を形成する．そして脈絡叢から分泌される脳脊髄液は脳室と

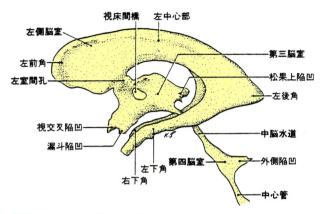

図 10.11　脳室および中心管（左外側より見る）

中心管を灌流し，さらに第四脳室正中口と外側口からクモ膜下腔に流れ出たあと，最終的にクモ膜顆粒 Granulationes arachnoideales から硬膜静脈洞に流れ去る．

6　脳・脊髄の血管

5章の「脈管系」で述べてあるので参照されたい（☞ p. 203〜206, 226, 227）．

Side Memo

脳脊髄液について

1）**脳脊髄液の働き**：①脳・脊髄を外部の衝撃から保護し，②頭蓋内を流れる血流量の変化に対して脳の容積を一定に保たせるとともに，③脳・脊髄実質と脳室，脊髄中心管，クモ膜下腔との間における選択的な物質交換にも働く．

2）**脳水腫（水頭症）hydrocephalus**：頭蓋内に脳脊髄液が貯留する状態を水頭症といい，この液の生産過剰，流通障害，吸収異常などが原因となる．このうち脳室の一部（室間孔，中脳水道など）が閉じておこる内水頭症では，脳が内側から圧迫されてカマボコ板のように薄くなる．また，クモ膜顆粒からの脳脊髄液の吸収・排導障害でおきる外水頭症では，脳は内方へ押しつぶされてしまう．近年，脳室またはクモ膜下腔ドレナージによって，脳圧迫を軽減することが可能になってきた．

3）**血液・脳脊髄液関門 blood. cerebrospinal fluid barrier（BCFB）**：脈絡叢を構成する毛細血管の内皮とその基底膜，結合組織および分泌上皮（脈絡叢上皮）は機能的に一体化して，毛細血管内の血液と脳室内の脳脊髄液とが混ざり合うのを防いでいる．つまり，これらの構成成分は血液と脳脊髄液の間の「障壁 barrier」を構成しているわけである．この他に血液・脳関門 blood. brain barrier もあって，脳を出入りする血液や脳脊髄液成分の調節をしている．

各　論

I. 中枢神経系
Systema nervosum centrale, central nervous system

1 脊　髄

1　外　景（図10.12〜図10.14）

　脊髄 Medulla spinalis, spinal cord は白くて細長い円柱状器官である．その太さは小指大，長さは40〜50 cm である．脊髄上方は大後頭孔 Foramen magnum の高さで延髄 Medulla oblongata に続き，下方は第1〜第2腰椎の高さで次第に細くなり，第2腰椎下端で脊髄円錐 Conus medullaris をつくって終わる．脊髄の頚部と腰部の一部は太く拡大して頚膨大 Intumescentia cervicalis（最大部は第6頚髄節）と腰膨大 Intumescentia lumbalis（最大部は第4腰髄節）を形づくる．前者からは上肢，後者からは下肢に分布する脊髄神経が出入りする．

　脊髄の前面と後面の正中線上に縦走する深い溝がある．そのうち前面の溝を前正中裂 Fissura mediana anterior，後面の溝を後正中溝 Sulcus medianus posterior という．脊髄の前外側に前根 Radix ventralis，後外側に後根 Radix dorsalis があり，それぞれ運動（下行）および感覚（上行）神経線維の束からなる．また，前根と後根は脊髄の両外側で合流して1本の脊髄神経 spinal nerve となって椎間孔 Foramen intervertebrale を出るが，後根は椎間孔の中で脊髄神経節 spinal ganglion をつくる．

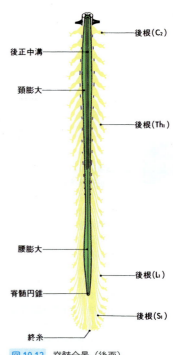

図10.12　脊髄全景（後面）

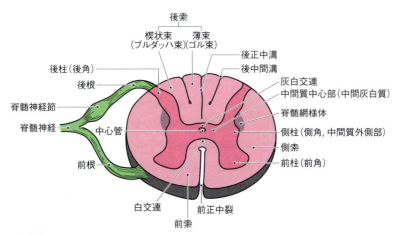

図 10.13 脊髄の横断面（胸髄の模式図）

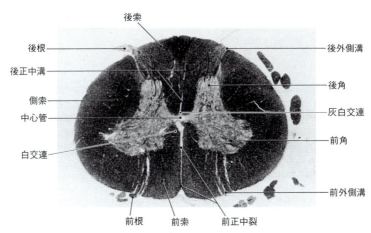

図 10.14 腰髄（イヌ，横断面，髄鞘染色），×10

2 内 景（図 10.13，図 10.14）

　脊髄の横断面をみると，中心部に細い中心管 Canalis centralis がある．そして中心管の周辺は H 字状をなす灰白質 gray matter であり，灰白質の外側は白質 white matter である．

　灰白質のうち前方に突き出た部分を前柱（前角 Cornu anterius），後方に突き出した部分を後柱（後角 Cornu posterius）といい，それぞれ運動神経細胞（前角

細胞）と感覚神経細胞（後角細胞）が集まっている．前角と後角に挟まれた部分の灰白質を中間灰白質 Substantia grisea intermedialis という．そして，胸髄〜腰髄上部の中間灰白質の外側はわずかに突出して側柱（側角 Cornu laterale，中間質外側部）をつくる．ここには交感神経細胞が集まっており，その神経線維は前根を出ると交感幹神経節 Ganglia trunci sympathici に連なる（☞図 10.88）．また，仙髄の中間灰白質の外側には副交感神経細胞が集まっていて，神経線維は前根を出たあと仙骨神経とともに骨盤内臓に向かう（☞図 10.88）．

灰白質のうち左右両脚を結ぶ部分を中間質中心部 Substantia intermedia centralis といい，その前方にある白質部分を特に白交連 Commissura alba という．なお，側柱と後柱に挟まれた白質部には，散在性に神経細胞があり，ここを脊髄網様体 Formatio reticularis spinalis といい，胸髄上部〜頚髄にかけてよく発達している．

白質は前索，側索，後索 Funiculus anterior, lateralis et posterior に分けられる．そのうち頚髄の後索は後中間溝によってさらに内側の薄束 Fasciculus

> **Side Memo**
>
> 脳室周囲器官 circumventricular organs（図 10.15）：第 3，第 4 脳の特定の場所で，上衣の発達がよく，血管分布が密で，かつ細胞間隙に富んだところ（つまり血液脳関門がない）があり，ここを脳室周囲器官という．終板器官，脳弓下器官，交連下器官，最後野などが含まれる．その働きは血中の化学物質の変化を感知して，血圧制御，体液バランス調節，脳脊髄液圧とその組成の調節など，全身の恒常性の維持に働くとともに，視床下部からの神経内分泌 neuroendocrine secretion の調節もするらしい．

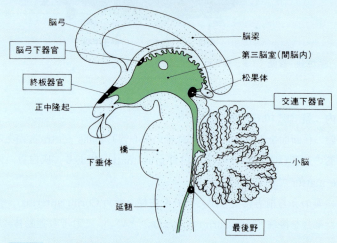

図 10.15　脳室周囲器官の配置（正中断面）

gracilis（ゴル Goll 束）と外側の楔状束 Fasciculus cuneatus（ブルダッハ Burdach 束）に分けられる．

3 脊髄各部の横断面の特徴（図 10.16）

Ⓐ 形

頚髄は横に長い楕円形であるが，下方に下がるにつれて円くなる．仙髄はほとんど正円形である．

Ⓑ 灰白質

頚髄，腰髄および仙髄の灰白質の占める面積割合は大きい．まず頚髄は，前柱は広く後柱は比較的狭い．これは上肢に分布する腕神経叢に対応して，灰白質がよく発達しているためである．つぎに胸髄は，前柱，後柱ともに狭く，それに反して側柱は明確である．また，腰髄は前柱，後柱ともに広く拡大しており，仙髄では灰白質が左右2つの卵円形の部分に分かれ，その間を中心灰白質が結びつけているように見える．このように腰髄と仙髄では，下肢に分布する腰-仙骨神経叢に対応して，灰白質がよく発達しているのである．

Ⓒ 白 質

その面積は脊髄の上部ほど大きい．

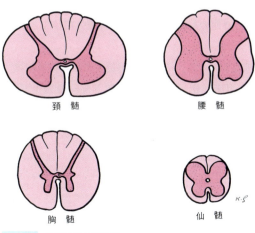

図 10.16　脊髄各部の横断面

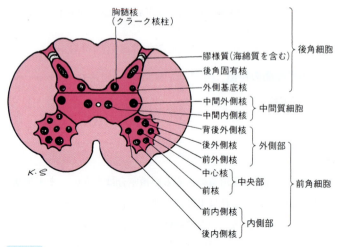

図 10.17　脊髄灰白質の神経細胞（胸髄を例にとる）

4 脊髄灰白質の神経細胞（図 10.17, 図 10.18）

Ⓐ 前角の細胞

　主に運動神経細胞群からなる．これを内側部，中央部，および外側部の 3 核群に分ける．そのうち内側部は，体幹，外側部は四肢に分布する．そして中央部は，頸髄レベルでは副神経核（胸鎖乳突筋，僧帽筋へ分布）と横隔神経核（横隔膜へ分布）に相当し，腰-仙髄レベルでは腰-仙骨神経核（末梢への分布は不明）に相当する．また，脊髄前角の神経核のうち，腹側のもの（前核，前内側核，前外側核など）は伸筋に，背側のもの（後内側核，背後外側核など）は屈筋に分布する．

Ⓑ 後角の細胞

　主に感覚神経細胞からなる．そのうち海綿質や後角固有核は，温覚，痛覚や識別力のない触覚を視床へ伝える．また頸髄下部〜腰髄上部に分布する胸髄核 Nucl. thoracicus（クラーク核柱 nuclear column of Clarke）は，筋，腱，関接包からの固有感覚を小脳へ伝える．

Ⓒ 中間灰白質の細胞（☞図 10.13）

　主に自律神経細胞からなる．そのうち中間外側核 Nucl. intermedio-lateralis

Side Memo

脊髄性進行性筋萎縮症 spinal progressive muscular atrophy：脊髄前角細胞の進行性病変である．先ず，一側上肢から筋萎縮が始まり，他側の上肢に及び，その後下肢にも拡大する．筋萎縮は顕著だが，運動麻痺（錐体路症状）は示さない．どの年齢層でも発症する劣性遺伝性疾患であり，病状は 10〜20 余年に亘ってゆっくりと進行する．

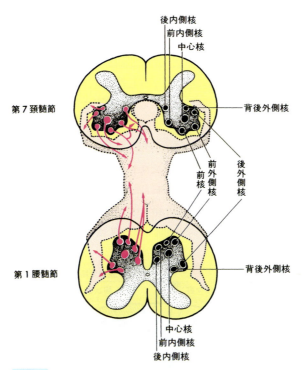

図10.18　脊髄前角の機能的局在―運動性―

（交感神経）は胸髄に分布し，前根から節前線維を出して交感神経幹に向かう．また仙髄の中間外側核（副交感神経）は，前根から節前線維を出して骨盤内臓（骨盤神経）へ向かう．

5　脊髄の神経路（図10.19）

　脊髄の神経路には上行（感覚）神経路 ascending（sensory）tract，下行（運動）神経路 descending（motor）tract，連合神経路 association tract および脊髄反射路 spinal reflex tract がある．

Ⓐ　下行神経路（☞図10.60〜図10.63）

　脳からの刺激（命令）を脊髄を介して末梢（横紋筋）に伝える神経路で，これを錐体路 pyramidal tract と錐体外路 extrapyramidal tract に分かつ．前者は大脳皮質の錐体路中枢から起こり，筋の随意運動をつかさどる．後者は錐体路中枢以外の運動中枢から起こり，筋の不随意運動を調節する．

1）脊髄錐体路 spinal pyramidal tract
- 錐体前索路 Tr. pyramidalis anterior（前皮質脊髄路）：大脳皮質の錐体路中枢から起こり延髄の錐体交叉 Decussatio pyramidum では交叉せず，そのまま同側の脊髄前索に沿って下行したのち，頸膨大部で交叉したあと，主に上肢と体幹上部の筋に分布する．なお，この神経路は錐体路線維のうち約20％を占める．
- 錐体側索路 Tr. pyramidalis lateralis（外側皮質脊髄路）：大脳皮質の錐体路中枢から起こり，錐体交叉で交叉したのち脊髄側索の全長を下行し，全身の筋に分布する．なお，この神経路は錐体路線維のうち約80％を占める．

2）脊髄錐体外路 spinal extrapyramidal tract
- 前庭脊髄路 Tr. vestibulo-spinalis：橋〜延髄にある前庭神経外側核（ダイ

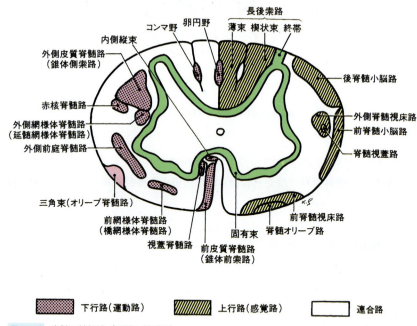

図10.19　脊髄の神経路（頸髄の横断面）

錐体路と錐体外路：骨格筋の随意的運動を支配する神経路を錐体路といい，錐体路以外の運動神経路を錐体外路といって錐体路に対立させることがある．錐体外路は，骨格筋の不随意的または反射的運動やそれらに伴う運動を支配する神経路であって，鳥類以下の脊椎動物では，運動神経路といえばすべて錐体外路を指す．これに対して錐体路は，哺乳類で初めて現れる新しい運動神経路なのである．

テルス Deiters 核）から起こるもの（外側前庭脊髄路）と，内側核から起こるもの（内側前庭脊髄路）がある．前者は同側の脊髄前索を下行したのち前角細胞へ連なり，体幹や四肢の伸筋反射を促進し，屈筋反射を抑制して網様体脊髄路の働き（屈筋反射の促進と伸筋反射の抑制）と拮抗し，身体の平衡保持と筋緊張の調節に作用する．後者は内側縦束を通って下行し，胸髄上部までの前角細胞に達して，頭と頚のすわりを保たせる．

- 網様体脊髄路 Tr. reticulo-spinalis：前・外側網様体脊髄路がある．ともに，中脳～延髄の網様体内の神経核から起こり，脊髄前索（橋網様体脊髄路）と側索（延髄網様体脊髄路）をそれぞれ下行して，前角細胞に連なる．この神経路は外側前庭脊髄路（前述）と拮抗して，身体の平衡保持に働く．

- 赤核脊髄路 Tr. rubro-spinalis：中脳の赤核 Nucl. ruber から起こり，直ちに交叉して橋・延髄を通り，脊髄側索を下って前角へ連なる．この神経路は屈筋の運動促進，伸筋（または抗重力筋）の運動抑制に働く．ヒトでは余り発達がよくない．

- 視蓋脊髄路 Tr. tecto-spinalis：中脳の上丘から起こり，間もなく交叉して対側の頚髄前索まで内側縦束にそって下行して，前角へ連なる．目の前に物が飛んでくると，反射的に顔をそむけたり，手や腕をあげてそれをはらいのけようとしたりする．

- 内側縦束 Fasciculus longitudinalis medialis：中脳の内側縦束核，間質核などから起こり，脳神経核の一部（Ⅲ，Ⅳ，Ⅵ，およびⅧ）と合流したあと脊髄に現われ，白交連近くを下行して，前角細胞に連なる．頭と眼の運動に連結して前庭-眼球反射弓（☞図 10.63）をつくり，眼球運動を通じて体の平衡保持に働く．

Ⓑ 上行神経路（図 10.19，☞図 10.55）

身体末梢からの刺激（感覚）を脊髄を介して中枢（視床，小脳）へ伝える．この神経路の第 1 神経元はすべて脊髄神経節の偽単極ニューロンである．上行神経路のうち主なものをあげておく．

- 前脊髄視床路 Tr. spino-thalamicus anterior：脊髄の後角固有核から起こり，白交連で交叉したのち対側の前索を上行し，中脳の内側毛帯 Lemniscus medialis を経て，視床 Thalamus に連なる．識別力のない触覚をつかさどる．

- 外側脊髄視床路 Tr. spino-thalamicus lateralis：脊髄後角の膠様質から起こり，白交通で交叉したのち対側の側索を上行し，内側毛帯を経て，視床に連

なる．痛覚，温覚をつかさどる．

　なお，前・外側脊髄視床路は脳幹内を上行中に脳幹網様体にシナプスしていて，視床・脳幹網様体（☞ p. 434, Side Memo）における意識レベルの調節機構に関与するという．

- 前脊髄小脳路 Tr. spino-cerebellaris anterior：脊髄の後角固有核から起こり，同側または反対側の側索を上行し，橋→上小脳脚を経て小脳虫部に終わる．無意識性固有感覚（位置覚など）＊をつかさどる．
- 後脊髄小脳路 Tr. spino-cerebellaris posterior：胸髄核（クラーク Clarke 核柱）から起こり，同側の側索後方を上行して延髄→下小脳脚を経て小脳虫部に終わる．無意識性固有感覚＊をつかさどる．
- 長後索路：主に四肢から起こる線維で，脊髄後索の薄束（ゴル Goll 束；仙髄～下位胸髄）と楔状束（ブルダッハ Brudach 束；上位胸髄～頚髄）を上行して，延髄上部の後索核（薄束核＋楔状束核）に入る．その後は内側毛帯で交叉したのち，視床に達する．識別力のある触覚と意識性固有知覚＊をつかさどる．この神経路は系統発生的に新しいもので，ヒトでよく発達している．
- 脊髄視蓋路 Tr. spino-tectalis：脊髄後角の神経細胞から起こり，白交連で交叉したのち，側索の前脊髄小脳路近くを上行して中脳の上丘に達する．身体末梢の痛みに際して瞳孔を散大させるのに関与する．

ⓒ 連合神経路（☞ 図 10.19）

上行性と下行性の神経線維が混在し，脊髄各部を連絡する．

- 終帯：後根と後角の線維からなり，いろいろの高さの後角間を連絡する．
- 固有束：脊髄灰白質の連合神経細胞から起こり，灰白質周辺の白質を走り，脊髄の種々の高さを連絡する．
- 三角束（オリーブ脊髄路）：前索と側索の移行部の表層に位置し，脊髄とオリーブを連結する上行性と下行性の線維からなる．

これらの連合神経路は，いずれも脊髄反射路の構成にあずかる．

ⓓ 脊髄反射路（弓）（図 10.20, 図 10.21；☞ 図 10.19）

後根の求心性線維が直接前角細胞の遠心性線維に連絡する直接反射路 direct reflex tract（節内反射弓：例．膝蓋腱反射）と，求心性と遠心性の線維間に数個

＊**固有感覚** proprioception：身体の位置，振動，回転運動，圧力，立体認知などの感覚で，主に小脳（無意識性固有感覚 unconscious proprioception）と視床（意識性固有感覚 conscious proprioception）へ伝えられる．これに対して痛覚，温度覚，触覚などの体性感覚を外感覚 exteroception という．

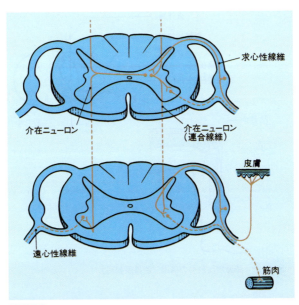

図 10.20　脊髄反射路（弓）

の介在ニューロン interneuron が挟まる間接反射路 indirect reflex tract（節間反射弓）とがある．介在ニューロンは灰白質中に散在するものと，白質中散在するものがある．介在ニューロンのいくつかを挙げておく；終帯，固有束，三角束（オリーブ脊髄路），コンマ野，卵円野．

Side Memo

急性脊髄前角炎 poliomyelitis anterior acuta（ハイネ–メジン Heine-Medin 病）：前角炎ウイルスによって脊髄前角が侵されると（頸膨大部と腰膨大部の侵されることが多い），前角細胞の変性・壊死を来たし，体幹や四肢の筋麻痺が起きる．小児が罹患することが多く，筋麻痺と筋萎縮を伴う．しかし，感覚麻痺はほとんど起こらない．発症後，出来るだけ早期のリハビリが望まれる．

臨床的に重要な脊髄反射（図 10.20，図 10.21）：次の4種類に分けられる．
1) 表層反射（皮膚，粘膜）：挙睾反射，肛門反射，足底反射，腹壁反射など．
2) 深層反射（筋，腱）：上腕二頭筋反射，上腕三頭筋反射，膝蓋腱反射，アキレス腱反射，殿筋反射，内転筋反射など．
3) 内臓反射：膀胱反射，肛門反射，球海綿体筋反射など．
4) 異常反射：バビンスキー Babinski 反射，オッペンハイム Oppenheim 反射，ロッソリモ Rossolimo 反射，ホフマン Hoffmann 反射，チャドック Chaddock 反射，ゴードン Gordon 反射，マッカーシー McCarthy 反射など．

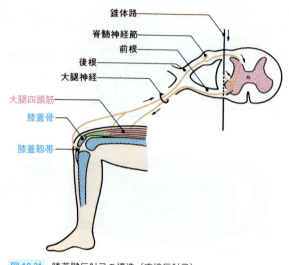

図 10.21　膝蓋腱反射弓の構造（直接反射弓）

2　延　髄

　延髄 Medulla oblongata は橋 Pons と脊髄 Medulla spinalis の間に位置し, 脳幹 brain stem (中脳＋橋＋延髄) の下部を構成する約 3 cm の長さである. 橋との境界は明瞭であるが, 脊髄との境界は余り明瞭ではなく, ほぼ錐体交叉 Decussatio pyramidum (図 10.22 (腹側面)) がその境となる.

1　外　景 (図 10.22, 図 10.23)

　延髄の下半部は脊髄に似るが, 上半部は脊髄の背部を左右に開いたような形をしている.

　前正中裂は橋との境界部で終わるが, 延髄下部では錐体交叉がこれを横ぎる. 一方, 後正中溝は第四脳室の下端部 (カンヌキ Obex) で終わる. 前外側溝は狭く, 舌下神経 N. hypoglossus (XII) の出口をなし, 後外側溝は副神経 N. accessorius (XI), 迷走神経 N. vagus (X), 舌咽神経 N. glosso-pharyngeus (IX) の出口をなす.

　延髄表面はこれらの溝または裂け目によって, 次の 3 部に分けられる.
　●腹側部 (前索)：前索の上部は錐体 Pyramis で, 延髄下部で錐体側索路の神

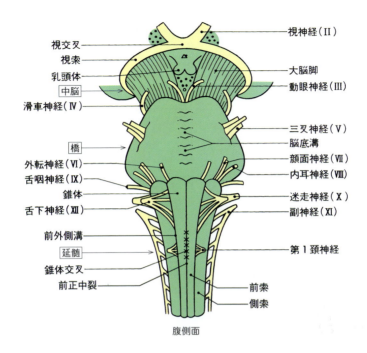

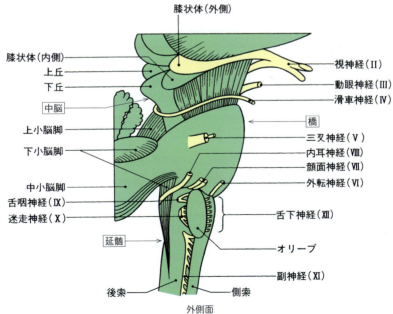

図 10.22　脳幹と脳神経の配置

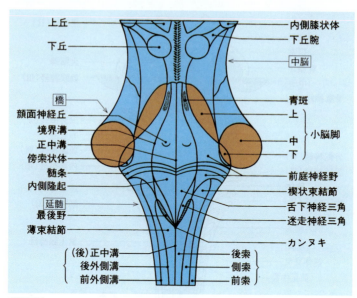

図 10.23　脳幹（背側部，菱形窩を含む）

経線維が前正中裂で交叉する（錐体交叉 Decussatio pyramidum）．

- 外側部（側索）：延髄上部で楕円形の突出（オリーブ Oliva）があり，その中にオリーブ核 Nucl. olivaris と背側副オリーブ核 Nucl. olivaris accessorius を入れる．また延髄上部の背方に灰白結節があり，その中に三叉神経脊髄路核を入れる．

- 背側部（後索）：後索上部では薄束結節と楔状束結節がみられ，その中に後索核 Nuclei funiculi posteriores〔薄束核 Nucl. gracilis（Goll核）と楔状束核 Nucl. cuneatus（Burdach核）〕を入れる．大体において薄束核には下半身，楔状束核には上半身（頭部を除く）からの皮膚感覚（触覚）と，固有感覚（筋覚，腱覚，関節覚）の一部を伝達する長後索路が連なる．また背側部には

Side Memo

菱形窩 Fossa rhomboidea（図 10.23）：第四脳室底のことで，橋の背側面と延髄上部の背側面から構成される．正中部に正中溝，その外側に内側隆起 Eminentia medialis がある．橋の背側面では，内側隆起の尾方部に顔面神経丘 Colliculus facialis（同名神経が外転神経核を取り巻いている部）があり，また境界溝の外側には前庭神経野 Area vestibularis（前庭神経核群あり），その前方に青斑 Locus ceruleus（呼吸中枢の一部で，大量のノルアドレナリンを含むノルアドレナリン作動性ニューロンを含む）がある．また，延髄上部の背側面には，内側に舌下神経三角 Trigonum n. hypoglossi（舌下神経核あり），迷走神経三角 Trigonum n. vagi（迷走神経背側核あり）がある．さらに，菱形窩の下端両側には，特殊な構造と機能をもつ最後野 Area postrema（脳室周囲器官の1つ）がある（☞ p. 404 Side Memo）．

多くの脳神経核（Ⅶ〜Ⅻ）（☞図 10.64）が分布し，さらに内側縦束（☞図 10.24）が正中寄りを走っている．

2 内 景（図 10.24）

延髄下部の内部構造は脊髄のそれによく似るが，上部構造は脊髄とは著しく異なる．しかし延髄と脊髄には類似点が多く，そのうち最もよく似た点は，両者とも灰白質が中心部にあり，白質が周辺部にある点である．

Ⓐ 灰白質

灰白質の前方は錐体側索路によって分断され，外側運動神経核群（Ⅶ，Ⅸ，Ⅹ，Ⅺ）と内側運動神経核（Ⅻ）として断片的に残る．一方，灰白質の後方は延髄上方に向かうにつれて，内側毛帯によって分断され，外側感覚神経核（Ⅲ）と内側感覚神経核群（Ⅶ〜Ⅹ）として残る．

Ⓑ 白 質

白質のうち後索を構成する薄束と楔状束は延髄上部で後束核に連絡して終わる．しかし，この神経核も延髄上方に向かうにつれて次第に外方に圧排され，ついには消失してしまう．

Ⓒ 延髄固有の神経核

- オリーブ核群：延髄側索のオリーブ Oliva 中にあるオリーブ核 Nucl. olivaris と副オリーブ核 Nucl. olivaris accessorius からなり，オリーブ小脳路とオリーブ脊髄路の起始核として，重要な位置を占める．
- 網様核 Nuclei reticulares：延髄網様体の中にある神経核群の総称で，ここから出る線維は脳幹や視床の網様体と連絡し合い，主に反射調節にあずかる．

Side Memo

延髄網様体（☞図 10.24）：延髄には，網様体と自律神経（Ⅸ，Ⅹ）を中心とした灰白質のかたまり（神経核）があり，生命維持に重要な中枢，つまり呼吸中枢，心臓中枢，嚥下中枢，嘔吐中枢などを形成している．そのために，脳幹 brain stem が延髄の上端で切断されても生命だけは保持出来るのは，これらの諸中枢が残存するからである．

延髄上部の障害：次のようなものがある（☞図 10.24）．

1）ジャクソン症候群（交代性舌下神経片麻痺 hypoglossal hemiplegia alterans）：延髄の腹側上部の障害で起こる．錐体と舌下神経が侵されるため，対側半身の運動麻痺と同側の舌運動麻痺を来たす．

2）ワレンブルグ症候群 Wallenberg syndrome：延髄の背側上部（菱形窩の外側部）の障害で起こる．主に後下小脳動脈の血栓形成が原因する．この部の脳神経諸核（Ⅴ，Ⅶ〜Ⅹ，Ⅻ）が侵されるため，同側の舌，咽頭，喉頭の運動麻痺，舌の味覚消失，眼球陥凹，眼瞼下垂，顔面の感覚麻痺などを来たす．また，身体の平衡保持に関与する前庭神経核（Ⅷ）と下小脳脚が侵されるため，運動失調 ataxia を来たす．

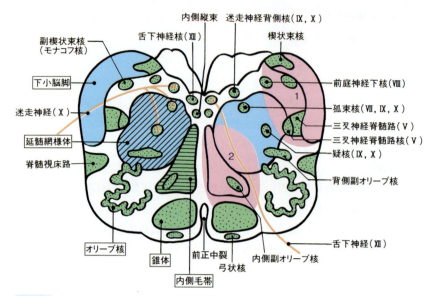

図10.24 延髄の内景（オリーブ中部における横断面）と障害部位
図中の1：ワレンブルグ症候群，2：ジャクソン症候群

D 延髄の神経路（☞図10.60〜図10.63）

- 錐体路 Trr. pyramidales：大脳皮質の錐体路中枢を下行する神経路で，その大部分（80％：錐体側索路）は錐体交叉で交叉し，残りの部分（20％：錐体前索路）は交叉することなく，それぞれ脊髄前角に直行する．

- 下小脳脚 Pedunculus cerebellaris inferior：後脊髄小脳路（脊髄からの固有感覚），前庭核小脳路（前庭からの平衡覚）およびオリーブ小脳路を小脳へ運び込む．

- 内側縦束 Fasciculus longitudinalis medialis：延髄下部では中心管の下方，上部では延髄背側の正中寄りに位置する（☞p.463，図10.63）．

- 内側毛帯 Lemniscus medialis：後索核から出る線維は内弓状線維となって延髄の内腹側に向かって走り，錐体交叉の上方で交叉する（内側毛帯交叉 Decussatio lemuisci medialis, sensory decussation）．その後は橋，中脳を経て視床へ向かう．

3 橋

脳幹の中央部を構成し，延髄と中脳の間の約 2.5 cm の長さである．

1 外 景（☞図 10.22，図 10.23）

橋 Pons（ヴァロリーオ Varolio の橋）の側面と下面は著しい膨隆を示し，背面は第四脳室に面していて，菱形窩の上半部をなす．下面の正中線に沿って脳底溝 Sulcus basilaris（脳底動脈 A. basilaris）が走る．また，橋の両側には小脳に連なる中小脳脚 Pedunculus cerebellaris medius が走る．脳神経のうち三叉神経（Ⅴ）は橋の中央部外側から，また下端部の内側から外側にかけて，外転神経（Ⅵ），顔面神経（Ⅶ），内耳神経（Ⅷ）が橋から出る．

2 内 景（図 10.25）

橋内面は内側毛帯をはさんで，背側部と腹側部に分かれる．このうち背側部（橋網様体）は古い脳に属し，大脳皮質との関連は薄い．一方，腹側部は新しい脳に属し，大脳皮質の発達に伴って 2 次的に生じたもので，上方で中脳の大脳脚下方で延髄錐体に連なる．

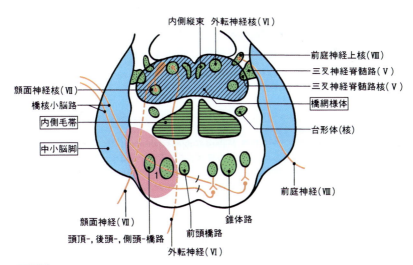

図 10.25 橋の内景（横断面）と障害部位
図中の 1：ミラード・グブラー症候群

Ⓐ 橋背側部 Pars dorsalis pontis

基本構造は延髄〜大脳脚にかけて分布する網様体と同じである．その網目中には橋網様核のほか，**Ⅴ〜Ⅷ 脳神経核**，台形体 Corpus trapezoideum（聴覚路）などがある．

背側部には上行神経路と下行神経路があるが，大脳皮質と直接に連絡するものはない．

1）上行神経路
- 内側毛帯 Lemniscus medialis（☞図 10.25）
- 外側毛帯 Lemniscus lateralis：台形体核および蝸牛神経核から起こって中脳の下丘 Colliculus inferior と間脳の内側膝状体 Corpus geniculatum mediale に連なる聴覚路の第 2 神経元からなる．

2）下行性神経路：すべて錐体外路系に属する．
- 赤核オリーブ路 Tr. rubro-olivaris：中脳の赤核 Nucl. ruber から起こり同側のオリーブ核に達する．オリーブ核からはさらにオリーブ小脳路，オリーブ脊髄路が起こり，これらの神経路は錐体外路性の伝導路として重要な位置を占めている（☞ p. 462，図 10.61，図 10.62）．
- 網様体脊髄路 Tr. reticulo-spinalis（☞ p. 462，図 10.62）
- 内側縦束 Fasciculus longitudinalis medialis（☞ p. 463，図 10.63）
- 視蓋脊髄路 Tr. tecto-spinalis（☞ p. 408，図 10.19）

Ⓑ 橋腹側部 Pars ventralis pontis

ヒトではこの部の発達は極めて良好で，大脳脚を介して大脳皮質と連絡している．大脳皮質からの下行神経路と，橋〜小脳を連絡する神経路とがある．

Side Memo

橋の障害と臨床症状：

1）**ミラード・グブラー症候群** Millard-Gubler syndrome（交代性顔面神経片麻痺 facial hemiplegia alterans）（図 10.25）：橋の腹側下方の障害で起こる．患側の顔面表情筋麻痺（Ⅶ）と対側の片麻痺（錐体路）を来たす．しばしば患側の内斜視（Ⅵ）を伴う．

2）**レイモンド・セスタン症候群** Raymond-Cestan syndrome：血栓症 thrombosis などで橋の下部が広範囲に侵されると，眼球振震（内側縦束），四肢麻痺（錐体路），感覚麻痺（内側毛帯）を来たす．

3）**橋小脳角腫瘍症候群** ponto-cerebellar angle tumor syndrome：聴覚神経腫瘍 acoustic nerve tumor が橋の一側を広範囲に圧迫するために起こる．患側の顔面感覚麻痺（Ⅴ），内斜視（Ⅵ），顔面表情筋麻痺（Ⅶ），聴覚消失（Ⅷ），運動失調（中小脳脚）と，対側の片麻痺（錐体路）を来たす．また，Ⅸ，Ⅹ，Ⅻ脳神経の障害を伴うこともある．

4）**交代性三叉神経片麻痺** trigeminal hemiplegia alterans：橋の腹側で錐体路と三叉神経が障害されるもので，患側の咬筋麻痺（Ⅴ₃）と顔面感覚麻痺（Ⅴ₂），対側の片麻痺（錐体路）を来たす．

- 錐体路 Trr. pyramidales：橋腹側部の深い所を通る．そのうち大部分はここを素通りして，脊髄の前角細胞に連なる皮質脊髄線維 Fibrae cortico-spinales（皮質脊髄路）であるが，一部は橋背部の運動性脳神経核（Ⅴ～Ⅶ）に連なる皮質核線維 Fibrae cortico-nucleares である．（☞図 10.60）
- 皮質橋核路 Trr. cortico-pontini：皮質核線維の内側を走る前頭-橋核路と，皮質脊髄線維の外側を走る頭頂-，後頭-，側頭-橋核路がある．これらはいずれも大脳皮質の錐体外路中枢（☞図 10.61）から起こり，同側の橋核 Nuclei pontis に終わる（☞図 10.61）．
- 橋核小脳路 Trr. ponto-cerebellares：橋核から出て横走して（横橋線維 Fibrae pontis transvesae），正中線で交叉したのち，対側の中小脳脚を通って小脳皮質に終わる．かくして一側の大脳皮質と対側の小脳皮質は，皮質橋核路と橋核小脳路（まとめて皮質・橋核・小脳路ともいう）によって互いに連絡し合うことになる（☞図 10.32）．

4 中　脳

1 外　景 （☞図 10.22，図 10.23）

中脳 Mesencephalon は，橋と間脳の間に挟まる約 2.5 cm の長さの部分で，胎生期の神経管の状態を比較的よく保っている．中脳の背面と側面は大脳半球と接し，下面は大脳脚 Crus cerebri による隆まりをなす．中脳を腹側の大脳脚，中心部の中脳被蓋，および背側の中脳蓋（四丘体）の 3 部に分かつ．このうち大脳脚は新しい脳に属し，大脳皮質の発達に併って生じたものである．また中脳被蓋は，橋背側部と同様に古い脳に属する．

2 各部の内景 （図 10.26）

Ⓐ 大脳脚 Crus cerebri

腹側にある左右 1 対の太くて白い神経線維束で，上方は直接大脳半球に連なり，下方で橋腹側部に連なる．左右の大脳脚の間には脚間窩があり，中脳被蓋の底をなす．大脳脚を通る神経路には錐体路〔皮質脊髄線維（皮質脊髄路），皮質核線維〕と錐体外路（皮質橋核路）がある．

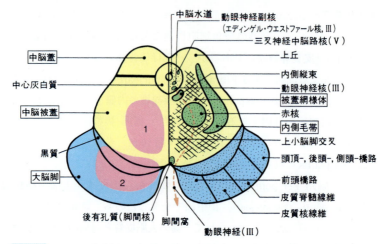

図10.26 中脳の内景（左半：中脳の区分と障害部位，右半：上丘の高さでの横断面）
図中の1：ベネディクト症候群，2：ウェーバー症候群

Ⓑ 中脳被蓋 Tegmentum（mesencephali）

中脳の中央部を占め，その大部分が被蓋網様体である．この網様体の網目中に固有の網様核 Nuclei reticulares のほか，動眼神経核（Ⅲ），滑車神経核（Ⅳ），三叉神経中脳路核（Ⅴ）や，錐体外路系に属する赤核 Nucl. ruber と黒質 Substantia nigra，さらに内側縦束などが分布する．

1）神経核

- 赤核 Nucl. ruber：中脳被蓋の中央部にあり，ニューロンの細胞体が鉄分を多く含んでやや赤味を帯びている．この神経核は，系統発生的に古い大細胞部と新しい小細胞部とからなるが，ヒトでは後者がよく発達している．赤核は大脳，小脳，脊髄などの間に介在して，大脳皮質，大脳基底核，小脳からの運動性刺激を中継して，オリーブ核や脊髄に伝える錐体外路系の要衝であり，筋の緊張と運動の調節，なかんずく姿勢および直立歩行の調節にあたる．したがって，この神経核の障害は筋緊張の変動，舞踏病様運動，安静時振戦 resting tremor を来たす（☞ p.421 Side Memo のうち，"ベネディクト症候群" に類似）．

- 黒質 Substantia nigra：中脳被蓋と大脳脚の境目にあり，ドーパミンを多く含んで黒色を帯びる（ドーパミン作動性 ニューロン dopaminergic neuron）．黒質のニューロンから放出されたドーパミンは，大脳基底核の

うち特に線条体へと移行して，骨格筋の不随意運動と急速な筋運動の調節をする．この神経核が障害されるとパーキンソン症候群になる（☞ p.450, Side Memo）．

- 動眼神経核 Nucl. n. oculomotorii：上丘の高さで中心灰白質中にある．眼筋の一部（内側-，外側-，上-，下-直筋と下斜筋）と上眼瞼挙筋に線維を出す．
- 滑車神経核 Nucl. n. trochlearis：上丘と下丘の境目の高さで中心灰白質中にある．上斜筋に分布する線維を出す．
- 動眼神経副核 Nucl. accessorius n. oculomotorii（エディンゲル・ウェストファール Edinger・Westphal 核）：中心灰白質内で動眼神経核の近くにある．副交感神経性で，瞳孔反射（瞳孔括約筋に分布）に関与する．
- 三叉神経中脳路核：中心灰白質の周辺部にある．顔面の感覚にあずかる．

2) 主な神経路
- **下行神経路**：すべて錐体外路系に属し，筋の緊張と運動を調節するという．
- 赤核脊髄路 Tr. rubro-spinalis（☞ p.409）
- 赤核オリーブ路 Tr. rubro-olivaris：（☞ 図10.32）赤核から出て同側のオリーブ核に連なる．ここで神経線維をかえ，一部は対側の小脳（オリーブ小

Side Memo

中脳の障害（図10.26）

1）ウェーバー症候群 Weber syndrome：大脳脚の障害によって起こり，対側の片麻痺（大脳脚の錐体路），同側の眼球運動麻痺（Ⅲ）を来たす．

2）ベネディクト症候群 Benedikt syndrome：中脳被蓋（赤核を含む）の障害によって起こる．患側の眼球運動麻痺（Ⅲ，Ⅳ），対側の過剰な不随意運動（赤核を経由する錐体外路）を来たす．その不随意運動は舞踏病 chorea と酷似する．

除脳硬直 decerebrate rigidity（図10.27）：脳幹が中脳の中央部の高さで切断されると，四肢と体幹の伸筋群 extensors が緊張して，四肢は前後方向へ伸展し，脊柱は弓なりに反りかえり，頭は上の方へあがる．これは脳幹の切断によって，大脳皮質，大脳基底核の線条体，小脳などの筋緊張を抑制する中枢（錐体外路系）の作用消失と，延髄上部から間脳にかけて分布する網様体の筋緊張を促進する中枢（錐体外路系）の作用発現によって，伸筋の異常な緊張状態がくるからである．

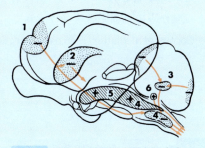

図10.27 筋緊張に対する促進中枢（＋）と抑制中枢（－）の分布（Lindsley らによる）

促進中枢：4と5：間脳〜延髄網様体，6：前庭神経核
抑制中枢：1：大脳皮質，2：尾状核，3：小脳（皮質および小脳核），4：延髄網様体

脳路）に，他の一部は同側の脊髄前角（オリーブ脊髄路）に連なる．この
2つの神経路はともに筋の不随意運動（緊張 tonus と同調 synergy）を調
節する．

- 視蓋脊髄路 Tr. tecto-spinalis：(☞ p. 409)．
- 内側縦束：(☞ p. 409，p. 463，☞図 10.63)
- **上行神経路**
- 内側毛帯 Lemniscus medialis：(☞ p. 416)
- 外側毛帯 Lemniscus lateralis（☞図 10.57）：被蓋の外側を上行して，一部
  は下丘に，一部は間脳の内側膝状体 Corpus geniculatum mediale に終わ
  る．聴覚の伝導路をなす．
- 上小脳脚 Pedunculus cerebellaris superior（☞図 10.32）：新しい小脳核
  （歯状核）から起こり，下丘の高さで交叉したのち，一部は赤核に，他の一
  部は視床に連なる．この交叉部を上小脳脚交叉という．錐体外路系に属す
  る重要な神経路である．

ⓒ 中脳蓋 Tectum mesencephali (四丘体)（☞図 10.22, 図 10.23, 図 10.56, 図 10.57）

　中脳の背側に位置する灰白質部である．その表面には上下1対ずつ，全部で4
つの隆起（四丘体）がみられる．そのうち上方の1対を上丘 Colliculus superior
（視蓋 Tectum opticum），下方の1対を下丘 Colliculus inferior という．上丘は上
丘腕を介して外側膝状体 Corpus geniculatum laterale から光刺激を受け入れて，
これを反射的に脊髄に投射する（視蓋脊髄路☞ p. 409，☞図 10.19）．また，上丘
のやや前方にある視蓋前域 pretectal area も上丘腕を介して光刺激を受けたあ
と，動眼神経副核に連なり，光反射（瞳孔反射）の調節にあずかる．一方，下丘
は橋からの外側毛帯を受け入れて，これを下丘腕を介して間脳の内側膝状体
Corpus geniculatum mediale に連ねる聴覚刺激の中継所である．

Side Memo

脳幹の系統発生と区分（☞図 10.3，図 10.22）：中脳胞と後脳胞に由来し，全長約8cm であ
る．下方から延髄，橋，中脳を分かつ．その上限は視索と後交連を通る水平面で，大脳脚，
中脳蓋も脳幹に含まれる．脳幹の区分は次のようである．**底** base：大脳脚，橋腹側部およ
び錐体で，系統発生的に新しい部位である．**被蓋** tegmentum：延髄-，橋-および中脳-網様
体，脳神経の起始核，オリーブ，赤核，黒質などで，系統的に古い要素が多い．**蓋** roof：四
丘体（上丘と下丘），上髄帆および下髄帆の部位である．

5 小 脳

小脳 Cerebellum は錐体外路系の中枢として，内耳（平衡覚），筋・腱・関節（固有感覚），大脳皮質などからの刺激を受け入れて，全身の筋運動と平衡バランスを調節する．

1 位置と外景（図 10.28）

小脳は後脳 Metencephalon の背側部から発生する．延髄と橋の後方で大脳後部の下方に位置し，後頭蓋窩におさまる．また，大脳と小脳は小脳テント tentorium cerebelli によって分けられている．小脳は中央部の虫部 Vermis と左右に広がる小脳半球 Hemispherium cerebelli からなる．小脳の表面には多数の横走する小脳溝と各溝間が隆起した小脳回がある．小脳溝は脳実質中へ深く入り込んで植物の葉のような分岐をしているので，小脳活樹 Arbor vitae cerebelli と呼んでいる．

2 小脳の葉構成（図 10.28，図 10.29）

小脳は小脳溝のうち，特に深い切れ込みによって 3 葉に分かたれる．

Ⓐ 片葉・小節葉 Lobus flocculo-nodularis

小脳の下面中央部を占める狭い部で，前葉と後葉の間に挟まる．小脳小舌 Lingula cerebelli，虫部後方の小節 Nodulus およびその両側の片葉 Flocculus からなる．これらは系統発生的に最も古い原始小脳 Archicerebellum で，機能的に前庭神経核と深く連結している（前庭性小脳）．

Ⓑ 前 葉 Lobus anterior

小脳の前半部を占めており，上面の小脳第 1 裂 Fissura prima，下面の片葉・小節葉によって後葉と境される．前葉のうち虫部は小脳小舌を除いて，小脳中心小葉 Lobulus centralis および山頂 Culmen からなる．一方，半球部は四角小葉 Lobulus quadrangularis からなる．これらは系統発生的に後葉の虫部錐体，虫部垂と共に比較的古い古小脳 Paleocerebellum で，筋，腱，関節からの固有知覚を伝える脊髄小脳路を受けている（脊髄性小脳）．

Ⓒ 後 葉 Lobus posterior

小脳の後半部を占めており，小脳第 1 裂と片葉・小節葉によって前葉と境され

る．虫部上面をなす山腹 Declive，虫部葉 Folium vermis および虫部隆起 Tuber vermis は新小脳 Neocerebellum に属する．また，後葉の半球部にある単小葉 Lobulus simplex と係蹄小葉 Lobulus ansiformis も新小脳に属する．後葉は随意運動の調節をするため，橋核を介して大脳皮質からの神経路を受けている（橋性小脳）．

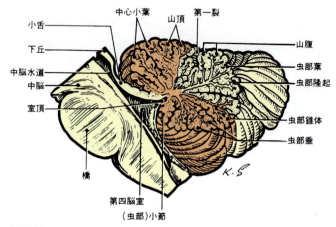

図 10.28　小脳の外景（正中断面，小脳活樹がよくわかる）

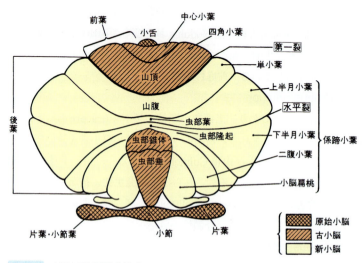

図 10.29　小脳の系統発生的構成

3 ┃小脳脚 Pedunculi cerebelli（☞図 10.32）

小脳下面には，小脳と他の脳とを連絡する小脳脚がある．

- ●上小脳脚（結合腕）：主に小脳を出る刺激を中脳の赤核や視床へ伝える<u>新しい小脳路</u>（小脳赤核路，小脳視床路）が通る．
- ●中小脳脚（橋腕）：主に大脳皮質からの指令を，橋核で中継して小脳へ伝える<u>新しい小脳路</u>（橋核小脳路）が通る．
- ●下小脳脚（索状体）：主に小脳に入る神経路からなる．筋・腱・関節からの固有感覚を延髄を介して小脳へ伝える<u>古い小脳路</u>（脊髄小脳路），および内耳からの平衡覚を小脳へ伝える<u>一番古い小脳路</u>（前庭小脳路）が通る．

つまり，上小脳脚は小脳からの出路であり，中・小脳脚は小脳への入路である．

4 ┃内 景（図 10.30，図 10.31）

小脳は大脳半球に似た層構成である．つまり表層は灰白質（皮質），深層は白質（髄質）である．そして髄質の深部には小脳核 Nuclei cerebelli がある．

Ⓐ 皮 質 Cortex

表面から深部にかけて次の 3 層を区別する．

- ●分子層 Stratum moleculare：星細胞 stellate cells と篭細胞 basket cell からなる多極ニューロンである．篭細胞はプルキンエ細胞をとりかこみ，細胞同志を連絡し合う．
- ●神経節細胞層 Stratum gangliosum：1 層の大型多極ニューロン（プルキンエ細胞 Purkinje cell）からなる．その樹状突起は分子層に入り込んで篭細胞や平行線維 paraller fiber と連絡する．また，その軸索は髄質深く入り込んで小脳核と連絡する．
- ●顆粒層 Stratum granulosum：小型の顆粒細胞と大型のゴルジー細胞 Golgi cell からなる．小顆粒細胞は分子層に向けて軸索を出し，プルキンエ細胞，篭細胞，ゴルジー細胞などと連絡する．一方，ゴルジー細胞は軸索で小脳糸球 Glomerula cerebellaria に，また樹状突起で平行線維に連絡する抑制ニューロンの一種である．そのほかに，登上線維 climing fiber（オリーブ核からの入路）はプルキンエ細胞路とシナプスする．また，苔状線維 mossy fiber（前庭神経核，橋核，脊髄の胸髄核からの入路）は顆粒層内の小脳糸球に入り，ゴルジー細胞や小顆粒細胞とシナプスする．

これらの神経核は，小脳皮質と脳幹各部を連絡する中継所 relay center として

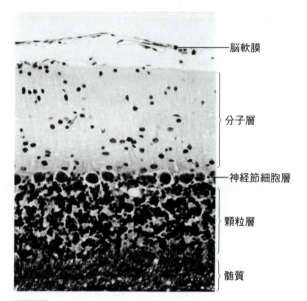

図10.30 小脳皮質の構成（ラット，縦断面），×240

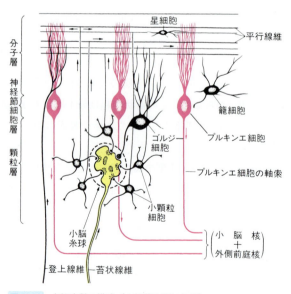

図10.31 小脳皮質の構成（虫部葉を例にとる）

の役割をしている.

B 髄　質 Substantia medullaris

小脳と他の脳とを連絡する神経線維の集まりである.

C 小脳核 Nuclei cerebelli

髄質の深部に4種類ある.

歯状核 Nucl. dentatus——系統発生的に新しい新小脳核 neocerebellar nucleus である.

栓状核 Nucl. emboliformis ） 系統発生的に古い古小脳核 paleocerebellar
球状核 Nucl. globosus ＊ ｝ nucleus である.
室頂核 Nucl. fastigii ＊ ） 　＊両者あわせて中位核 Nucl. interpositus という.

これらの核は小脳皮質からの刺激を間脳, 中脳, 橋および延髄に伝える中継点をなす.

5　小脳の神経路（図 10.32；☞図 10.59, 図 10.61）

小脳に入る神経路は主に中・下小脳脚を通り, 必ず皮質に終わる. その場合, 古い脳（脊髄, 延髄など）からの神経路は古い小脳皮質に連なり, 新しい脳（大脳皮質, 橋核, オリーブ核など）からの神経路は新しい小脳皮質に連なる. 一方, 小脳を出る神経路は主に上小脳脚を通って出て行く. その場合, 直接小脳皮質から出ることはなく, 必ず小脳核を経由する. そして小脳を出る神経路についても, 古い小脳核からは古い脳に連なり, 新しい小脳核からは新しい脳に連なるのである.

A 小脳に入る神経路

1）前脊髄小脳路 Tr. spino-cerebellaris anterior：脊髄からの無意識性固有感覚（位置・運動覚）を受け入れる古い神経路である. 上小脳脚を通って古小脳（前葉）に終わる.

2）後脊髄小脳路 Tr. spino-cerebellaris posterior：下肢や体幹の下半分からの無意識性固有感覚を脊髄後角の胸髄核（クラーク核柱）を経由して受け入れる古い神経路である. 下小脳脚を通って古小脳に終わる. 一方, 上肢や体幹の上半分からの固有感覚は, 楔状束核小脳路 Tr. cuneo-cerebellaris によって下小脳脚から古小脳へ入る.

3）橋核小脳路 Trr. ponto-cerebellares （☞ p. 419）

4）オリーブ小脳路 Tr. olivo-cerebellaris：オリーブ核から起こり, 対側の下

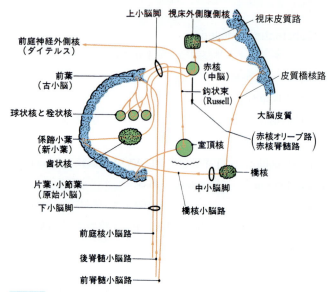

図 10.32 小脳の主な神経路

小脳脚を通って新しい小脳に終わる神経路である．

5）前庭核小脳路 Tr. vestibulo-cerebellaris：内耳からの平衡覚を，前庭神経の内・外・上・下の4神経核を介して小脳に伝える古い神経路である．下小脳脚を通って原始小脳に終わる．

Ⓑ 小脳を出る神経路

1）小脳赤核路 Tr. cerebello-rubralis：新しい小脳核（歯状核）から起こり，上小脳脚を通って赤核へ連なる．その後，赤核からは脳幹を下行して脊髄へ連絡する赤核脊髄路（☞ p.409）や，延髄のオリーブに連なる赤核オリーブ路（☞

Side Memo

小脳の機能とその障害

1）**身体の平衡保持**：主に原始小脳 Archicerebellum（片葉・小節葉）の働きによって調節される．この部が障害されると全身（特に体幹部）の運動失調 truncal ataxia，よろめき staggering（失調性歩行 ataxic gait），回転感覚の脱落を来たす．

2）**固有感覚**（位置・運動感覚）：主に古小脳 Paleocerebellum（前葉）の働きによって調節される．この部が障害を受けると筋の緊張が失われ，重力に対する反射運動がなくなって体が倒れやすくなる．

3）**筋の随意運動の調節**：主に新小脳 Neocerebellum（単小葉と係蹄小葉）の働きによる．運動に際して，諸筋群の協調を保ち，運動過程を円滑にし，運動方向のずれやぶれを小さくする（例，書字など手指のこまかい協調運動）．この部が障害されると，企図振戦 intention tremor，つまり目的運動に際して，ひどく振るえてしまう．また運動の幅や距離の調節不能，つまり指一指，指一鼻，膝一かかと，などの試験障害（推尺異常 dysmetria）がおこったり，さらには，急速変向運動 adiadochokinesia の障害などを来たす．

p. 418）などが出る．

2）小脳視床路 Tr. cerebello-thalamicus：やはり新しい小脳核から起こり，上小脳脚を通って直接に，または一部赤核を経由して視床に連なる．その後は，視床からは大脳皮質（主に運動領）へ連なる視床皮質路が出る．随意運動の調節にあずかり，ヒトでよく発達している．

3）小脳前庭核路 Tr. cerebello-vestibularis：原始小脳または室頂核から起こり，鉤状束（ラッセル Russel）として上小脳脚の近くを通り，前庭神経外側核（ダイテルス Deiters 核，Ⅷ）に連なる．身体の平衡調節にあずかる．

6 間　脳

間脳 Diencephalon は大脳半球と中脳の間に位置して，第三脳室を囲む．これを視床（膝状体を含む），視床上部，視床下部および視床腹部に分かつ（図 10.33）．

1 視　床 Thalamus
Ⓐ 外　景（図 10.34）

第三脳室の側壁をなす大卵円形部でそのほとんどが灰白質である．視床は感覚神経路の中間中枢であるばかりでなく，錐体外路系の重要な中枢でもある．さらに視床は自律神経とも密接に関連する．

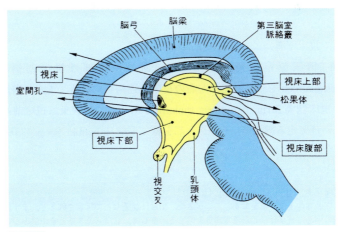

図 10.33　間脳の区分

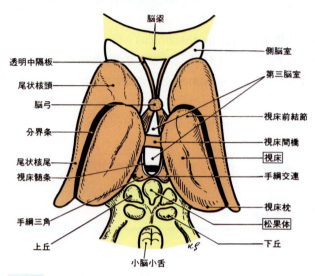

図 10.34　間脳の全景（オレンジ色で示す．上方より見る）

- 前端：視床前結節 Tuberculum anterius thalami の部で狭く，室間孔の後壁をなす．
- 後端：中脳蓋の外縁に突出する部で広く，視床枕 Pulvinar を形成する．その腹側に外側膝状体と内側膝状体がある．また視床枕の後方には視床腹部 Subthalamus が位置する．
- 上面：第三脳室に面している．上面の上方外側部は分界条 Stria terminalis と視床線条体静脈 V. thalamo-striata によって大脳基底核の尾状核から隔てられる．
- 下面：視床下溝によって視床下部と境される．
- 内面：第三脳室の側壁をなす．内面の中央部は視床間橋 Adhesio interthalamica をつくって，左右の視床を連絡している．また，内面の上方には視床髄条 Stria medullaris thalami がある．この線条は視床前端から後方にかけて走る線条で，その後方部を特に手綱 Habenula（☞ p. 435）という．

Side Memo

視床卒中 thalamic apoplexy（デジュリン・ルースィ Déjerine-Roussy 症候群）：視床は体性感覚の下位中枢をなす．ここが血栓，出血，腫瘍などで障害されると，まず障害と反対側の半身にビリビリした異常感覚を感じる．そして，しばらくするとその痛みが著しく亢進してきて，痛みの激しさのために患者は不快感といらだちに悩まされる．これを視床性痛覚過剰（thalamic hyperpathia）という．痛みは間断なく続き，とくに疲労・興奮・緊張時に増悪する．

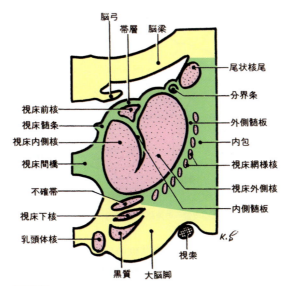

図10.35 間脳中部（緑色部分，前頭断面）

- 外面：内包後脚と接する．

Ⓑ 内　景（図10.35）

視床の前頭断面をみると中心部に灰白質，その周辺に白質がある．灰白質の視床核 Nuclei thalami はその中に入り込んだ白質（内側髄板 Lamina medullaris medialis）によって，前核，内側核および腹外側核に分けられる．視床周辺の白質のうち内側のものを帯層 Stratum zonale，外側のものを外側髄板 Lamina medullaris lateralis という．

Ⓒ 視床核 Nuclei thalami（図10.36，図10.37）

次の5つの核群を分かつ（Walkerによる）．これら核群のうち，網様核，中心正中核は髄板内核とともに視床非特殊核群 non-specific thalamic nuclei とよばれ，系統発生的に古く，視床網様体系を構成する（☞ p.434, Side Memo）．

1）**前核群 Nuclei anteriores**：前端の視床前結節を形成し，1つの主核（視床前核 Nucl. anterior）といくつかの小核群からなる．視床下部の乳頭体 Corpus mamillare から乳頭視床路（束）Fasciculus mamillo-thalamicus を受け入れ，また脳弓 Fornix からの線維も入ってくる．一方，大脳半球内側面の帯状回 Gyrus cinguli に線維を出す．この核群は辺縁系 limbic system の中継所で，情動（怒りや笑いなど）の発現や意識の調節，および記憶のメカニズムに関与する．

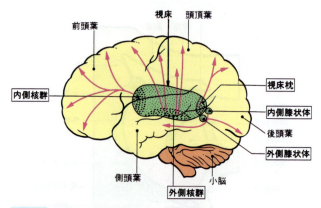

図 10.36　視床から大脳皮質への連絡（模式図）

2）**内側核群 Nucl. medialis**：内側髄板の内側を占める核群で，背内側核 Nucl. dorso-medialis が主な核である．側頭葉，視床下部（視索前野 preoptic area，灰白隆起 Tuber cinereum など），扁桃体からの線維を受け入れ，体性・内臓性感覚情報を統合して前頭葉へ投射する．この神経核は情動，学習，認知に働く．

3）**腹外側核群 Nuclei ventro-laterales**：腹側核群と外側核群を併わせたもの．視床枕より前方で，内側および外側髄板の間に分布し，体性感覚の中間中枢をなすとともに錐体外路系に属する．次のものがある．

- 前腹側核 Nucl. ventralis anterior：淡蒼球，黒質からの線維を受け入れ，前頭葉の運動前野（Area 6 など）へ線維を送り，運動機能にあずかる．
- 外側腹側核 Nucl. ventralis lateralis：小脳歯状核，淡蒼球，赤核，黒質などからの線維を受け入れるとともに，前頭葉の錐体路中枢（Area 4）へ線維連絡し，筋緊張や随意運動の調節にあずかる．
- 後腹側核 Nucl. ventralis posterior：内側毛帯，脊髄視床路の線維を受け入れ，皮質感覚中枢（Areas 3, 1, 2）に連絡する．身体末梢からの体性感覚および味覚にあずかる．
- 背側外側核 Nucl. lateralis dorsalis：帯状回へ線維を出し，情動運動に関与する．
- 視床網様核 Nuclei reticulares thalami：外側髄板と内包の間にある非特殊核で，脊髄から間脳にわたって分布する視床網様体系の最高中枢をなす（☞ p. 434，Side Memo）．

4）**後核群 Nuclei posteriores**：視床枕と内側および外側膝状体を形成する核

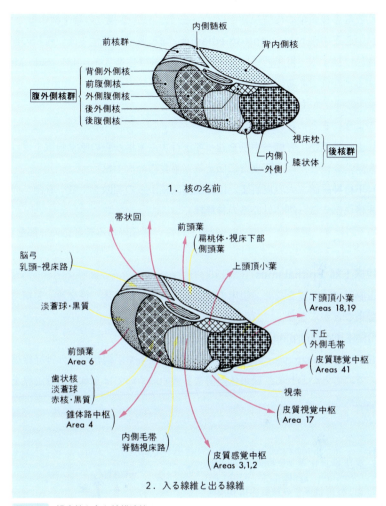

図 10.37 視床核と主な線維連絡

群で, 皮膚知覚, 聴覚および視覚に関与する. 次のものがある.
- 視床枕 Pulvinar：頭頂葉, 側頭葉に連絡する. 感情情報の統合に関与する連合核である. 言語機能にも関与するらしい.
- 内側膝状体 Corpus geniculatum mediale：中脳の外側毛帯 Lemniscus lateralis と下丘からの線維を受け入れ, 聴放線を皮質聴覚中枢 (Area 41) に送る聴覚の第1次中枢である.
- 外側膝状体 Corpus geniculatum laterale：視索からの線維を受け入れ, 視

放線を後頭葉の皮質視覚中枢（Area 17）に送る視覚の第1次中枢である．

5）中心正中核 Nucl. centromedianus：第三脳室に接する薄い帯状の部で，非特殊核に属する．視床網様核と同様に，視床網様体系（☞ p. 434, Side Memo）に属する神経核である．

❶ 視床の神経路（☞図 10.36，図 10.37）

次のようにまとめられる．

1）上行神経路：脊髄〜中脳を通って上行する末梢からの感覚刺激を受け入れて，大脳基底核または大脳皮質に伝える（感覚の一次中枢）．

2）下行神経路：大脳皮質または大脳基底核からの刺激を中脳〜脊髄を介して身体末梢に伝える（錐体外路系の神経核）．

3）そのほか，運動機能や自律神経機能に深い関係のある神経路の一部をなす．

2 視床上部 Epithalamus（☞図 10.33）

第三脳室の後上壁をなし，視床の後上方にある．松果体，後交連，手綱および視床髄条などからなる．

❶ 松果体 Corpus pineale, pineal body

上丘 Colliculus superior の上方に位置する．髄条や手綱核からの神経線維が入り込んでいるといわれる．松果体の構造と機能については9章，内分泌腺を参照（☞ p. 372）．

Side Memo

視床網様体系 thalamic reticular formation system（図 10.38）：内側・外側髄板中の髄板内核 Nuclei intralaminares thalami, 外側髄板と内包の間の視床網様核 Nuclei reticulares thalami, および中心正中核 Nucl. centromedianus などの視床非特殊核群 non-specific thalamic nuclei をまとめて，視床網様体系という．これらは系統発生的に古い神経核群で，脊髄から間脳にかけて分布する脳幹網様体と線維連絡し合い，網様体系の最高中枢をなす．大脳皮質や視床核群と連絡し合って「意識」"con-sciousness" の保持と，「睡眠−覚醒」リズム "sleep-awake" rhythm の調節に重要な働きをすることが判っている．

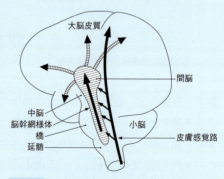

図 10.38　脳幹網様体による意識維持の機構（一部改写）

（皮膚刺激→皮膚感覚路→脳幹網様体の賦活→大脳皮質の意識の賦活）

（杉浦和朗著：イラストによる中枢神経系の理解，医歯薬出版　1985）

ⓑ 視床髄条 Stria medullaris thalami と手綱 Habenula（☞図 10.34）

視床髄条は中隔核（辺縁系の神経核の1つ）外側視索前野，視床前核群，淡蒼球などからの線維を受け，後方へのびて手綱三角 Trigonum habenulae へ連なる．そして，手綱三角から起こる反屈束 Fasciculus retroflexus（マイネルト Meynert）は中脳底部の脚間核 Nucl. interpeduncularis に終わる．さらに脚間核からは，脳幹の唾液分泌核（Ⅶ，Ⅸ）と運動性脳諸神経核へ連絡して，最終的に嗅覚刺激が食物摂取に影響する反射にあづかるのである（嗅覚・食物摂食反射）．

ⓒ 後交連 Commissura posterior（☞図 10.34）

手綱の前下方にあり，左右の視蓋前域 pretectal area（カハール間質核，ダルクシェービッチ核などを含む），上丘（上丘核を含む）などを連絡する．

3 視床下部 Hypothalamus（図 10.39〜図 10.41）

視床下溝で視床と隔てられている．そして，第三脳室の側壁を構成し，灰白質に富んでいる．視交叉，灰白隆起，漏斗，乳頭体がその底をつくる．視床下部は自律機能を調節する重要な領域で，自律神経系と内分泌系が結合している．そのために，性機能（生殖行動を含む），体温調節機能，循環・呼吸・食欲・睡眠-覚醒のリズム調節，生物リズム＝生物時計 biological clock の維持，水代謝など生命の維持，種族の保存に重要な働きをしている．

ⓐ 構　成

- 乳頭体 Corpus mamillare：中脳底部にある左右1対の半球状隆起で，視床

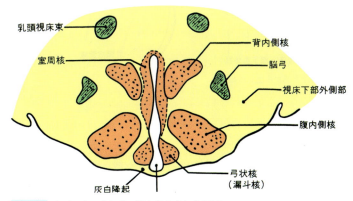

図 10.39　視床下部の神経核（隆起野を含む前頭断）

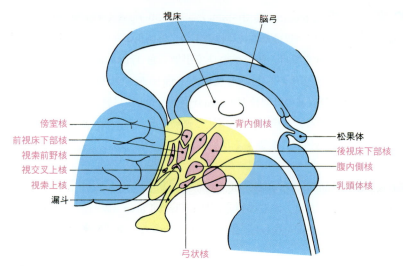

図 10.40　視床下部の神経核（正中面への投射模式図）

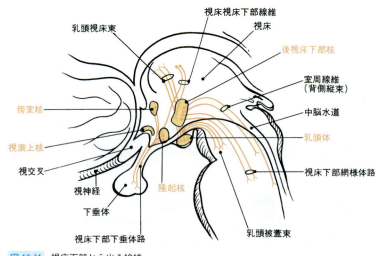

図 10.41　視床下部から出る線維

下部を中脳から境している．

- 灰白隆起 Tuber cinereum：視交叉と乳頭体の間にある隆起で，その主な神経核は腹内側核である．灰白隆起の下端中央には漏斗 Infundibulum（中に弓状核＝漏斗核がある）が垂れ下って，ここから神経下垂体に連なっている．

- 視神経交叉 Chiasma opticum：視神経 N. opticus（Ⅱ）が視床下部の前方で交叉したもの．交叉後は視索 Tractus opticus となって視床下部の外側を後方に向かい，外側膝状体および視蓋前域に連なる．
- 下垂体 Hypophysis, pituitary gland：漏斗から垂れ下がっているエンドウ大の器官で，内分泌腺の中枢的位置を占める．下垂体の構造と機能については9章「内分泌腺」を参照（☞ p. 367）．

B 区 分：視床下部を次の4部に分かつ．

- 視索前野 preoptic area：前交連と視（神経）交叉の間の領域．
- 視索上野 supraoptic area：視交叉の高さの領域．
- 隆起野 tuberal area：視神経交叉と乳頭体の間の領域．
- 乳頭体野 mamillary area：最後部の乳頭体の領域．

C 神経核

視床下部の主な神経核には次のものがある．

視索前野
- 視索前野室周核 Nucl. periventricularis preopticus
- 内側視索前野核 Nucl. preopticus medialis
- 外側視索前野核 Nucl. preopticus lateralis

周期性性中枢の維持 ⟶ 性欲中枢の一部をなす．

視索上野
- 視索上核 Nucl. supraopticus
- 傍室核 Nucl. paraventricularis

⟶ 両核から分泌される神経ホルモン（ワゾプレッシンとオキシトシン）は水代謝，平滑筋の収縮に関与．

- 前視床下部核 Nucl. hypothalamicus anterior ⟶ 摂食中枢
- 視交叉上核 Nucl. suprachiasmaticus ⟶ 生物時計として，光反応・体温などの日周リズムを調節．

Side Memo

視床下部の機能（☞ 図 10.39〜図 10.41）：次のような調節機能を営むことが知られている．

　1）**水代謝の調節**：視索上野（視索上核と傍室核）に調節中枢がある．両神経核から分泌されるワゾプレッシン vasopressin は腎臓の遠位尿細管での水とナトリウムの再吸収，カリウムの排泄を促す．この両核の障害は尿崩症 diabetes insipidus を来たす．

　2）**性（欲）機能の調節**：視索前野の内側・外側視索前野核，隆起野の外側隆起核や弓状核などに調節中枢がある．これらの神経核から下垂体門脈系に分泌される性腺刺激ホルモン放出ホルモン（GRH）は，下垂体前葉を介して周期性 cyclic（♀）または緊張性 tonic（♀，♂共）に性機能を調節する．また，これらの領域には性行動 sexual behavior（交尾行動）の調節にあずかる中枢もあるらしい．

　3）**体温調節**：視床下部全域に調節中枢があるらしい．

　4）**睡眠−覚醒調節**：視床下部の中部に睡眠中枢，後方部に覚醒中枢がある．視床網様体系と機能的に密接な連絡をしている（☞ p. 434 Side Memo）．

　5）**食欲調節**：視床下部の外側部（前視床下部核を含む）に摂食中枢 feeding center，内側部（腹内側核を含む）に満腹中枢 satiety center がある．腹内側核を破壊すると肥満 obesity を来たす．

$$
\text{隆起野}
\begin{cases}
\text{腹内側核 Nucl. ventro-medialis} \longrightarrow \text{満腹中枢} \\
\text{背内側核 Nucl. dorso-medialis} \\
\text{弓状核 Nucl. arcuatus} \longrightarrow \text{緊張性中枢} \\
\text{後視床下部核 Nucl. hypothalamicus posterior} \\
\text{外側隆起核 Nuclei tuberales (laterales)}
\end{cases}
\longrightarrow
\begin{array}{l}
\text{性行動・体} \\
\text{温調節・食} \\
\text{欲・睡眠調} \\
\text{節各中枢を} \\
\text{構成.}
\end{array}
$$

$$
\text{乳頭体野}
\begin{cases}
\text{内側乳頭体核 Nucl. mamillaris medialis} \\
\text{外側乳頭体核 Nucl. mamillaris lateralis} \\
\text{中間乳頭体核 Nucl. mamillaris intermedialis}
\end{cases}
\longrightarrow
\begin{array}{l}
\text{(大脳)辺縁系と} \\
\text{密接に連絡し,} \\
\text{その機能に深く} \\
\text{関与 (☞ p.443).}
\end{array}
$$

▶ 神経線維の連絡

視床下部に出入りする線維のうち主なものをあげておく.

1) 入る線維

- 脳弓 Fornix*：海馬足 Pes hippocampi から内側乳頭体核に連なる線維が通る.

- その他に，内側前脳束（中隔野，視索前野を視床下部に連ねる），乳頭体脚（前庭神経核，内側毛帯を乳頭体に連ねる）および視床-視床下部線維（視床内側核を視床下部に連ねる）などの入路がある.

2) 出る線維

- 視床下部下垂体路 Tr. hypothalamico-hypophysialis：視索上核，傍室核などから起こり，下垂体後葉に連なり，神経分泌に関与している.

- 乳頭被蓋束 Fasciculus mamillo-tegmentalis：内側乳頭体核から起こり，中脳被蓋に連なる．視床下部が網様体に影響をおよぼすルートを形成している.

- 乳頭視床束* Fasciculus mamillo-thalamicus：内側乳頭体核から起こり，視床前核に連なる.

- 室周線維 Fibrae periventriculares（背側縦束）：後視床下部核から中脳〜延髄の網様体や，脳神経核に連なる.

4 視床腹部 Subthalamus （図 10.42）

視床腹部は中脳被蓋の続きで，前方に視床下部，後方に内包後脚がある．この

＊脳弓と乳頭視床束の両者は，辺縁系の中心的回路であるパペッツ情動回路 Papez's emotional circuit，つまり海馬→脳弓→乳頭体→視床前核→帯状回→海馬の構成にあずかっている．喜び，怒り，哀しみ，楽しさなどの情動発現に大脳皮質を介して関与する.

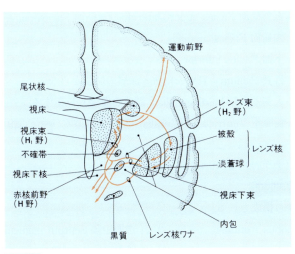

図 10.42 視床腹部（前頭断面）（Chusid を改写）

領域には，錐体外路性の神経核と神経束が分布している．まず凸レンズ状の視床下核 Nucl. subthalamicus（リュイ体 Luy's body），不確帯 Zona incerta，淡蒼球の 3 神経核がある．淡蒼球と視床下核は視床下束 Fasciculus subthalamicus によって線維連絡している．また淡蒼球からはレンズ核ワナ Ansa lenticularis とレンズ束 Fasciculus lenticularis（Forel 野 H_2）が出ており，これら線維の一部は下行して赤核前野 prerubral field（Forel 野 H）に達したあと，中脳被蓋，赤核，黒質などに連絡してゆく．また残りの部分は視床下核，不確帯のそばを上行して視床束 Fasciculus thalamicus（Forel 野 H_1）となったあと，視床外側核へ入る．これら視床腹部の錐体外路性の神経核とその線維は大脳基底核，視床，中脳被蓋，赤核，黒質などと密接に連なり合って，間脳の運動領域としてさまざまな不随意運動の調節機能にあずかっている．

7 終脳（大脳半球）

終脳 Telencephalon（大脳半球 Hemispherium）は脳の最前部にあり，大脳縦裂 Fissura longitudinalis cerebri によって左右の半球に分けられている．半球の表面と内部は次のように区分される．

半球表面 ⎧ 上外側面 Facies supero-lateralis（＝凸面 Facies convexa）
　　　　⎨ 内側面 Facies medialis
　　　　⎩ 下面 Facies inferior

半球内部 ⎧ 外套 Pallium：表層の皮質と深層の髄質からなる．
　　　　⎨ 大脳基底核 basal ganglia：髄質の奥深く位置する．
　　　　⎩ 側脳室 Ventriculus lateralis：左右1対ある（☞ p.399）．

1 外 景（図10.43〜図10.45）

Ⓐ 外 套 Pallium

次のものから構成される．

⎧ 前頭葉 Lobus frontalis
⎨ 頭頂葉 Lobus parietalis
⎨ 後頭葉 Lobus occipitalis
⎨ 側頭葉 Lobus temporalis
⎩ 島 Insula（Reil）

⎧ 透明中隔 Septum pellucidum
⎨ 脳梁 Corpus callosum
⎨ 脳弓 Fornix
⎨ 前交連 Commissura anterior
⎩ 嗅脳 Rhinencephalon

Ⓑ 大脳溝 Sulci cerebri と大脳回 Gyri cerebri

半球表面には大脳溝がある．そのうち各葉を分かつ葉間溝 Sulci interlobares と，大脳回を分かつ葉内溝 Sulci intralobares に区別する．という．葉間溝には次

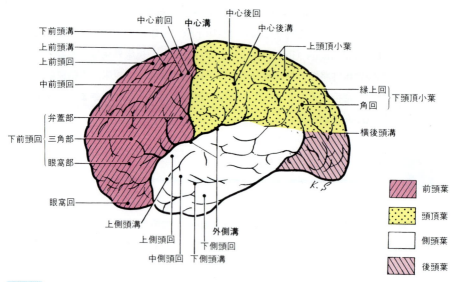

図10.43　大脳半球その1．（外側面）

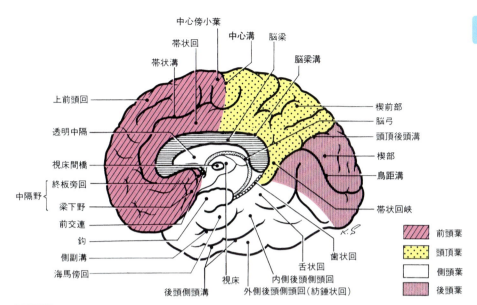

図 10.44　大脳半球その2．（内側面）

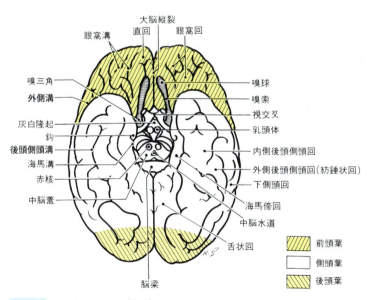

図 10.45　大脳半球その3．（底面）

のものがある．

- 中心溝 Sulcus centralis（ローランド Rolando 溝）：半球の上外側面にあり，中央部前下方に下って外側溝に合流する．前頭葉と頭頂葉を隔てる．
- 外側溝 Sulcus lateralis（シルビウス Sylvius 溝）：半球下面の大脳外側窩から始まり，後上方に向かう．側頭葉を前頭葉と頭頂葉から隔てる．外側溝の深部に島 Insula がある．
- 頭頂後頭溝 Sulcus parieto-occipitalis：半球内側面の上方後部から始まり，前下方に向かう．頭頂葉と後頭葉を隔てる．なお，この溝の判別はかなり難しい．

C 島 Insula（Reil）（☞図 10.50，図 10.51）

外側溝の深部にあり，弁蓋 Operculum（前頭葉，側頭葉，頭頂葉の一部からなる）に覆われていて表面からは見えない．島は大脳基底核を外側から覆い，島自身は島輪状溝 Sulcus circularis insulae で囲まれている．島の機能はよく判っていない（内臓感覚性や内臓運動性の機能が示唆されている）．

D 脳 梁 Corpus callosum（☞図 10.44，図 10.49）

半球内側面の中央部に位置する「つ」字状の神経束で，大脳縦裂の底部をなす．脳梁は左右の大脳半球の新皮質間を連絡する交連線維からなり，ヒトでよく発達している．脳梁表層の縦条と灰白層は嗅脳（辺縁系）の一部を構成する．

E 脳 弓 Fornix（図 10.47，☞図 10.44）

半球内側面にあり，辺縁系の一部を構成する．視床下部の乳頭体 Corpus mamillare と海馬足 Pes hippocampi 先端の鉤 Uncus を連絡する神経線維束であ

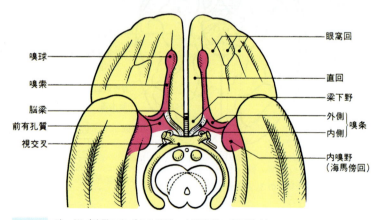

図 10.46　嗅　脳（嗅覚にあずかる部分：大脳半球の底面前方）

る．

❻ 前交連 Commissura anterior（☞ p. 449，図 10.50）

大脳半球の不等皮質（海馬 Hippocampus，中隔野 septal area など）の間を連絡する交連神経路であるが，ヒトでは発達が悪い．

❼ 透明中隔 Septum pellucidum（☞図 10.44，図 10.50）

脳梁と脳弓の間に張る薄板であり，側脳室前角の内側壁そのものである．

❽ 嗅　脳 Rhinencephalon（図 10.46，図 10.47）

嗅脳には嗅覚に直接関係する領域，つまり狭義の嗅脳（古外套 Paleopallium）と，情動，記憶などの働きをつかさどる領域，つまり**（大脳）辺縁系 limbic system**（原始外套 Archipallium）とが含まれる．前者は半球の底面両側で前頭葉から側頭葉にかけて痕跡的に存在し，嗅球 Bulbus olfactorius，嗅索 Tractus olfactorius，嗅三角 Trigonum olfactorium，外側嗅条 stria olfactoria lateralis，扁桃体の一部（皮質内側部），および海馬傍回の前方部にある嗅内野 entorhinal area からなる．

後者は脳梁と間脳を取り巻くように位置する大脳皮質からなり，系統発生的に古い領域（歯状回，海馬鉤，脳弓を含む海馬，海馬傍回，脳梁灰白層，中隔野，対角回 Gyrus diagonalis，帯状回 Gyrus cinguli，扁桃体の一部など）を占める．そして，これらの部位は脳のほかの領域（新しい大脳皮質，大脳基底核，視床前

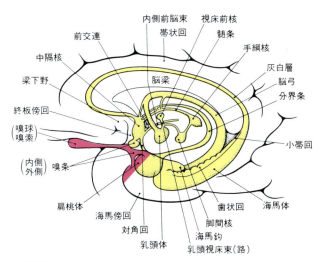

図 10.47　辺縁系の構成
赤：狭義の嗅脳，黄：辺縁系とその周辺

部，視床下部，脳幹網様体など）と線維連絡して，情緒的表現をしたり（恐れ，怒り，不安，興奮，喜び，快楽など），記憶を保持したり，さらには覚醒度の調節，性行動の維持など，内臓の諸々の活動性をコントロールしている．したがって辺縁系は，その働きから内臓脳 visceral brain または情緒脳 emotional brain ともよばれる．なお，中隔野 septal area は，梁下野，終板傍回，灰白層，および縦条を併せた領域のことである．

狭義の嗅脳と辺縁系とは系統発生的に極めて古い脳であり，お互いにその起源を共にする．したがって，これら2つの脳領域が機能的に密接に関連し合っているのは勿論である．

2 内 景

Ⓐ 大脳皮質 Cortex cerebri（図 10.48，図 10.49）

1）皮質の構成：大脳皮質を細胞構築上から等皮質 Isocortex（新皮質 Neocortex）と不等皮質 Allocortex（原始皮質 Archicortex と古皮質 Paleocortex）に大別する．等皮質は新外套 Neopallium の領域にあって，6層からなり，高等動物でよく発達している．一方，不等皮質は原則的に2層からなり，下等動物でよく発達している．ヒトの大脳皮質の不等皮質は，嗅脳，(古外套）と**辺縁系**（原始

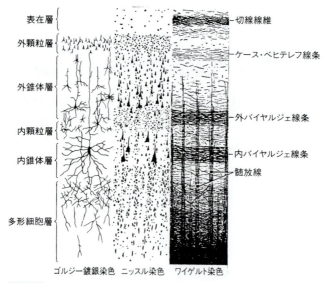

図 10.48　大脳皮質の構造（等皮質の模式図，Rauber-Kopsch による）

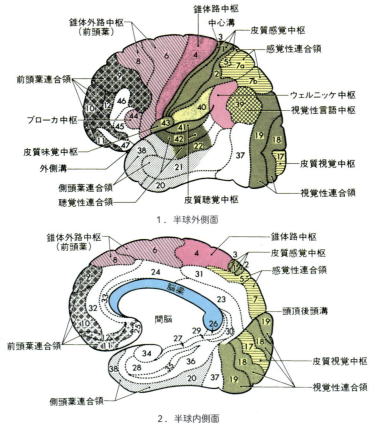

図 10.49　大脳皮質の諸中枢（番号は Brodmann の皮質区分第1～第52野による）

外套）にのみ認められる．

2）**等皮質の構築**：大脳皮質の大部分を占める等皮質の構築は次のようである．

- 表在層 Lamina zonalis（分子層）：小型神経細胞（カハール細胞 Cajal cell）が散在し，脳表面に平行に走る切線線維 tangential fiber がある．
- 外顆粒層 Lamina granularis externa：小型神経細胞（顆粒細胞）が密在する．
- 外錐体層 Lamina pyramidalis externa：中型錐体細胞が中等密度に分布する．この層の表層部には横走する線維，すなわちケース・ベヒテレフ線条がある．
- 内顆粒層 Lamina granularis interna：細胞の性状と分布は外顆粒層に似

る．この層には横走する線維，すなわち外バイヤルジェ線条がある．この線条は視覚領（Area 17）でよく発達していて，ジェンナリー線条とも呼ばれる．

- 内錐体層 Lamina pyramidalis interna：大型錐体細胞が散在する．この細胞は中心前回 Gyrus precentralis で特に大型で，ベッツ細胞 Betz cell という．この層の深部には横走する線維，すなわち内バイヤルジェ線条がある．
- 多形細胞層 Lamina multiformis：いろいろな形をした神経細胞が密在する．

これら6層のほかに髄放線が皮質表層に向かって入り込んでいる．この線維は外錐体層あたりにまで達している．皮質各層を機能面からみると，錐体層は運動領域（例えば中心前回）で，顆粒層は感覚領域（例えば中心後回）でよく発達している．

3）皮質の主な機能領域（皮質中枢）

a）運動領 motor areas：錐体路中枢 pyramidal center と錐体外路中枢 extrapyramidal center とに分けられる．錐体路中枢は中心前回 Gyrus precentralis（Area 4，一部は前方の Area 6）に局在し，ここから錐体路が出る．この領域における中枢部位は身体部位とは逆の関係になっていて，下肢の中枢は上方に，頭部の中枢は下方にある．錐体路中枢が麻痺すると，体幹や四肢が意志通りに動かせなくなる（単麻痺 monoplegia）．また，この中枢が過剰刺激されると，身体の一部から全身に波及する独特のてんかん発作（ジャクソン発作 Jacksonian epilepsy）がおきる．

一方，錐体外路中枢は皮質表層の各所に分散しており，前頭葉（Area 6，8），上頭頂小葉（Area 7 a，b），後頭葉（Area 38）等に分布する．これらの領域からの線維は線条体，視床，視床下核，赤核，黒質，橋核などに連絡し，筋運動を不随意にコントロールしている．したがって，これら中枢が障害されると，不随意運動や筋緊張の異常を生じ，随意運動がスムーズに行えなくなる．なお，前頭葉の Area 8 には眼球運動にあずかる中枢がある（前頭眼野 frontal eye field または眼運動野）．

b）感覚領 sensory areas

- 体性感覚領 somatic sensory area：主に中心後回 Gyrus postcentralis（皮質感覚中枢；Area 3, 1, 2）に分布する．中枢位置と身体部位との関係は運動領におけると同様である．また，Area 3 は皮膚表面の感覚，Area 2 は深部感覚の中枢領域とされる．

- 聴覚領 auditory area：外側溝下面にある横側頭回（ヘッシェル回 Heschel's gyrus；Area 41）に分布する．外側毛帯と下丘を経て，内側膝状体に入る聴覚刺激を，聴放線 Radiatio acustica によって受け入れる．この中枢は音を聞くだけで，その音が何であるかの判断は出来ない．しかし，聴覚性連合領 auditory association area（Area 22）の働きが加われば，聴覚の統合，つまり聴いていることの認識が可能となる．

- 視覚領 visual area（有線領 striate area）：後頭葉の鳥距溝 Sulcus calcarinus 周辺（皮質視覚中枢；Area 17）に分布する．外側膝状体に入る視覚刺激を，視放線 Radiatio optica によって受け入れる．この部の障害では，反対側の同側性半盲を来たすが，（☞ p. 456, Side Memo；図 10.56）視野の中心部のみはおかされない（**黄斑回避** macular sparing）．また，この中枢はただ物を見るだけで，何を見ているかの判断は出来ない．しかし，視覚性連合領 visual association area（Area 18, 19）の働きが加わると，視覚の統合，つまり見ているものの認識が可能になる．なお，視覚性連合領は視覚刺激によって起こる眼球の反射運動にも関与する（後頭眼野 occipital eye field）．

- 嗅覚領 olfactory area：「狭義」の嗅脳が嗅覚を感知する（☞ p. 443）.

- 味覚領 gustatory area：中心後回下方部の顔面感覚領域（Area 43）に局在する．

c）連合領 association area：主なものをあげておく．

- 言語中枢 center of speech：<u>通常左半球に局在する（Penfield）</u>．次の 3 つが知られている．

① 聴覚性言語中枢 auditory center of speech（ウェルニッケ Wernicke 中枢，Area 22, 39, 40）：聴いた言葉の意味を理解する中枢で，上側頭回後部（Area 22），角回（Area 39），縁上回（Area 40）に跨がって分布する．この部位の障害は聴覚性失語症 auditory aphasia（語聾 word deafness）を来たす．

② 運動性言語中枢 motor center of speech（ブローカ Broca 中枢，Area 44, 45）：発語に必要な中枢で，下前頭回の三角部と弁蓋部に分布する．この部位の障害は運動性失語症 motor aphasia を来たす．しばしば失書字症 agra-phia を伴う．

③ 視覚性言語中枢 visual center of speech（Area 39）：書いた字を理解する

中枢で，下頭頂小葉の角回（Area 39）付近に分布する．この部位の障害は失読症 alexia（語盲 word blindness）を来たす．

- 前頭葉連合領 frontal association area：前頭葉の前部（Area 9～12）にあるとされ，知性的，精神的機能の維持にあずかる．（知性の座；知性脳 intelligence brain）この部の障害は人格の欠落，道徳性の欠如，精神の鈍麻などを来たす．しかし，心配事，悩み，拒絶症などからは解放されるのである．

- 側頭葉連合領 temporal association area：側頭葉のうち聴覚領を除く領域（Area 20, 21, 22, 28）にある．本能的，情緒的活動に関与する領域（感情の座；感情脳 emotional brain）で，辺縁系 limbic system との結びつきが強い．この部の障害は感情，情緒の欠落，運動減少，尿失禁，昏睡などを来たす．

- 感覚性連合領 sensory association area：頭頂葉の皮質感覚中枢の後方（Area 5, 7）にあり，皮質感覚中枢と協力し合って感覚刺激の部位・程度の識別，物体の立体的認識（例えば，目を閉じたままで，手に持っているものが何であるかの判断をする）などにあずかる．この部位が損傷を受けると体性感覚の認知が出来ず失認症 agnosia，立体失認症 astereognosia になる．

Ⓑ 大脳基底核 Nuclei basales, basal ganglia（図 10.50～図 10.52）

大脳の髄質深部にある灰白質で，尾状核 Nucl. caudatus，レンズ核 Nucl. lentiformis，前障 Claustrum および扁桃核 Nucl. amygdalae からなる．

1）尾状核 Nucl. caudatus：側脳室の外側をなす「ヘ」字状の灰白質で，レンズ核を前・上・後方から取り囲む．尾状核はレンズ核外側部の被殻 putamen とともに線条体 Corpus striatum（新線条体 Neostriatum）を構成する．元来，この2核は単一核であるが，内包の発達につれて離断されてしまい，その結果，わずかに内包の中に残された条状の薄い灰白質によって連絡し合うにすぎなくなったのである．尾状核は部位により頭 Caput，体 Copus および尾 Cauda に分けられる．また，尾は側脳室下角の先端で扁桃核に連なる．

2）レンズ核 Nucl. lentiformis：視床の外側に位置する凸レンズ状に隆起した灰白質である．この核の内側半分は神経線維に富む淡蒼球 Globus pallidus（内包の発達にともない間脳の灰白質から離断されたもの；古線条体 Paleostriatum），外側半分は神経細胞に富む被殻（新線条体の1構成核）である．

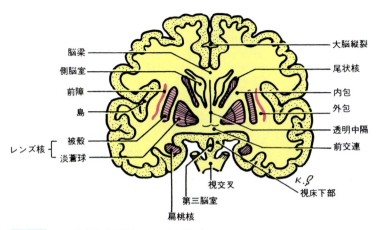

図 10.50　大脳基底核（扁桃核を通る前額断面）

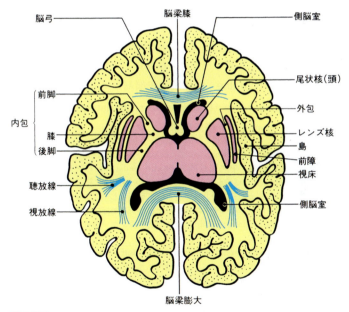

図 10.51　大脳基底核と内包（視床間橋を通る水平断面）

　レンズ核（線条体と淡蒼球），つまり大脳基底核の1つは錐体外路系の主要な中枢であり，中枢側で大脳錐体外路中枢，末梢側で小脳や脊髄と連絡しあい，自動運動（顔の表情，歩行時の腕の動きなど）や学習運動（自転車の運転，ダンスなど）のプログラムの座となっている．また，骨格筋の緊張，特に姿勢の維持にか

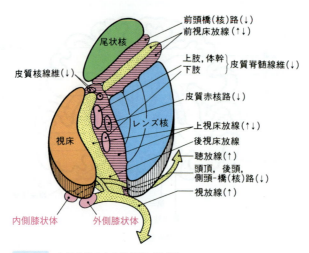

図 10.52　内包を通る主な神経路（右側）

かわる筋緊張の調節をする．したがって，この部の障害は筋緊張の異常や病的な不随意運動がおこってくる（パーキンソン症候群）．（☞ p.450，Side Memo）

　3）扁桃核 Nucl. amygdalae：側頭葉の先端部にあり，尾状核の尾部と連なる．この核は系統発生的に古く（原始線条体 Archistriatum），嗅覚にあずかるとともに辺縁系 limbic system の一構成要素をなす．

Side Memo

大脳基底核周辺の出血：中大脳動脈 A. cerebri media の分枝であるレンズ線条体動脈 A. lenticulo-striata（または中心枝 Rami centrales）は主に大脳基底核と内包に分布する．この動脈は脳に分布する諸動脈のうちで一番出血を起こしやすい．出血時にはそれぞれの部位に相当する症状を呈し，逆にその症状から出血部位を推定できる．諸症状のうち対側半身痙性麻痺 contralateral spastic hemiplegia（運動麻痺）が一番多くみられる．

錐体外路系神経核の障害

　1）パーキンソン症候群 parkinsonian syndrome（振戦麻痺 paralysis agitans）（☞図 10.50，図 10.51）：中脳の黒質にあるドーパミン作動性ニューロンの変性・萎縮と，大脳基底核の１つレンズ核（被殻・淡蒼球）の病変である．つまり黒質の変性のため，ここで産生されるドーパミンが大脳基底核へ送られず，そのために振戦 resting tremor，筋硬直 rigidity，仮面様顔貌 mask face，運動減少症 akinesia などが来る中年以後に発症しやすい．なお，淡蒼球を破壊すると，これらの症状が一時的に軽快することが報告されている．

　2）ハンチントン舞踏病 Huntington's chorea（☞図 10.50〜図 10.52）：中年以後に発症する優性遺伝性疾患であるが，その遺伝的メカニズムは不明．線条体（尾状核，被殻）の小型神経細胞が変性・萎縮するため，筋緊張がとれて舞踏様運動がおこる．早晩，精神・知能の障害を来たす．

　3）ヘミバリスム hemiballism（半身舞踏病 hemichorea）（☞図 10.42）：一側の視床下核 Nucl. subthalamicus（リュイ体 Luy's body）の障害でおこる．不規則な舞踏病様運動は荒っぽい運動を呈しやすい．

　これらの疾患は，いずれも錐体外路系神経核の障害によって，筋緊張が異常に亢進したり，または低下したりするためにおこる現象である．

4）前障 Claustrum：レンズ核の外側，島 Insula の内側にある薄い板状神経核で，島皮質から分離したものと考えられるが，その機能は明らかでない．前障とレンズ核の間には外包 Capsula externa がある．

ⓒ 大脳髄質 Substantia medullaris cerebri

1）神経線維（☞図 10.53，図 10.54）：無数の有髄神経線維からなり，次の3種類を区別する．

- 投射線維 projection fibers：大脳皮質と脳幹・脊髄と連絡する．放線冠 Corona radiata，内包 Capsula interna，脳弓 Fornix などがある．
- 連合線維 association fibers：同側半球内の皮質各部を連絡する．脳弓，鉤状束，帯状束，大脳弓状線維，上・下縦束などがある．
- 交連線維 commissural fibers：左右半球の皮質各部を連絡する．脳梁，脳弓交連，前交連，視交叉，視索上交連などがある．

連合線維によって大脳皮質の諸中枢間が連絡され，交連線維によって身体左右の機能が連絡される．また投射線維は，大脳皮質から末梢への命令と末梢から大脳皮質への情報の伝達にあたる．かくしてこれらの線維は大脳皮質の神経性統御に重要な役割を果たすことになる．

2）内包 Capsula interna（☞図 10.51，図 10.52）：尾状核頭とレンズ核の間および視床とレンズ核の間に介在する髄質成分で，視床の諸神経核から出て大脳皮質へ向かう線維（神経路）corticopetal fibers（tracts）と，大脳皮質の諸部から出る線維（神経路）corticofugal fibers（tracts）が走っている．内包の前脚，膝から後脚にかけて，次の神経路が通過する．

- 前視床放線 anterior thalamic radiation：視床の前核群・内側核群と前頭葉皮質を連絡する神経路．上行神経路（内臓・体性感覚路を含む）と下行神経路とが混在する．
- 前頭橋（核）路 Tr. fronto-pontinus：前頭葉の皮質（Area 6, 8）と橋核を連絡する錐体外路．随意筋の協調運動に関与する．
- 皮質核線維 Fibrae cortico-nucleares：中心前回（Area 4）と脳幹（中脳～延髄）の運動性脳神経核を連絡する錐体路．頭部領域の骨格筋の随意運動にあずかる．
- 皮質脊髄線維 Fibrae cortico-spinales：中心前回（Area 4）と脊髄前角細胞を連絡する錐体路．体幹・四肢の骨格筋の随意運動にあずかる．
- 皮質-赤核路 Tr. cortico-rubralis：大脳皮質の錐体外路中枢から起こり，中

脳の赤核へ連なる．この他，中脳へ連なる同様の神経路としては皮質視蓋路 Tr. cortico-tectalis，皮質黒質路 Tr. cortico-nigralis がある．
- 上視床放線 superior thalamic radiation：視床の腹外側核群と大脳皮質の中心後回を連絡する．視床を出たあと，この神経路を通って皮質感覚中枢（Area 3, 1, 2）や，皮質味覚中枢（Area 43）に連なる．下行性線維も含まれている．
- 後視床放線 posterior thalamic radiation：視床後核群と後頭葉，側頭葉，頭頂葉を連絡する．この神経束の中には視放線，聴放線も含まれている．
- 頭頂-，側頭-，後頭-橋核路 Trr. parieto-, temporo-, occipito-pontini：頭頂葉，側頭葉および後頭葉の皮質と橋核を連絡する錐体外路．随意運動の協調保持に関与する．
- 聴放線 Radiatio acustica：内側膝状体と皮質聴覚中枢（側頭葉の Area 41, 42）を連絡する聴覚神経路．
- 視放線 Radiatio optica：外側膝状体と皮質視覚中枢（後頭葉の Area 17）を連絡する視覚神経路．

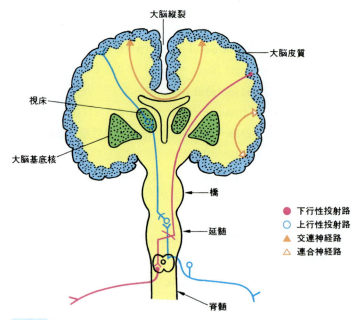

図 10.53　神経路の種類

8 神経路（伝導路）

中枢神経系の神経元は同一系統，同一機能のもの同士が集まって，灰白質（皮質）では神経核を，白質（髄質）では神経束を構成する．個々の神経束のことを神経路（伝導路）Tractus nervosi, nerve tract という．交連神経路，連合神経路および投射神経路に分けられる（図10.53）．

1 交連・連合神経路（図10.53, 図10.54）

両神経路は左右の脳および脊髄諸部を連絡・統合する「広義」の連合路である．高等動物ほどよく発達しており，脳・脊髄のうちでも特に系統発生的に新しいところ（例えば大脳半球）ほどよく発達している．神経路が比較的よくわかっているものの名称を列挙しておく．

交連神経路
- 脳梁 Corpus callosum（p. 442）
- 前交連 Commissura anterior（p. 443）
- 後交連 Commissura posterior（p. 435）
- 手綱交連 Commissura habenularum
- 脳弓交連 Commissura fornicis
- 視交叉 Chiasma opticum
- 視索上交連 Commissurae supraopticae（Gudden, Meynert）

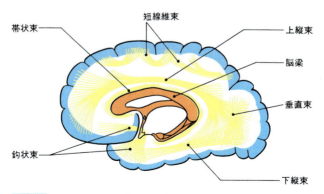

図10.54　主な連合神経路（大脳半球）

$$\text{連合神経路}\begin{cases}\text{(大脳) 弓状線維 Fibrae arcuatae cerebri}\\ \text{上縦束 Fasciculus longitudinalis superior}\\ \text{下縦束 Fasciculus longitudinalis inferior}\\ \text{鉤状束 Fasciculus uncinatus}\\ \text{帯状束 Cingulum}\\ \text{脳弓 Fornix (p.438)}\\ \text{脊髄固有束 Fasc. proprii medullae spinales}\\ \text{内側縦束 Fasciculus longitudinalis medialis (p.409)}\\ \text{背側縦束 Fasciculus longitudinalis dorsalis}\\ \text{視床髄条 Stria medullaris (thalami) (p.435)}\\ \text{分界条 Stria terminalis}\end{cases}$$

2 投射神経路 Tractus nervosi projectionis

末梢からの情報を中枢に伝える上行（感覚）神経路，中枢からの命令を末梢に伝える下行（運動）神経路，および前二者を連ね合わせた反射路（弓）がある（☞図 10.53）.

Ⓐ 反射路（弓）

大脳皮質を経由しないで感覚→中枢→運動という神経回路を構成するものをいう．脊髄神経の反射路については p.410 および図 10.20 に述べてある．脳神経も脊髄神経と同じく，反射路の構成にあずかっている．その直接反射路（弓）direct reflex tract（arc）は，主に延髄，橋，中脳に限定されるが，間接反射路（弓）indirect reflex tract（arc）は脊髄神経との間にも形成される．小脳を経由する上行性・下行性の神経路や，錐体外路性の神経路も間接反射路の一種と考えられる.

Ⓑ 上行（感覚）神経路

皮膚感覚，固有感覚（☞ p.409），平衡覚，視覚，聴覚，味覚および嗅覚などを伝える神経路で，走行経過によって次の3種に大別する.

- 小脳を通るもの：無意識固有感覚及び平衡覚の伝導路で，5〜6個の神経元からなる.
- 小脳を通らないもの：意識固有感覚，皮膚感覚，視覚，聴覚および味覚の伝

（注）　視神経（第3神経元）のうち網膜の両鼻側部からのものは，視交叉で交叉したのち対側の視索に入るが，両耳側部からのものは交叉することなく，そのまま同側の視索に入る．これを視神経の半交叉という（☞図 10.59）.

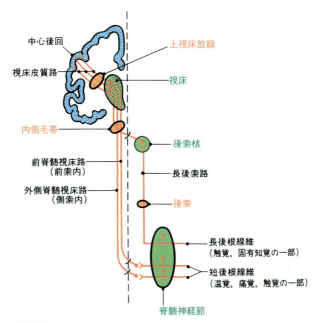

図 10.55 皮質知覚路

導路で，3〜4個の神経元からなる．なお，この神経路は走行中に脳幹や視床網様体（☞ p. 434, Side Memo）にシナプスして，意識の保持や睡眠と覚醒のリズム調節にあずかる（例．皮膚を強くつねると，その痛みで眠気が一気にさめる）．

- 嗅覚伝導路：3〜4個の神経元からなる．

1）皮膚感覚路：2種類を区別する（図 10.55；☞図 10.17，図 10.37，図 10.52）

a）温覚，痛覚及び識別力のない触覚の一部の伝導路（前・外側脊髄視床路）：系統発生的に古い上行神経路である（☞ p. 409 と図 10.55）．

この伝導路を通る触覚は識別力，局在性のないもので，くすぐったい感じ，痒ゆみ，性的感覚などを含む．

b）固有感覚と識別力のある触覚の一部の伝導路（長後索路）：系統発生的に新しい上行神経路である（☞ p. 410 と図 10.55）．

この伝導路を通る触覚は微細な識別，局在性を伴うものであり，またこの伝導路を通る固有感覚は意識性，つまり意識にのぼる性質の感覚で（☞ p. 410 脚註），小脳を経由する無意識性の固有感覚（☞ p. 427 と図 10.32）とは異なる．

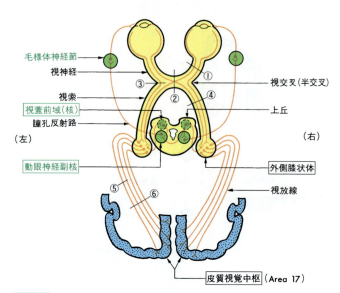

図 10.56　視覚路と瞳孔反射路（数字は Side Memo 参照）

　2）感覚性脳神経の伝導路：三叉（Ⅴ），舌咽（Ⅸ），迷走（Ⅹ）神経の感覚路である．これら脳神経に属する神経節細胞とその突起であり，菱形窩でそれぞれの感覚核に連なる．次いで延髄で交叉したのち対側の内側毛帯を上行し，視床を経て，中心後回の皮質感覚中枢（Area 3, 1, 2）に終わる．

　3）視覚路（図 10.56；☞図 10.52）：この伝導路を構成する神経元は4つある．そのうち第1，第2神経元と第3神経元の一部は眼球の網膜 Retina 内にある（☞11章，図 11.19）．

　▶第1神経元は視細胞層（杆体と錐体および外顆粒層）から起こり，脳層の

Side Memo

視野欠損 visual field defects（図 10.56）：視覚伝導路の障害によって次のような視野欠損が起こる．
　①右眼全盲 total anopsia of right eye：右側の視神経の切断による（例：頭部外傷）．
　②両耳側半盲 bitemporal hemianopsia：視交叉の圧迫による（例：下垂体腫瘍）．
　③左鼻側半盲 left nasal hemianopsia：視交叉の左外側部の圧迫による（例：左側の内頸動脈硬化）．
　④左同側性半盲 left homonymous hemianopsia：右側の視索の圧迫，切断による（例：右側の側頭葉腫瘍）．
　⑤右同側性四分の一半盲 right homonymous quadrantanopsia：左側の視放線の部分的障害．
　⑥右同側性半盲 right homonymous hemianopsia：左側の視野の完全障害．但し，視野中心部のみはおかされない（黄斑回避 macular sparing，☞ p. 447）

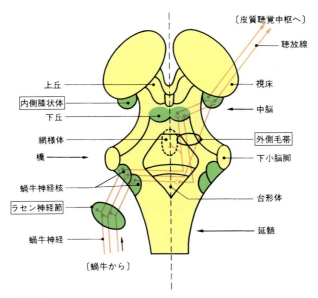

図 10.57　聴覚路（模式図）

内顆粒層に連なる．
- 第 2 神経元は神経節細胞層に連なる．
- 第 3 神経元は，視神経 N. opticus となって眼球を去り，頭蓋内に入ると直ちに視交叉 Chiasma opticum で半交叉し，視索 Tractus opticus となって外側膝状体 Corpus geniculatum laterale に連なる．
- 第 4 神経元は内包後脚の視放線 Radiatio optica を経て皮質視覚中枢（Area 17）に終わる．

一方，外側膝状体から視蓋前域 pretectal area に連なるものは，光反射 light reflex（瞳孔反射 pupil reflex）に関与する．その経路は網膜⇒視神経⇒視索⇒外側膝状体⇒上丘腕⇒視蓋前域核⇒後交連⇒動眼神経副核⇒毛様体神経節⇒短毛様体神経⇒瞳孔括約筋である．中枢神経系の梅毒などではしばしば被蓋前域（又は上丘）がおかされる．その結果，光反射は起こらないが，遠近順応反射 accomodation reflex と，輻輳 convergence（視覚中枢⇒前頭葉の眼球運動野⇒内包⇒動眼神経副核，動眼神経核⇒毛様体筋，眼筋の経路による）はむしろ昂進する．これをアーガイル・ロバートソン Argyll・Robertson 瞳孔という．

4）聴覚路（図 10.57；図 10.52）：
- 第 1 神経元は内耳のラセン神経節である（11 章，図 11.9）．ラセン器

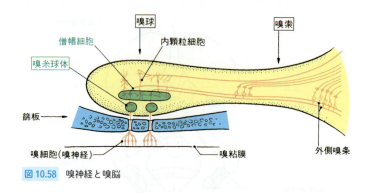

図 10.58　嗅神経と嗅脳

（コルチ器）内の有毛細胞からの聴覚刺激を受けて，蝸牛神経腹側核と背側核に伝える．
- 第2神経元は延髄で交叉したのち橋の外側毛帯を通って，視床後部の内側膝状体と中脳の下丘に連なる．
- 第3神経元は内側膝状体（視床にある）から起こり，内包後脚の聴放線 Radiatio acustica を通って皮質聴覚中枢（Heschel 回　Area 41, 42）に終わる．

第2神経元のうち下丘に入るものは，そのまま下行神経路（視蓋脊髄路）と連絡して音刺激に対して体幹・四肢の筋運動を反射的に調節するらしい．

5）味覚路（図 10.69）：
- 第1神経元は鼓索神経 Chorda tympani（Ⅶ；舌の前方 2/3 に分布）と舌咽神経（Ⅸ；舌の後方 1/3 に分布）の味覚線維で，舌からの味覚刺激を延髄の孤束核 Nucl. tractus solitarii に伝える．
- 第2神経元は延髄で交叉したのち内側毛帯に加わって脳幹を上行したあと，視床に終わる．
- 第3神経元は内包後脚の上視床放線を経て皮質味覚中枢（Area 43）に終わる．この神経路は延髄の上・下唾液核（副交感神経核），顔面・舌下神経の運動神経核に連絡して反射弓を構成する．例えば，酸っぱい物を食べると反射的に唾液が出たり（副交感），舌を動かしたり（舌下神経），顔をしかめたり（顔面神経）する．

6）嗅覚路（図 10.58；☞図 10.49，図 10.50）：脳神経の伝導路のうちで最も古いものである．その経過中多くの反射路を構成するため全容を把みにくいが，大体次のような経過をたどると考えられる．

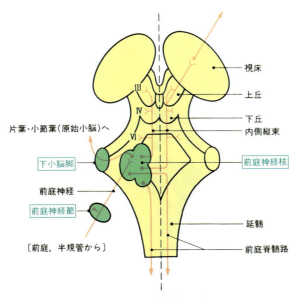

図 10.59 平衡覚路（模式図）
Ⅲ：動眼神経核，Ⅳ：滑車神経核，Ⅵ：外転神経核

- 第1神経元は鼻粘膜嗅部の嗅細胞 olfactory cells とその突起である．これが嗅神経 Nn. olfactorii となって嗅球内の嗅糸球体 olfactory glomerulus に連なる．
- 第2神経元は僧帽細胞 mitral cell から起こり，嗅索 Tractus olfactorius を通って外側嗅条に連なり，嗅三角 Trigonum olfactorium や前有孔質に連なる線維が出ている．
- 嗅三角や前有孔質から出る線維は，再び外側嗅条を経て海馬傍回の前方部（内嗅野）と扁桃体の一部の嗅覚中枢に終わる（☞ p. 443）．

なお，嗅覚路の一部は海馬傍→脳弓→乳頭体→視床を経て，中脳〜延髄の網様体に連なる．そして，この網様体を経て運動性脳脊髄神経核に接続し，嗅覚に対する骨格筋の反射をひき起こす．

7）**固有感覚路**（☞図 10.32）：筋，腱，関節などからの固有感覚（位置・運動覚）を無意識性に小脳へ伝える神経路である．その点で，長後索路を経由する意識性の固有感覚（☞ p. 455 の図 10.55）の伝導路とは異なる．

小脳までに3つの神経路がある．1．前脊髄小脳路（☞ p. 410），2．後脊髄小脳路（☞ p. 410），そして3．楔状束核小脳路：この神経路は長後索路のうち，後

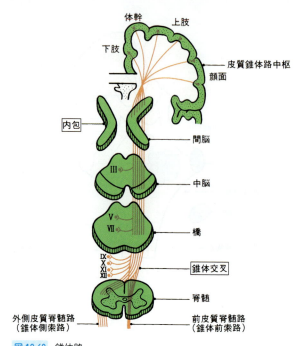

図 10.60　錐体路
Ⅲ〜Ⅻ：運動性脳神経核

索核に入らず，副楔状束核 Nucl. cuneatus accessorius（モナコフ Monakow 核）に連なり，下小脳脚を介して古小脳に終わる．2と3は身体の上半分と下半分か

> **Side Memo**
>
> **脊髄の半側離断症状（ブラウン・セカール症候群 Brown-Séquard syndrome**（☞図 10.55，図 10.60）：腫瘍，血腫，弾創などのために脊髄の半側が切断された状態で，損傷部以下に次の諸症状が現れる．①同側の骨格筋完全麻痺，②同側の伸筋の緊張上昇，③対側の温痛覚消失と触覚低下，④同側の固有感覚（圧力や位置の感覚など）の消失，⑤同側の血管運動神経麻痺と，それに伴う皮膚温上昇，⑥同側の温痛覚過敏，⑦損傷部位における同側の全感覚消失．これらの症状は脊髄を通過する下行神経路（錐体路，錐体外路，自律神経路）と上行神経路（皮膚感覚路，固有感覚路）の半側遮断によるもので，その症状から脊髄損傷の部位と範囲が判断出来る．
>
> **代償性眼球運動**（☞図 10.63）：頭部の受動運動に際して，眼球は反射的に緊張度をかえ，眼をなるべく元の視線に保つように眼球運動を調節する．また，体の回転に際しては眼球は回転方向への急速な運動と，逆方向への緩徐な運動を繰り返し，回転が停止してもしばらくは，眼球は回転時とは逆方向への運動を続ける．このような現象を代償性眼球運動 compensatory eye movement といい，内耳の半規管を起点とする反射路によって調節される．すなわち，受動運動および回転運動に対する半規管からの刺激は前庭神経（節）⇒前庭神経核⇒内側縦束⇒眼筋運動神経核（Ⅲ，Ⅳ，Ⅵ）へと伝えられ，眼筋運動の反射的調節が行われるわけである（前庭-眼筋反射弓 vestibulo-ocular reflex arch）．なお，小脳もこの反射運動に重要な働きをする．

らの同質の固有感覚にあづかる神経路である.

8）平衡覚路（図 10.59）：体の平衡をつかさどる神経路である.

▶ 第1神経元は内耳道底にある前庭神経節 Ganglion vestibulare の前庭神経 N. vestibularis である. その末梢枝は半規管膨大部稜と前庭（球形嚢と卵形嚢）に連なり, 中枢枝は4つの前庭神経核に連なる.

▶ 第2神経元は前庭神経核から起こり, 下小脳脚を通って小脳の片葉-小節葉（原始小脳）に入る（前庭核小脳路 Tr. vestibulo-cerebellaris, ☞図 10.32）.

一方, 片葉-小節葉からは室頂核 Nucl. fastigi（原始小脳核）を経て, 一部は鉤状束 uncinate fasciculus（Russel）として上小脳脚の近くを通り, 残りは下小脳脚を通って, それぞれ再び前庭神経外側核（ダイテルス Deiters 核）に連なり, ここから前庭脊髄路 Tr. vestibulo-spinalis（錐体外路）となって脊髄側索を下行して前角細胞に連なって, 身体の平衡を調節する. 平衡覚路は大脳皮質との結びつきが極めて弱い. なお, 前庭神経核は内側縦束（☞図 10.63）を介して眼筋運動神経（Ⅲ, Ⅳ, Ⅵ）に接続し, "前庭-眼筋反射弓" を形成することはすでに述べた.（☞ p. 460 Side Memo）. したがって前庭核が障害されると, 連続的, 律動的に眼球がふるえる眼振 nystagmus が起こるのである.

ⓒ 下行（運動）神経路

骨格筋の運動と緊張をつかさどる伝導路である. 筋運動を随意的に支配する錐体路と, 筋の運動と緊張を不随意的, 反射的に支配する錐体外路がある.

1）錐体路 Trr. pyramidales（図 10.60）：大脳皮質の錐体路中枢（中心前回）と運動性脳・脊髄神経核を連絡する神経路である. これを運動性脳神経核に連なる皮質核線維と, 運動性脊髄神経核（脊髄前角細胞）に連なる皮質脊髄線維に区別する.

a）皮質核線維 Fibrae cortico-nucleares：中心前回の下方 1/4（頭頚部の支配領域）から起こり, 内包膝→大脳脚を経て延髄錐体にまで達するが, 大部分の線維はその途中で交叉したのち対側の運動脳神経核（Ⅲ～Ⅶ, Ⅸ～Ⅻ）に接続する. しかし一部の線維は交叉することなく, そのまま同側の運動性脳神経核に接続する.

b）皮質脊髄線維 Fibrae cortico-spinales：（☞ p. 451）

2）錐体外路 Trr. extrapyramidales：主なものについて述べる.

a）大脳, 橋および小脳を経由するもの（図 10.61）：大脳各葉に分布する運動性神経核から起こり, 内包の前・後脚を通って大脳脚を下行して橋核に終わる

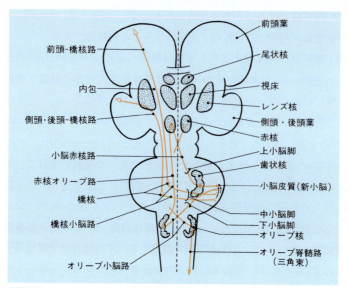

図 10.61 大脳，橋，小脳を経由する錐体外路

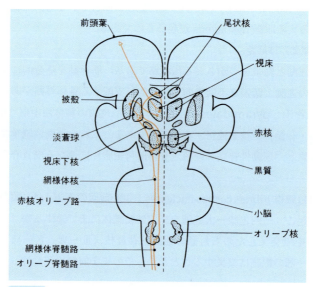

図 10.62 大脳，線条体，淡蒼球を経由する錐体外路

（皮質橋核路 Tr. cortico-pontini）．つぎに橋腹部で交叉したのち横走して反対側の中小脳脚を通って小脳に入り，新小脳 Neocerebellum に終わる（橋核小脳路 Tr. ponto-cerebellares）．新小脳からは新しい小脳核（歯状核）で中継されたの

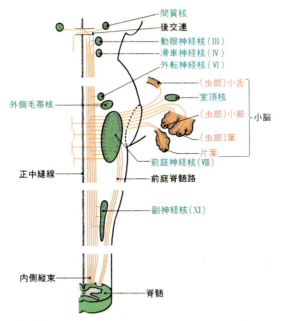

図10.63　内側縦束とその連絡

ち，上小脳脚を出て中脳に入り，対側の赤核に終わる（小脳赤核路 Tr. cerebello-rubralis）．その後，赤核から脳幹を経て，脊髄へ連なる赤核脊髄路（☞ p. 409），赤核から延髄のオリーブ核に連なる赤核オリーブ路（☞ p. 418），さらにオリーブ核から脊髄へ連なるオリーブ脊髄路（☞ p. 418）などが出る．これらの神経路は，大脳皮質による骨格筋の随意運動支配に対する小脳の微細かつ精巧な調節作用のための経路であり，ヒトでは非常によく発達している．

　b）大脳，線条体および淡蒼球を経由するもの（図10.62）：大脳各葉に分布する運動性神経核から起こる線維は視床に連なる．そして視床からは線条体（尾状核＋被殻）を経由して中脳の赤核，黒質，上丘などへ連絡する．次に赤核からのものは赤核オリーブ路→オリーブ脊髄路を，黒質と赤核からのものは網様体脊髄路 Tr. reticulo-spinalis を，また上丘からのものは視蓋脊髄路 Tr. tecto-spinalis をそれぞれ通過して脊髄へ投射される．これらの神経路は骨格筋の緊張や不随意運動を調節するためのものである．大脳皮質との機能連絡は余り強くない．

　c）前庭脊髄路 Tr. vestibulo-spinalis（☞ p. 408）
　d）視蓋脊髄路 Tr. tecto-spinalis（☞ p. 409）
　e）内側縦束 Fasciculus longitudinalis medialis（図10.63，☞ p. 409，図10.59）

II. 末梢神経系
Systema nervosum periphericum, peripheral nervous system

末梢神経系は脳および脊髄を出入りして，中枢神経系と身体末梢を連絡するもので，次のものから構成される．

1. 脳脊髄神経 { 脳神経
               脊髄神経
2. 自律神経 { 交感神経
             副交感神経

1 脳神経

1 脳神経核 Nuclei nervorum cranialium, cranial nerve nuclei（図 10.64）

後述する脳神経 Nervi craniales, cranial nerves のうち第3〜第12脳神経には神経核がある．これらの神経核は，運動性および副交感性脳神経の起始部と感覚性脳神経の終止部をなし，中脳から延髄，特に第四脳室底（菱形窩）に集中的に

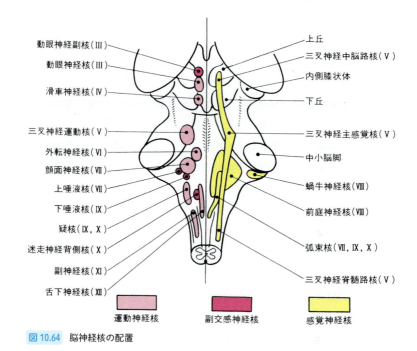

図 10.64　脳神経核の配置

分布する．脳神経核のうち運動神経核は菱形窩の内側に，感覚神経核は外側に位置する．また副交感神経核は大体両者の中間に位置する．

脳神経核の種類と分布領域を表10.2 にまとめておく．

表10.2　脳神経核の種類と分布領域*

区　分	種　　類	分布領域
運動神経核	動眼神経核 Nucl. n. oculomotorii（GSE）	中脳（上丘の高さ）
	滑車神経核 Nucl. trochlearis（GSE）	中脳（下丘の高さ）
	三叉神経運動核 Nucl. motorius n. trigemini（SVE）	橋中部
	外転神経核 Nucl. n. abducentis（GSE）	橋背側部の顔面神経丘
	顔面神経核 Nucl. n. facialis（SVE）	橋下端
	疑核（舌咽，迷走）Nucl. ambiguus（SVE）	延髄中部の背側
	副神経核 Nucl. n. accessorii（SVE）	延髄下端〜頚髄上部
	舌下神経核 Nucl. n. hypoglossi（GSE）	延髄の下部背側の舌下神経三角
感覚神経核	三叉神経中脳路核 Nucl. tractus mesencephalici n. trigemini（GSA）	中　脳
	三叉神経主感覚核 Nucl. sensorius principalis n. trigemini（GSA）	橋中部
	前庭神経核 Nuclei vestibulares（SSA）	橋〜延髄上部の前庭神経野
	蝸牛神経核 Nuclei cochleares（SSA）	橋〜延髄上部の前庭神経野の外側
	孤束核（顔面，舌咽，迷走）Nucl. tr. solitarii（SVA, GVA）	延髄中部〜下部の背側
	三叉神経脊髄路核 Nucl. tractus spinalis n. trigemini（GSA）	延髄〜頚髄上部
副交感神経核	動眼神経副核 Nucl. accessorius n. oculomotorii（エディンゲル・ウェストファール Edinger Westphal 核）（GVE）	中脳（上丘の高さ）
	上唾液核（顔面）Nucl. salivatorius superior（GVE）	橋と延髄の境界部
	下唾液核（舌咽）Nucl. salivatorius inferior（GVE）	
	迷走神経背側核 Nucl. dorsalis n. vagi（GVE）	延髄の中部背側の迷走神経三角

──────────
*脳神経核は，その発生過程から次のように区分できる．運動核は，一般体性遠心性（GSE；体節 somite 由来の筋に分布），一般内臓性遠心性（GVE；副交感性で平滑筋・心筋・腺に分布）および特殊内臓性遠心性（SVE；咽頭弓 pharyngeal arch 由来の筋に分布）の 3 つ．また感覚核は，一般体性求心性（GSA；体性感覚），一般内臓性求心性（GVA；咽頭弓由来の内臓感覚），特殊体性求心性（SSA；聴覚・平衡覚）および特殊内臓性求心性（SVA；味覚）の 4 つに，それぞれ分けられる．

2 | 脳神経 (図 10.65, 表 10.3)

脳神経は脳幹に接続する末梢神経で左右 12 対ある。これを機能面から運動性,感覚性,副交感性および混合性脳神経に分ける。運動性と副交感性脳神経は脳幹の脳神経核から起こって末梢に向かい,感覚性脳神経は脳幹より外の神経節(脊髄神経節に相当する)から起こって脳幹の感覚性脳神経核に接続する。混合性脳神経は両者の性質を併わせもつ。

表 10.3 脳神経の種類と性質

神経の番号	神経名	性質
I	嗅神経 Nn. olfactorii	嗅覚
II	視神経 N. opticus	視覚
III	動眼神経 N. oculomotorius	混合(運動,副交感)
IV	滑車神経 N. trochlearis	運動
V	三叉神経 N. trigeminus	混合
	第1枝(眼神経 N. ophthalmicus)	感覚[註1]
	第2枝(上顎神経 N. maxillaris)	感覚[註1]
	第3枝(下顎神経 N. mandibularis)	感覚[註1],運動
VI	外転神経 N. abducens	運動
VII	顔面神経 N. facialis	混合
	「狭義」の顔面神経 N. facialis	運動
	中間神経 N. intermedius	味覚,副交感
VIII	内耳神経 N. vestibulo-cochlearis (N. octavus)	感覚
	前庭神経 Pars vestibularis (n. octavi)	平衡覚
	蝸牛神経 Pars cochlearis (n. octavi)	聴覚
IX	舌咽神経 N・glosso-pharyngeus	混合
X	迷走神経 N. vagus	混合(感覚[註2],味覚,運動,副交感)
XI	副神経 N. accessorius	運動
XII	舌下神経 N. hypoglossus	運動

註1. 主感覚核,中脳路核,脊髄路核からの線維を含む。
註2. 内臓感覚,体性感覚(三叉神経脊髄路核)を含む。

Side Memo

脳神経について:厳密には,Ⅰ(嗅神経)は嗅細胞(感覚上皮)の中枢性突起であり,またⅡ(視神経)は網膜の神経節細胞の軸索(中枢神経の一部)であって,共に末梢神経とはいえない。またⅫ(舌下神経)はその起始核の大部分が頚髄上部に分布するので,むしろ脊髄神経に入れるべきものである。これらの3神経を脳神経に入れる理由は,その末梢への出入口が脳幹に限局しているためである。

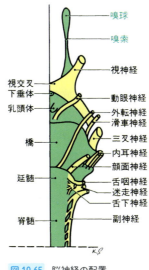

図 10.65 脳神経の配置

Ⓐ 嗅神経 Nn. olfactorii（Ⅰ：嗅覚）（☞ p. 457, 図 10.46, 図 10.58）

鼻粘膜嗅部 olfactory portion の嗅細胞 olfactory cell から起こる．その軸索は篩骨篩板の小孔（篩骨孔）を通って頭蓋内に入り，嗅球 Bulbus olfactorius に連なる．ここまでが本来の嗅神経（末梢神経；第１神経元）である．その後，嗅球→嗅索 Tractus olfactorius を経て外側嗅条（一次嗅野）に連なるが，これらの構成要素はすでに中枢神経としての嗅脳であって，末梢神経ではない．

Ⓑ 視神経 N. opticus（Ⅱ：視覚）（☞ p. 456, 図 10.56, 11 章, 図 11.19）

網膜視部の杆体・錐体（第１神経元）からの視覚シグナルを双極細胞に伝え，双極細胞は神経節細胞に伝える．そして神経節細胞の軸索は視神経管 canalis opticus を出て視神経となり，頭蓋内に入る．そして視神経は視交叉 Chiasma opticum で半交叉したのち視索 Tractus opticus となって，第一次視中枢（外側膝状体 Corpus geniculatum laterale）に終わる．したがって視神経は厳密には中枢神経の一部である．

Ⓒ 動眼神経 N. oculomotorius（Ⅲ：運動，副交感）（図 10.66, 図 10.67；☞図 10.56）

中脳（上丘の高さ）の中心灰白質にある動眼神経核 Nucl. n. oculomotorii（；GSE 運動）と動眼神経副核 Nucl. accessorius n. oculomotorii（エディンゲル・ウェストファール Edinger-Westphal 核）（GVE；副交感）から起こり，大脳脚の内側を通って脳幹を出ると，滑車神経（Ⅳ），眼神経（V₁），外転神経（Ⅵ）と共に

上眼窩裂 Fissura orbitalis superior を貫いて眼窩に入る．そのうち動眼神経核から起こる線維は眼筋（上直筋，下直筋，内側直筋，下斜筋）と上眼瞼挙筋に分布する．また動眼神経副核からの線維は毛様体神経節 Ganglion ciliare に入ったのち，短毛様体神経となって毛様体筋と瞳孔括約筋（縮瞳作用）に分布する．なお，動眼神経副核とその線維の一部は視蓋前域 Pretectal area（☞ p.457）を経由して外側膝状体に接続し，光反射（瞳孔反射）を調節する．

Ⓓ 滑車神経 N. trochlearis（Ⅳ：運動）と外転神経 N. abducens（Ⅵ：運動）（☞図 10.66，図 10.67）

滑車神経は中脳（下丘の高さ）の滑車神経核 Nucl. n. trochlearis（GSE），外転神経は橋背側部（顔面神経丘）の外転神経核 Nucl. n. abducentis（GSE）からそれぞれ起こり，共に上眼窩裂を貫いて眼窩に入り，眼筋に分布する．そのうち前者は上斜筋，後者は外側直筋に分布する．そこで，例えば左の外転神経が麻痺すると，左の眼球は右側を向き（斜位 strabism），その結果左側の物体を両眼で注視するとき，最も著しい複視 diplopia になる．

Ⓔ 三叉神経 N. trigeminus（Ⅴ：運動，感覚）（図 10.68，☞図 10.64）

脳神経のうち最大の神経である．中脳から頸髄上部にかけて分布する三叉神経

> **Side Memo**
> フォスター・ケネディー症候群 Foster-Kennedy syndrome：前頭葉底面に発生する腫瘍は嗅脳と視神経を同時に圧迫・萎縮させるため，嗅覚消失 anosmia と視覚消失 anopsia を来たす．これをフォスター・ケネディー症候群という．
> 眼筋の運動：眼筋の正常運動と神経支配を表 10.4 と図 10.66 にまとめておく．

表 10.4

眼　筋	正常運動	支配神経
内側直筋 M. rectus medialis	眼球を内側に向ける	動眼神経
外側直筋 M. rectus lateralis	眼球を外側に向ける	外転神経
上直筋 M. rectus superior	眼球を上方内側に向ける	動眼神経
下直筋 M. rectus inferior	眼球を下方内側に向ける	動眼神経
上斜筋 M. obliquus superior	眼球を下方外側に向ける	滑車神経
下斜筋 M. obliquus inferior	眼球を上方外側に向ける	動眼神経
上眼瞼挙筋 M. levator palpebrae superioris	上眼瞼を挙上する	動眼神経

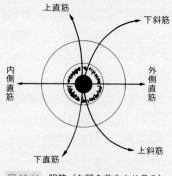

図 10.66　眼筋（左眼を前方より見る）
矢印は筋の運動方向を示す．

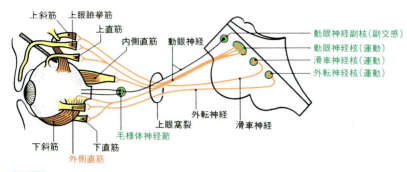

図 10.67 動眼-，滑車-および外転-神経の分布

の運動核 Nucl. motorius n. trigemini（SVE）と，3つの感覚核（GSA），すなわち中脳路核，主感覚核および脊髄路核から起こり，感覚根と運動根に分かれて橋の外側部を出る．その後，両根は合流して頭蓋底で三叉神経節 Ganglion trigeminale（半月神経節）をつくり，この神経節から第1枝（眼神経），第2枝（上顎神経），第3枝（下顎神経）が出る．なお，三叉神経脊髄路核の分布範囲は橋〜第3・4頸髄レベルまで達しており，脳硬膜，脳の大血管周囲，眼球，耳，副鼻腔などからの温・痛覚を受け入れている．そのために頭蓋内病変にともなう頭痛 headache の大部分は三叉神経を介して脳に伝えられるのことになる．

　1）第1枝（眼神経 N. ophthalmicus；感覚）：上眼窩裂 Fissura orbitalis superior を貫いて眼窩に入り，前額部の皮膚，眼瞼，涙腺，眼窩内壁，眼球，前頭部および鼻腔壁の一部など顔面上部に分布し，その感覚をつかさどる．このうち眼球角膜に分布する神経線維は，顔面神経との間に角膜反射弓 corneal reflex arch をつくる．この反射弓は，例えば眼にほこりが入ったときなど，眼瞼を閉じるという反射運動をおこすのである．

　2）第2枝（上顎神経 N. maxillaris；感覚）：正円孔 Foramen rotundum を貫いて翼口蓋窩に達し，ここで分枝して上顎，硬口蓋，頬，鼻腔壁，副鼻腔壁，上

> **Side Memo**
>
> **三叉神経の圧痛点**：三叉神経の3分枝の圧痛点はつぎの場所で検査できる（☞ 図 3.7，図 3.8）．
> 　1）眼窩上孔または眼窩切痕：眼窩上神経（第1枝）
> 　2）眼窩下孔：眼窩下神経（第2枝）
> 　3）オトガイ孔：オトガイ神経（第3枝）
> これらの3点は，いづれも顔面正中線から2〜3 cm外寄りの垂直線上に一致して分布していることに注意したい！

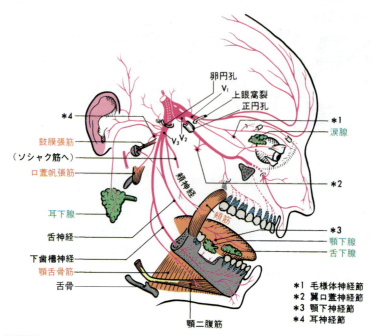

図 10.68　三叉神経の分布

顎歯槽，上唇など顔面中央部の広い範囲に分布する．この神経は途中で翼口蓋神経を出して翼口蓋神経節 Ganglion pterygo-palatinum と交通する．

　3）第3枝（下顎神経 N. mandibularis；運動，感覚）：卵円孔 Foramen ovale を貫いて側頭下窩に達する．そのうち感覚線維は側頭部から下顎にかけての皮膚と粘膜，下顎歯槽，鼓膜，外耳道，舌粘膜の前2/3など顔面下部に分布する．ま

> **Side Memo**
>
> **末梢性顔面神経麻痺 peripheral facial paralysis（ベル麻痺 Bell's palsy）（図 10.69）**：耳下腺炎，中耳炎，外傷性骨折，腫瘍，脳膜炎，出血などで顔面神経が障害されると，顔面神経の走行に沿って，障害側と同じ側に次のような症状が現れる．
>
> 　1）茎乳突孔以下の障害：全表情筋の麻痺（口が半分閉じない，口唇が対側に傾く，食物が頬と歯槽の間にたまる，口笛が吹けない，眼が閉じない，など）．
> 　2）鼓索神経の分岐部以下の障害：1）の症状に加えて舌の前2/3の味覚消失，唾液の分泌低下．
> 　3）アブミ骨筋神経の分岐部以下の障害：1），2）の症状に加えて聴覚過敏．
> 　4）膝神経節のところでの障害：1）〜3）の症状に加えて耳の後部と内部の痛み，涙腺の分泌低下．
> 　5）内耳孔の入口での障害：1）〜4）の症状に加えて聴覚および平衡覚（回転・直進覚）の障害．
> 　6）橋と延髄の境界部での障害：1）〜5）の症状に加えて内耳神経（Ⅷ），舌咽神経（Ⅸ）および迷走神経（Ⅹ）の障害症状．

た運動線維は咀嚼筋（咬筋，側頭筋，内側・外側翼突筋），顎舌骨筋，顎二腹筋前腹，口蓋帆張筋，鼓膜張筋に分布する．この神経は途中で耳神経節 Ganglion oticum および顎下神経節 Ganglion submandibulare に交通枝を出す．

F 顔面神経 N. facialis（Ⅶ：運動，味覚，副交感）（図 10.69）

顔面神経は運動，味覚，副交感の 3 要素から構成され，顔面神経核 Nucl. n. facialis（SVE；運動），孤束核 Nucl. tractus solitarii（SVA；味覚）および上唾液核 Nucl. salivatorius superior（GVE；副交感）の 3 核から起こる．これら 3 核から出る神経線維は合流して橋・延髄の境界部の外側から脳幹を出ると，内耳神経（Ⅷ）と共に内耳孔 Porus acusticus internus に入って内耳道底に達する．次いで顔面神経管 Canalis facialis に入って下方に走るが，その走行中次のように枝分かれする．

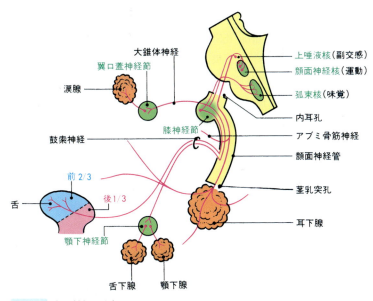

図 10.69　顔面神経の分布

Side Memo

眼振（眼球振盪）nystagmus（☞図 10.63）：体が回転すると，眼球は反射的にまず回転方向と逆の方向に緩徐に移動し，次の瞬間急速に元の位置にもどって来る．この運動の連続的，調律的な繰り返しを眼振という．これは前庭神経が内側縦束を介して，眼筋運動に対して反射的な調節作用をすることによって起こる現象である．前庭神経（または半規管）が障害されると，体が回転していなくても回転しているような感覚を生じて，眼振がみられる．なお，急速な運動方向をもって眼振の方向とするが，一般には水平方向，垂直方向および回転性の振盪が多くみられる．

ⅰ．運動線維は，茎乳突孔 Foramen stylo-mastoideum を出て顔面の外側部に現われ，耳下腺内で多数の枝に分かれたのち顔面表情筋，茎突舌骨筋，顎二腹筋後腹，後頭筋，側頭頭頂筋，前・後耳介筋などに分布する．また運動線維の一部は，顔面神経管内でアブミ骨筋神経となってアブミ骨筋に分布する．ⅱ．副交感線維は，顔面神経管の膝部で膝神経節 Ganglion geniculi に入ったのち，一部は大錐体神経 N. petrosus major として翼口蓋神経節を経て涙腺に分布する．ⅲ．残りの一部は味覚線維とともに顔面神経に伴走したのち，鼓索神経 Chorda tympani になって鼓室に入る．次いで舌神経（V_3の枝）に合流してこれと伴走したのち，副交感線維は顎下神経節 Ganglion submandibulare を経て舌下腺と顎下腺に，味覚線維は舌の前2/3の粘膜に分布する．

Ⓖ 内耳神経 N. vestibulo-cochlearis（Ⅷ：平衡覚，聴覚）（図10.70；☞図10.57, 図10.59）

内耳神経は前庭神経と蝸牛神経からなる．その起始核は橋および延髄上部（前庭野とその外側）にある4つの前庭神経核 Nuclei vestibulares (SSA) と2つの蝸牛神経核 Nuclei cochleares (SSA) である．これらの神経核から起こる上根（前庭根 Radix vestibularis）と下根（蝸牛根 Radix cochlearis）は合流したのち，橋下縁の顔面神経の出口の外側から脳幹を出ると，顔面神経に伴って内耳道底に入る．ここで上根は前庭神経，下根は蝸牛神経になる．そのうち前庭神経は内耳道底で前庭神経節 Ganglion vestibulare をつくって内耳に入り，前庭・半規管の感覚上皮に接続して，平衡覚をつかさどる．一方，蝸牛神経は内耳に入ると蝸牛軸 Modiolus の中でラセン神経節 Ganglion spirale cochleae をつくったのち，蝸牛（コルチ器官）の感覚上皮に接続して，聴覚をつかさどる．

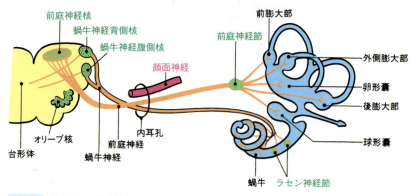

図10.70　蝸牛神経と前庭神経の分布

Ⓗ 舌咽神経 N. glosso-pharyngeus（Ⅸ：感覚，味覚，運動，副交感）（図 10.71）

橋下端～延髄の中部背側にかけて疑核 Nucl. ambiguus（SVE；運動），孤束核 Nucl. tr. solitarii（SVA；味覚，GVA；内臓感覚），三叉神経脊髄路核（GSA；体性感覚）および下唾液核 Nucl. salivatorius inferior（GVE；副交感）から起こる神経線維は，互いに合流して延髄の後外側溝から脳幹を出たのち，迷走神経，副神経とともに頚静脈孔 Foramen jugulare を貫いて頭蓋外に出る．その途中頚静脈孔をはさんで上神経節と下神経節が介在する．下神経節を通過する線維を要素別にみると，ⅰ．味覚線維は舌の後 1/3 に分布して，その味覚をつかさどる．ⅱ．内臓感覚線維は口咽頭，口蓋舌弓，舌の後方，耳管，鼓室などに分布して，内臓感覚をつかさどる．この線維は嚥下・咽頭反射に重要な働きをする．ⅲ．運動線維は茎突咽頭筋，上咽頭収縮筋に分布する．ⅳ．副交感線維は鼓室神経 N. tympanicus として鼓室に入り，さらに小錐体神経 N. petrosus minor として耳神経節 Ganglion oticum を経て耳下腺に分布し，その分泌機能を調節する．ⅴ．体性感覚線維は耳介のうしろの小領域に分布する．なお，内臓感覚線維の一部は頚動脈洞枝（洞神経 sinus nerve）を出して頚動脈洞に分布し，減圧神経 depressor nerve（Ⅹの枝）と協調して血圧や血流の調節にあずかる．

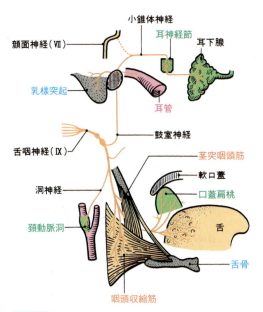

図 10.71　舌咽神経の分布

❶ 迷走神経 N. vagus（X；運動，感覚，味覚，副交感）（図10.72）

　迷走神経の主な要素は副交感神経である．延髄の中部背側にある疑核 Nucl. ambi-guus（SVE；運動），迷走神経背側核 Nucl. dorsalis n. vagi（GVE；副交感），三叉神経脊髄路核（GSA；体性感覚）および孤束核 Nucl. tr. solitarii（SVA；味覚，GVA；内臓感覚）から起こり，延髄の後外側溝から脳幹を出ると，舌咽神経，副神経とともに頸静脈孔を貫いて頭蓋外に出る．その途中，頸静脈孔をはさんで上神経節 Ganglion superius（頸静脈神経節 Ganglion jugulare）と下神経節 Ganglion inferius（節状神経節 Ganglion nodosum）を形成する．下神経節を出る線維を要素別にみると次のようである．

　1）副交感線維：総頸動脈の外側縁を下行して胸郭上縁に達する．ここで右側枝は右鎖骨下動脈の前，左側枝は大動脈弓の前を通って胸腔に入る．胸腔では両枝とも心臓や肺に枝を与えながら食道の両側を下行し，横隔膜の食道裂孔 Hiatus esophageus を貫いて腹腔に入る．腹腔では腹部内臓の大部分に枝を与えて終わる．したがって，骨盤内臓を除き頸部，胸腔，腹腔の諸内臓に分布する副交感線

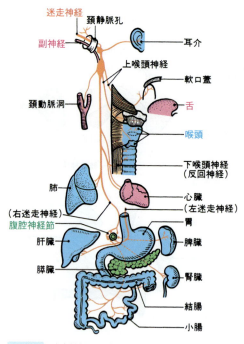

図10.72　迷走神経の分布

維はすべて迷走神経に由来する．但し，腸管のうち横行結腸中央部（キャノン・ボエーム点 Cannon. Boehm point）以降で直腸までは仙髄副交感神経（骨盤内臓神経）が分布する（☞6章，p.239）．（☞p.493，図10.88；p.494）．

2）運動線維：大部分の線維は副交感線維に伴って下行し，胸腔に入ったところで分かれて反回神経 N. laryngeus recurrens（下喉頭神経）になる．反回神経は右側では右鎖骨下動脈，左側では大動脈弓をそれぞれ前方から後方に跋いだのち，再び頚部に現われ，気管の両側に沿って上行して喉頭に達すると，輪状甲状筋以外のすべての喉頭筋に分布する．一方，残りの運動線維は上喉頭神経として喉頭に達し，輪状甲状筋にのみ分布する．かくして喉頭筋のすべては迷走神経の支配を受けるわけである．なお，運動線維には副神経（XI）の内枝からの線維も加わるらしい．

3）内臓感覚および味覚線維：内臓感覚線維は副交感線維，運動線維に伴って下行し，頚部，胸部および腹部の諸内臓に分布する．味覚線維は喉頭蓋と咽頭にあるわずかの味蕾に分布して，その味覚をつかさどる．

4）体性感覚線維：耳介のうしろ，外耳道，後頭蓋窩の硬膜に分布する．

5）咽頭神経叢 Plexus pharyngeus：迷走神経および舌咽神経の運動，感覚および副交感線維の一部は，交感神経とともに咽頭神経叢を形成する．この神経叢は咽頭の諸筋（☞6章，表6.5）に筋枝を，咽頭粘膜に感覚枝と分泌枝を出す．

◯ 副神経 N. accessorius（XI：運動）（図10.73）

延髄下端から頚髄上部にかけて分布する副神経核 Nucl. n. accessorii（SVE）から起こり，延髄の後外側溝を出ると間もなく，頚静脈孔を貫いて頭蓋を出る．ここで内枝と外枝に分かれる．そのうち内枝は迷走神経の運動線維に合流し，外枝は下方に向かって進み，胸鎖乳突筋と僧帽筋に分布する．

◯ 舌下神経 N. hypoglossus（XII：運動）（図10.74）

延髄の下部背側の舌下神経三角の舌下神経核 Nucl. n. hypoglossi（GSE）から起こり，延髄の前外側溝から脳幹を出る．次いで舌下神経管 Canalis hypoglossi を貫いて頭蓋を出ると，第1・第2頚神経の前枝と合流して頚神経ワナ Ansa

---

Side Memo

ジャクソン症候群 Jackson syndrome：延髄中部〜下部の腫瘍，血腫，脳膜炎などのためにX〜XII脳神経が障害されると，次の諸症状が現れる．

1）X：患側の軟口蓋，咽頭および喉頭の麻痺：呼吸困難，嚥下困難，嗄声を来たす．
2）XI：患側の胸鎖乳突筋と僧帽筋の麻痺：頭が対側に傾く．
3）XII：患側の舌の運動麻痺と舌萎縮：舌が患側に傾く．

cervicalis の上根をつくり，舌骨舌筋の外側に達したのちすべての舌筋と，甲状舌骨筋，オトガイ舌骨筋に分布する．なお，舌下神経がその走行途中で障害されると（つまり末梢性障害），舌を突き出したときに障害側に舌を突き出せず，舌は障害部とは反対側に向くことになる．

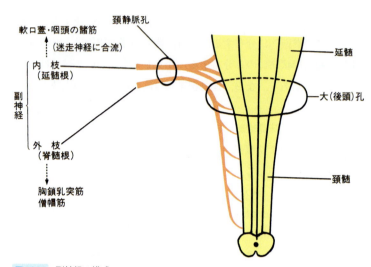

図 10.73　副神経の構成

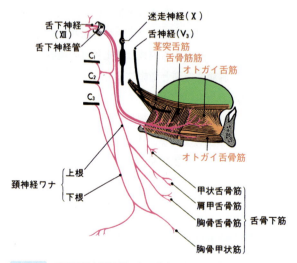

図 10.74　舌下神経と頸神経ワナの分布

ⓛ 脳神経に付属する神経節

　毛様体神経節，翼口蓋神経節，耳神経節および顎下神経節がある．その概要を
表 10.5 にまとめておく．

ⓜ 脳神経障害の主な症状

　脳神経の障害にともなって生ずる主な症状を，表 10.6 にまとめておく．

表 10.5　脳神経に付属する神経節

入る線維	神経節（所在）	出る線維	分布領域
鼻毛様体神経の枝（V₁；知覚） 動眼神経の枝（Ⅲ；副交感） 交感神経の枝（内頚動脈神経叢）	**毛様体神経節** Ganglion ciliare （視神経と外側直筋の間）	短毛様体神経 ⟶	⎰ 毛様体筋（交感・副交感の両神経支配），瞳孔括約筋（副交感神経支配） 瞳孔散大筋（父感神経支配） ⎱ 虹　彩
翼口蓋神経（V₂；感覚） ＊大錐体神経（Ⅶ；副交感） ＊深錐体神経（内頚動脈神経叢；交感）	**翼口蓋神経節** Ganglion pterygo-palatinum （翼口蓋窩）	大・小口蓋神経 ⟶口蓋粘膜 上・下後鼻枝 ⟶鼻腔粘膜，口蓋粘膜の一部 眼窩枝 ⟶篩骨洞，蝶形骨洞 咽頭枝 ⟶耳管開口部の粘膜 頬骨神経との交通枝 ⟶涙　腺
小錐体神経（Ⅸ；感覚，副交感） 交感神経の枝（中硬膜動脈神経叢） 下顎神経の枝（V₃；運動）	**耳神経節** Ganglion oticum （卵円孔直下）	口蓋帆張筋神経 ⟶口蓋帆張筋 鼓膜張筋神経 ⟶鼓膜張筋 耳介側頭神経との交通枝 ⟶耳下腺
舌神経の枝（V₃；感覚） 鼓索神経（Ⅶ；副交感） 交感神経の枝（顔面動脈神経叢）	**顎下神経節** Ganglion sub-mandibulare （顎下腺と舌神経の間）	腺　枝 ⟶顎下腺，舌下腺

＊両者は合流して翼突管神経を形成する．

表 10.6　脳神経障害によって生ずる主な症状

Ⅰ：嗅覚消失 Ⅱ：視覚消失 Ⅲ：眼球運動の異常，瞳孔散大，上眼瞼下垂 Ⅳ：眼球の位置異常 Ⅴ：⎰ 咀しゃく運動不能 　　⎱ 顔面，口腔，鼻腔の感覚麻痺 Ⅵ：眼球の外転不能	Ⅶ：⎰ 味覚障害，唾液分泌障害 　　⎱ 表情筋麻痺，聴覚障害 Ⅷ：聴覚障害，平衡覚障害 Ⅸ：飲み込み障害，舌根部の味覚麻痺 Ⅹ：⎰ 飲み込み障害，発声障害（しわがれ声） 　　⎱ 胃腸運動障害 Ⅺ：頭の回転および肩の挙上運動の障害 Ⅻ：舌の運動麻痺（飲み込み，会話の障害）

2 脊髄神経

1 脊髄神経の一般構成（図10.75，図10.76）

Ⓐ 脊髄神経

左右31対ある．

① 頚神経 Nn. cervicales　8対（C_1〜C_8）
② 胸神経 Nn. thoracici　12対（Th_1〜Th_{12}）
③ 腰神経 Nn. lumbales　5対（L_1〜L_5）
④ 仙骨神経 Nn. sacrales　5対（S_1〜S_5）
⑤ 尾骨神経 N. coccygeus　1対（C_0）

頚椎は7個あるのに頚神経が8対で1対多いのは，第1頚神経が後頭骨と第1頚椎の間から出るためであり，以下第8頚神経は第7頚椎と第1胸椎の間を出るのである．

脊髄神経 Nervi spinales, spinal nerves は根糸によって脊髄を出る．そのうち前根 Radix ventralis は前外側溝を，後根 Radix dorsalis は後外側溝を出る．そして後根は，脊柱管内で膨大して脊髄神経節 Ganglion spinale をつくったのち，前根と合して椎間孔 Foramen intervertebrale を貫く．脊髄神経は脊髄硬膜へ硬膜枝を，また交感幹神経節へ交通枝 Rami communicantes を出したのち，2本の主枝，すなわち前枝（腹側枝）と後枝（背側枝）に分かれる．一般に脊髄神経後枝の発達は悪く，体幹背側にまわって固有背筋とその付近の皮膚に分布する．一方，前枝は後枝に比べて発達がよくて神経叢をつくって，体幹の筋および四枝の筋とその付近の皮膚に分布する．また，脊髄神経は，顔面を除く全身の皮膚に皮神経を出し，皮膚の感覚

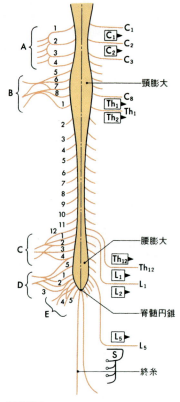

図10.75　脊髄と脊髄神経の分布
A：頚神経叢（C_1〜C_4）
B：腕神経叢（C_5〜Th_1）
C：腰神経叢（Th_{12}〜L_4）
D：仙骨神経叢（L_4〜S_4）
E：陰部・尾骨神経叢（S_2〜C_0）

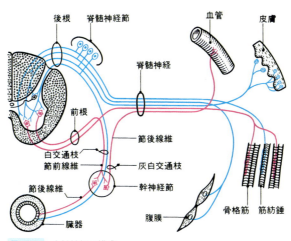

図 10.76 脊髄神経の構成
青：感覚性，赤：運動性

にあずかる（図 10.77）．この皮膚感覚と皮神経の 1 対 1 に対応した皮膚領域のことを皮膚分節 dermatome といい，各皮膚分節における皮膚知覚の異常や障害の状況から支配神経や脊髄の障害部位が推測できる．したがって，皮膚分節の理解は臨床上重要な意味をもつ．

ⓑ 脊髄神経叢 Plexus nervosum spinalium

脊髄神経前枝（胸神経を除く）はその走行途中で互いに分枝・吻合を繰り返して，脊髄神経叢をつくる．

①頚神経叢 Plexus cervicalis　（$C_1 \sim C_4$）
②腕神経叢 Plexus brachialis　（$C_5 \sim Th_1$）
③腰神経叢 Plexus lumbalis　（$Th_{12} \sim L_4$）⎫
④仙骨神経叢 Plexus sacralis　（$L_4 \sim S_3$）⎭ 併せて腰-仙骨神経叢ともいう．
⑤陰部神経叢 Plexus pudendalis　（$S_2 \sim S_4$）⎫
⑥尾骨神経叢 Plexus coccygeus　（$S_4 \sim C_0$）⎭ 併せて陰部-尾骨神経叢ともいう．

ⓒ 前根と後根

その構成要素は次のようである（☞図 10.17）．

前根 ⎰ 運動線維：脊髄前角の運動ニューロンから出る遠心性線維．
　　 ⎨ 交感線維：第 8 頚髄〜第 2 腰髄節の中間外側核から出る遠心性線維．
　　 ⎱ 副交感線維：第 2 〜第 4 仙髄節の中間外側核から出る遠心性線維．

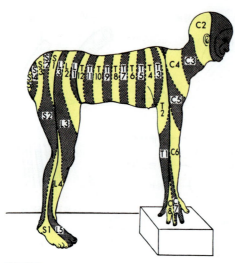

図 10.77　皮膚分節（皮神経の支配領域）

後根 ｛ 体性感覚線維：脊髄神経節の偽単極ニューロンから入る求心性線維．
　　　内臓感覚線維：内臓からの感覚刺激を後根から運び込み，脊髄の中間内側核へ伝える求心性線維．

2　頸神経 Nervi cervicales（C_1〜C_8）

8対の頸神経は前枝と後枝とに分かれる．後枝は背側にまわって，さらに内側枝 Ramus medialis と外側枝 Ramus lateralis とに分かれ，頸部と背部の正中線近くの深項筋群と皮膚に分布する（☞4章，図4.7，表4.4）．後枝から出る主な枝には，後頭下神経 N. suboccipitalis（C_1；大・小後頭直筋，上頭斜筋など），大後頭神経 N. occipitalis major（C_2；下頭斜筋）および第3後頭神経 N. occipitalis tertius（C_3）がある．一方，前枝は上方で頸神経叢 Plexus cervicalis（C_1〜C_4）を，下方で腕神経叢 Plexus brachialis（C_5〜Th_1）をつくる．

3　頸神経叢 Plexus cervicalis（C_1〜C_4）

C_1〜C_4 の前枝からなる．これから出る皮枝には，小後頭神経，大耳介神経，頸横神経および鎖骨上神経がある．後頭部，頸部および肩の皮膚に分布する．
一方筋枝には，①副神経（XI）と共に胸鎖乳突筋，僧帽筋に分布するもの，②前頸部の深頸筋（椎前筋群），中斜角筋，肩甲挙筋などに分布するもの，③頸神経

ワナをつくるもの，および④横隔神経がある．

Ⓐ 頸神経ワナ Ansa cervicalis（XII，C_1〜C_3）（☞図 10.74）

内頸静脈の外側で上根と下根が合して出来る．上根は舌下神経（XII）と C_1，C_2 からなり，下根は C_2，C_3 からなる．頸神経ワナから出る筋枝は舌骨下筋（胸骨舌骨筋，肩甲舌骨筋，胸骨甲状筋，甲状舌骨筋）とオトガイ舌骨筋（舌骨上筋の1つ）に分布する．

Ⓑ 横隔神経 N. phrenicus（C_3〜C_5）

前斜角筋の上を斜めに横ぎり，鎖骨下動脈の前を下って胸腔に入り，心臓と肺の間を通って横隔膜に達し，その運動を支配する．この走行中に心膜や胸膜に感覚線維を送る．

4 腕神経叢 Plexus brachialis（C_5〜Th_1）（図 10.78〜図 10.80）

C_5〜Th_1 の前枝で構成され，前・中斜角筋のすき間（斜角筋隙 Skalenusrücke）を鎖骨下動脈とともに下方に走り，鎖骨の下をくぐって腋窩に出たあと，上肢帯と上肢に分布する．この神経叢は鎖骨を挟んで鎖骨上部と鎖骨下部に分けられる．

Ⓐ 鎖骨上部 Pars supraclavicularis

この部から出る枝の大部分は上肢帯筋に分布する．

1）肩甲背神経 N. dorsalis scapulae（C_5〜C_6）：肩甲挙筋と菱形筋に分布する．
2）長胸神経 N. thoracicus longus（C_5〜C_7）：前鋸筋に分布する．
3）内側・外側胸筋神経 N. pectoralis medialis et lateralis（C_5〜Th_1）：大胸筋

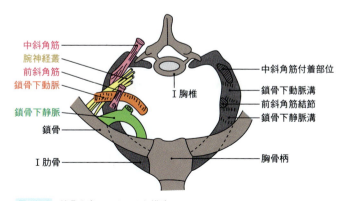

図 10.78 鎖骨上窩のいろいろな構造
前・中斜角筋のすき間と腕神経叢に注目せよ．
（伊藤隆・高野廣子：解剖学講義改訂2版，南山堂，2001，一部改変）

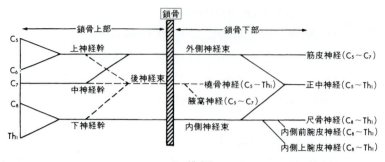

1．模式図

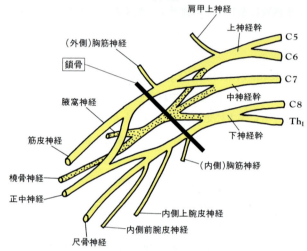

2．分布状態

図 10.79　腕神経叢とその枝

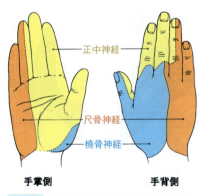

図 10.80　手に分布する皮神経（☞図 10.81）

と小胸筋に分布する．

　4）鎖骨下筋神経 N. subclavius（C_5）：鎖骨下筋に分布する．
　5）肩甲上神経 N. suprascapularis（C_5〜C_6）：棘上筋と棘下筋に分布する．
　6）胸背神経 N. thoraco-dorsalis（C_7〜C_8）：広背筋に分布する．
　7）筋枝 Rami musculares：前・中・後斜角筋と頚長筋に分布する．

Ⓑ 鎖骨下部 Pars infraclavicularis

この部から出る枝の大部分は上肢に分布するが，一部は上肢帯にも分布する．
　1）肩甲下神経 N. subscapularis（C_5〜C_6）：肩甲下筋と大円筋に分布する．
　2）腋窩神経 N. axillaris（C_5〜C_7）：後上腕回旋動脈に伴って肩甲背部に現れて筋枝を小円筋と三角筋に出すほか，上外側上腕皮神経 N. cutaneus brachii lateralis superior を出して上腕外側および背側の皮膚に分布する．
　3）筋皮神経 N. musculo-cutaneus（C_5〜C_7）：筋枝を上腕屈筋群（烏口腕筋，

Side Memo

手の運動麻痺（図 10.81）

　1）**尺骨神経麻痺 ulnar nerve palsy**：この神経は小指球筋，手の全骨間筋，深指屈筋に分布する．したがって，これが低位（手根部）で麻痺すると，小指球の萎縮・麻痺（→扁平化），骨間筋・尺側虫様筋麻痺（→全指の内・外転不能），薬指と小指の基節骨の異常伸展と中・末節骨の屈曲（→ワシ形変形）を来たし，手全体が異常な位置をとる．これをワシ（鷲）手 claw hand という．
　また，高位（肘部）で麻痺すると，低位麻痺の症状に前腕屈筋（尺側手根屈筋・深指屈筋）の麻痺が合併するが，前腕の運動が著しく障害されるには至らない．

　2）**正中神経麻痺 median nerve palsy**：この神経は母指側の屈筋と対立筋，前腕回内筋に分布する．したがって，これが低位で麻痺すると，母指球が萎縮・麻痺（→扁平化）し，母指は示指に沿って伸展したまま屈曲・外転できず，また母指の対立運動も障害される．この状態をサル手 ape hand という．
　一方，高位で麻痺では，低位麻痺の症状に，前腕の回内筋麻痺，長い屈筋群の麻痺（→手首の屈曲・外転不能と母指・示指・中指の屈曲不能），薬指・小指の屈曲不全などが合併する．この状態を祈禱指位という．

　3）**正中・尺骨両神経麻痺 median-ulnar nerve palsy**：低位で麻痺すれば，全指にワシ形・サル形変形がおこる．高位で麻痺すれば，低位麻痺に加えて手首の屈曲不能が合併する．

　4）**橈骨神経麻痺 radial nerve palsy**：この神経は前腕の全伸筋群に分布する．そのためにこの神経が麻痺すると，手首の伸展と，手指の全基節骨の伸展が不能となり，手は垂れ下ったままとなる．これを下垂手 wrist drop という．また，回外筋麻痺も合併して，前腕の回外不能となる．

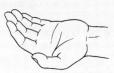 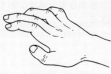 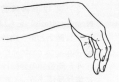

サル手（正中神経）　　　ワシ手（尺骨神経）　　　下垂手（橈骨神経）

図 10.81　手の運動麻痺

上腕二頭筋，上腕筋）に出すほか，外側前腕皮神経 N. cutaneus antebrachii lateralis を出して前腕外側の皮膚に分布する．

4）内側上腕皮神経 N. cutaneus brachii medialis（C_8～Th_1）：上腕内側の皮膚に分布する．

5）内側前腕皮神経 N. cutaneus antebrachii medialis（C_8～Th_1）：前腕内側の皮膚に分布する．

6）正中神経 N. medianus（C_5～Th_1）：上腕には分布せず，前腕屈筋群に筋枝を出したのち手掌に至り，手の外側半分の筋（母指球筋，虫様筋など）に分布する．また，手掌の外側半分の皮膚にも分布する．

7）尺骨神経 N. ulnaris（C_8～Th_1）：前腕屈筋群のうち正中神経の分布しない筋（尺側手根屈筋，深指屈筋の尺側部），手の内側半分の筋（小指球筋，虫様筋），母指内転筋，手の全骨間筋などに分布する．また手掌と手背の内側半分の皮膚に分布する．

8）橈骨神経 N. radialis（C_5～Th_1）：上腕と前腕の伸筋群に筋枝を出すとともに，上腕と前腕の背側（伸側），手背の外側半分の皮膚に分布する．

5 胸神経 Nn. thoracici（Th_1～Th_{12}）（図 10.82）

12対あり，前枝と後枝に分かれる．後枝はさらに内側枝と外側枝に分かれたのち体幹後壁に達して，固有背筋とその付近の皮膚に分布する．前枝（肋間神経 Nn. intercostales）は肋骨下縁の肋骨溝に沿って内肋間筋と最内肋間筋の間を肋間動静脈に伴って長く走る．そのうち第1～第6肋間神経は水平に横走して胸骨縁に達するが，第7～第12肋間神経は，下位のものほど急角度に前下方に向かって走り，前腹壁の正中線に達し，次の枝を出す．

1）筋枝 Rami musculares：最内肋間筋，内・外肋間筋，肋下筋，胸横筋，

Side Memo

胸神経について

1）第1胸神経前枝の神経線維のほとんどは腕神経叢の構成にあずかるため，第1肋間神経の発達が悪い．

2）第12胸神経前枝は腰神経叢の構成にあずかると共に第12肋間神経（肋下神経 N. subcostalis）をも構成する．

3）第2と第3胸神経前枝の外側皮枝は内側上腕皮神経（C_8～Th_1）と合して肋間上腕神経 Nn. intercosto-brachiales をつくり，腋窩と上腕内側の皮膚に分布する．

4）胸髄部の脊髄神経節がウイルスに感染すると，胸神経の走行に沿う胸腹壁の皮膚表面に帯状疱疹 herpes zoster が現われ，時に激しい痛みを伴う．

5）胸神経のうち感覚線維が侵されると，肋間神経痛 intercostal neuralgia になり，体幹を動かしたり，呼吸運動に際して痛みを伴うことがある．

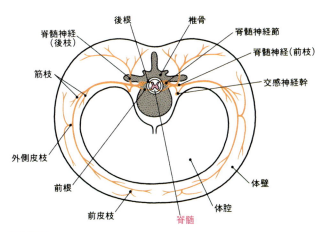

図 10.82　胸神経の構成（胸部水平断．肋骨はのぞいてある）

前・側腹筋，上・下後鋸筋に分布する．

2）皮枝 Rami cutanei：外側皮枝は胸腹壁の外側部の皮膚，前皮枝は胸腹壁の前部の皮膚に分布する．前皮枝の一部は乳腺にも分布する．

6 腰神経 Nn. lumbales（L_1〜L_5）

左右に5対あり，前枝と後枝に分かれる．後枝は胸神経と同様に固有背筋とその付近の皮膚に分布する．一方，前枝は腰神経叢を構成する．

7 腰神経叢 Plexus lumbalis（Th_{12}〜L_4）（図10.83）

腰椎の肋骨突起の前にあり，大腰筋 M. psoas major に覆われている．この神経叢の感覚枝は下腹部，鼠径部，外陰部，大腿部の前面・内側面および外側面，下腿内側面に分布する．また運動枝は後腹筋，骨盤内筋，大腿の伸筋群と内転筋群に分布する．

1）筋枝 Rami musculares（運動枝）：後腹筋（腰方形筋，腸腰筋）に分布する．

2）腸骨下腹神経 N. ilio-hypogastricus（Th_{12}〜L_1）：肋下神経の下を走り，前腹筋に筋枝，下腹部と骨盤側壁に皮枝を出す．

3）腸骨鼠径神経 N. ilio-inguinalis（L_1）：腸骨下腹神経の下を走りながら側腹筋に筋枝を出し，鼠径管を貫いて陰嚢（陰唇）に皮枝を出して終わる．

4）陰部大腿神経 N. genito-femoralis（L_1〜L_2）：大腰筋の上を斜下方に走って

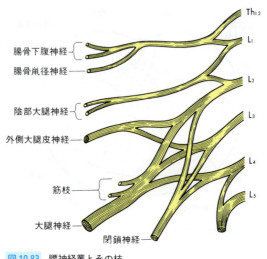

図 10.83　腰神経叢とその枝

2枝に分かれる．そのうち陰部枝は鼠径管を貫いて陰嚢内部（精巣挙筋，精巣白膜など）や陰唇内部に分布し，大腿枝は鼠径部皮膚に分布する．

5）外側大腿皮神経 N. cutaneus femoris lateralis（$L_2 \sim L_3$）：大腿外側部の皮膚に分布する．

6）閉鎖神経 N. obturatorius（$L_2 \sim L_4$）：大腰筋の内側を同名動静脈とともに走って閉鎖孔に入る．閉鎖孔を通って大腿内側部に出たあとは，大腿内転筋群に筋枝を，さらに大腿内側の皮膚に皮枝を出して終わる．

7）大腿神経 N. femoralis（$L_2 \sim L_4$）：腰神経叢から出る枝のうち最も大きい．骨盤内筋（腸骨筋，大腰筋）に筋枝を与えながら下行し，鼠径靱帯の下で筋裂孔 Lacuna musculorum を貫いたあと大腿前面に出る．そして，さらに下行しながら大腿伸筋群（縫工筋，大腿四頭筋，恥骨筋）に筋枝を，大腿前面と下腿内側に皮枝を出して終わる．なお，下腿内側に分布する皮枝を伏在神経 N. saphenus ともいう．

8　仙骨神経 Nn. sacrales（$S_1 \sim S_5$）

5対あり，前枝と後枝に分かれる．後枝は後仙骨孔を出て，仙骨部の固有背筋とその付近の皮膚に分布する．前枝は前仙骨孔を出て，仙骨神経叢，陰部神経叢および尾骨神経叢の形成にあずかる．

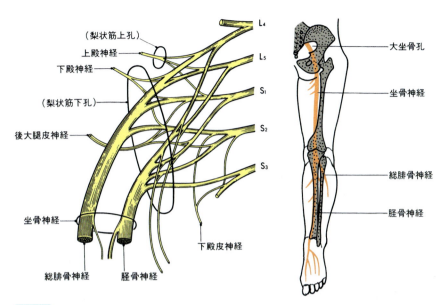

図 10.84　仙骨神経叢とその枝

9　仙骨神経叢 Plexus sacralis（L_4〜S_4）（図 10.84，☞ 4 章，表 4.15，表 4.16）

骨盤後壁に位置し，殿部，大腿，下腿および足の筋と皮膚に分布する．次の諸枝を出す．

1）上殿神経 N. gluteus superior（L_4〜S_1）：梨状筋上孔を貫いて，大腿外転筋（中・小殿筋，大腿筋膜張筋）に分布する．

2）下殿神経 N. gluteus inferior（L_5〜S_2）：梨状筋下孔を貫いて，大殿筋に分布する．

3）後大腿皮神経 N. cutaneus femoris posterior（S_1〜S_2）：梨状筋下孔を貫いて，殿部および大腿後面の皮膚に分布する．

4）筋枝 Rami musculares：大腿の外旋筋（梨状筋，内閉鎖筋，双子筋，大腿方形筋）に分布する．

5）坐骨神経 N. ischiadicus, sciatic nerve（L_4〜S_3）：全身の末梢神経のうち最も太くて走行が長い（約 1 m 長）．この神経は，大坐骨孔のうち梨状筋下孔を貫き，大腿屈側に筋枝を出しながら下行して膝窩で 2 枝に分かれ，下腿と足に分布する．坐骨神経から出る枝に次のものがある．

　a）大腿屈側から出る筋枝 Rami musculares：大腿屈筋群（大腿二頭筋，半腱様筋，半膜様筋）に分布する．

b）総腓骨神経 N. fibularis communis

- 外側腓腹皮神経 N. cutaneus surae lateralis：下腿外側の皮膚に分布する．
- 浅腓骨神経 N. fibularis superficialis：長・短腓骨筋に分布したあと，足背の皮膚に終わる．
- 深腓骨神経 N. fibularis profundus：下腿伸筋群（前脛骨筋，長趾伸筋，長母趾伸筋），足背伸筋群（短母趾伸筋，短趾伸筋など）に分布したのち，足背の皮膚に終わる．

c）脛骨神経 N. tibialis：下腿屈筋群（下腿三頭筋，後脛骨筋，長趾屈筋，長母趾屈筋など），足底屈筋群（足底方形筋，短趾屈筋，虫様筋，底側・背側骨間筋など）に分布したのち，足底の皮膚に終わる．

10 陰部神経叢 Plexus pudendus （S_2〜 S_4）（図 10.85）

仙骨神経のうち S_2〜 S_4 の前枝からなる．仙骨神経叢の下方，梨状筋の前方に位置し，交感・副交感神経と合流して会陰，外陰部および骨盤内臓に分布する．

1）筋枝 Rami musculares：骨盤隔膜の筋（肛門挙筋，尾骨筋）に分布する．

2）内臓枝 Rami viscerales：骨盤内臓神経（勃起神経；副交感）と上下腹神経叢（交感）からなり，下行〜 S 状結腸，直腸，膀胱，尿道，前立腺，精囊，子宮，腟に分布する．

3）陰部神経 N. pudendus （S_2〜 S_4）：梨状筋下孔を通って骨盤外に出たあと，再び小坐骨孔から骨盤内（会陰部）に入る．そして会陰部では，内陰部動静脈と共に，陰部神経管（アルコック管 Alcock's canal）内を前方へ走り，ここを出たあとは会陰すべての筋（坐骨海綿体筋，球海綿体筋，深会陰横筋＝尿生殖隔膜），

Side Memo

坐骨神経とその枝の麻痺（☞図 10.84）

1）**坐骨神経幹麻痺** sciatic trunk palsy：大腿の屈筋群が麻痺するため，大腿の外転と下腿の屈曲が出来なくなる．また下腿と足の筋がすべて麻痺するため，足と足趾の運動が出来なくなる．その結果，下腿を伸ばしたまま足底全体を地面につけて歩行する（鶏歩 cock's gait）．

2）**脛骨神経麻痺** tibial nerve palsy：下腿および足底の屈筋群が麻痺するため，足と足趾が足底の側へ曲がらなくなる（鉤足 pes calcaneus）．また後脛骨筋が麻痺するため足の内転が出来なくなり，逆に足の外側縁が挙上する（外反足 pes valgus）．その結果，足の形は外反鉤足 pes valgo-calcaneus になる．

3）**腓骨神経麻痺** fibular nerve palsy：下腿と足背の伸筋が麻痺するため，足と足趾が足背の側へ曲がらなくなる（馬蹄足 pes equinus）．また長腓骨筋が麻痺するため，足の外側縁が下がる（内反足 pes varus）．その結果，足の形は内反馬蹄足 pes varoequinus になり，鶏歩を行う．

肛門の皮膚と筋（外肛門括約筋），陰嚢（陰唇）の皮膚，陰茎（陰核），尿道，腟などに分布する．

11 尾骨神経 N. coccygeus と尾骨神経叢 Plexus coccygeus （S_4〜C_0）

1対あり，その後枝は尾椎部の皮膚に分布し，前枝は第4と第5仙骨神経とともに尾骨神経叢を形成する．この神経叢から出る枝（肛尾神経 Nn. ano-coccygei）は尾骨筋とその付近の皮膚に分布する．

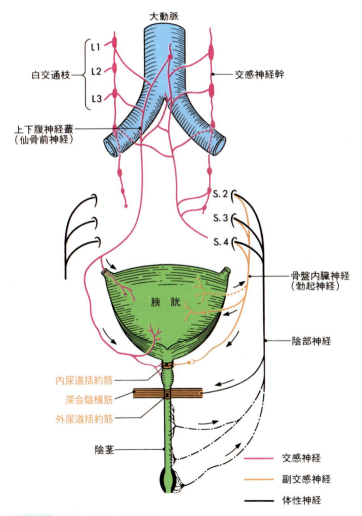

図 10.85　膀胱・尿道への神経分布

3　自律神経系

　自律神経系 Systema nervosum autonomicum, autonomic nervous system は血管，内臓，腺などに分布し，内分泌腺と協調してそれらの機能を調節する．

1　自律神経系の起始核（図 10.86；☞図 10.17，p. 406）

　交感神経の起始核（胸髄交感神経中枢）は第 1 胸髄節〜第 2 腰髄節にわたって分布する中間外側核 Nucl. intermedio-lateralis である．一方，副交感神経の起始核は脳幹と仙髄に分散する．脳幹では，動眼神経副核（Ⅲ），上唾液核（Ⅶ），下唾液核（Ⅸ），迷走神経背側核（Ⅹ）がある．また仙髄では，第 2 〜第 4 仙髄節の中間外側核（仙髄副交感神経中枢）がある．そして，これらの自律神経系のうち，交感神経はストレスや緊急時に迅速に行動をとり得る，つまり活力を発揮し得るような方向に働き，一方，副交感神経は安定した状況下で，活力を貯える方向に働く．

2　自律神経線維

　自律神経の起始核から起こる神経線維は，直接に目的の器官や組織に達することはなく，必ず途中でいくつかの神経節を経過する．その場合，起始核から起こる線維を節前線維 preganglionic fibers で，途中の介在神経節から起こる線維はすべて節後線維 postganglionic fibers である．1 本の節前線維から数本〜数 10 本の節後線維が分枝するのが普通である．節後線維は末梢の器官や組織に達する直前に密集，交錯して自律神経叢 Plexus autonomici を形成する．

　自律神経線維が末梢に向かう経路は 2 つある．血管壁とくに動脈壁に巻きついてこれと伴走するもの（交感神経の多くはこの経路をとる）と，脳脊髄神経に混じって走るもの（副交感神経の多くはこの経路をとる）である．

Side Memo

自律神経の高位中枢：近年，生理学的見地から自律神経の高位中枢が視床下部にあるといわれているが，視床下部と脳幹網様体や脊髄の自律神経中枢を結ぶ経路についての形態学的な裏付けはまだ不充分である．しかし，例えば中脳水道を取り巻く中心灰白質（脳幹網様体の一部を形成）にみられる無髄神経線維などの神経組織化学的な観察結果から，視床下部と脳幹網様体の連絡路の存在が次第に肯定されてきている．

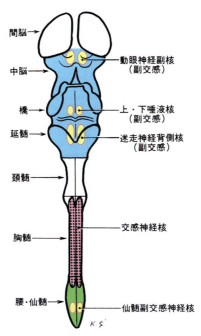

図 10.86　自律神経系の起始核

3 交感神経 Pars sympathica, sympathetic nerves

Ⓐ 神経節と神経幹（図 10.87, 図 10.88）

　神経節には脊柱両側の（交感）幹神経節 Ganglia trunci sympathici と叢神経節がある．幹神経節は頸部に 3 対，胸部に 10〜12 対，腰部に 4〜5 対，仙骨部に 4〜5 対，尾骨部に 1 対の計 22〜26 対である．これらは節間枝で互いに交通するが，この節間枝を上下に接続して出来る細長い幹を交感神経幹 Truncus sympathicus といい，第 2（第 3）頸椎の高さから尾骨にかけて分布する．幹神経節は 2 つの交通枝で脊髄神経と接続する．そのうち白交通枝は節前線維の通路をなし，灰白交通枝は節後線維の通路をなす．

Ⓑ 交感神経系の神経路（図 10.88；☞図 10.76, p. 477 の表 10.5）

　主なものについて述べる．

　1）頭部と頸部：頸部には上・中・下頸神経節がある．このうち下頸神経節の発達は良好で，これを特に星状神経節 Ganglion stellatum（頸胸神経節 Ganglion cervico-thoracicum）ともいう．これらの神経節から出る主な節後線維は次のものがある．

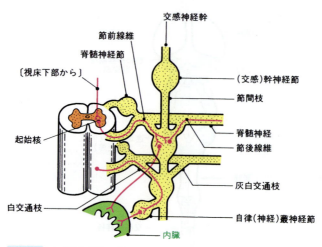

図 10.87　交感神経線維の走行

- 内頸動脈神経 N. caroticus internus：上頸神経節から起こり内頸動脈に沿って神経叢をつくりながら，眼窩に入るものは毛様体神経節 Ganglion ciliare を経て，毛様体筋と瞳孔散大筋に分布する．また，深錐体神経は，翼口蓋神経節 Ganglion pterygo-palatinum を通って涙腺に分布する．
- 外頸動脈神経 Nn. carotici externi：上頸神経節から起こり，外頸動脈に沿って耳神経節 Ganglion oticum を経由して耳下腺に分布し，また，顔面動脈に伴って走り，顎下神経節を経由して，舌下腺と顎下腺に分布する．
- 上・中・下心臓神経：上・中・下頸神経節から起こり，心臓神経叢 Plexus cardiacus をつくって心臓と肺に分布する．
- 喉頭咽頭枝 Rami laryngo-pharyngei：上頸神経節から起こり，舌咽（Ⅸ），

Side Memo

自律神経障害：主なものを3つあげておく．

1）ホルネル症候群 Horner syndrome：胸髄上部または交感神経幹の頸部が障害されると，眼球陥凹，上眼瞼下垂，縮瞳，顔面紅潮などの症状が現われる．動眼神経麻痺による眼瞼下垂と散瞳とは区別できる．

2）ヒルシュスプルング病 Hirschsprung's disease（巨大結腸 megacolon）：副交感神経の仙髄部が障害されたり，結腸壁の副交感神経（アウエルバッハ神経叢やマイスナー神経叢；☞6章，p. 239）の発達が不充分であったりすると，結腸が異常に拡張するとともに頑固な便秘 constipation を伴う．

3）レイノー病 Raynaud's disease：四肢末端の血管に分布する交感神経の機能異常によって起こる．血行が著しく障害されるため，手足は冷たくなり，チアノーゼ cyanosis を来たす．さらに病状が進行すると四肢の壊疽 gangrene に陥り，患部より先端部を切断しなければならなくなる．

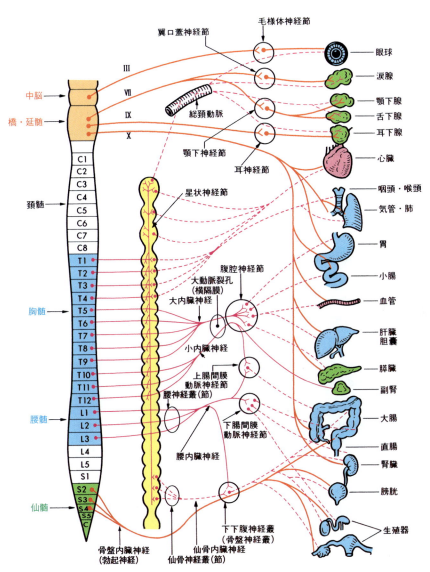

図 10.88　自律神経の分布（模式図）
　－●－－：交感，――：副交感

迷走（X）両神経とともに咽頭神経叢 Plexus pharyngeus（☞ p. 483）を
つくって，咽頭壁に分布する．また喉頭に分布するものは，上喉頭神経
N. laryngeus superior（X）と共に喉頭に達する．

2）胸部：胸部には 10～12 対の胸神経節 Ganglia thoracica がある．これから
神経節から起こる節後線維は次のものがある．

- 胸心臓神経 Nn. cardiaci thoracici：上・中・下頚心臓神経および迷走神経
  と共に心臓神経叢 Plexus cardiacus をつくる．
- 大・小内臓神経 N. splanchnicus major et minor：大内臓神経（第 5 ～ 第
  9 胸神経節）と小内臓神経（第 10～第 12 胸神経節）があり，ともに胸椎
  両側を下行して横隔膜の大動脈裂孔を貫く．腹腔に出てからは大内臓神経
  は腹腔神経節 Ganglia celiaca に入り，また，小内臓神経は腹腔神経節と上
  腸間膜動脈神経節 Ganglion mesentericum superius に入る．これらの神
  経節から出る節後線維は，迷走神経と合して腹腔神経叢 Plexus celiacus を
  形成したのち，腹部内臓に分布する．

3）腹部と骨盤部：腹部の交感神経幹は腰椎両側を下行して腰神経節 Ganglia
lumbalia を形成する．また，骨盤部のものは仙骨前面を下行して仙骨神経節
Ganglia sacralia と 1 つの不対神経節を形成する．これらの神経節から出る節後
線維に次のものがある．

- 腰内臓神経 Nn. splanchnici lumbales：腰神経節から起こり，大部分は下腸
  間膜動脈神経節に入るが，残りは仙骨前面に集まって上下腹神経叢 Plexus
  hypo-gastricus superior（仙骨前神経）となって下下腹神経叢 plexus
  hypogastricus inferior（骨盤神経叢）へ連なる．これらの枝は下腹部と骨盤
  内臓に分布する．
- 仙骨内臓神経 Nn. splanchnici sacrales：仙骨神経節から起こり，副交感神経
  仙髄部（骨盤内臓神経）とともに下下腹神経叢をつくったのち，骨盤と外陰
  部の内臓に分布する．

4 副交感神経 Pars parasympathica, parasympathetic nerves とその神経路
（図 10.88 ；☞図 10.86, p. 477 の表 10.5）

副交感神経は交感神経にみられるような神経幹をつくらず，<u>脳脊髄神経に混じ
り合って</u>末梢の器官や組織に分布する．これを中脳部，菱脳部および仙骨部に分
かつ．

1）中脳部：動眼神経副核（エディンゲル・ウエストファール Edinger-Westphal 核；Ⅲ）から起こり，動眼神経に沿って眼窩に入る．ここで動眼神経と分かれて毛様体神経節 Ganglion ciliare に入り，毛様体筋と瞳孔括約筋に分布する．

2）菱脳部：3つの副交感神経核がある．

- 上唾液核 Nucl. salivatorius superior（Ⅶ）から起こり，顔面神経に沿って走りながら途中で2方向に分かれる．1つは大錐体神経として翼口蓋神経節 Ganglion pterygo-palatinum に入り，涙腺に分布する．他の1つは鼓索神経 Chorda tympani に沿って走り，途中これと分かれて顎下神経節 Ganglion submandibulare に入り，舌下腺と顎下腺に分布する．

- 下唾液核 Nucl. salivatorius inferior（Ⅸ）から起こり，小錐体神経に伴って耳神経節 Ganglion oticum に入り，耳下腺に分布する．

- 迷走神経背側核 Nucl. dorsalis n. vagi（Ⅹ）から起こり，迷走神経とともに頚部，胸部および腹部の内臓に分布する．このうち腹部内臓に分布するものは大・小内臓神経と合流して，腹腔神経叢 Plexus celiacus を形成する．

3）仙髄部：第2〜第4仙髄節の中間外側核から起こって前根を出たあと，骨盤内臓神経 Nn. splanchnici pelvini（**勃起神経** Nn. erigentes）となって，交感神経の下下腹神経叢に合流し，陰部神経叢（S_2〜S_4）と共に骨盤と外陰部の諸内臓に分布する．勃起，射精，排便，排尿などの働きに関与する．

5 自律神経の興奮伝達

自律神経の興奮伝達は節後線維から分泌される化学伝達物質 chemical transmitters を介して行われる．交感・副交感の両神経ともに節前線維はアセチルコリン acetylcholine を分泌する（コリン作動性 cholinergic）．また，交感神経の節後線維はノルアドレナリン noradrenalin を分泌するもの（アドレナリン作動性 adrenergic；胃，腸，心臓，血管収縮）と，アセチルコリンを分泌するもの（コリン作動性；汗腺，血管拡張）がある．また副交感神経の節後線維はすべてコリン作動性である．

副腎髄質に分布する交感神経の節前線維は，ニューロンをかえることなく髄質中のクロム親和性細胞 chromaffine cell に達し，そこからアドレナリンやノルアドレナリンを分泌させる．

感覚器 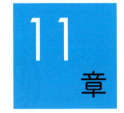11章

　感覚器 Organa sensuum は身体の内外から発する刺激を感受して，これを脳の感覚中枢に伝える器官である．感覚器には耳，眼，鼻，舌および外皮がある．**鼻**については呼吸器系（☞7章，p. 284）と神経系（☞10章，p. 443, 467）に，**舌**については消化器系（☞6章，p. 242）と神経系（☞10章，p. 473）に述べてある．

1 耳

　耳 Auris, ear は身体の平衡を保ち，また音を聞くための平衡聴覚器 Organum vestibulo-cochleare であり，外耳，中耳および内耳から構成される（図 11.1）．

1 外　耳 Auris externa, external ear
　音を中耳に伝える部分で，耳介，外耳道および鼓膜からなる．
Ⓐ 耳　介 Auricula（図 11.2）
　顔面の外側上方にある貝殻状突出物で，その表面は外皮で覆われている．耳介の大部分は耳介軟骨 Cartilago auriculae（弾性軟骨）からなるが，下端の耳垂 Lobulus auriculae のみは軟骨を欠き，脂肪組織に富む．
Ⓑ 外耳道 Meatus acusticus externus（図 11.1）
　外耳孔 Porus acusticus externus からまっすぐ水平に進んで鼓膜に達するまでの管で，全長約 2.5 cm ある．その外側 1/3 は弾性軟骨，内側 2/3 は骨（側頭骨）からなる．外耳道の表面は外皮で覆われており，耳毛（ミミゲ）が生えている．皮下組織には耳道腺（アポクリン汗腺）と皮脂腺があり，黄褐色を帯びた耳垢 cerumen を分泌する．

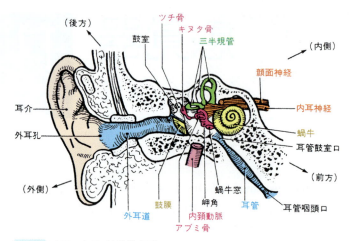

図 11.1　右耳の全景（立体模式図）

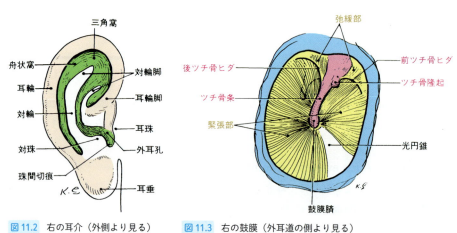

図 11.2　右の耳介（外側より見る）　　図 11.3　右の鼓膜（外耳道の側より見る）

鼓　膜 Membrana tympani, tympanic membrane（図 11.3）

　外耳道と鼓室 Cavum tympani との境をなす卵円形の膜である．生体の鼓膜は半透明で，表面の中央上方にツチ骨柄 Manubrium mallei が透けて見える．すなわち，ツチ骨柄に対応する部分が鼓膜の外耳道面にツチ骨条 Stria mallearis, ツチ骨隆起 Prominentia mallearis および鼓膜臍 Umbo membranae tympani として認められる．鼓膜周縁は外耳道の鼓膜切痕にはまり込んで，これと固く結合するが，上方の小部分のみは弛く結合している．このために鼓膜は緊張部 Pars tensa

と弛緩部 Pars flaccida（シュラプネル Shrapnell の膜）とに分けられる．

鼓膜の外耳道面は表皮（外胚葉）で覆われ，鼓室面は鼓室粘膜（内胚葉）で覆われる．そして中間に挾まる固有層は豊富な膠原線維を含んでいて，張力（この場合は音波動）に強い構造をつくりあげている．

2 　耳 Auris media, middle ear

鼓膜の振動を内耳に伝える部分で，鼓室，耳小骨および耳管からなる．中耳の内面は耳小骨も含めて，鼓室粘膜で覆われる．

Ⓐ 鼓　室 Cavum tympani, tympanic cavity（図 11.4）

側頭骨の錐体部にある含気腔で，その腔所は内外の方向に狭く，上下および前後の方向に広い6つの壁で囲まれている．

1）前壁（頸動脈壁 Paries caroticus）：薄い骨質からなる．上部に耳管鼓室口が開き，下部に内頸動脈が接する．

2）後壁（乳突壁 Paries mastoideus）：乳様突起 Processus mastoideus から

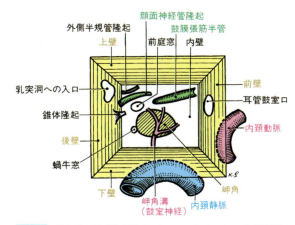

図 11.4　鼓室壁の構成模式図（Maisonnet & Coudane より改写）

Side Memo

難聴 deafness (or hearing impairment)：伝音性難聴 conductive impairment と **感音性難聴** sensorineural impairment とがある．前者はおもに外耳と中耳の障害（外耳道閉鎖，鼓膜穿孔，中耳炎，耳硬化症，耳小骨離断症など）で起こり，音の伝導が妨げられる．この場合，音叉を耳の近くで振動させても音は聞こえないが，乳様突起部に当てると聞こえる．一方，後者は内耳の蝸牛の障害（メニエール Menier 病，ストレプトマイシン中毒など），蝸牛神経の障害（内耳神経腫瘍など）および聴覚伝導路の障害（中枢神経の腫瘍，血腫など）で起こる．この場合，音叉を耳に近づけても乳様突起に当てても音は聞こえない．

なる．上方には乳突洞 Antrum mastoideum への入口があり，下方にはアブミ骨筋を入れる錐体隆起がある．

3）上壁（室蓋壁 Paries tegmentalis）：側頭骨の錐体部の鼓室蓋 Tegmen tympani からなる．

4）下壁（頚静脈壁 Paries jugularis）：薄い骨質からなる．壁の一部は頚静脈窩 Fossa jugularis に接する．

5）内壁（迷路壁 Paries labyrinthicus）：内耳を構成する骨迷路の外壁からなる．中央部に蝸牛の基底回転に一致した岬角 Promontorium があり，その表面に鼓室神経を入れる岬角溝がある．岬角の後上方には内耳の前庭に通じる前庭窓 Fene-stra vestibuli（卵円窓 oval window）があり，ここにアブミ骨底がはまり込んでいる．岬角の後下方には蝸牛ラセン管が鼓室階に通じる蝸牛窓 Fenestra cochleae（正円窓 round window）があるが，これは結合組織の膜（第2鼓膜 secondary tympanic membrane）で閉ざされている．そのほか前庭窓の上方には顔面神経管隆起 Prominentia canalis facialis と外側半規管隆起，岬角の上方には鼓膜張筋半管 Semicanalis musculi tensoris tympani がそれぞれ突出している．

6）外壁（鼓膜壁 Paries membranaceus）：鼓膜とその周囲の骨からなる．鼓膜の上方には鼓室上陥凹があり，ツチ骨頭とキヌタ骨体がはまり込んでいる．また，鼓膜の弛緩部とツチ骨頚の間には上鼓膜陥凹（プルサーク Prussak 腔）があり，中耳炎に際して真珠腫ができやすい．

Ⓑ 耳　管 Tuba auditiva（ユウスタキオ管 Eustachian tube）（☞図 11.1）

鼓室と咽頭を連絡する管で，全長3〜4cm ある．鼓室へは耳管鼓室口，咽頭へは耳管咽頭口 Ostium pharyngeum tubae auditivae でそれぞれ開く．鼓室に近い部分は耳管骨部といい，その上壁は耳管半管 Semicanalis tubae auditivae で包まれる．また咽頭に近い部分は耳管軟骨部といい，全周を耳管軟骨 Cartilago tubae auditivae で包まれる．なお，耳管咽頭口の周辺には耳管扁桃（☞6章，図 6.20）が分布する．

Ⓒ 耳小骨 Ossicula auditus, auditory ossicles（図 11.5；☞図 11.10）

3つの小骨からなる．その形状により，外方から順にツチ骨 Malleus，キヌタ骨 Incus，アブミ骨 Stapes という．3小骨は関節で順次連絡し合い，かつ鼓室壁とは靱帯で結合し，全体として鼓膜と前庭窓の連絡にあたる．すなわち，ツチ骨柄 Manubrium mallei は鼓膜内面と癒着し，アブミ骨底 Basis stapedis は前庭窓にはまり込む．耳小骨には次の2筋が付着する．

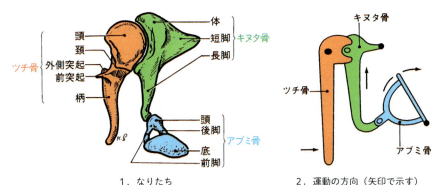

図11.5　右の耳小骨（内側より見る）

1）鼓膜張筋 M. tensor tympani：耳管の壁から起ってツチ骨柄に付着し，これを内方に引いて鼓膜を緊張させる．したがってこの筋が働くと，伝音の感度は高まる．鼓膜張筋神経（V₃）支配．

2）アブミ骨筋 M. stapedius：顔面神経管の壁から起こってアブミ骨頭 Caput stapedis に付着し，これを外側に引いてアブミ骨底を前庭窓から遠ざける．したがってこの筋が働くと，伝音の感度は低下する．顔面神経（Ⅶ）の麻痺では，この筋が働かなくなって，患者は聴覚過敏に悩まされる（☞ p.470, Side Memo）．アブミ骨筋神経（Ⅶ）支配．

3　内　耳 Auris interna, internal ear（図11.6〜図11.8）

側頭骨の錐体部にあり，2つの迷路からなる．そのうち外側の骨迷路 Labyrinthus osseus は外リンパ隙 Spatium perilymphaticum を囲む骨腔で，外リンパ管を介して頭蓋内のクモ膜下腔に通じていて，その中に外リンパ perilymph を入れる．一方，骨迷路内にある膜迷路 Labyrinthus membranaceus は外リンパ隙に囲まれた膜性空隙，つまり内リンパ隙 Spatium endolymphaticum で，その先端は盲端（内リンパ囊）に終わり，その中に内リンパ endolymph を入れる．これら内・外リンパ隙は決して交通し合うことはなく，互いに独立した腔所をなす．

骨迷路と膜迷路の形状は互いによく似ており，その長軸はともにほぼ側頭骨の錐体の長軸と一致する．両迷路を前方から蝸牛，前庭および半規管に分かつ．

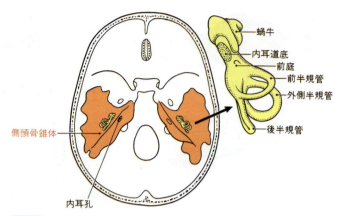

図 11.6 頭蓋骨での内耳の位置関係

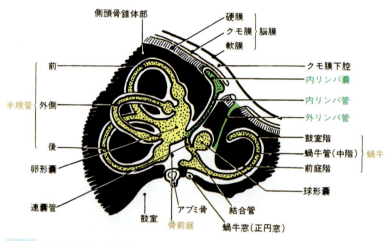

図 11.7 迷路(右側)の模式図
白い腔所が骨迷路,点の腔所が膜迷路.

Side Memo

鼓膜反射 tympanic membrane reflex：一度に多量の音響刺激が加わると,耳小骨筋(鼓膜張筋とアブミ骨筋)は反射的に収縮して,鼓膜を緊張させると共にアブミ骨底を前庭窓から引きはなす.この反射運動によって鼓膜と前庭窓の振動数は著しく減少し,聴覚受容器(コルチ器官 organ of Corti)を強い音から保護する.

耳管の働き：耳管はいつもは閉じている.しかし,あくび,嚥下運動,急激な気圧変動(汽車がトンネルに入る,飛行機が急上昇するなど)に際しては,口蓋帆張筋と口蓋帆挙筋が収縮するため,耳管は開く.その結果,鼓室内外の圧力が均等になり,鼓膜は安定する.諸種の原因で耳管が閉じてしまうと,鼓室内外に圧力差を生じて鼓膜の安定性が失われ,その結果,耳鳴りや耳づまりをひき起こす.

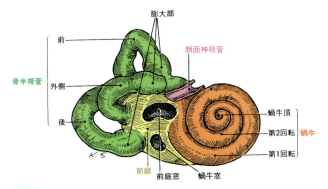

図11.8 骨迷路
外リンパと膜迷路を入れている．

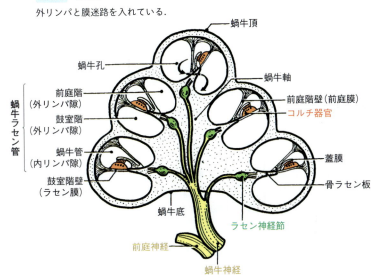

図11.9 蝸牛（蝸牛軸を通る縦断面）

Ⓐ 蝸 牛 Cochlea（図11.8，図11.9；☞図11.6，図11.7）

　蝸牛は骨迷路の前方内側部を占めるカタツムリ状構造物である．その中心部をなす骨質を蝸牛軸 Modiolus といって，蝸牛底 Basis cochleae を内耳道底に向け，先端を蝸牛頂に向けて位置し，ほぼ錐体の軸に直交する．蝸牛軸の中にはラセン神経節 Ganglion spirale cochleae（Ⅷ）が埋まっている．また，蝸牛軸のまわりを2回転半する蝸牛ラセン管 Canalis spiralis cochleae（骨迷路）は底を前庭に向け，先端を蝸牛頂に向けて盲端に終わっている．蝸牛軸から蝸牛ラセン管に向けて突出する薄い骨板を骨ラセン板 Lamina spiralis ossea といい，ここから出る2

枚の結合組織膜，すなわち前庭階壁（前庭膜 Membrana vestibularis）と鼓室階壁（ラセン膜 Membrana spiralis）は蝸牛ラセン管を3つの小管に分ける．

そのうち上方の前庭階 Scala vestibuli と下方の鼓室階 Scala tympani は骨迷路に属する外リンパ隙で，中に外リンパを満たす．この両階は蝸牛頂で蝸牛孔 Helicotrema によって互いに交通し合う．しかし，蝸牛底では，前庭階は前庭窓 Fenestra vestibuli（卵円窓 oval window）でアブミ骨底に面し，鼓室階は蝸牛窓 Fenestra cochleae（正円窓 round window）で第2鼓膜（結合組織の膜）に面する．

一方，前庭階と鼓室階に挟まれた蝸牛管（中央階 Scala media）は膜迷路に属する内リンパ隙で，その中に内リンパを満たす．この管は蝸牛頂で盲端に終わり，蝸牛底で結合管を介して球形嚢に連なる．そして蝸牛管と鼓室階を隔てるラセン膜には，聴覚受容器として重要なコルチ器官が分布する．

コルチ器官 organ of Corti （図 11.11，図 11.12；☞ 10 章，p.472）

この器官は蝸牛管の全長にわたって分布する．その構造は複雑であるが，要するに感覚上皮 Neuro-epithelium（有毛細胞 hair cells）とその支持細胞から構成さ

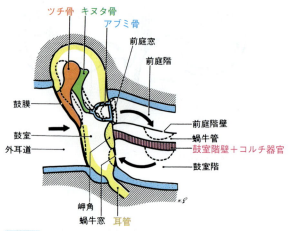

図 11.10　音振動の伝達模式図（Netter より改変）
点線は各部の振幅を示し，矢印は音振動が伝わる方向を示す．

> **Side Memo**
> **聴覚発生の機序**（図 11.10）：耳小骨からの音振動はアブミ骨底⇒前庭窓⇒前庭階⇒前庭階壁⇒蝸牛管（中階）⇒鼓室階壁（ラセン膜）へと伝えられる．鼓室階壁が振動すると，蓋膜に接する有毛細胞にズレ運動によるゆがみを生ずる．このゆがみは有毛細胞で電気刺激にかえられて蝸牛神経に伝えられ，ここに聴覚を生ずる．一方，鼓室階壁の振動は鼓室階を経て蝸牛窓に達し，ここで第2鼓膜を振動させたのち鼓室に放散，消失する．かくして蝸牛ラセン管は元の静止状態に戻り，耳小骨から次の音振動がやって来るのを待ち受ける．

れている．有毛細胞は内側1列の内有毛細胞と外側3列の外有毛細胞とからなり，その数2〜3万個に達する．有毛細胞の遊離面は聴毛 hairlet（不動毛）を備えており，これがゼラチン様物質からなる蓋膜 Membrana tectoria に接している．一方，有毛細胞の基底面は指節細胞 phalangeal cell で支持されるとともに，その一部は蝸牛神経の神経終末に接続している．

Ⓑ 前　庭 Vestibulum（図 11.13；☞図 11.6〜図 11.8）

骨迷路からなる前庭は蝸牛と半規管の間にあり，その中に膜迷路からなる卵形嚢 Utriculus と球形嚢 Sacculus を入れる．骨迷路としての前庭の内壁は内耳道底に面し，ここを垂直に走る前庭稜をはさんで2つの小陥凹を認める．そのうち前下方のものは球形嚢を入れる球形嚢陥凹，後方のものは卵形嚢を入れる卵形嚢陥凹である．一方，前庭の外壁の鼓室に面するところには，蝸牛ラセン管の前庭窓（卵円窓）と蝸牛窓（正円窓）が開いている（しかし実際には，この両窓はアブミ

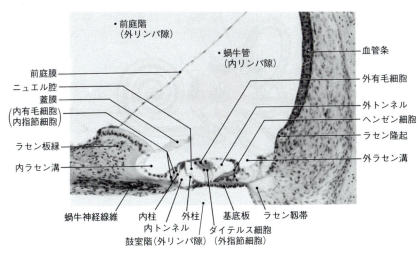

図 11.11　コルチ器官の構成（モルモットの蝸牛，縦断面），×80

> **Side Memo**
>
> **コルチ器官の有毛細胞とニューロンの代償性**：一般に内有毛細胞は1本のニューロン，外有毛細胞は複数のニューロンに接続している．蝸牛神経のこの重複支配は有毛細胞の機能に融通性を与えるとともに，1つの有毛細胞やニューロンに障害が起こったときでも，他の有毛細胞やニューロンがその代償機能を発揮できるような仕組みをつくりあげている．
>
> **耳硬化症 otosclerosis**：内耳の骨壁（特に骨迷路）における骨の吸収と置換が原因で起こる．その場合，前庭窓が特異的におかされ，この部の骨吸収と新生骨による骨置換はアブミ骨底の運動障害や前庭窓との癒着を来たし，難聴あるいは耳聾をひき起こす．病変が蝸牛にまで波及していなければ，アブミ骨を人工物に置き換えて聴覚を回復出来るが，蝸牛にまで波及している場合には聴覚は終生回復しない．

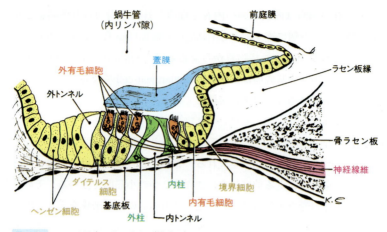

図 11.12　コルチ器官のなりたち（模式図）

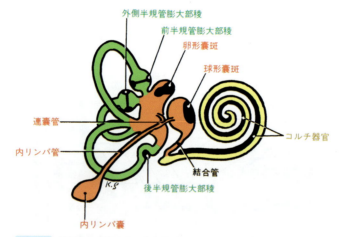

図 11.13　膜迷路と感覚上皮の分布域（von Ebner による）

骨底と第 2 鼓膜によって閉鎖されている）．

　前庭の膜迷路には卵形嚢と球形嚢がある．前者は前庭の内壁後部にあり，膜半規管に連なる．後者は内壁の前下部にあり，結合管によって蝸牛管（中階）に，連嚢管によって卵形嚢に連なる．さらに連嚢管は内リンパ管 Ductus endolymphaticus を経て，脳硬膜内にある内リンパ嚢 Saccus endolymphaticus に終わる．これら両嚢はともに内リンパを満たすとともに，平衡覚受容器としての平衡斑を備える．

　平衡斑 Maculae, otolithic organs（図 11.14，☞図 11.13）

球形嚢にあるものを球形嚢斑 Macula sacculi，卵形嚢にあるものを卵形嚢斑 Macula utriculi という．この両斑は感覚上皮と平衡砂膜 Membrana statoconiorum（耳石膜 otolithic membrane）のために丘状のもりあがりを示す．そのうち感覚上皮は有毛細胞 hair cells とこれを支持する糸状細胞 fiber cells（レッチウス Retzius）からなる．有毛細胞の遊離面は平衡毛 otolithic hair（1本の動毛 kinocilium と多数の不動毛 stereocilia よりなる）を備え，そのゼラチン様物質の平衡砂膜で覆われている．一方，有毛細胞の基底部は前庭神経の神経終末に接続する．なお，平衡砂膜内には炭酸カルシウム結晶からできた平衡砂 Statoconia（耳石 otoliths）が分布する．

頭の位置が変わると平衡砂膜に接する平衡毛に圧力差を生じ，その刺激が前庭神経に伝えられて頭部の空間的位置や直進運動の加速度を感受する．

❸ 半規管 Canales semicirculares（☞図 11.13，図 11.6〜図 11.8）

前庭の後方に位置する3つの半環状の管である．そして各半規管を含む面は互いに直角に交わる（このことは半規管の立体的位置および構造を理解する上に重要な点である）．

①前半規管：垂直面にあり，凸面を錐体上面に向けて弓状の弧を画く（錐体軸と直交する）．

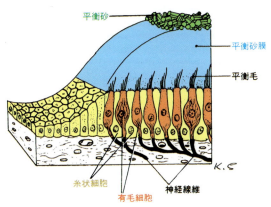

図 11.14　平衡斑の構成（Junqueira & Carneiro による）

Side Memo

平衡感覚：卵形嚢と球形嚢は直進運動における速度変化を感じ，膜半規管は回転運動における速度変化を感じる．したがって，卵形嚢と球形嚢が破壊されるとまっすぐに進むことが出来なくなり，体をぐるぐる回転させるばかりである．一方，膜半規管またはその経路が障害されると回転運動に錯覚を生じ，体は静止しているのに外界があたかも回っているように感じたり，外界は回っていないのに体が回っているように感じたりする（めまい vertigo）．

②外側半規管：水平面にあり，凸面を後外方に向け，その長軸は内耳全体の長軸とほぼ一致する．

③後半規管：垂直面にあり，凸面を後外方に向け，その長軸は内耳全体の長軸とほぼ一致する（錐体軸と平行する）．

骨半規管はすべて前庭に開き，膜半規管は前庭内の卵形嚢に開く．膜半規管の両脚のうち1脚は膨大部 Ampullae membranaceae を形成する．そして膨大部の内面には C 字状に隆起した膨大部稜があるが，これは感覚上皮 Neuro-epithelium とゼラチン様膜（小帽 cupula）とによって構成されている．

膨大部稜 Crista ampullaris

感覚上皮は平衡斑にみられると同様，有毛細胞とこれを支持する細胞からなる．有毛細胞の表面には平衡斑のものよりも長い平衡毛があり，これは丈の高いゼラチン膜，すなわち小帽内に深く入り込んでいる．一方，有毛細胞の基底部は前庭神経の神経終末に接続する．なお，小帽は平衡斑と違って，平衡砂を含まない．

頭が回転すると膜半規管内の内リンパ endolymph が振動して小帽は一方向に傾く．その結果，有毛細胞の平衡毛がゆれ動き，この刺激が前庭神経に伝えられて身体の回転や頭の回転加速度を感受する．

2 眼

眼 Oculus, eye は物を見るための視覚器 Organum visus で，次のものから構成される（図 11.15）．

- 眼球 Bulbus oculi
- 視神経 N. opticus（Ⅱ脳神経）
- 眼筋 Musculi bulbi（眼窩筋膜 Fasciae orbitales）
- 眼瞼 Palpebrae
- 結膜 Tunica conjunctiva
- 涙器 Apparatus lacrimalis

1 眼 球 Bulbus oculi, eye ball（図 11.16）

眼窩 orbita 内にある球状の器官で，7～8 g の重さがある．眼球のまわりは脂

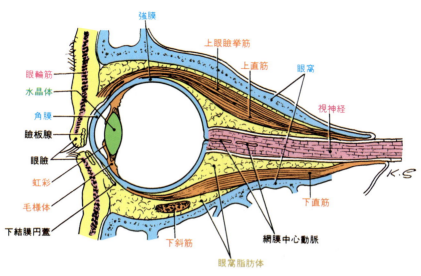

図11.15 眼窩とその内容物（矢状断面）

肪組織（眼窩脂肪体 Corpus adiposum orbitae, orbital fat）で包まれている．

まず，眼球の方向性を定める諸径（軸と線）を簡単に述べる（図11.16 **ⓐ**）．

- 外眼球軸 Axis bulbi externus：眼球前端の前極（角膜全面の中心）と後端の後極を結ぶ線．
- 内眼球軸 Axis bulbi internus：角膜後面の中心と網膜内面の後極に対応する点を結ぶ線．
- 視線 visual line または視軸 visual axis：瞳孔の中心と網膜の中心窩を結ぶ線で，眼球軸より約1mm外側に位置する．この視線は，物体を注視するときの中心の軸となる．
- 経線 Meridiani；眼球の表面を通り，前極と後極を結ぶ半円状の線である．
- 赤道 Equatorium：経線と垂直な眼球の最大横周径である．

次に，眼球の壁は3つの膜（外膜＝線維膜，中膜＝血管膜，内膜＝網膜）でできており，その中に水晶体，硝子体，（眼）房水を入れている（図1.16 **ⓑ**）．

眼球壁 ｛ 外膜＝眼球線維膜 Tunica fibrosa bulbi：角膜 Cornea，強膜 Sclera
中膜＝眼球血管膜 Tunica vasculosa bulbi（ブドウ膜 Uvea）：虹彩 Iris，毛様体 Corpus ciliare，脈絡膜 Chor（i）oidea
内膜＝眼球内膜 Tunica interna bulbi：網膜 Retina（神経部＋色素部）

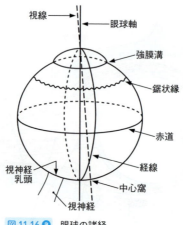

図 11.16 ⓐ 眼球の諸経

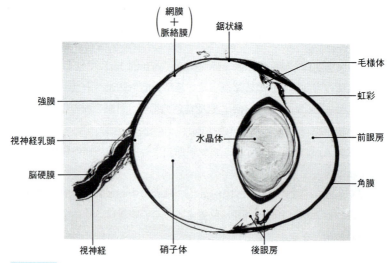

図 11.16 ⓑ 眼球（ネコ，経線に沿った水平断面），×4

内容物 ｛ 眼房水 Humor aquosus
　　　　水晶体 Lens
　　　　硝子体 Corpus vitreum

Ⓐ 角　膜 Cornea（図 11.16 ⓑ, 図 11.17）

　眼球の前方中央部にある透明な膜で，眼球壁の1/6を占め，全体としてやや前方に突出．角膜周縁は眼球結膜および強膜に移行する．その構成要素は次のごと

くである.

①角膜上皮 Epithelium anterius corneae：眼球結膜の続きで，重層扁平上皮からなる．眼神経（V_1）の知覚終末が分布しており，特に痛覚が過敏である．

②前境界板 Lamina limitans anterior（ボーマン Bowman 膜）

③角膜固有質 Substantia propria corneae：強靱な膠原線維束からなる層板が，角膜表面に平行に幾層にも重なり合ったもので，層板間に線維芽細胞が挟まっている．このため，角膜の透光性が維持されている．固有質には血管はないが，知覚神経（眼神経V_1の枝）は豊富に分布する．

④後境界板 Lamina limitans posterior（デスメ Descemet 膜）

⑤角膜内皮 Endothelium camerae anterioris：1層の扁平上皮からなり，虹彩内皮に移行している．

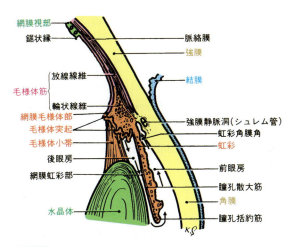

図11.17 眼球の前半部
角膜，虹彩，毛様体を中心に．矢印は眼房水の還流方向を示す．

Side Memo

角膜反射 corneal reflex：角膜を刺激すると眼瞼は反射的に閉じる．これは角膜上皮に分布する感覚神経（眼神経V_1の枝）と眼瞼の筋に分布する運動神経（動眼神経Ⅲの枝）との間に反射弓 reflex arc が成立しているためである．この反射は手術時の麻酔に際して全身の諸反射のうち最後に消失する反射であるために，しばしば麻酔深度の判定に利用される．

乱視 astigmatism：角膜の弯曲，すなわち屈折率の異常によって起こる．水平方向と垂直方向の屈折率が異なるために，物体はぼやけて見える．屈折率を矯正するには円柱レンズを用いればよい．

Ⓑ 強 膜 Sclera（図 11.17；☞図 11.16 ⓑ）

角膜の続きで，眼球の後方 5/6 を覆う強靱な結合組織からなり，その色は白色不透明である．強膜の前方部を白眼 white of the eye といい，この部は眼球結膜を透して見える．また後方端は視神経と血管によって貫かれる．角膜との境目には強膜静脈洞 Sinus venosus sclerae（シュレム管 canal of Schlemm）が環状に分布していて，眼房水の吸収と排導にあたる．強膜の外面には眼筋が付着する．

Ⓒ 脈絡膜 Choroidea, choroid（図 11.17，☞図 11.16 ⓑ）

強膜と網膜の間にある黒褐色の層で，後方は視神経の侵入部から，前方は鋸状縁 Ora serrata に至る．色素細胞と血管に富んでおり，眼球壁の外側から次の各層を分かつ．

1）脈絡上板 Lamina suprachoroidea：色素細胞に富む．この層には内皮細胞で覆われたリンパ腔（脈絡外隙 Spatium perichoroideale）があり，視神経周囲のクモ膜下腔と交通する．

2）血管板 Lamina vasculosa：短後毛様体動脈と渦静脈の枝が分布する（☞図 11.22）．

3）境界板 Lamina limitans：弾性線維が集まって膜状になった層であるが，ヒトでははっきりしない．しかし，犬・猫など暗所で眼が光って見える動物では，この層がよく発達しており（壁紙 tapetum という），少量の光を反射させて光量を増やす役割をする．

4）脈絡毛細管板 Lamina choroido-capillaris：血管板の動静脈を出入りする毛細血管網が分布する．

5）基底膜 Lamina basalis：網膜色素上皮層の基底部をなす．ガラス膜 glassy membrane ともいう．

脈絡膜には網膜外層を栄養するとともに，光の散乱を防ぐ働きがある．

Ⓓ 毛様体 Corpus ciliare, ciliary body（図 11.18；☞図 11.17）

血管網が豊富に分布し，かつ肥厚したもので，前方は虹彩起始部に続き，後方は鋸状縁 Ora serrata を境にして脈絡膜に続く．毛様体輪，毛様体冠および網膜毛様体部からなり，水晶体の弯曲度を調節している．

Side Memo

眼房水（☞図 11.17）Humor aquosus：毛様体突起中に分布する毛細血管からの濾出液，すなわち眼房水は後眼房 posterior chamber ⇒ 瞳孔 pupil ⇒ 前眼房 anterior chamber ⇒ 虹彩角膜角隙（フォンタナ腔）を経て強膜静脈洞に注ぎ込む．眼房水の過剰生産や静脈洞からの排導障害は眼房内圧 intra-ocular pressure を亢進させ，緑内障 glaucoma を来たす．

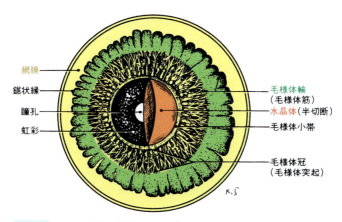

図 11.18　眼球の前半部（後方より見る）

　1）**毛様体輪 Orbiculus ciliaris**：毛様体筋 M. ciliaris に相当するもので，3つの筋があり，いずれも強膜輪が起点となる．

- 経線線維 Fibrae meridionales（Brücke）：強膜に近く，眼球壁を経線方向に走り，脈絡膜を引っ張る．
- 輪走線維 Fibrae circulares（Müller）：前者の内層を輪走し，毛様体突起の基部をなす．
- 放射線維 Fibrae radiales：前二者の間にある．経線線維の一部が分かれたもの．

　これら3つの毛様体筋は短毛様体神経〔交感神経（内頚動脈神経叢からの線維）＋副交感神経（動眼神経副核からの線維）〕の支配を受けている．副交感神経が働くと，毛様体筋が緊張して毛様体小帯 Zonula ciliaris（チン Zinn 帯）がゆるみ，水晶体の屈折率が増すために，眼球の焦点は近視野に絞られる．一方，交感神経が働くと，これとは逆に焦点は遠視野に絞られる．

　2）**毛様体冠 Corona ciliaris**：毛様体突起 Processus ciliares に相当するもので，毛様体の表面に 70〜90 個の小突起が経線方向に配列したものである．水晶体包から来る多数の小帯線維がここに付着して，毛様体小帯を形成する．

Side Memo

光反射 light reflex：光が網膜に達すると，虹彩は反射的に収縮して瞳孔をせばめる．この反射経路は次のようになる．光⇒網膜⇒視神経⇒視索⇒外側膝状体（視床の後部）⇒上丘腕（中脳）⇒視蓋前域（又は上丘；中脳）⇒後交連（視床上部〜中脳）⇒動眼神経副核（Edinger-Westphal 核；中脳）⇒毛様体神経節⇒短毛様体神経⇒瞳孔括約筋⇒縮瞳（☞ 10 章，p. 457，☞ p. 456，図 10.56）．

3）**網膜毛様体部 Pars ciliaris retinae**：毛様体内面を覆う2層の上皮からなる．外層は網膜色素部（色素上皮層）の続きで，多数の色素顆粒を含むが，内層の網膜神経部は色素顆粒を含まず，この層の基底部に小帯線維が付着する．なお，この部の上皮は光を感じない．

Ｅ 虹 彩 Iris（図 11.17，図 11.18）

虹彩はカメラの絞りに相当する．毛様体から起こって，水晶体の前方に位置する輪状の色素膜で，その中央部に瞳孔 Pupilla, pupil がある．虹彩は角膜と水晶体の間の腔所を2分する．前方のものを前眼房，後方のものを後眼房といい，それぞれ眼房水を入れる．虹彩が角膜に移行する所は虹彩角膜角 Angulus irido-cornealis といい，この角のすき間（フォンタナ腔 Fontana's space）は疎性結合組織が埋っていて，眼房水が吸収される通路になっている．

虹彩は次のものからなる．

1）**前面 Facies anterior**：前眼房に面し，角膜内皮につづく1層の虹彩内皮からなる．

2）**後面 Facies posterior**：後眼房に面し，2層の色素上皮からなる．外側の虹彩支質側は低立方上皮の網膜色素部であり，この部は虹彩基底部近くで瞳孔散大筋を形成する．内側の後眼房側は円柱上皮で多量の色素を含む網膜神経部である．これらの上皮は多量の色素を含み，瞳孔以外から光が眼球深く通過するのを防いでおり，また網膜毛様体部と同様に光を感じない．

3）**虹彩支質 Stroma iridis**：前面と後面の間にある小血管と色素細胞に富む結合組織の層で，2種類の平滑筋を含んでいる．

a）**瞳孔括約筋 M. sphincter pupillae（輪状筋 circular muscle）**：瞳孔縁に沿って輪走する．外胚葉起源で，発生4カ月頃に色素上皮層から分化して生ずる．副交感神経（動眼神経副核からの線維）の支配を受けて収縮し，縮瞳 miosis を来たす．

b）**瞳孔散大筋 M. dilator pupillae（放射状筋 radial muscle）**：虹彩後面に沿って放射状に走る．外胚葉起源で，胎生7カ月頃に色素上皮層から分化して生ず

Side Memo

網膜剥離 detached retina：動脈硬化症，網膜中心動脈の出血，下垂体腫瘍などが原因で，網膜の神経部（視細胞層と脳層）は，しばしば網膜の色素部から剥離する．その結果，剥離した網膜領域に一致した視野欠損 defect of visual field を来たす．早期に診断すれば，ジアテルミー diathermy で治すことが可能である．

視覚物質：光受容器としての視細胞層は視覚物質（錐体はヨードプシン iodopsin，杆体はロドプシン rhodopsin）をもっている．これらの物質は光にあたると分解し，それによって生ずるエネルギーが視細胞層内で受容器電位を発生させる．これが視覚の始まりである．

る．交感神経（内頚動脈神経叢からの線維）の支配を受けて収縮し，散瞳 mydriasis を来たす．

❺ 網 膜 Retina（図 11.19，図 11.20；☞図 10.56）

眼球壁の最内層をなす網膜は，発生的には間脳に由来する眼杯 optic cup が変化したもので，内板の神経部 pars nervosa と外板の色素部 pars pigmentosa とが合わさったものである．網膜は鋸状縁 Ora serrata を境として前方の盲部（毛様体部と虹彩部）と後方の視部とに分かれる．

1）**網膜視部 Pars optica retinae**：外側から順に色素上皮，光受容体 photoreceptor としての視細胞層 Stratum neuro-epitheliale（杆体 rods と錐体 cones および外顆粒層 outer nuclear layer），およびこれに接続して光刺激を中枢に伝える脳層 Stratum cerebrale（内顆粒層 inner nuclear layer と神経節細胞層 ganglion cell layer）がある．錐体は強い光と色調を感じ，杆体は弱い光を感じるが色調を感じない．視細胞層は光受容体であるばかりでなく，視覚伝導路の第1神経元でもある．脳層の内顆粒層は双極神経細胞で，視覚路の第2神経元をなす．また神経節細胞層は視覚路の第3神経元をなす．このほかに，内顆粒層に近く水平細胞 horizontal cell，神経節細胞に近く無軸索細胞 amacrine cell が分布し，横方向の連絡をしている．つまり，前者は外顆粒層間を，後者は内網状層の線維間を連絡しているのである．なお，網膜視部の外顆粒層〜神経節細胞層の構造は星状膠細胞（ミュラー細胞 Müller's cell）によって保持されている．

網膜視部の色素上皮は上皮の表面に多数のフサ状突起を備えており，これが視細胞層に入り込んでいる．突起の丈の高さは光線の量の多少によって伸縮する．この部の色素上皮は視細胞の支持・栄養にあたる．なお，白子 albino（劣性遺伝）では色素上皮に色素顆粒がないために無色を呈する．

網膜視部には特殊な部位が2カ所ある．

a）**視神経円板 Discus n. optici**（視神経乳頭 Papilla n. optici）：眼球後極の網膜面で，視神経の侵入部位からわずかに内側（鼻側）にある．その周辺はわずかに肥厚しており，中心部は凹んで乳頭陥凹 Excavatio disci をなす．乳頭は視細胞層と脳層を欠き，神経線維のみから構成されているため，光を感じない．これを盲点 blind spot という．

b）**黄斑 Macula lutea, yellow spot**：視神経円板より外側4〜5mm の網膜面にあるカロチノイドを含む黄色の円形斑で，その中心部に0.2〜0.4mm の無色の斑点，つまり中心窩 Fovea centralis がある．黄斑に分布する視細胞層の大部分

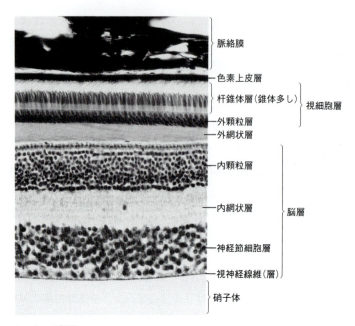

1．ネコの網膜

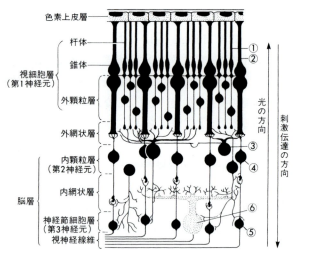

①杆体，②錐体，③水平細胞，④双極神経細胞，⑤神経節細胞，⑥無軸索細胞

2．模式図

図 11.19　網膜の構造

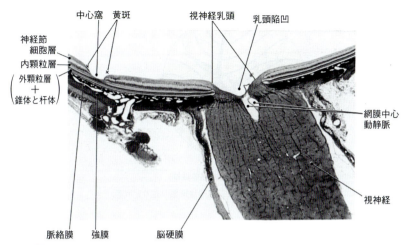

図11.20 黄斑と視神経乳頭（サル，経線断面），×10

は錐体で，杆体はほとんどない．さらに中心窩の視細胞層は錐体のみからなる．このため黄斑（特に中心窩）は注視と明視の中心をなし，物体はここに結像したとき最も鮮明に見える．この意味で角膜の中心部と中心窩とを結ぶ線を，眼の視軸 Axis opticus, visual axis という．

　2）網膜盲部 Pars caeca retinae：鋸状縁 Ora serrata より前方にある網膜で，網膜毛様体部と網膜虹彩部がある．この両部はともに視細胞層および脳層を欠き，網膜の神経部と色素部（色素上皮層）に由来する2層の立方上皮からなる．そのうち虹彩部の上皮は2層とも色素顆粒を含むが，毛様体部の上皮は含まない．

G 水晶体 Lens, lens （図11.21，☞図11.16〜図11.18）

　虹彩の後方，硝子体の直前にある前後両面が凸レンズ状の硬い構造物で，その長径は約1cmある．後面の弯曲率は前面のそれより大である．水晶体の弯曲率は年齢とともに減少する．

　水晶体は次の各要素を含む．

　1）水晶体包 Capsula lentis：重屈析性の膜で，基底膜が変化したもの．ここからは小帯線維が出て毛様体突起に付着する．

　2）水晶体上皮 Epithelium lentis：外胚葉由来の立方形上皮．幼児期には前後両面にみられるが，大人になると後面のものは水晶体線維に変化する．したがって成人では前面に2〜3層の上皮細胞層を認めるのみである．

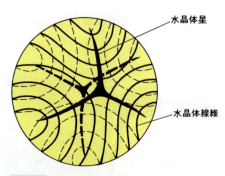

図11.21　水晶体星と水晶体線維
実線は前面のものを，点線は後面のものを示す．

3）**水晶体線維 Fibrae lentis**：長さが7～10 mmの細長い六角柱状の線維（クリスタリン crystallin たんぱくが層状に配列）．この線維はS字状弯曲を示しながら，その発着線である前面の水晶体星 Stella lentis と，後面のそれとの間にまたがっている．なお，水晶体星は前面と後面とで三叉の放線をなしている（水晶体放線 Radii lentis）．水晶体の周辺部は各線維の形状がはっきりしていて有核だが，中心部（水晶体核 Nucleus lentis）は融解して無核になってしまっている．なお，水晶体上皮からの水晶体線維の新生は生涯行われている．

4）**毛様体小帯 Zonula ciliaris（チン Zinn 帯）**：粘稠性のある細長い小帯線維 Fibrae zonulares が多数集まったもので，水晶体包から起こり毛様体突起 Processus ciliares に付着する．

Ⓗ 硝子体 Corpus vitreum, vitreous body（☞図 11.16 ⓑ）

網膜と水晶体の間の硝子体腔を満たす無色透明のゼラチン様構造物である．その中味はほとんど水分であるが，わずかにムコ多糖類（特にヒアルロン酸 hyaluronic acid）を含む．固定標本では，硝子体全面にわたって微細な膠原線維網がみられる．視神経円板から水晶体後面にかけて伸びる硝子体管 Canalis

---

Side Memo

遠近順応 accommodation：遠くを見るときは，脈絡上板 Lamina suprachor(i)oidea の弾性線維が毛様体全体を後方に引きつけると共に毛様体筋が弛緩するので，毛様体小帯と水晶体包が緊張して水晶体の屈折率は低下する．それと同時に瞳孔散大筋が収縮するので瞳孔は開く．一方，近くをみるときは，これとは逆の現象が連続して起こり，水晶体の屈折率は増加する．それと同時に瞳孔括約筋が収縮するので瞳孔は閉じる．このような現象を眼球の遠近順応という．加齢と共にこの反応性は低下していく．

白内障 cataract：水晶体は加齢と共に白濁する傾向を示す．特に糖尿病などでは白濁の速度が早まる．このように，水晶体が白く濁って，光がここを通過しにくい状態を白内障という．水晶体包を切り開いて内容物を取り除いたのち，眼内レンズをうめ込むか，または凸レンズ眼鏡をかけて矯正する．

hyaloideus は胎生期の硝子体動脈 A. hyaloidea のなごりで，眼底検査のときに認めることが出来る．時として視野の中に虫がうごめくような像（硝子体内浮遊物 vitreal floaters）を認めることがあるが，これは硝子体管が網膜に映るものである．

❶ 眼球に分布する血管（図 11.22）

いずれも眼動静脈 A. et V. ophthalmica の枝である．これをまとめると下図のようになる．

網膜中心動脈は視神経の中を前進し，視神経円板で6つの小動脈に分枝したのち，脳層 Stratum cerebrale に分布する．この動脈は終動脈 end artery であり，走行の途中決して吻合することはない．網膜中心静脈とその枝はほぼ同名動脈とその枝に伴行する．長・短後毛様体動脈と渦静脈は視神経円板の近くで強膜を貫き，前毛様体動静脈は角膜縁 Limbus corneae で強膜を貫く．

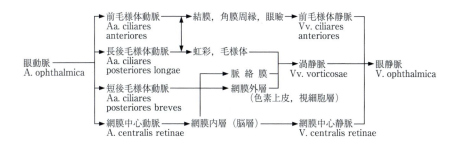

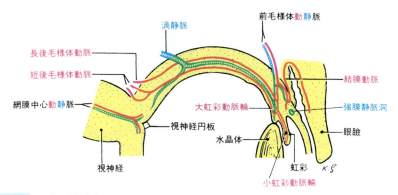

図 11.22　眼球の血管分布

2 視神経 N. opticus と眼筋 Musculi bulbi

視神経については10章，p. 456（視覚路）と図10.56を，眼筋については10章，p. 467（動眼神経），p. 468（滑車神経と外転神経），図10.67をそれぞれ参照されたい．

3 眼瞼 Palpebrae, eyelids（図11.23）

眼窩の前面を覆う上下2枚の筋性線維膜で，眼球の保護と光の遮蔽にあずかる．上眼瞼は下眼瞼に比べて可動性がある．上下両眼瞼は内眼角（メガシラ）Angulus oculi medialis と外眼角（メジリ）Angulus oculi lateralis とで合流し，その間に眼瞼裂を形成する．前眼瞼縁には睫毛（マツゲ）Cilia, eyelash が生えており，これには特殊な汗腺（睫毛腺 ciliary glands＝モル腺 gland of Moll）が付属する．なお，この腺に感染がおきると，麦粒腫 sty (-e)（ものもらい）になり，眼瞼の開閉時に痛みを感じる．前眼瞼縁の内側方（鼻側方）には涙点 Punctum lacrimale があり，涙はこの小口を通って涙嚢 Saccus lacrimalis に流れ込む．上眼瞼の眼窩上縁には眉毛（マユゲ）Supercilium, eyebrow がある．

眼瞼の構造：外方から内方にかけて次のような構造を示す．

①皮膚：皮膚は薄く，毛は小さくて少ない．皮下組織はほとんど脂肪組織を含まず，滲出液が留まりやすい（眼瞼浮腫 palpebral edema）．

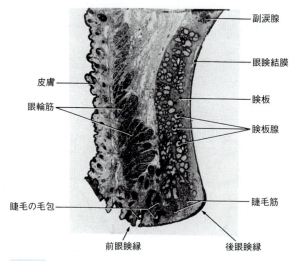

図 11.23　上眼瞼（矢状断面），×8

②眼輪筋 M. orbicularis oculi：両眼瞼を輪状に取り巻く表情筋で，顔面神経（VII）の支配を受けて収縮し，眼瞼裂を閉じる．この筋の一部は分離，独立して睫毛筋となり，眼瞼裂の閉鎖を完全にする．

③上眼瞼挙筋 M. levator palpebrae superioris：眼筋とともに動眼神経（III）の支配を受けて収縮し，上眼瞼をあげる．なお下眼瞼には挙筋も下制筋もない．

④眼瞼板 Tarsus palpebrae：両眼瞼の中軸をなす強靱な結合組織板である．これはいわば眼瞼の骨格に相当し，眼瞼の形を保持する．瞼板は瞼板腺 Gll. tarsales（マイボーム腺 gland of Meibom；皮脂腺）を備え，その導管は後眼瞼縁に開いていて，涙が眼瞼縁からあふれるのを防ぐ．

上・下の瞼板のつけ根には瞼板筋 Mm. tarsei（平滑筋）が付着している．これは交感神経（内頚動脈神経叢からの線維）の支配を受けて収縮し，瞼板を上方または下方に引くことによって眼瞼裂の幅を調節する．頚部交感神経が障害されると，瞼板筋が麻痺して上眼瞼は下垂する（ホルネル Horner 症候群：☞ p. 500 Side Memo）．

⑤粘膜（眼瞼結膜 Tunica conjunctiva palpebrarum）：粘膜上皮は重層円柱上皮からなり，粘液を分泌する杯細胞 goblet cell を備える．

4 結　膜 Tunica conjunctiva, conjunctiva（図 11.23，☞図 11.17）

眼球前面と眼瞼後面を覆う粘膜である．次の 3 部を区別する．

Ⓐ 眼球結膜 Tunica conjunctiva bulbi

眼球前面の強膜（これを白眼 white of the eye という）の表面を覆う．この部の結膜は透明なため，その下の強膜が透けてみえる．結膜周縁部は弛んでいて，眼球は自由に動く．また，中央部は角膜上皮に移行する．眼球結膜は内眼角でわずかに肥厚して，結膜半月ヒダをつくる．涙はこのヒダと内眼角との間にできる涙湖から涙点に吸い込まれ，次いで涙小管を通って涙嚢に流れ込むわけである．

Ⓑ 眼瞼結膜 Tunica conjunctiva palpebrarum

眼瞼の後面を覆い，血管に富んで赤味を帯びている．このためにこの部の結膜

Side Memo

眼底検査：眼底鏡 ophthalmoscope で眼底をのぞくと網膜視部，視神経円板，黄斑，網膜中心動静脈の分布状態などの様子がよくわかり，その所見から全身の健康状態を推察することが出来る．例えば，全身の動脈硬化症では網膜中心動脈の枝は迂曲・蛇行するし，これに栓塞・出血などを伴えば，その領域の網膜は壊死・瘢痕化する．また，下垂体腫瘍などで視神経が強く圧迫されると，視神経円板に浮腫が認められるとともに，視神経の圧迫による視野欠損を伴う（☞図 10.56，p. 456，Side Memo）．

はしばしば貧血の検査に利用される．内眼角近くの結膜は次第に涙小管 Canaliculus lacrimalis に移行する．

ⓒ 結膜円蓋 Fornix conjunctivae

眼球結膜と眼瞼結膜の移行部に相当する．上結膜円蓋には涙腺の導管が開く．

結膜の粘膜上皮は2～3層の円柱上皮で杯細胞 goblet cell を備えている．固有層は，眼球結膜や結膜円蓋では疎性結合組織で弾性線維を多く含み，眼瞼結膜では比較的緻密な結合組織からなり，眼瞼に固く結合している．また固有層にはリンパ球，形質細胞，肥満細胞などが多い．

5 涙　器 Apparatus lacrimalis（図 11.24）

涙腺と涙 tears の通路からなる．涙は眼球前面を潤すとともに，角膜上皮の乾燥を防ぐ．

Ⓐ 涙　腺 Gll. lacrimales

眼窩上壁の前外側部にあり，外側直筋と上眼瞼挙筋の上に乗っている．大きさは小指頭大，分泌物は漿液性である．涙腺の導管は上結膜円蓋に開く．涙腺は自律神経の二重支配を受けており，副交感神経（Ⅶ，頬骨神経との交通枝）の支配で分泌が促進し，交感神経（眼動脈神経叢の枝）の支配で分泌が低下する．

Ⓑ 涙の通路

涙は内眼角の涙湖 Lacus lacrimalis に集まる．ここから上・下眼瞼の内側方の

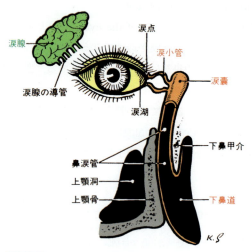

図 11.24　涙器（右側，模式図）

小さな開口，すなわち涙点に注ぎ込んだあと，涙小管に入り，さらに眼窩内側縁の涙囊窩にある涙囊 Saccus lacrimalis に注ぎ込む．そして涙は最終的に鼻涙管 Ductus naso-lacrimalis を通って下鼻道に流れ出る．

3　外　皮

　外皮 Integmentum commune, common integment は皮膚，毛，爪，皮膚腺および感覚神経終末から構成される．

1　皮　膚 Cutis, skin（図 11.25，図 11.26）

　体表面を覆う皮膚は全身の防水と保護，体温の調節，新陳代謝の調節，栄養の貯蔵，外界からの刺激受容などをつかさどる．皮膚は一般に体の背側や伸側で厚く，腹側や屈側で薄い．また，老人や小児の皮膚は薄い．手掌や足底には溝によって分けられた平行に走る隆線（皮膚小稜 Cristae cutis）があり，これらは集まって皮膚紋理 epidermal ridge configuration という複雑な縞模様をつくりあげている．皮膚紋理のうち指にあるものを指紋 finger print，手掌にあるものを掌紋 palm print，足底にあるものを足底紋 sole print という．これらの皮膚紋理は個人識別（法医学）上，重要である．なお，手掌や足底には毛はない．

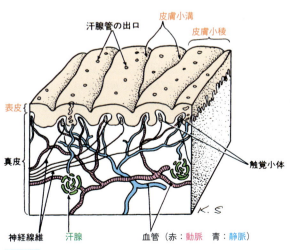

図 11.25　皮膚の構造の立体模型図（手掌部皮膚）

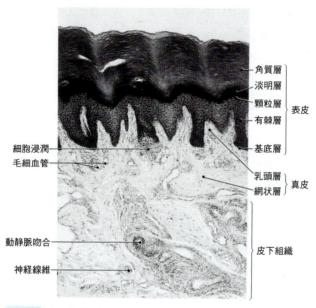

図 11.26 皮　膚（手掌部），× 100

皮膚は外胚葉由来の表皮と中胚葉由来の真皮と皮下組織に分けられる．

Ⓐ 表　皮 Epidermis, epidermis

重層扁平上皮（角化細胞，ケラチノサイト keratinocyte）からなり，血管を欠く．表皮は体幹で薄く，手掌および足底で厚い．表層から順に次の各層を区別する．

1）角質層 Stratum corneum：20～30 層に配列した死んだ角化細胞からなり，核は消失している．ケラチン keratin を多く含み，最表層は垢となって漸次剥離，脱落する．角質層は手掌および足底で最も厚い．

2）淡明層 Stratum lucidum：手掌と足底のみに認める．この層の角化細胞は角化の前段階にあり，細胞境界が明瞭でなく，核も認め難い．エレイジン eleidin（脂肪結晶の一種）を含む．

3）顆粒層 Stratum granulosum：2～3 層の扁平でアポトーシスをおこしている最中の角化細胞からなり，胞体内にはケラトヒアリン顆粒 keratohyalin granule が含まれている．

4）有棘層 Stratum spinosum：5～8 層の角化細胞からなり，各細胞間には多数の小突起，すなわち細胞間橋 intercellular bridge（デスモゾーム

desmosome）が認められる（☞ p. 11）．また，この層には免疫応答を仲介する明るい胞体をもつ小円形細胞があり，ランゲルハンス細胞 Langerhans' cell という．この細胞は，皮膚を通して侵入する抗原を認識し，リンパ球へその抗原情報を伝える抗原提示細胞 antigen-presenting cell の1つである．この細胞は慢性アトピー性皮膚炎などでその数が増えることが知られている．

5）基底層 Stratum basale：表皮の一番深い層をなし，1層の角化細胞からなる．そして角化細胞間にはドーパ DOPA 反応陽性のメラニン細胞 melanocyte が介在する．メラニン細胞は紫外線刺激でメラニンを盛んに産生し，一方，産生したメラニン色素を角化細胞に分配して，皮膚を紫外線から保護する．有色人種に比べて，白色人種の皮膚にはメラニン細胞が少なく，紫外線から皮膚を防御する能力が弱く，皮膚ガンの発生頻度が高いといわれる．角化細胞はすべてこの層でつくられて，漸次表層に移動して行く．角化細胞が基底層から角質層を経て死滅するまでの期間は約4週間という．また，この細胞はステロイドホルモンを合成・代謝する働きがあり，その意味で副腎や性腺と機能相関している．さらに，この細胞中にはステロイドホルモン受容体が含まれていて，その受容体を介して周辺の細胞または自己自身の代謝・増殖・老化をも調節しているらしい．有棘層と基底層を合わせて胚芽層 Stratum germinativum（マルピギー層 Stratum Malpighii）ともいう．

Ｂ 真 皮 Corium（Dermis），dermis

表皮の下層をなす強靱な結合組織層で，その基本成分は膠原線維と弾性線維である．真皮には脂肪組織は殆んどない．表層の乳頭層と深層の網状層を分かつ．

1）乳頭層 Stratum papillare，papillary layer：真皮が表皮に向かって乳頭状に突出する層（真皮乳頭 dermal papillae）で，繊細な膠原線維網からなる．真皮乳頭には神経終末装置（マイスネル触覚小体）を備えるものと，表皮を栄養する毛細血管網 capillary loops を備えるものとがある．

2）網状層 Stratum reticulare，reticular layer：粗大な膠原線維の束が密集する層で，皮膚に伸展性や弾力性を与えている．網状層は特定の部位で平滑筋を

Side Memo

指紋 finger print：4型に分類される——弓状紋 arch（CⅠ），蹄状紋 loop（CⅡ），渦状紋（CⅢ）および二重蹄状紋 lateral pocket loop（CⅣ）．指紋の配列は個人々々に特徴があり，個人の鑑識・同定に利用される．

毛の色 hair color：毛の色は毛皮質と毛髄質に含まれる空気および色素顆粒の量で決まる．
白髪：空気は多いが，メラニンとケラトヒアリンが少ない．
黒髪：メラニンは多いが，空気とケラトヒアリンが少ない．
金髪：空気とケラトヒアリンは多いが，メラニンが少ない．

含む（例：乳房の乳頭および乳輪，陰嚢，陰茎）．

真皮には色素細胞，肥満細胞，リンパ球などが散在する．また真皮には皮筋が入り込んでいるところもある（例：広頚筋）．

ⓒ 皮下組織 Tela subcutanea, subcutaneous tissue

疎性結合組織からなり，表層の真皮および深層の筋膜，骨膜，腱膜などとゆるく結合する．結合組織線維の網目中には脂肪組織が分布しており，体温の保持と栄養の貯蔵にあずかると共に，外力に対してクッションとして働く．真皮深層から皮下組織にかけては毛包，脂腺，汗腺，動静脈吻合，皮静脈，終末神経小体（例：ファーター・パッチーニ Vater-Pacini 小体，☞図 1.41）などが分布する．

2 ｜毛 Pili, hair （図 11.27）

毛は表皮が真皮と皮下組織の中に入り込んでできたもので，ほとんど全身の皮膚にみられる．多量の色素顆粒を含み，皮膚の保護，体温の調節および触覚にあずかる．毛は毛固有の部分と，これを包む毛包からなる．

Ⓐ 毛固有の部分

その部位と構造は次のようである．

部位
- 毛幹 Scapus pili, hair shaft：皮膚表面から突き出ている部分．
- 毛根 Radix pili, hair root：皮膚に埋もれている部分．
- 毛球 Bulbus pili, hair bulb：毛根の下端部．その下面は血管を含む真皮の侵入（毛乳頭 hair papilla という）を受けて陥凹する．

構造
- 毛小皮 hair cuticle：毛の表面を覆う1層の扁平上皮．多くは角化している．
- 毛皮質 hair cortex：メラニン色素を含み，角化している．毛全体にある．
- 毛髄質 hair medulla：1～2層の立方上皮からなり，毛根部に局在する．空気と色素顆粒（ケラトヒアリン顆粒）を含む．

毛球の下面には真皮が入り込んで毛乳頭をつくる．これは毛の栄養と触覚をつかさどる．毛は毛球の周縁部，すなわち毛母基 hair matrix でつくられて，漸次上方へ移動する．

Side Memo

毛の成長速度と寿命：毛は大体10日間に2～4mm成長する．通常太い毛は細い毛より早くのびる．毛はその生えている場所によって寿命がちがう．例えば，眉毛（マユゲ）は約100日，睫毛（マツゲ）は約150日，頭毛は約4年である．毛は一定の長さに達すると成長が止って脱落し，新たに毛球から毛が発生する．つまり，成長⇒退行⇒脱落⇒再生をくりかえす．．なお，毛の成長・脱落・再生には性ホルモン，副腎皮質ホルモン，甲状腺ホルモンが深く関与している．例えば，女性の副腎皮質から男性ホルモン androgen が過剰生産されると男性化 masculinization を来たし，その一症状として多毛 hirsuties になる．

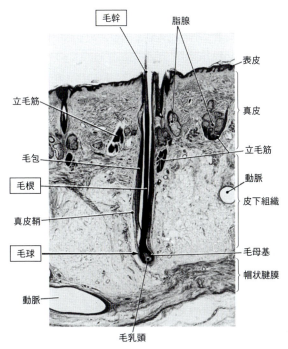

1．縦断面，×12

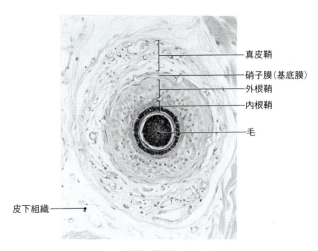

2．毛根の横断面，×120

図 11.27　毛と毛包（ヒトの頭皮）

❽ 毛 包 Folliculus pili, hair follicle

毛根および毛球を包む袋である．これを毛の側から次のように分ける．

1）**内根鞘** inner root sheath：毛小皮 hair cuticle の外層をなす細胞層で，表皮の淡明層および顆粒層に相当する．脂腺の開口部より下方は角化していないが，これより上方は角化している．この層は更に毛の側から根鞘小皮 cuticle of root sheath，ハックスレー層 layer of Huxley およびヘンレ層 layer of Henle に細分される．

2）**外根鞘** outer root sheath：内根鞘の外層をなす細胞層で，表皮の胚芽層に相当する．

3）**真皮鞘** dermal sheath：外根鞘の外層をなす結合組織の層で，真皮が深く陥入したものである．真皮鞘の最表層には 2～3 nm ほどの透明な硝子膜があり，外根鞘を輪状に取り巻いて真皮鞘から隔てている．この膜は表皮の基底膜に相当する．

毛包に付属する腺としては脂腺および大汗腺（アポクリン腺）があるが，これらはいずれも毛包上部に開口する．また，立毛筋 M. arrectores piliorum（平滑筋）が真皮の乳頭層から起こり，脂腺の下方をまわって毛包に付着する．この筋は交感神経の支配で収縮する．寒冷時や恐怖時などに皮膚表面に鳥肌が立つのはこの筋の収縮による．

毛は大体 10 日間に 2～4 mm 伸びる．通常，太い毛は細い毛より早く伸びる．毛の寿命は生えている場所で違う．例えば，まゆげは約 100 日，まつげは約 150 日，頭毛は約 4 年である．毛の成長・脱落・再生には性ホルモン，甲状腺ホルモン，副腎皮質ホルモンなどが深くかかわっている．

3 爪 Unguis, nail （図 11.28）

手足の指先の背面にあり，表皮の角質層が特殊に変化したものである．手足の指先を保護する．爪は大人で 1 日約 0.1～0.2 mm，子供で 0.4～0.5 mm 伸びる．

- 爪根 Radix unguis, nail root：爪のつけ根の部分．⎫ 合わせて爪板 nail
- 爪体 Corpus unguis, nail body：表面に出た部分．⎭ plate という．
- 爪床（爪母基）Matrix unguis, nail matrix：爪体下面の表皮層で，有棘層と基底層からなる．爪床には真皮の乳頭層があり，これを特に爪床小稜 Cristae matricis unguis という．
- 爪胚芽層 Stratum germinativum unguis：爪床のうち爪根に近い部分．ここ

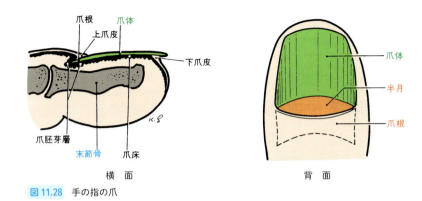

図 11.28 手の指の爪

で爪がつくられる．この層は血管に乏しく，その一部は爪根部の表面に白く透けて見える．これを半月 Lunula という．爪胚芽層が破壊されると，もはや爪は生えて来ない．

4 皮膚腺 Glandulae cutis

汗腺および脂腺がある．

Ⓐ 汗 腺 Glandulae sudoriferae, sweat glands（図 11.29，☞図 11.25）

汗 sweat を分泌する単一（渦状）管状腺で，明調の分泌部（汗腺体）は皮下組織中にあり，暗調の導管（汗腺管）は皮膚を貫いて外界に開く．汗腺体の管壁は1～2層の明るい分泌上皮と，その外側をとり囲む筋上皮細胞 myo-epithelial cells（または籠細胞 basket cell）からなる．後者は平滑筋細胞で，分泌上皮を圧迫して汗の分泌を促す．汗腺はその分泌様式により，小汗腺（エクリン腺 eccrine gland）と大汗腺（アポクリン腺 apocrine gland）に分けられる．小汗腺はほとんど全身の皮膚に分布しており，その導管は直接皮膚表面に開く．一方，大汗腺は腋窩（腋窩腺），外耳道（耳道腺），乳輪（乳輪腺），肛門（肛門周囲腺），眼瞼（瞼板腺）など，ごく限られた部位に分布しており，その導管の多くは毛包に開く．一般に汗腺は汗を分泌して体温と水分の調節をするが，大汗腺の分泌物は特有の臭いと色調を呈する．

Ⓑ 脂 腺 Glandulae sebaceae, sebaceous glands

皮脂 Sebum を分泌する．脂腺の多くは毛包に開口する毛包腺あるが，乳輪，肛門，陰唇，鼻前庭などに分布するものは，直接皮膚の表面に開口する独立脂腺である．脂腺はその分泌様式からホロクリン腺 holocrine gland（全分泌腺）に属

する．脂肪の分泌は男性ホルモン androgen によって盛んになる．毛包に皮脂がたまって，炎症を起こし，毛穴が塞がると皮膚表面から盛り上がる．これが「にきび」acne である．

5 感覚神経終末 sensory nerve ending （総論の章☞ p. 37）

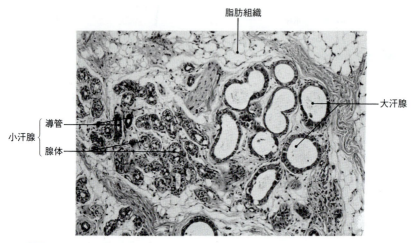

図 11.29　ヒトの汗腺（腋窩皮膚），× 75
大および小汗腺が隣り合って分布する．

免疫系

12 章

　生体の防御機構にあずかる器官や組織の集まりを免疫系 immune system という．免疫を担当する細胞には，Tリンパ球，Bリンパ球，ナチュラルキラー細胞（NK cell）およびマクロファージ（Mφ）がある．このうちTリンパ球は，胎児の肝臓や骨髄で発生し，胸腺で分化・成熟したあとは，胸腺を離れて特殊化したリンパ組織（リンパ節，脾臓，腸管粘膜リンパ装置）に住みつく．そしてTリンパ球は，末梢血を循環して組織中をパトロールするが，パトロール中に抗原刺激を受けると3種の細胞性免疫機能にあずかる．即ち，①ヘルパーT細胞 helper T-cell としてB細胞の抗体産生を誘導し，②細胞傷害性T細胞 cytotoxic T-cell として標的細胞を捕殺し，また③抑制T細胞 suppressor T-cell としてヘルパーT細胞の免疫反応を抑制する．

　一方，Bリンパ球は胎児の肝臓と骨髄で発生し，リンパ組織で分化したあとはリンパ節，脾臓，消化管リンパ装置に住みつく．そして抗原刺激を受けると，マクロファージやヘルパーT細胞の助けを借りて**形質細胞** plasma cell になり，抗体産生 antibody production にあずかる．つまり，BリンパはTリンパ球のように全身をパトロールするのではなく，産生された抗体を介して"遠隔操作的"に標的 target（抗原／異物）を攻撃するのである．つぎに，NK細胞は第3のリンパ球で，抗原刺激を受けると活性化され，細胞傷害性Tリンパ球となって働く．最後にマクロファージは，抗原刺激時にB，T両リンパ球に抗原の性状などについての情報を提示し，免疫機能に参画する（抗原提示機能 antigen-presenting function）．

　これらの免疫機能にあずかる組織としては，胸腺，リンパ節，脾臓，扁桃，回腸パイエル板などがある．

1 脾　臓

1 概　形 （図 12.1）

　脾臓 Lien, spleen は単核食細胞系 mononuclear phagocyte system（細網内皮系）の 1 つであり，また造血臓器 hematopoietic organ の 1 つでもある．脾臓は中胚葉（間葉 meseuchyme）から発生し，その位置は，腹腔の左上隅で横隔膜直下にある．形は楕円形，色は暗赤色でその表面は腹膜に覆われる．大きさは長さ12 cm，幅 7 ～ 8 cm，厚さ 3 ～ 4 cm，重さ 150 g が普通である．

　脾臓の臓側面には脾門 Hilus lienis があり，ここを脾動静脈 A. et V. lienalis が出入する．

2 構　造 （図 12.2，図 12.3）

　表面は平滑筋を含む線維膜 Tunica fibrosa からなり，その外側を腹膜が覆う．線維膜は脾臓実質内に深く入り込んで網状に走りながら実質を支えている．これが脾柱 Trabeculae lienis である．脾臓の実質を脾髄 Pulpa lienis といい，細網組織 reticular tissue で構成されている．脾髄はさらに白脾髄 white pulp と赤脾髄red pulp とに分けられる．

Ⓐ 白脾髄 white pulp

　肉眼的に白色を呈する部分で，直径 0.3～0.5 mm の球状構造をしている．ここには，リンパ球が集積しており，その中を中心動脈 central artery が貫く．この動脈は，白脾髄周辺の辺縁帯 marginal zone で枝分かれして筆毛動脈 penicilli となり，赤脾髄へ入る．白脾髄のうち，中心動脈の周囲（動脈周囲リンパ鞘periarterial lymphatic sheath；PALS という）には主に胸腺からやって来た T-リンパ球が分布し，またリンパ小節 lymph nodule には主に B-リンパ球が分布する．なお，辺縁帯の所々には辺縁帯架橋路 marginal zone bridging channel という細胞の通り路があって，PALS 内の T-リンパ球や，リンパ小節内の B-リンパ球，液性抗体などは，ここから赤脾髄へ移動したあと，全身の免疫反応に与ることになる．

Ⓑ 赤脾髄 red pulp

　肉眼的に暗赤色を呈する部分で，脾臓実質の 80～90％を占める．赤脾髄はさらに脾索 splenic cord（ビルロード索 Billroth's cord という索状の組織）とこれを

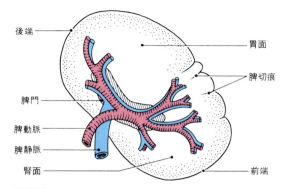

図 12.1 脾　臓（臓側面）

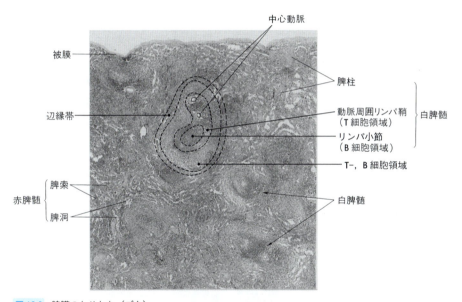

図 12.2　脾臓のなりたち（ブタ）

> **Side Memo**
>
> **脾臓の血管系**：ヒトの脾臓に分布する血管系は全身で唯一の開放循環系 open circulatory system と考えられる．その理由は赤脾髄中に分布する動脈性毛細血管 arterial capillary の一部が脾索に直接開放しているからである．しかし，この点に関しては現在なお不明な点が多い．

取り巻く脾洞 splenic sinus（静脈性毛細血管の拡張したもの）とに分けられる．赤脾髄には各種の血球があり，リンパ球のみからなる白脾髄とは異なる．なお，脾索の細網細胞と脾洞壁の杆状細胞 rod cell は弱い食作用を有し，また脾索には単球由来の大食細胞（脾細胞 splenocyte）があり，強い食作用を有する．

3 脾臓の血液循環（図 12.3）

脾動脈は脾門を入ると直ちに分枝して脾柱動脈 trabecular artery となり脾柱内を走る．脾柱動脈は脾臓実質内に入ると中心動脈 central artery となって白脾髄を貫き，辺縁帯に出る．辺縁帯に出た中心動脈は筆毛動脈 penicilli を経て莢動脈 sheathed artery となって赤脾髄に出たあと，動脈性毛細血管 arterial capillary となる．毛細血管の一部は脾洞 splenic sinus に連なり，他の一部は脾索 splenic cord に開放して終わる．一方，脾洞と脾索からの血液は合流して脾柱静脈 trabecular vein に入り，さらに集まって脾静脈 V. lienalis に注いだのち脾門を出る．脾洞壁は内皮細胞（杆状細胞 rod cell）のすき間が広く，また壁の周囲は細網線維で輪状に取り巻かれ（輪状線維 circular fiber），脾洞全体は底の深いオケ状構造を呈する．そのために脾洞と脾索の間を各種血液細胞がかなり容易に出入りできるようになっている．

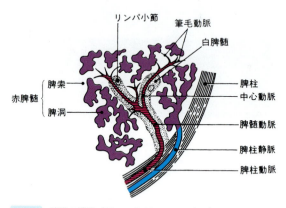

図 12.3 脾臓の構造（Bloom & Fawcett による）

Side Memo

脾臓の肥大：バンチ Banti 病，肝硬変による門脈循環障害，白血病，ホジキン Hodgikin 病などでは脾臓は著しく腫大する．そのために全身機能が著しく障害されるならば脾臓摘除術 splenectomy を行う必要がある．脾臓摘出後はリンパ節，骨髄，消化管リンパ装置，口蓋扁桃，咽頭扁桃などの造血臓器がその機能を代償するが，感染に対する抵抗力がやや低下することは否めない．

4 脾臓の働き

脾臓は血液を清浄にする器官で，次のような機能を営む．

①血液を貯留する．（一過性の低血圧時や余分の酸素を要とした時などのため）

②老廃赤血球を貪食，破壊する．（主に脾細胞の働きによる）

③病原菌や異物を貪食，処理する．（主に脾細胞と好中球の働きによる）

④リンパ球の産生，貯留，放出を通して，抗体産生（液性免疫）や細胞性免疫にあずかる．

2 リンパ節

リンパ管とリンパ管との間に介在する．大きさは粟粒大からエンドウ大までさまざまで，1カ所に多数集まっていたり単独にあったりする．リンパ節は一種の沪過装置でリンパ管に侵入した細菌や異物をここで捕捉・処理し，清浄になったリンパを血管系へ送り込む働きをする．

1 構 造 （図 12.4，図 12.5）

表面は線維性の結合組織被膜で覆われ，被膜は実質内に入り込んで梁柱 Trabecula をなして，実質を多数の小区画，つまりリンパ小節 lymph nodule に分ける．また，リンパ管が被膜を貫いて実質内に出入りする．リンパ管のうちリンパ節に入る方を輸入リンパ管 Vasa afferentia，出る方を輸出リンパ管 Vasa efferentia という．通常，輸入リンパ管の数は輸出リンパ管の数を上まわる．リンパ節の実質は細網組織からなり，その網目の中にリンパ球が浮かんでいる．リンパ節の実質を皮質 Cortex と髄質 Medulla とに分かつ．

> **Side Memo**
>
> **胸管リンパ thoracic duct lymph の色調**：食物の消化，吸収時の胸管リンパは多量の脂肪小摘（カイロミクロン chylomicron といい，主に高級飽和脂肪酸を含む中性脂肪，リン脂質，コレステロールエステルなどからなる）を含むため乳ビ色を呈する．これに対して空腹時の胸管リンパは脂肪含量が少ないために水様透明な色調を呈する．
>
> **象皮病**：リンパ管が閉塞（たとえばフィラリア原虫の迷入，増殖による）すると，閉塞部より末梢の皮下組織はリンパのうっ滞のため著しく腫脹する（リンパ浮腫 lymphedema）．この腫脹が極度に達したものを象皮病 elephantiasis という．赤道近くの住民によくみられる病気である．対策としては，腫脹部皮下組織を切除したり，リンパ管とリンパ管，またはリンパ管と静脈との吻合手術をしたりする．

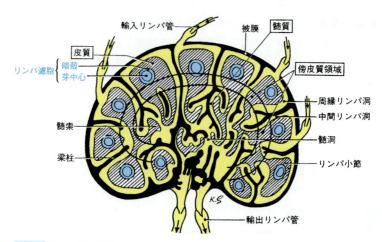

図 12.4　リンパ節の構造

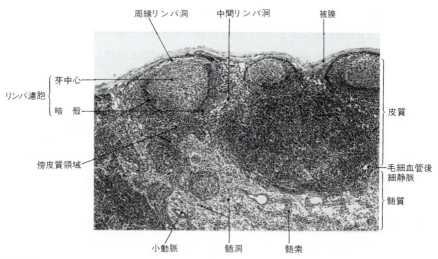

図 12.5　リンパ節の構成（ウサギ，HE 染色），×75

A 皮　質 Cortex

　皮質はリンパ球の密在するリンパ小節が主成分で，その周辺にリンパ洞 lymph sinus がある．リンパ小節（B-リンパ球の集まり）はリンパ沪胞 lymph follicle を備え，その中心部には大型リンパ球と大食細胞が集まった芽中心 germinal center，周辺部には小型リンパ球が密集した暗殻 dark shell（帽状域 cap area）がある．芽中心は大食細胞による抗原提示に反応して，B-リンパ球を増産した

り，液性抗体をつくったりする場である．

B 髄　質 Medulla

　髄質はリンパ球がやや密在して索状を呈する髄索 medullary cord とその周辺を取り巻くリンパ洞とからなる．髄索のリンパ球は，主にリンパ濾胞で形成されたB-リンパ球（抗体刺激を受けて，抗体産生能をもつ形質細胞 plasma cell に変る）と，一部傍皮質領域 paracortical area（PCA）のT-リンパ球がそれぞれここに移動して来たものである．形質細胞は，ここで液性抗体を盛んに産生し，またT-リンパ球はここから更に髄洞へと移動していく．なお，皮質と髄質の境界あたりを傍皮質領域といい，全身の循環系を経てここに流入して来たT-リンパ球は，丈の高い内皮細胞をもつ毛細血管後細静脈 postcapillary venule（PCV）から遊出してこの領域に集まる．

2 リンパ節内のリンパ流

　輸入リンパ管から流れ込むリンパは被膜直下の周縁リンパ洞 marginal sinus に注ぎ，次いでリンパ小節間の中間リンパ洞 intermediate sinus に移動したのち髄質内の髄洞 medullary sinus に注ぐ．髄洞のリンパは皮質や髄索から遊出したB-およびT-リンパ球を集めて，リンパ節内から出る輸出リンパ管に注いでリンパ節を去る．

3 全身の主なリンパ節

1）頭部と頚部（図 12.6〜図 12.8）

- ●後頭リンパ節 Lymphonodi occipitales：頭頂部，後頭部のリンパを受ける．
- ●耳介後リンパ節 Lymphonodi retroauriculares：頭頂部，耳介後面のリンパを受ける．

Side Memo

リンパ節の腫脹：リンパ節は細菌や異物を処理する働きがあるが，過剰の細菌がリンパ節内に流入すると炎症を起こして，発赤・腫脹する．たとえば結核に罹患した患者ではしばしば肺門リンパ節が腫脹したり（結核性肺門リンパ節炎），頚部のリンパ節が腫脹（るいれき）したりする．

癌のリンパ節転移：リンパ節は癌細胞が好んで転移する器官である．その理由は癌組織の周辺にリンパ節が豊富に分布し，また癌細胞が好んでリンパ節に入り込む性質をもつためである．例えば，胃癌の癌細胞は胃周辺のリンパ節に転移するのみならず，胸管に移行して鎖骨上リンパ節にも転移することがある（ウィルヒョウ転移 Virchow ⊠ s metastasis）．なお，癌の転移したリンパ節は腫大するが固く，痛みはない．一方，感染により肥大したリンパ節は柔らかく，強い圧痛を来たす．

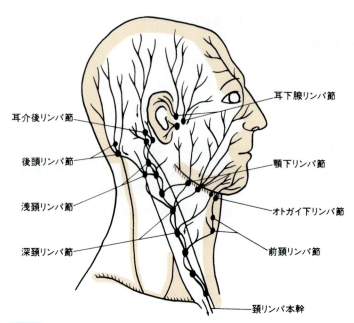

図 12.6　頭・頚部のリンパ節の分布

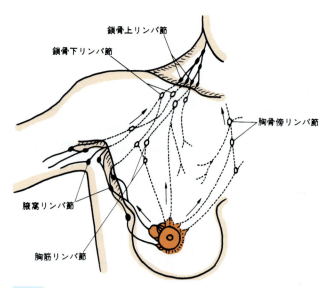

図 12.7　乳房のリンパ流と所属リンパ節

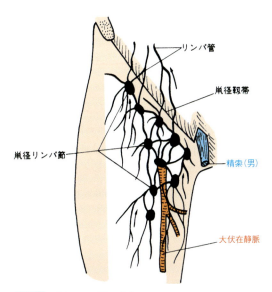

図12.8　鼡径リンパ節の分布

- 浅および深耳下腺リンパ節 Lymphonodi parotidei superficiales et profundi：側頭部，眼瞼のリンパを受ける．
- 顎下リンパ節 Lymphonodi submandibulares：前頭部，上顎および下顎の歯肉，顔面前方，口腔および舌のリンパを受ける．
- 浅頚リンパ節 Lymphonodi cervicales superficiales：頚部浅層のリンパを受ける．
- 深頚リンパ節 Lymphonodi cervicales profundi：頚部深層，舌，扁桃，胸腺のリンパを受ける．

2）上　肢
- 腋窩リンパ節 Lymphonodi axillares：上肢，肩甲部，胸壁，乳腺のリンパを受ける．
- 肘リンパ節 Lymphonodi cubitales：前腕屈側のリンパを受ける．

3）下　肢
- 浅鼡径リンパ節 Lymphonodi inguinales superficiales：下肢，下腹壁，殿部，肛門，外陰部，会陰のリンパを受ける．
- 深鼡径リンパ節 Lymphonodi inguinales profundi：下肢，下腹壁，浅鼡径リンパ節のリンパを受ける．

- 膝窩リンパ節 Lymphonodi poplitei：下腿外側のリンパを受ける.

4）胸部内臓

- 気管リンパ節 Lymphonodi tracheales：気管のリンパを受ける.
- 気管支-肺リンパ節 Lymphonodi broncho-pulmonales（肺門リンパ節 hilar lymph node）：肺リンパ節のリンパを受ける.
- 肺リンパ節 Lymphonodi pulmonales：肺実質のリンパを受ける.
- 前縦隔リンパ節 Lymphonodi mediastinales anteriores：肝臓の一部，横隔膜，胸腺，左肺，心臓，心膜のリンパを受ける.
- 後縦隔リンパ節 Lymphonodi mediastinales posteriores：食道，心膜，横隔膜，肝臓の一部のリンパを受ける.
- 胸骨傍リンパ節 Lymphonodi parasternales：腹直筋，乳腺内側部，肋間隙前方のリンパを受ける.

5）腹部内臓

- 腰リンパ節 Lymphonodi lumbales：後腹壁，生殖器，骨盤内リンパ節のすべて，腎，副腎，S状結腸のリンパを受ける.
- 左および右胃リンパ節 Lymphonodi gastrici sinistri et dextri：胃の大弯と小弯のリンパを受ける.
- 胃大網リンパ節 Lymphonodi gastro-epiploici：胃の一部，大網のリンパを受ける.
- 肝リンパ節 Lymphonodi hepatici：肝のリンパを受ける.
- 膵脾リンパ節 Lymphonodi pancreatico-lienales：膵臓，脾臓のリンパを受ける.
- 幽門リンパ節 Lymphonodi pylorici：胃幽門部，十二指腸上部のリンパを受ける.
- 上および下腸間膜リンパ節 Lymphonodi mesenterici superiores et inferiores：十二指腸下部〜直腸上部のリンパを受ける.

6）骨盤内

- 内腸骨リンパ節 Lymphonodi iliaci interni：膀胱，精嚢，前立腺，直腸下部，腟上部〜子宮頚のリンパを受ける.
- 外腸骨リンパ節 Lymphonodi iliaci externi：深鼠径リンパ節，骨盤壁のリンパを受ける.
- 仙骨リンパ節 Lymphonodi sacrales：直腸，骨盤後壁のリンパを受ける.

3 胸　　腺

1 位　置（☞図 9.1）

　胸腺 Thymus, thymus は内胚葉性起源で，第 3 咽頭嚢より発生するが，一部は第三咽頭弓を被う体表外胚葉にも由来するという．胸郭内にあって縦隔 Mediastinum の前部に位置し，左右 2 葉からなる．胸腺は新生児期には余り大きくないが（8〜15 g），4〜5 歳頃最も大きくなる（25〜30 g）．その後思春期まで一時発育が止まるが，思春期以後は急速に退縮し始め，ついには脂肪組織でおきかえられてしまう（胸腺脂肪体）．

2 構造と機能（図 12.9）

　胸腺を覆う結合組織性被膜は実質内に入り込み，不完全ながら胸腺を多数の小葉に分かつ．胸腺実質は皮質と髄質に分けられるが，両者の境界は明瞭でない．また胸腺実質の基本構造をなすものは，上皮性と非上皮性の細網細胞であり，その立体的網目構造の中に胸腺細胞 thymocyte（T-リンパ球）が浮かんでいる．ヒトでは，上皮性細網細胞 epithelial reticular cell のうち，皮質には主にナース細胞 nurse cell（樹状細胞 dendritic cell ともいう）が，また髄質には主に角化型分泌細胞 keratinizing secretory cell（上皮細胞 epithelial cell ともいう）が分布す

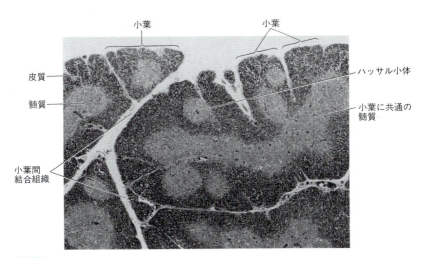

図 12.9　胸腺の構造（ヒト胎児，9 カ月）

る．ナース細胞は，長い突起を出し合って網目構造をつくり，その中で未分化T-リンパ球を包みこんで保護・養育する．また，その過程で，マクロファージと共同してアポトーシス apoptosis に陥った T-リンパ球の処理にもあたるらしい．なお，皮質内の未分化 T-リンパ球のうち，約95％は分化することなくアポトーシスを起こして死滅し（negative selection），残り5％が分化・成熟して，全身に分散して行くといわれる．角化型分泌細胞は，各種の胸腺ホルモン thymic hormones を分泌することによって，T-リンパ球の分化・増殖に強く作用する．また，この細胞は退縮の過程で，髄質のあちこちで同心円状に集まって，胸腺（ハッサル）小体 thymic (Hassall's) corpuscles を形成する．胸腺にはこれらの細胞のほかに，筋様細胞 myoid cell（胞体に明るい核をもつ大型細胞で，抗コリン受容体抗体の産生を介しての重症筋無力症 myasthenia gravis との関連が注目される！），大食細胞などが存在する．

　正常の胸腺は2次小節を欠く．胸腺から循環系へ出て行く T-リンパ球は，リンパ節の傍皮質領域 PCA（☞ p.536，🔲 12.4）や脾臓の動脈周囲リンパ鞘 PALS（☞ p.532）などの胸腺依存域 thymus-dependent area に流入する．しかし，T-リンパ球はこれらの器官に定着することなく，やがて血管やリンパ管を介して全身にいきわたる．その間に抗原に接すると，B-リンパ球と協力して抗体産生にも従事する．

　近年，胸腺は免疫系器官としてだけでなく，内分泌腺の1つにも数えられるようになってきた．その最大の理由は，既にのべたように，胸腺の角化型分泌細胞（上皮細胞）の機能にある．すなわち，この細胞に T-リンパ球の分化・増殖に働く数種の胸腺ホルモン thymic hormone の産生・分泌能のあることが，明らかになってきたからである．例えば，胸腺液性因子 thymic humoral factor（Traininら，1977），胸腺細胞増殖因子 thymopoietin（Twomey ら，1977），サイモシン thymosins（Goldstein ら，1978），血清胸腺因子 serum thymic factor（サイムリン thymulin，FTS）（Bach ら，1976）などがあげられる．

　このように胸腺はT細胞を成熟させるための学校であるが，そのほかに個体の成長を促したり，性腺の発育を刺激したりする働きも知られてきている．

引用参考文献

1) Anderson, J. E. : Grant's Atlas of Anatomy. The Williams & Wilkins Co., 1978.
2) Bloom, W. & Fawcett, D. W. : A Textbook of Histology. W. B. Saunders Co., 1973.
3) Carpenter, M. B. : Human Neuroanatomy. The Williams & Wilkins Co., 1978.
4) Chusid, J. G. : Correlative Neuroanatomy and Functional Neurology. Lange Medical Publications, 1970.
5) Everett, N. B. : Functional Neuroanatomy. Lea & Febiger 1972.
6) Ganong, W. F. : Review of Medical Physiology. Lange Medical Publications, 1975.
7) Gardner, E. et al. : Anatomy. W. B. Saunders Co., 1973.
8) Ham, A. W. & Cormack, D. H. : Histology. Lippincott Company, 1979.
9) Hamilton, W. J. & Mossman, H. W. : Human Embryology. The Williams & Wilkins Co., 1972.
10) Healey, J. H. : A Synopsis of Clinical Anatomy. W. B. Saunders Co., 1969.
11) Jackson, C. L. & Huber, J. R. : Dis. Chest 9 ; 319, 1943.
12) Junqueira, L. C. & Carneiro, J. : Basic Histology 3rd ed. Lange, 1980.
13) Kahle, W., Leonhardt, H. & Platzer, W.: Taschenatlas der Anatomie. 越智淳三訳：解剖学アトラス Ⅱ. 内臓，文光堂，2002.
14) Kopsch, F. R. : Rauber-Kopsch Lehrbuch und Atlas der Anatomie des Menschen. Georg Thieme, 1959.
15) Langman, J. : Medical Embryology. The Williams & Wilkins Co., 1975.
16) Linsley, D. B., Schreiber, L. H. & Magoun, H. W. : J. Neurophysiol. 12 ; 188, 1949.
17) Moore, K. L. & Persaud, T. V. N.: The Developing Human. 瀬口直通監訳：ムーア人体発生学，医歯薬出版，2001.
18) Netter, F. H. : Ciba Clinical Symposia. Ciba pharmacentical Co., 1962.
19) Noback, C. R. & Demarest, R. T. : The Human Nervous System. McGraw-Hill Book Co., 1975.
20) Ranson, S. W. & Clark, S. L. : The Anatomy of The Nervous System.

W. B. Saunders, Co., 1959.

21) Rappaport, A. M.. : Diseases of the liver. 3rd ed. (ed.) Schiff L. J. B. Lippincott Co., 1969.

22) Rexed, B. : J. Comp. Neurol. 96 ; 415, 1952.

23) Rexed, B. : J. Comp. Neurol. 100 ; 297, 1954.

24) Thompson, C. W. & Floyd, R. T.: Manual of Structural Kinesiology. 中村千秋, 竹内真希訳：身体運動の機能解剖，医道の日本社，2003.

25) Turner, C. D. & Bagnara, J. T. : General Endocrinology. W. B. Saunders Co., 1976.

26) Warwick, R. & Williams, P. L. : Gray's Anatomy. Longman, 1977.

27) Williams, R. H. : Textbook of Endocrinology. W. B. Saunders Co., 1974.

28) 市川厚，他：最新組織学．南江堂，1979.

29) 伊藤隆：解剖学講義．南山堂，1983.

30) 伊藤隆著，高野廣子改訂：解剖学講議，南山堂，2001.

31) 金子丑之助：日本人体解剖学．南山堂，1975.

32) 忽那将愛：日本人のリンパ系解剖学．金原出版，1972.

33) 清木勘治：人体解剖学ノート．金芳堂，1979.

34) 高木耕三：高木臨床解剖学．南山堂，1956.

35) 寺田春水，藤田恒夫：解剖実習の手びき．南山堂，1978.

36) 日本解剖学会編：新旧対照解剖学名集覧．南山堂，1976.

37) 広戸幾一郎：小耳鼻咽喉科書．金芳堂，1980.

38) 藤田恒太郎：生体観察．南山堂，1972.

39) 藤田恒太郎：人体解剖学．南江堂，1978.

40) 真島英信：小生理学書．金芳堂，1980.

41) 森於菟，他：（分担）解剖学．金原出版，1976.

日本語索引

①五十音順に分類し，カタカナ，ひらかな〔清・濁・半濁音〕，漢字の順に配列した．②漢字は同一漢字をまとめ，頭初の文字の読みの単音，複音の順とし，さらにその中で画数の少ない文字の順に配列した〔例：頚，血，結，月，肩の順〕．③ページ数がイタリックのものは Side Memo の中の用語を示す．

あ

アーガイル・ロバートソン
　瞳孔 ················ 457
アキレス腱 ············ 180
アキレス腱反射 ······· *182*
アジソン病 ············ 380
アスベスト変性 ········ 24
アセチルコリン ·· 495, *209*
アデノイド ············ *253*
アドレナリン ·········· 380
アブミ骨 ············· 500
アブミ骨筋 ··········· 501
アポクリン腺 ·········· 15
アランチウス管 ········ 232
アルコック管 ·········· 488
アルドステロン ········ 380
アルドステロン症 ······ 380
アンギオテンシン ······ 387
悪性絨毛上皮腫 ········ *56*
足の筋膜 ············· 182
足の骨 ··············· 127
足の骨の形状 ········· *130*
暗殻 ················· 536
鞍隔膜 ··············· 368
鞍関節 ··············· 80

い

Ⅰ型糖尿病 ············ 277
インシュリン ······ 277, 384
胃 ··················· 255
胃癌 ················· *257*
胃冠状静脈 ··········· 230

胃間膜 ··············· 279
胃十二指腸動脈 ······· 219
胃小窩 ··············· 257
胃小区 ··············· 257
胃食道逆流症 ········· *256*
胃腺 ················· 257
胃腸膵内分泌系 ········ 385
胃脾間膜 ············· 280
萎縮黄体 ············· 51
萎縮卵胞 ············· 51
異調染色性 ··········· 23
一次絨毛 ············· 57
一次卵胞 ············· 45
咽頭 ················· 251
咽頭弓 ··············· 66
咽頭狭窄 ············· 297
咽頭筋層 ············· 252
咽頭収縮筋群 ········· 252
咽頭神経叢 ··········· 253
咽頭扁桃 ············· 253
陰窩 ················· 263
陰核 ················· 345
陰核海綿体 ··········· 345
陰茎 ················· 339
陰茎海綿体 ··········· 339
陰茎癌 ··············· *341*
陰茎亀頭 ············· 327
陰茎深動脈 ··········· 342
陰唇 ················· 345
陰唇-陰嚢隆起 ········ 362
陰嚢水腫 ············· 282
陰部神経 ············· 488
陰部神経管 ··········· 358
陰部神経叢 ··········· 488
陰部大腿神経 ········· 485

う

ウィリスの動脈輪 ······ 205
ウィルヒョウ転移 ····· *537*
ウェーバー症候群 ····· *421*
ウェルニッケ中枢 ····· 447
ウォルフ管 ··········· 362
右心室 ··············· 196
右心房 ··············· 195
烏口突起 ············· 111
烏口腕筋 ············· 164
渦静脈 ··············· 519
運動終板 ············· 39
運動神経核 ··········· 465
運動神経終末 ········· 39
運動性失語症 ········· 447
運動領 ··············· 446

え

エクリン腺 ··········· 15
エストロゲン ·········· 355
エディンゲル・ウェストフ
　ァール核 ·· 421, 467, 495
エナメル質 ··········· 247
エラスチン ··········· 20
エリスロポエチン ······ 387
エンドセリン ········· 187
会陰 ················· 356
会陰腱中心 ··········· *357*
会陰切開 ············· *357*
会陰浅筋膜 ··········· 358
会陰縫線 ············· *357*
永久歯 ··············· 249

永久腎 ················· 64
栄養膜 ············ 7, 52, 57
衛星細胞 ··············· 39
液性免疫 ··············· 19
腋窩神経 ·············· 483
腋窩動脈 ·············· 212
腋窩リンパ節 ·········· 539
円回内筋 ·············· 166
沿軸中胚葉 ············· 62
延髄 ·················· 412
延髄上部の障害 ········ *415*
遠位尿細管 ········ 315, 385
遠近順応 ·············· *518*

お

オキシトシン ·········· 370
オッディの括約筋 ·260, 275
オトガイ結節 ··········· 95
オトガイ孔 ············· 95
オトガイ舌筋 ·········· 246
オトガイ舌骨筋 ········ 149
オトガイ隆起 ··········· *95*
オリーブ ·············· 414
オリーブ核 ······· 414, 415
オリーブ小脳路 ········ 427
オリーブ脊髄路 ········ 463
オルテガ細胞 ··········· 39
黄色靱帯 ·············· 105
黄体 ·········· 51, 347, 382
黄体ホルモン ··· 51, 71, 382
黄体化ホルモン LH ····· 47
黄疸 ················· *275*
黄斑 ·················· 515
黄斑回避 ·············· 447
横隔胸膜 ·············· 308
横隔神経 ·············· 481
横隔膜 ················ 155
横隔膜ヘルニア ········ *156*
横橋線維 ·············· 419
横行結腸 ·············· 264
横行結腸間膜 ·········· 281
横側頭回 ·············· 447
横突起 ················· 97
横突孔 ················· 97
横披裂筋 ·············· 294
横紋 ··················· 30

男の生殖器 ············ 328
男の尿道 ·············· 326
女の外陰部 ············ 343
女の生殖器 ············ 343
女の尿道 ·············· 327

か

カイロミクロン ·· 236, *535*
カウパー腺 ······· 326, 338
カルシトニン ·········· *374*
カルシトリオール ····· 377
ガストリン ············ 385
ガングリオン ·········· *167*
下顎骨 ················· 95
下顎神経 ·············· 469
下下腹神経叢 ·········· 494
下眼窩裂 ············ 88, 90
下丘 ·················· 418
下丘腕 ················ 422
下行（運動）神経路
········· 407, 454, 461
下行結腸 ·············· 264
下骨盤隔膜筋膜 ········ 358
下肢骨 ················ 119
下肢帯筋 ·············· 172
下肢の筋 ·············· 172
下歯槽動脈 ············ 211
下小脳脚 ·············· 416
下食道括約筋 ·········· *256*
下伸筋支帯 ············ 180
下垂手 ················ *483*
下垂体窩 ··········· 92, 368
下垂体腫瘍 ············ *368*
下垂体門脈系 ·········· 371
下双子筋 ·············· 174
下腿筋 ················ 177
下腿筋膜 ·············· 177
下腿三頭筋 ············ 177
下腿静脈瘤 ············ *228*
下大静脈 ·············· 225
下唾液核 ········· 473, 495
下腸間膜動脈 ·········· 219
下腸間膜リンパ節 ······ 540
下跳躍関節 ············ 129
下殿神経 ·············· 487
下殿動脈 ·············· 220

下橈尺関節 ······· 113, 114
下尿生殖隔膜筋膜 ······ 357
下腹壁動脈 ············ 212
可動結合 ··············· 77
可動腎 ················ *317*
蝸牛 ·················· 503
蝸牛孔 ················ 504
蝸牛軸 ··········· 472, 503
蝸牛神経核 ············ 472
蝸牛窓 ················ 500
顆状関節 ··············· 80
顆粒層 ············ 45, 524
顆粒白血球 ············· 22
芽中心 ················ 536
介在盤 ················· 34
回外 ··················· 81
回外筋 ················ 167
回旋 ··················· 81
回旋筋 ················ 116
回旋筋腱 ········· 116, 161
回腸 ·················· 260
回転椎 ················· *99*
回内 ··················· 81
回盲部 ················ 261
回盲弁 ················ 261
灰白交通枝 ············ 491
灰白質 ··········· 394, 405
灰白隆起 ·············· 435
怪網 ·················· 185
海馬 ·················· 443
海馬足 ················ 438
海馬傍回 ·············· 459
海綿質 ············· 27, 406
海綿静脈洞 ············ *227*
開放循環系 ············ *533*
外陰部動脈 ············ 222
外頚動脈 ·············· 208
外肛門括約筋 ·········· 268
外根鞘 ················ 528
外耳 ·················· 497
外耳孔 ············· 87, 497
外耳道 ················ 497
外子宮口 ·············· 351
外痔瘻 ················ *357*
外精筋膜 ·············· 338
外側嗅条 ·············· 459
外側溝 ················ 442

外側視索前野核 ……… 437
外側膝状体
　… 430, 433, 447, 457, 467
外側脊髄視床路 … 409, 455
外側鼡径ヘルニア …… *160*
外側中胚葉 …………… 62
外側皮質脊髄路 ……… 408
外側毛帯 …… 418, 422, 458
外側翼突筋 …………… 144
外側輪状披裂筋 ……… 294
外腸骨動脈 …………… 220
外転 …………………… 81
外転神経 ……………… 468
外転神経核 …………… 468
外套 …………………… 440
外尿道括約筋 ………… 326
外胚葉 ………………… 64
外胚葉の分化 ………… 65
外反鉤足 ……………… *488*
外反足 ………………… *488*
外皮 …………………… 523
外鼻 …………………… 284
外鼻孔 ………………… 284
外腹斜筋 ……………… 157
外分泌腺 ……………… 14
外閉鎖筋 ……………… 174
外膜 …………………… 239
外膜細胞 ……………… 189
外卵胞膜 ……………… 45
外リンパ隙 …………… 501
外肋間筋 ……………… 151
蓋膜 …………………… 505
角化細胞 ………… 524, 525
角質層 ………………… 524
角膜 …………………… 510
角膜上皮 ……………… 511
角膜内皮 ……………… 511
角膜反射 ……………… *511*
拡散関門 ……………… 11
隔膜部 ………………… 326
顎下神経節 … 471, 477, 495
顎下腺 ………………… 250
顎下リンパ節 ………… 539
顎関節 ………………… 96
顎舌骨筋 ……………… 149
顎動脈 ………………… 208
顎二腹筋 ……………… 149

篭細胞 ………………… 14
鵞足 …………………… 127
滑液 …………………… 78
滑液穿刺 ……………… *78*
滑液包 ………………… 137
滑車神経 ……………… 468
滑車神経核 …………… 468
滑膜 …………………… 78
褐色脂肪組織 ………… *21*
汗腺 …………………… 529
汗腺管 ………………… 529
汗腺体 ………………… 529
肝炎 …………………… *270*
肝円索 ………………… 279
肝癌 …………………… *270*
肝冠状間膜 …………… 280
肝硬変 ………………… *270*
肝細胞索 ……………… 270
肝十二指腸間膜 ……… 280
肝小葉 ………………… 270
肝腺房 ………………… *273*
肝臓 …………………… 269
肝臓の機能 …………… *270*
肝門脈 ………………… 229
肝リンパ節 …………… 540
肝鎌状間膜 ……… 269, 279
完全痔瘻 ……………… *357*
含気骨 ………………… 76
杆体 …………………… 515
冠状溝 ………………… 193
冠状静脈洞 ……… 193, 225
冠状動脈 ……………… 193
乾性胸膜炎 …………… *310*
間質細胞 ……………… 381
間質成長 ……………… 24
間脳 …………………… 429
間膜ヒモ ……………… 266
感覚器 ………………… 497
感覚上皮 ……………… 16
感覚神経核 …………… 465
感覚領 ………………… 446
寛骨 …………………… 120
寛骨臼 ………………… 120
関節 …………………… 77
関節円板 ……………… 78
関節窩 ………………… 77
関節滑液包 …………… 78

関節腔 ………………… 78
関節突起 ……………… 96
関節内穿刺 …………… *78*
関節半月 ……………… 78
関節包 ………………… 78
環椎 …………………… 98
環椎後頭関節 ………… 103
眼窩 …………………… 88
眼窩下動脈 …………… 211
眼角静脈 ……………… *227*
眼球 …………………… 508
眼球結膜 ……………… 521
眼筋 …………………… 520
眼瞼 …………………… 520
眼瞼結膜 ……………… 521
眼瞼板 ………………… 521
眼瞼浮腫 ……………… 520
眼振（眼球振盪）…… *471*
眼神経 ………………… 469
眼底検査 ……………… *521*
眼動脈 ………………… 208
眼房水 ………………… *512*
眼輪筋 …………… 145, 521
癌のリンパ節転移 …… *537*
顔筋 …………………… 142
顔面静脈 ……………… *227*
顔面神経 ………… *89, 245*
顔面神経核 …………… 471
顔面神経管 …………… 472
顔面神経麻痺（末梢性）
　　　　　　　　　 470
顔面動脈 ……………… 210

き

キーセルバッハ部位 … 287
キャノン・ボエーム点・475
ギャップ結合 ………… 11
気管 …………………… 298
気管カリーナ ………… 298
気管支 ………………… 298
気管支鏡 ……………… *300*
気管支樹 ……………… 304
気管支静脈 …………… 308
気管支腺 ……………… 299
気管支動脈 ……… 216, 308
気管支軟骨 …………… 299

気管支-肺リンパ節·····540
気管切開術··········*299*
気管前葉··············150
気管分岐部············298
企図振戦···········*428*
奇形腫··············*66*
奇静脈··············229
基質··········20, 23, 25
基底顆粒細胞·····258, 263
基底層··············525
基底板··············*12*
基底膜··············12
疑核··············474
脚間窩··············419
弓状核··············438
弓状線··············159
弓状線維············416
弓状隆起············92
臼状関節············80
吸収上皮·········16, 263
急性脊髄前角炎······*411*
球海綿体筋··········356
球関節··············80
球形囊··············504
球形囊斑············507
球状帯··············380
嗅覚領··············447
嗅覚路··············458
嗅球····287, 443, 459, 467
嗅細胞··········287, 459
嗅索·······443, 459, 467
嗅三角··············459
嗅糸球体············459
嗅神経··········459, 467
嗅腺··············287
嗅脳··············443
挙睾筋反射·········*411*
鋸状縁··············512
距骨··············129
距腿関節·······129, 134
狭心症············*192*
胸横筋··············152
胸郭··········105, *108*
胸管··············235
胸管リンパ·········*535*
胸肩峰動脈··········214
胸骨··········105, *106*

胸骨角··············105
胸骨甲状筋··········149
胸骨舌骨筋··········149
胸骨傍リンパ節······540
胸鎖関節············111
胸鎖乳突筋··········147
胸神経··············484
胸髄核··············406
胸腺··············542
胸腺細胞············541
胸腺（ハッサル）小体·542
胸大動脈············216
胸椎··············100
胸内筋膜············*152*
胸部の筋············151
胸壁筋··············151
胸膜··············308
胸膜炎············*310*
胸膜頂·········300, 309
胸膜洞··············310
胸腰筋膜············140
胸腕筋··············151
強膜静脈洞··········512
橋··············417
橋核··············419
橋核小脳路···419, 427, 462
橋-小脳角腫瘍症候群·*418*
橋背側部············418
橋腹側部············418
頬筋··············145
頬骨突起············87
曲精細管············328
棘筋··············143
棘孔··············94
棘上靱帯············105
棘突起··············96
近位尿細管··········315
筋··············139
筋滑車··············137
筋形質··············29
筋原線維············29
筋上皮細胞··········14
筋小胞体············31
筋上膜··············31
筋節··········31, 62
筋線維··············29
筋層··············238

筋層間神経叢········239
筋束··············31
筋組織··············29
筋内膜··············31
筋肉系··············135
筋皮神経············483
筋紡錘··············*34*
筋膜··········31, 137, 140
筋裂孔··············175

く

クッシング症候群······380
クッパー細胞··········272
クッペル細胞··········*21*
クモ膜下腔··········397
クモ膜下槽··········397
クモ膜顆粒·······397, 401
クラインフェルター症候群
·················49
クリスタリン·········518
クレチン病·········*374*
クローム親和性細胞···380
グラーフ卵胞
·········46, 50, 349, 381
グリッソン鞘······270, 273
グルカゴン··········277, 384
グルコサミノグリカン··20
グレーブス病·········*374*
区域気管支··········304
区域切除術·········*305*
空腸··············260
屈曲··············80
屈筋群··············165
屈筋支帯············170

け

ケース・ベヒテレフ線条
·················445
ケラチノサイト·······524
ケラチン·············524
毛··············526
毛の成長速度と寿命··*526*
形質細胞············19
茎状突起············88

茎突咽頭筋·············253	肩鎖関節············111	孤束核······458, 471, 473
茎突舌筋·············246	肩峰···············111	孤立リンパ小節·······261
茎乳突孔·············88	剣状突起············105	鼓索神経·······458, 472
脛骨神経·············488	腱···············135	鼓室··············499
脛骨神経麻痺·········488	腱画···············135	鼓室蓋·············92
脛骨動脈·············224	腱索···············198	鼓室階·············504
係蹄小葉·············424	腱鞘············137, 170	鼓室階壁············504
頚胸神経節···········491	腱鞘炎···············*138*	鼓室神経············473
頚筋膜··············150	腱中心··············155	鼓膜··············498
頚屈···············392	瞼板腺·············521	鼓膜臍·············498
頚静脈孔·············94	言語中枢············447	鼓膜張筋············501
頚神経··············478	原始外套············443	鼓膜反射············*502*
頚神経叢·············479	原始結節·············62	口咽頭膜········61, 237
頚神経ワナ······475, 481	原始小脳············423	口窩··········66, 237
頚椎···············97	原始線条·············57	口蓋··············240
頚動脈鞘·············150	原始腸管············237	口蓋咽頭弓··········242
頚動脈小体···········*209*	原始皮質············444	口蓋咽頭筋··········242
頚動脈洞枝···········473	限外沪過············317	口蓋垂筋············242
頚部の筋·············147	減圧神経············473	口蓋舌弓············242
頚膨大············*393*, 402	減数分裂··········44, 47	口蓋舌筋············242
頚肋···············*99*		口蓋帆·············242
鶏歩···············182	**こ**	口蓋帆挙筋··········242
繋留フィラメント·····234		口蓋帆張筋··········242
血液···············22	コラーゲン···········20	口蓋扁桃············242
血液·脳関門···········*401*	コリーズ骨折·········*114*	口峡··············240
血液·脳脊髄液関門··401	コルチ器官······472, 504	口筋··············145
血液尿関門···········317	コルチコステロン·····380	口腔··············240
血管運動神経·····138, 190	コンピューター断層撮影法	口腔隔膜············240
血管間膜細胞·········317	···············*363*	口腔腺·············249
血管裂孔·············175	コンマ野············411	口腔前庭············240
血島···············64	ゴナドトロピン········71	口腔底·············240
結核性痔瘻···········*268*	ゴルジー細胞·········425	口輪筋·············145
結合組織·············18	ゴル束··············405	広頚筋·············147
結腸···············264	古外套·············443	広背筋·············142
結腸間膜·············280	古小脳·············423	甲状頚動脈··········212
結腸半月ヒダ·········266	古小脳核············427	甲状舌管········*243*, 374
結腸ヒモ·············265	古皮質·············444	甲状舌骨筋··········149
結腸膨起·············266	固定細胞·············18	甲状腺·············374
結膜···············521	固有肝動脈··········219	甲状腺グロブリン·····374
結膜円蓋·············522	固有食道腺··········254	甲状腺ホルモン······374
結膜半月ヒダ·········521	固有知覚············410	甲状軟骨············289
肩関節············111, 116	固有卵巣索······346, 352	甲状披裂筋··········294
肩甲下筋·············164	股関節·············131	（交感）幹神経節······491
肩甲挙筋·············142	虎斑溶解·············35	交感神経············*138*
肩甲棘··············109	呼吸器系············283	交感神経幹··········491
肩甲骨··············109	呼吸細気管支········304	交代性顔面神経片麻痺·418
肩甲舌骨筋···········149	呼吸上皮·············18	交代性三叉神経片麻痺*418*

交代性舌下神経片麻痺 415	格子線維 ……………… 21	骨膜 ………………… 26
交連神経路 ………… 453	項筋膜 ……………… 142	骨迷路 ……………… 501
好酸球 ……………… 19	項靱帯 ……………… 105	混合腺 ……………… 15
好中球 ……………… 19	硬膜上腔 …………… 397	
肛門 ………………… 267	絞扼静脈 …………… 380	**さ**
肛門括約筋 ………… 267	鉤状束 ………… 429, 461	
肛門管 ……………… 267	鉤足 ………………… *488*	サイトゾル ………… 9
肛門挙筋 ……… 268, 358	喉頭 ………………… 288	サイモシン ………… 542
肛門三角 …………… 358	喉頭蓋 ……………… 295	サイロキシン ……… 374
肛門柱 ……………… 267	喉頭筋 ……………… 292	サル手 ……………… *483*
肛門洞 ……………… 267	喉頭腔 ……………… 292	左室肥大 …………… *196*
肛門膜 ……………… 61	喉頭室 ……………… 293	左心室 ……………… 196
肛門裂創 …………… *268*	喉頭腺 ……………… 295	左心房 ……………… 195
抗原提示 …………… 19	喉頭前庭 …………… 293	嗄声 ………………… 289
抗利尿ホルモン …… 370	喉頭軟骨 …………… 289	鎖骨 ………………… 111
岬角 ………………… 102	喉頭壁 ……………… 295	鎖骨下筋 …………… 152
咬筋 ………………… 144	喉頭隆起 …………… 289	鎖骨下動脈 ………… 212
虹彩 ………………… 514	硬膜下腔 …………… 397	鎖骨骨折 …………… *111*
虹彩角膜角 ………… 514	硬膜静脈洞 …… 226, 395	坐骨 ………………… 121
虹彩支質 …………… 514	膠原線維 …………… 20	坐骨海綿体筋 ……… 356
後胃間膜 …………… 280	膠様髄 ……………… *26*	坐骨結節 …………… 121
後角 ………………… 393	合胞体 ……………… 10	坐骨神経 …………… 487
後眼房 ……………… 514	黒質 ………………… 420	坐骨神経幹麻痺 …… *488*
後鋸筋 ……………… 143	骨格筋 ………… 30, 326	坐骨直腸窩 ………… 358
後交連 ……………… 435	骨格系 ……………… 75	細気管支 …………… 305
後根 ………………… 402	骨芽細胞 …………… 27	細動静脈 …………… *190*
後索 ………… 404, 414	骨幹 ………………… 75	細胞外基質 ………… 20
後索核 ……………… 414	骨形成層 …………… 26	細胞間橋 ……… 11, 524
後縦隔リンパ節 …… 540	骨細管 ……………… 26	細胞質 ……………… 9
後縦靱帯 …………… 105	骨細胞 ……………… 25	細胞体 ……………… 36
後腎 ………………… 64	骨小腔 ……………… 26	細胞膜 ……………… 9
後神経孔 …………… 64	骨髄 ………………… *26*	細網細胞 …………… 21
（後）正中溝 ……… 402	骨髄穿刺 …………… *106*	細網線維 …………… 21
後脊髄小脳路 410, 427, 459	骨層板 ……………… 26	細網組織 …………… 21
後仙骨孔 …………… 102	骨組織 ……………… 25	細網内皮系 ………… *21*
後仙腸靱帯 ………… 124	骨端 ………………… 75	臍帯 ………… 66, 232
後柱 ………… 393, 403	骨単位 ……………… 27	臍動脈索 …………… 323
後頭下筋 …………… 143	骨端線 ……………… 75	臍傍静脈 …………… 231
後頭蓋窩 …………… 94	骨内膜 ……………… 27	最長筋 ……………… 143
後頭眼野 …………… 447	骨盤 ………………… 121	最内肋間筋 ………… 152
後頭骨 ……………… 87	骨盤隔膜 …………… 358	刷子縁 ……………… 12
後頭三角 ………… *147*, 148	骨盤腔 ……………… 122	莢動脈 ……………… 534
後頭前頭筋 ………… 145	骨盤骨折 …………… *122*	三角筋 ……………… 164
後頭部 ……………… 87	骨盤軸 ……………… *122*	三角筋粗面 ………… 111
後鼻孔 ……………… 284	骨盤内臓神経 325, 488, 495	三角束 ……………… 411
後腹筋 ……………… 159	骨縫合 ……………… 85	三叉神経 …………… 468
後輪状披裂筋 ……… 294	骨蜂巣 ……………… *89*	三叉神経圧痕 ……… 92

三叉神経節 …………469	視覚物質 ……………*514*	耳下腺 …………250
三尖弁 …………198	視覚領 ……………447	耳下腺炎 …………*250*
三層性胚盤 …………58	視覚路 ……………456	耳下腺リンパ節 …………539
	視交叉 ……………467	耳管 …………500
し	視細胞層 ……………515	耳管咽頭筋 …………253
	視索上核 ……………437	耳管咽頭口 …………251
シナプス …………39	視索前野 ……………437	耳管軟骨 …………500
シャーピー線維 ………26	視神経交叉 ……………437	耳管半管 …………500
シューメーカー線 ……122	視軸 ……………*517*	耳硬化症 …………*505*
シュレム管 …………512	視床 ……………429	耳小骨 …………500
シュワン鞘 …………36	視床下核 ……………439	耳神経節
シルビウス溝 ………442	視床核 ……………431	‥ 471, 473, 477, 492, 495
ジェンナリー線条 ……446	視床下部 ……………435	耳石 …………507
ジャクソン症候群 …*475*	視床下部下垂体路 ……438	耳石膜 …………507
ジャクソン発作 ……446	視床間橋 ……………430	耳道腺 …………497
子宮 ……………351	視床上部 ……………434	耳胞 …………65
子宮円索 …………352	視床髄条 ………430, 435	痔核 …………*268*
子宮外妊娠 ………*54, 349*	視床性痛覚過剰 ………*430*	痔静脈瘤 …………231
子宮癌 …………*351*	視床前核 ……………431	痔帯 …………267
子宮筋腫 …………*351*	（視床）前結節 ……………430	痔瘻 …………*357*
子宮腔 …………352	視床卒中 ……………*430*	色素細胞 …………19
子宮頚管 …………352	視床枕 ……………433	色素組織 …………22
子宮頚腺 …………353	視床腹部 ……………438	軸索 …………36
子宮口 …………352	視床網様体系 ………*434*	軸椎 …………98
子宮広間膜 ………346, 352	視神経 ……………467, 520	舌 …………242
子宮腺 …………353	視神経円板 ……………515	失調性歩行 …………*428*
子宮脱 …………*352*	視神経管 ……………90, 93, 467	室間孔 …………399
子宮動脈 …………220	視神経乳頭 ……………515	室間溝 …………193
子宮内膜 …………353	視放線 ……………452, 457	室靱帯 …………292
子宮傍組織 ………352, 354	視野欠損 ……………*456*	室頂核 …………427
支持組織 …………18	歯根膜 ……………248	湿性胸膜炎 …………*310*
四丘体 …………422	歯周炎 ……………248	膝窩静脈 …………228
示指伸筋 …………167	歯周組織 ……………248	膝窩動脈 …………223
死冠 …………*224*	歯状核 ……………427	膝蓋腱反射 …………*411*
糸球体 …………318	歯状靱帯 ……………397	膝蓋骨 …………126
糸球体嚢 …………318	歯髄 ……………247	車軸関節 …………80
刺激伝導系 ………*34*, 199	歯肉 ……………246	射精管 …………333
指骨（手の） …………116	歯列弓 ……………246	斜角筋 …………149
指状嵌合 …………10	試験管内受精 ………*52*	斜頚 …………147
指放線 …………66	篩骨 ……………91	斜披裂筋 …………294
指紋 ………523, *525*	篩骨迷路 ……………91	尺骨 …………112
脂腺 …………15, 529	自由ヒモ ……………266	尺骨神経 …………484
脂肪細胞 …………19	自律神経系 ……………490	尺骨神経溝 …………112
脂肪組織 …………22	自律神経線維 ……………490	尺骨神経麻痺 …………*483*
趾骨 …………129	自律神経叢 ……………490	尺骨動脈 …………214
視蓋脊髄路	耳介 ……………497	尺側手根屈筋 …………166
‥‥‥ 409, 418, 422, 463	耳介軟骨 ……………497	尺側手根伸筋 …………167

尺側皮静脈	228	
手筋	166	
手根管	170	
手根間関節	114	
手根管症候群	171	
手根関節	115	
手根骨	114	
手根中手関節	115	
手掌腱膜	167	
手掌動脈弓	215	
種子骨	76	
終動脈	*190*	
終脳	439	
終末細気管支	304	
集合リンパ小節	261	
受精	51	
樹状細胞	541	
樹状突起	36	
十二指腸	259	
十二指腸球	259	
十二指腸空腸曲	260	
十二指腸腺	264	
重症筋無力症	*34*, 542	
絨毛	68	
絨毛間腔	70	
絨毛膜板	56, 68	
縦隔	310	
縦隔胸膜	309	
処女膜	355	
初期子宮胎盤循環	56	
初乳	360	
女性仮性半陰陽	380	
女性前核	52	
除脳硬直	*421*	
小陰唇	345	
小円筋	164	
小胸筋	152	
小坐骨孔	*174*	
小鎖骨上窩	*147*	
小指球	170	
小指球筋（群）	170	
小指対立筋	170	
小趾球筋	183	
小趾対立筋	183	
小十二指腸乳頭	260, 277	
小循環	201	
小錐体神経	473	

小前庭腺	*326, 345*	
小泉門	86	
小帯線維	513, 517	
小腸	262	
小殿筋	174	
小転子	124	
小内臓神経	494	
小脳	423	
小脳回	423	
小脳核	425	
小脳活樹	423	
小脳脚	425	
小脳糸球	425	
小脳小舌	423	
小脳赤核路	428	
小脳前庭核路	429	
小脳テント	395, 423	
小脳半球	423	
小脳鎌	395	
小肺胞細胞	305	
小帽	508	
小網	280	
小弯	256	
松果体	372, 434	
松果体砂	372	
松果体細胞	372	
消化管ホルモン	384	
消化器系	237	
硝子体	518	
硝子体管	518	
硝子体内浮遊物	519	
硝子軟骨	23	
掌側板	116	
瞼毛腺	520	
漿液腺	15	
漿膜	64	
漿膜性心膜	193	
踵骨	129	
踵骨腱	180	
踵骨隆起	129	
上衣細胞	39, 390	
上顎癌	*90*	
上顎神経	469	
上顎洞	92	
上眼窩裂	90, 93	
上眼瞼挙筋	521	
上眼静脈	*227*	

上丘	422	
上丘腕	422	
上行結腸	264	
上行大動脈	204	
上行（感覚）神経路	454	
上下腹神経叢	325	
上骨盤隔膜筋膜	358	
上肢骨	109	
上視床放線	452	
上肢帯筋	161	
上肢の筋	161	
上斜筋	*468*	
上十二指腸ヒダ	*259*	
上小脳脚	422	
上食道括約筋	253	
上伸筋支帯	182	
上神経節	473	
上前腸骨棘	121	
上双子筋	174	
上大静脈	225	
上唾液核	471, 495	
上腸間膜動脈	219	
上腸間膜リンパ節	540	
上跳躍関節	129	
上殿神経	487	
上殿動脈	220	
上尿生殖隔膜筋膜	357	
上皮細胞	12, 541	
上皮小体	376	
上皮小体ホルモン	376	
上皮組織	12	
上腕筋	161, 165	
上腕骨	111	
上腕骨骨折	*111*	
上腕三頭筋	164	
上腕動脈	214	
上腕二頭筋	164	
常染色体	47	
常染色体異常	48	
静脈	188	
静脈角	234	
静脈管	233	
静脈溝	95	
静脈叢	185	
静脈弁	189	
静脈網	185	
静脈瘤	*228*	

食道 ……………………254	神経稜（堤）……390, 393	錐体外路 ………*408*, 461
食道癌 …………………255	神経路（伝導路）……453	錐体外路中枢 …………446
食道静脈 ………229, 231	真皮 ……………………525	錐体筋 …………………157
食道静脈瘤 ……231, 255	真皮鞘 …………………528	錐体交叉 …………408, 414
食道動脈 ………………216	真皮乳頭 ………………525	錐体前索路 ………408, 416
食道噴門腺 ……………254	深陰茎筋膜 ……………341	錐体路
食道裂孔 ………………156	深会陰横筋 ………326, 357	‥ *408*, 416, 419, 446, 461
女性化乳房 ……………360	深頚筋群 ………………148	錐体路中枢 ……………446
心渦 ……………………198	深頚リンパ節 …………539	髄核 ……………………104
心筋 ………………………33	深鼡径輪 ………159, 332	髄腔 ………………………75
心筋梗塞 ………………*192*	深鼡径リンパ節 ………539	髄索 ……………………537
心筋層 …………………198	深腸骨回旋動脈 ………222	髄鞘 ………………………36
心尖 ……………………191	新小脳核 ………………427	髄膜 ……………………395
心臓 ……………………191	新生児の血液循環 ……232	
心臓神経叢 ……………494	新皮質 …………………444	**せ**
心タンポナーデ ………*194*	腎盂 ……………………315	
心内膜 …………………198	腎筋膜 …………………314	セクレチン ……………385
心内膜炎 ………………*196*	腎区域動脈 ……………319	セメント質 ……………248
心房性 Na 利尿ホルモン	腎小体 …………………315	セルトリ細胞 ……17, 331
……………………387	腎静脈 …………………320	セロトニン ……………384
心膜 ……………193, 198	腎椎体 …………………315	正円孔 ……………88, 94
心膜液 …………………194	腎節 ………………………63	正中臍索 ………………323
心膜炎 …………………*194*	腎仙痛 …………………*320*	正中神経 ………………484
心膜横洞 ………………194	腎臓 ……………313, 385	正中神経麻痺 …………*483*
心膜腔 …………………194	腎臓結石 ………………*320*	正中動脈 ………………214
伸筋群 …………………166	腎単位 …………………315	生殖器 …………………328
伸筋支帯 ………………170	腎柱 ……………………315	生殖茎 …………………362
伸展 ………………………80	腎洞 ……………………315	生殖細胞 …………………43
神経下垂体 ……………368	腎動脈 …………219, *318*	生殖堤 …………………362
神経管 ……………………64	腎乳頭 …………………315	生物時計 ………………373
神経系 …………………389	腎嚢胞 …………………*318*	成熟分裂 …………44, 46
神経元 ……………………35	腎杯 ……………………315	成熟卵胞 …………………46
神経膠 ……………………38	腎盤 ……………………315	成長ホルモン ……368, 370
神経膠芽細胞 …………390	腎葉 ……………………315	声帯 ……………………293
神経細管 …………………35	塵埃細胞 ………………306	声帯筋 …………………294
神経周膜 …………………38		声帯靱帯 ………………292
神経終末 …………………38	**す**	声帯突起 ………289, 292
神経上皮細胞 …………390		声帯ヒダ ………………294
神経上膜 …………………38	スカルパ三角 …………*177*	声門 ……………………295
神経節 ……………38, 395	水晶体 …………………517	声門下腔 ………………294
神経叢 …………………395	水晶体線維 ……………518	声門裂 …………………293
神経組織 …………………35	水晶体胞 …………………65	性染色質 ………………*49*
神経線維 …………………35	水頭症 …………………*401*	性染色体異常 …………49
神経線維束 ………………38	膵管 ……………260, 277	青斑 ……………………*414*
神経突起 …………………36	膵臓 ……………277, 383	星状膠細胞 ………………39
神経板 ……………………64	膵臓癌 …………………*277*	星状神経節 ……………491
神経分泌 ………………371	錐体 ……………………515	精液 ……………………*342*

精管 ·····················332	脊髄錐体路············408	浅頚筋群············147
精管静脈···············338	脊髄性進行性筋萎縮症 *406*	浅頚リンパ節···········539
精管動脈···············338	脊髄軟膜···············397	浅指屈筋············166
精管膨大部·············333	脊髄反射···············*411*	浅鼠径輪············159
精丘···············326, 333	脊髄反射路（弓）·······410	浅鼠径リンパ節·········539
精細管·············44, 329	脊髄膜···············397	染色体············47
精索······332, 338, 339	脊柱···············96, *103*	染色体異常···········47
精子···············43, 44	脊柱管···············96	染色体不分離··········48
精子形成···············44	脊柱起立筋···········143	腺············14
精子発生···············330	接合体···············43	腺下垂体············368
精娘細胞···············44	接着帯···············11	腺終末············14
精巣···············328, 381	接着斑···············11	腺上皮············13
精巣挙筋···············338	接着複合体···········11	腺房············14
精巣縦隔···············328	楔状束···············405	腺房中心細胞··········279
精巣上体···············332	楔状束核···············410	線維芽細胞···········18
精巣上体管·············332	楔状束核小脳路·········459	線維細胞············18
精巣鞘膜···········282, 338	楔状束結節···········414	線維（神経路）········451
精巣小葉···············328	舌咽神経···············473	線維性骨炎···········377
精巣中隔···············328	舌下小丘···············246	線維性心膜···········194
精巣停滞········ *331, 381*	舌下神経···············475	線維軟骨············25
精巣導帯·········328, *331*	舌下神経核···········475	線維輪···········104, 198
精巣動脈···············*217*	舌下神経管···········94	線条体············448
精巣輸出管········328, 332	舌下神経三角·········*414*	線毛············12
精祖細胞···············330	舌下腺···············250	全分泌腺············17
精囊···············334	舌下ヒダ···············246	前胃間膜············279
精母細胞···············43	舌筋···············245	前角···········393, 403
赤核···············420	舌骨···············95	前眼房············514
赤核オリーブ路	舌骨下筋···············149	前鋸筋············152
·········418, 421, 463	舌骨上筋···············149	前脛骨筋············181
赤核脊髄路·······409, 421	舌骨舌筋···············246	前脛骨動脈···········223
赤核前野···············439	舌神経···············472	前結腸間膜···········*280*
赤血球増殖因子·········387	舌動脈···············210	前交連············443
赤色髄···············*26*	舌乳頭···············244	前根············402
赤体···············349	舌扁桃···············242	前索···········404, 412
赤脾髄···············532	舌盲孔···············*243*	前視床放線···········451
脊索···············58, 105	仙棘靱帯·········124, *174*	前斜角筋············149
脊髄···············402	仙結節靱帯···········124	前縦隔リンパ節·········540
脊髄円錐·········*399, 402*	仙骨···············101	前縦靱帯············105
脊髄灰白質···············406	仙骨管···············102	前障············451
脊髄クモ膜···············397	仙骨神経···············486	前小腸間膜···········*280*
脊髄硬膜···············397	仙骨神経叢···········487	前腎············63
脊髄視蓋路···············410	仙骨内臓神経·········494	（前）正中裂··········402
脊髄上行···············*393*	仙腸関節···············102	前脊髄視床路·········409
脊髄神経···············478	先天性股関節脱臼····· *132*	前脊髄小脳路 410, 427, 459
脊髄神経節·······402, 478	先天性鼠径ヘルニア ·· *341*	前仙骨孔············102
脊髄神経叢···············479	浅陰茎筋膜···········341	前仙腸靱帯···········124
脊髄錐体外路···········408	浅会陰隙···············356	前側脊髄視床路········455

前置胎盤 ·············54	僧帽弁 ···············198	体循環 ···············203
前柱 ············393, 403	総肝動脈 ·············219	体節 ················62
前庭 ···············505	総頚動脈 ·············205	苔状線維 ·············425
前庭階壁 ·············504	総腱輪 ···············171	胎脂 ················68
前庭核小脳路 ·····428, 461	（総）指伸筋 ·········167	胎児の血液循環 ·······232
前庭-眼筋反射弓 ·····460	総胆管 ···············260	胎児被膜 ·············68
前庭球 ···············345	総腸骨動脈 ···········218	胎生循環 ·············232
前庭神経 ········461, 472	総腓骨神経 ···········488	胎盤 ············70, 232
前庭神経外側核 ··408, 461	象皮病 ···············535	胎盤障壁 ·············72
前庭神経核 ·······461, 472	臓側胸膜 ·············308	胎盤葉 ···············71
前庭脊髄路 ·······408, 461	足弓 ············130, 182	帯状回 ···············431
前庭窓 ···············500	足筋 ···············180	帯状疱疹 ·············484
前庭膜 ···············504	足根骨 ···············127	大円筋 ···············164
前頭蓋窩 ·············91	足根中足関節 ·········129	大胸筋 ···············152
前頭眼野 ·············446	足底筋 ···············181	大後頭孔 ·············94
前頭橋（核）路 ·······451	足底腱膜 ·············182	大坐骨孔 ·············174
前皮質脊髄路 ·········408	足底動脈 ·············224	大鎖骨上窩 ···········147
前腹筋 ···············156	足底動脈弓 ···········224	大十二指腸乳頭 ···260, 277
前立腺 ··········335, 384	足底方形筋 ···········183	大循環 ···············203
前立腺癌 ·············335	足背筋膜 ·············182	大静脈孔 ·············156
前立腺小室 ···········326	足背動脈 ·············224	大錐体神経 ···········472
前立腺石 ·············338	側角 ············393, 404	大前庭腺 ········326, 345
前立腺切除術 ·········335	側索 ············404, 414	大泉門 ···············86
前立腺肥大症 ·········335	側柱 ············393, 404	大腿筋膜 ·············175
前腕骨間膜 ···········165	側頭窩 ···············88	大腿骨 ···············124
前腕の筋 ·············165	側頭下窩 ·········88, 470	大腿骨骨折 ···········125
	側頭筋 ···············144	大腿三角 ·············177
そ	側頭部 ···············87	大腿四頭筋 ···········179
	側脳室 ··········394, 399	大腿静脈 ·············227
ソマトスタチン ·······385	側腹筋 ···············157	大腿神経 ·············486
ソマトマンモトロピン ··72		大腿深動脈 ···········222
ゾウゲ芽細胞 ·········247	**た**	大腿動脈 ·············222
ゾウゲ質 ·············247		大腿二頭筋 ···········179
鼡径管 ···············159	ターナー症候群 ·······49	大腿の筋 ·············175
鼡径靱帯 ·············159	ダイテルス核 ·····409, 461	大腿方形筋 ···········174
鼡径リンパ節 ·········539	ダウン症候群 ·········49	大腿輪 ···············175
咀嚼筋 ···············142	ダグラス窩 ···········282	大腸 ···············264
組織 ················7	唾液腺 ···············249	大腸癌 ···············266
組織液 ···············22	手綱 ···············434	大殿筋 ···············174
組織球 ···············19	手綱三角 ·············435	大転子 ···············124
組疎性結合組織 ·······22	田原結節 ·············200	大動脈 ···············203
爪根 ···············528	多発性硬化症 ·········41	大動脈球 ·············204
爪床 ···············528	多裂筋 ···············143	大動脈弓 ·············204
爪床小稜 ·············528	唾石症 ···············250	大動脈狭窄症 ·········204
爪板 ···············528	太鼓バチ ·············49	大動脈口 ·············197
桑実胚 ············7, 52	体幹 ················2	大動脈弁 ·············197
僧帽筋 ···············142	体肢 ················3	大動脈裂孔 ···········156

大内臓神経 …………494		虫垂 …………264
大内転筋 …………179		虫垂間膜 …………264
大脳回 …………440	**ち**	中胚葉 ………7, 62, 57
大脳基底核 …………448		虫部 …………423
大脳脚 …………418	チン帯 ………513, 518	虫様筋 ………170, 183
大脳溝 …………440	知覚神経終末 …………39	肘関節 …………118
大脳髄質 …………451	恥丘 …………343	肘関節骨折 …………*117*
大脳動脈 …………208	恥骨 …………121	肘部 …………113
大脳動脈輪 …………205	恥骨筋 …………179	長胸神経 …………481
大脳半球 …………439	恥骨結合 …………121	長後索路 ………410, 455
（大脳）辺縁系 …………444	恥骨膀胱筋 …………*324*	長骨 …………75
大脳鎌 …………395	智歯 …………249	長趾伸筋 …………181
大脳鎌下ヘルニア …………395	緻密結合組織 …………20	長掌筋 …………166
大肺胞細胞 …………305	緻密質 ………26, 75	長橈側手根伸筋 …………167
大伏在静脈 …………227	緻密斑 …………385	長内転筋 …………179
大網 …………280	蓄膿症 …………*90*	長母趾屈筋 …………181
大網ヒモ …………266	腟 ………352, 355	長母指伸筋 …………167
大弯 …………256	腟円蓋 …………355	鳥距溝 …………447
代償性眼球運動 …………*460*	腟前庭 …………345	頂殿長 …………67
台形体核 …………418	着床 …………54	超音波診断法 …………*363*
第三脳室 ………394, 399	中隔野 ………443, 444	腸陰窩 …………263
第四脳室 ………394, 400	中間灰白質 …………404	腸管神経系 …………239
脱臼 …………*79*	中間外側核 ‥ 407, 479, 490	腸間膜 ………279, 280
脱肛 …………*268*	中間中胚葉 …………64	腸間膜根 …………280
脱落膜 ………70, 354	中間内側核 …………480	腸間膜根リンパ節 …………*280*
単核食細胞系 …………*21*	中耳 …………499	腸脛靱帯 …………175
単関節 …………79	中手骨 …………115	腸骨 …………121
単球 ………19, 22	中手指節関節 …………116	腸骨下腹神経 …………485
胆膵管膨大部 …………260	中小脳脚 …………417	腸骨稜 …………121
胆石 …………*275*	中腎 …………63	腸重積症 …………*264*
胆石症 …………*275*	中心窩 …………517	腸絨毛 …………262
胆道 …………*275*	中心灰白質 …………405	腸腺 …………263
胆道癌 …………*275*	中心管 ……394, 397, 403	腸恥筋膜弓 …………175
胆嚢 …………*275*	中心溝 …………442	腸閉塞 …………*266*
淡蒼球 …………448	中心後回 …………446	腸腰筋 …………174
淡明層 …………524	中心前回 ………446, 461	腸腰靱帯 …………160
短骨 …………75	中心乳ビ腔 …………263	腸肋筋 …………143
短足底靱帯 …………131	中枢神経系 …………402	蝶形骨体 …………92
短橈側手根伸筋 …………167	中足筋 …………183	蝶形骨大翼 …………88
男性前核 …………52	中足骨 …………129	蝶形骨洞 …………92
男性ホルモン …………381	中大脳動脈 …………208	蝶篩陥凹 ………92, 285
弾性円錐 …………292	中直腸動脈 …………220	蝶番関節 …………80
弾性線維 …………22	中殿筋 …………174	聴覚領 …………447
弾性組織 …………22	中頭蓋窩 …………92	聴覚路 …………457
弾性軟骨 …………23	中脳 …………419	聴放線 ………452, 458
	中脳蓋 …………419	直膝 …………*134*
	中脳水道 ………394, 399	直精細管 …………328
	中脳被蓋 …………420	

直腸 …………………267
直腸子宮窩 ………………282
直腸静脈叢 ………………267
直腸膀胱窩 ………………282
直腸膨大部 ………………267
直尿細管 …………………315

つ

ツチ骨 …………………498
ツチ骨条 …………………498
ツチ骨柄 …………………498
椎間円板 …………………104
椎間円板ヘルニア ……104
椎間孔 ………………97, 402
椎弓 ……………………96
椎弓破裂 …………………103
椎骨 ……………………102
椎骨動脈 …………………212
椎骨動脈三角 ……………140
椎節 ……………………63
椎前葉 …………………151
椎体 ……………………96
爪 ………………………528
蔓状静脈叢 …………185, 338

て

T細管 ……………………31
テタニー …………………377
テント切痕ヘルニア …395
ディッセ腔 ………………272
デスメ膜 …………………511
デスモゾーム …………11, 524
底 ………………………422
停留睾丸 …………………381
伝導路 …………………453
殿筋粗面 …………………124
殿筋注射 …………………179

と

トライツ靱帯 ……………259
トリヨードサイロニン 374
トルコ鞍 …………………92
トレンデレンブルグ徴候
………………………134

ドーパミン ………………450
島 ………………………442
投射神経路 ………………454
投射線維 …………………451
透明帯 ………………45, 52
透明中隔 …………………443
登上線維 …………………425
等皮質 …………………445
頭蓋骨 ………………82, 83
頭蓋泉門 …………………86
頭長筋 …………………149
頭頂屈 …………………392
頭頂後頭溝 ………………442
頭頂骨 …………………85
頭頂部 …………………85
頭痛 ……………………469
頭部の筋 …………………142
橈骨 ……………………113
橈骨下端骨折 ……………114
橈骨手根関節 ……………114
橈骨神経 …………………484
橈骨神経溝 ………………111
橈骨神経麻痺 ……………483
橈骨動脈 …………………215
橈側手根屈筋 ……………166
橈側皮静脈 ………………228
糖尿病 …………………277, 384
洞房系 …………………200
洞房結節 ………………34, 200
洞様毛細血管 ……………229
動眼神経 …………………467
動眼神経核 …………420, 467
動眼神経副核 421, 457, 465
動静脈吻合 ………………186
動脈 ……………………188
動脈円錐 …………………196
動脈管 …………………202, 233
動脈管開存症 ……………233
動脈管索 …………………202
動脈叢 …………………185
動脈弁 …………………198
動脈網 …………………185
導管 ……………………14
導出静脈 …………………186
瞳孔括約筋 ………………514
瞳孔散大筋 ………………514
瞳孔反射 …………………468

特発性呼吸切迫症候群 305

な

ナチュラルキラー細胞 531
内陰部動脈 ………220, 342
内弓状線維 ………………416
内胸動脈 …………………212
内頚静脈 …………………226
内肛門括約筋 ……………268
内根鞘 …………………528
内耳 ……………………501
内耳孔 …………………94
内耳神経 …………………472
内痔瘻 …………………357
内精筋膜 …………………338
内臓全逆転 ………………3
内側視索前野核 …………437
内側膝状体
………422, 430, 433, 447
内側縦束
…409, 416, 418, 461, 463
内側髄板 …………………431
内側前脳束 ………………438
内側中胚葉 ………………62
内側毛帯 416, 417, 418, 422
内側毛帯交叉 ……………416
内側翼突筋 ………………144
内腸骨動脈 ………………221
内腸骨リンパ節 …………540
内転 ……………………81
内転筋管 …………………177
内頭蓋底 …………………92
内尿道括約筋 ……………326
内尿道口 …………………323
内胚葉 …………………60
内反足 …………………488
内反馬蹄足 ………………488
内腹斜筋 …………………157
内分泌腺 ………………14, 365
内閉鎖筋 …………………174
内包 ……………………451
内卵胞膜 …………………45
内リンパ隙 ………………501
内肋間筋 …………………151
軟骨細胞 …………………23
軟骨小腔 …………………23

軟骨組織 ················· 23
軟骨内骨化 ············· 29
軟骨膜 ················· 23
難聴 ················· *499*

に

Ⅱ型糖尿病 ··········· *277*
ニッスル小体 ········· 35
ニューロン ········· 35, 411
二次絨毛 ············· 57
二次卵胞 ········· 45, 349
二尖弁 ············· 198
二層性胚盤 ··········· 55
日周リズム ··········· 373
乳管 ················· 360
乳癌 ················· *359*
乳歯 ················· 249
乳腺 ················· 359
乳腺葉 ············· 359
乳頭筋 ············· 196
乳頭視床路（束）······ 431
乳頭層 ············· 525
乳頭体 ············· 435
乳頭体核 ············· 438
乳突洞 ··········· 87, 89
乳ビ槽 ············· 235
乳房 ················· 359
乳様突起 ············· 87
乳輪 ················· 360
乳輪腺 ············· 360
尿管 ················· 322
尿細管 ············· 315
尿生殖隔膜 ········· 357
尿生殖三角 ········· 356
尿生殖ヒダ ········· 362
尿生殖膜 ············· 61
尿道 ················· 326
尿道海綿体 ····· 327, 339
尿道球 ············· 339
尿道球腺 ······· 326, 338
尿道腺 ············· 327
尿道傍管 ········ *326, 345*
尿崩症 ············· *437*
尿膜管 ··············· 58
妊娠黄体 ········· 51, 349

ね

ネフロン ············· 315
粘液水腫 ············· *374*
粘液腺 ··············· 15
粘膜 ················· 238
粘膜下神経叢 ········· 239
粘膜下組織 ········· 238
粘膜筋板 ············· 238
粘膜固有層 ········· 238
粘膜上皮 ············· 238
粘膜付属リンパ組織 ··· 238
捻挫 ················· *78*

の

ノルアドレナリン
·············· 380, 495
脳幹 ······· 392, 412, *422*
脳弓 ··········· 438, 442
脳クモ膜 ············· 396
脳硬膜 ············· 395
脳砂 ················· 372
脳室 ················· 398
脳室周囲器官 ········· *404*
脳神経 ············· 464
脳神経核 ············· 464
脳神経節 ············· 393
脳水腫 ············· *401*
脳性利尿ペプチド ······ 387
脳脊髄液 ············· 400
脳層 ················· 517
脳底動脈 ············· 205
脳軟膜 ············· 397
脳軟膜炎 ············· *399*
脳胞 ················· 391
脳膜 ················· 395
脳梁 ················· 442

は

ハッサル小体 ········· 542
ハバース系 ··········· 27
ハムストリング ········ 175
ハンター管 ··········· *177*
ハンチントン舞踏病 ·· *450*

バセドウ病 ··········· *374*
バビンスキー現象 ····· *182*
バビンスキー反射 ····· *411*
バルトリン腺 ····· *326*, 345
バンチ病 ············· *534*
パーキンソン症候群 ·· *450*
パーネット細胞 ········ 263
パイエル板 ··········· 261
パキオニ小体 ········· 397
パキメニンクス ······· 395
パピローマウィルス ·· *351*
パペッツ情動回路 ······ 438
パラトルモン ········· 376
歯 ················· 246
破骨細胞 ············· 27
破裂孔 ··············· 94
馬蹄腎 ············· *321*
馬蹄足 ············· *488*
馬尾 ················· *399*
肺 ················· 300
肺間膜 ············· 310
肺胸膜 ············· 308
肺区域 ············· 303
肺根 ················· 302
肺循環 ············· 201
肺静脈 ············· 202
肺小葉 ············· *305*
肺尖 ················· 300
肺底 ················· 300
肺動脈（幹）······ 202, 306
肺動脈口 ············· 197
肺動脈弁 ······· 197, 198
肺胞 ················· 305
肺胞管 ············· 305
肺胞孔 ············· 306
肺胞細胞 ············· 305
肺門 ················· 301
肺葉 ················· 302
胚芽層 ············· 525
胚子芽 ····· 7, 52, *55*, 56
胚上皮 ··········· 13, 17
胚性幹細胞 ··········· *55*
胚内中胚葉 ··········· 62
胚盤 ················· 57
胚盤胞 ··········· 7, 52
胚盤胞腔 ············· 7
胚盤葉下層 ··········· 56

胚盤葉上層・・・・・・・・ 56, 73
背部の筋・・・・・・・・・ 140
排泄腔窩・・・・・・・・・ 237
排泄腔膜・・・・・・・・ 61, 237
排尿・・・・・・・・・・ 325
排尿機構・・・・・・・・ 325
排便反射・・・・・・・・ 269
排卵・・・・・・・・ 47, 50, 347
白交通枝・・・・・・・・ 491
白質・・・・・ 393, 395, 405
白線・・・・・・・・・・ 159
白体・・・・・・・・ 51, 349
白内障・・・・・・・・・ 518
白脾髄・・・・・・・・・ 532
薄束・・・・・・・・・・ 404
薄束核・・・・・・・・・ 414
麦粒腫・・・・・・・・・ 520
発声・・・・・・・・・・ 295
鼻・・・・・・・・・・・ 284
反回神経・・・・・・・・ 475
反回神経麻痺・・・・・・ 293
反屈束・・・・・・・・・ 435
反射路（弓）・・・・・・・ 454
半関節・・・・・・・・・ 79
半規管・・・・・・・・・ 507
半棘筋・・・・・・・・・ 143
半月神経節・・・・・・・ 469
半月弁・・・・・・・・・ 198
半腱様筋・・・・・・・・ 179
半膜様筋・・・・・・・・ 179
板間層・・・・・・・・・ 75

ひ

ヒス束・・・・・・・・・・・ 34
ヒューター線・・・・・・・ 112
ヒラメ筋・・・・・・・・・ 177
ヒルシュスプルング病 492
皮筋・・・・・・・・ 135, 142
皮筋節・・・・・・・・・・ 62
皮脂・・・・・・・・・・ 529
皮質核線維・・・・・・・ 451, 461
皮質感覚中枢・・・・・・ 446, 456
皮質橋核路・・・・・・ 419, 462
皮質視覚中枢・・・・・ 447, 457
皮質脊髄線維・・・・・ 451, 461
皮膚・・・・・・・・・・ 523

皮膚感覚路・・・・・・・・ 455
皮膚小稜・・・・・・・・・ 523
皮膚腺・・・・・・・・・・ 529
皮膚分節・・・・・・・・・ 479
皮膚紋理・・・・・・・・・ 523
泌尿器・・・・・・・・・・ 313
泌尿生殖系・・・・・・・・ 313
肥満細胞・・・・・・・・・ 19
披裂軟骨・・・・・・・・・ 289
被蓋・・・・・・・・・・・ 422
被蓋上皮・・・・・・・・・ 13
被殻・・・・・・・・・・・ 448
腓骨・・・・・・・・・・・ 127
腓骨神経麻痺・・・・・・・ 488
腓腹筋・・・・・・・・・・ 181
脾細胞・・・・・・・・・・ 535
脾索・・・・・・・・・・・ 534
脾臓・・・・・・・・・・・ 532
脾洞・・・・・・・・・・・ 534
脾動脈・・・・・・・・・・ 219
尾骨・・・・・・・・・・・ 103
尾骨筋・・・・・・・・・・ 358
尾骨神経・・・・・・・・・ 489
尾骨神経叢・・・・・・・・ 489
尾状核・・・・・・・・・・ 448
微小絨毛・・・・・・・・・ 12
鼻腔・・・・・・・・・ 89, 284
鼻甲介・・・・・・・・ 89, 285
鼻腺・・・・・・・・・・・ 286
鼻前庭・・・・・・・・・・ 285
鼻中隔・・・・・・・・・・ 284
鼻道・・・・・・・・・ 89, 825
鼻涙管・・・・・・・・・・ 92
光反射・・・・・・・・・・ 513
左胃リンパ節・・・・・・・ 540
左気管支・・・・・・・・・ 299
左の肺動脈・・・・・・・・ 202
左肺・・・・・・・・・・・ 302
膝関節・・・・・・・・・・ 133
膝十字靱帯・・・・・・・・ 133
膝神経節・・・・・・・・・ 472
表情筋・・・・・・・・・・ 142
表皮・・・・・・・・・・・ 524
病巣感染・・・・・ 88, 89, 242
描円運動・・・・・・・・・ 81

ふ

ファーター・パッチーニ小
　体・・・・・・・・・・・ 42
ファローの四徴症・・・・・ 194
フィブロネクチン・・・・・・ 20
フォスター・ケネディー症
　候群・・・・・・・・・・ 468
フォンタナ腔・・・・・ 512, 514
ブドウ膜・・・・・・・・・ 509
ブラウン・セカール症候群
　・・・・・・・・・・・ 460
ブルダッハ束・・・・・・・ 405
ブルンネル腺・・・・・・・ 264
ブローカ中枢・・・・・・・ 447
プルキンエ細胞・・・・・・ 425
プルキンエ線維・・ 34, 200
プロジェステロン・355, 382
プロスタグランジン
　・・・・・・・・・・ 335, 384
プロテオグリカン・・・・・ 12
不確帯・・・・・・・・・・ 439
不規則骨・・・・・・・・・ 76
不動結合・・・・・・・・・ 83
不等皮質・・・・・・・・・ 444
不動毛・・・・・・・・ 12, 332
付加成長・・・・・・・・・ 24
伏在裂孔・・・・・・・ 175, 227
副交感神経・・・・・・・・ 494
副交感神経核・・・・・・・ 465
副腎・・・・・・・・・・・ 378
副神経・・・・・・・・・・ 474
副神経核・・・・・・・・・ 475
副腎性器症候群・・・・・・ 379
副膵管・・・・・・・・・・ 277
副乳房・・・・・・・・・・ 359
副鼻腔・・・・・・・・ 90, 285
腹横筋・・・・・・・・・・ 158
腹横筋膜・・・・・・・・・ 159
腹筋腱膜・・・・・・・・・ 159
腹腔神経叢・・・・・・・・ 495
腹腔神経節・・・・・・・・ 494
腹腔動脈・・・・・・・・・ 219
腹大動脈・・・・・・・・・ 217
腹直筋・・・・・・・・・・ 156
腹直筋鞘・・・・・・・・・ 159

腹内側核 …………… 436
腹部の筋 …………… 156
腹膜 ………………… 282
腹膜腔 ……………… 282
腹膜後器官 ……… *3, 282*
腹膜後隙 ………… *3, 282*
腹膜垂 ……………… 266
噴門 ………………… 256
分界条 ……………… 430
分界線 ……………… 122

へ

ヘリング管 ………… 275
ヘリング小体 ……… 371
ヘルパー T 細胞 …… 531
ヘンレのワナ ……… *315*
ベッツ細胞 ………… 446
ベネディクト症候群 ‥ *421*
ベル麻痺 …………… *470*
ペースメーカー …… *201*
平滑筋 ……………… 29
平衡覚路 …………… 461
平衡砂 ……………… 507
平衡砂膜 …………… 507
平衡斑 ……………… 506
平面関節 …………… 79
閉鎖筋膜 …………… 358
閉鎖孔 ……………… 120
閉鎖神経 …………… 486
閉鎖帯 ……………… 11
閉鎖堤 ……………… 11
閉鎖動脈 …………… 220
壁側胸膜 …………… 308
片葉・小節葉 ……… 423
扁桃炎 ……………… *242*
扁桃核 ……………… 450
扁桃小窩 …………… 242
扁桃輪 ……………… 253
扁平骨 ……………… 75
扁平上皮・円柱上皮接合部
 …………… *351, 353*
弁蓋 ………………… 442
鞭毛 ………………… 12

ほ

ホルネル症候群 ‥ *492, 521*
ホルモン …………… 14
ホロクリン腺 ……… 15
ボタロー管 ……… 202, 232
ボウマン腺 ………… 287
ボーマン嚢 ………… 315
ボーマン膜 ………… 511
母指球 ……………… 170
母趾球筋 …………… 183
母指球筋（群）……… 170
母指対立筋 ………… 170
母指内転筋 ………… 170
母趾内転筋 ………… 183
方形回内筋 ………… 166
放射状筋 …………… 514
放線冠 ……………… 451
胞状卵胞 ………… 46, 382
縫工筋 ……………… 179
房室系 ……………… 200
房室結節 …………… 200
房室中隔 …………… 195
房室弁 ……………… 197
傍糸球体細胞 ……… 385
傍糸球体装置 …… 317, 385
傍沪胞細胞 ………… *374*
帽状腱膜 …………… 145
膀胱 ………………… 322
膀胱括約筋 ………… 325
膀胱三角 …………… 324
膀胱三角腺 ………… 325
膀胱子宮窩 ………… 282
膀胱腟瘻 …………… *324*
膀胱直腸瘻 ………… *324*
膨大部稜 …………… 508
勃起神経 …………… 495

ま

マイスネル小体 …… 42
マイスネル触覚小体 … 525
マイボーム腺 ……… 521
マックバーネー点 … *123*
マルピギー小体 …… 315
マルピギー層 ……… 525

み

ミュラー管 ………… 362
ミュラー細胞 ……… 515
ミラード・グブラー症候群
 ……………………… *418*
味覚 ………………… *245*
味覚領 ……………… 447
味覚路 ……………… 458
味蕾 ……………… 17, 245
右胃大網動脈 ……… 219
右胃リンパ節 ……… 540
右気管支 …………… 298
右の肺動脈 ………… 202
右肺 ………………… 303
右リンパ本幹 ……… 235
耳 …………………… 497
脈管系 ……………… 185
脈絡上板 …………… 512
脈絡叢 …………… 397, 400
脈絡膜 ……………… 512

む

虫歯 ………………… *248*

め

メサンギウム ……… 317
メニエール病 ……… *499*
メラトニン ………… 373
メラニン細胞刺激ホルモン
 …………………… 371
メラニン色素 ……… 19
めまい ……………… *507*
眼 …………………… 508
迷走神経 …………… 474
迷走神経三角 ……… *414*
迷走神経背側核 …… 495
免疫系 ……………… 531

末

膜内骨化 …………… 29
膜迷路 ……………… 501
末梢神経 …………… 38
末梢神経系 ………… 464

561

夜尿症 ······················· *325*

も

モル腺 ···················· 520
毛幹 ······················· 526
毛球 ······················· 526
毛根 ······················· 526
毛細血管 ··················· 189
毛細血管後静脈 ·· *190*, 537
毛細血管前動脈 ······· *190*
毛細血管網 ··············· 525
毛細胆管 ·················· 272
毛細リンパ管 ············ 234
毛小皮 ···················· 526
毛帯交叉 ·················· 416
毛乳頭 ···················· 526
毛包 ······················· 526
毛母基 ···················· 526
毛様体小帯 ··············· 513
毛様体 ···················· 512
毛様体冠 ·················· 513
毛様体筋 ·················· 513
毛様（体）小帯 ········· 518
毛様体神経節 468, 477, 495
毛様体動脈 ··············· 519
毛様体突起 ··············· 518
毛様体輪 ·················· 513
盲腸 ······················· 261
盲点 ······················· 515
蒙古症 ····················· 49
網状層 ···················· 525
網状帯 ···················· 380
網状板 ····················· *12*
網嚢 ······················· 280
網嚢孔 ···················· 280
網膜 ······················· 515
網膜中心動脈 ····· 208, 519
網膜剥離 ·················· *514*
網様体脊髄路 409, 418, 463
門細胞 ··············· *346, 382*
門（静）脈 ··············· 230
門脈小葉 ·················· *273*

や

ヤコビー線（ジャコビー
　線） ····················· *125*

ゆ

ユウスタキオ管 ········· 500
輸出管 ···················· 320
輸出細動脈 ··············· 320
輸出リンパ管 ············ 537
輸入管 ···················· 319
輸入細動脈 ··············· 319
輸入リンパ管 ············ 537
有郭乳頭 ·················· 245
有棘層 ···················· 524
有毛細胞 ··········· 458, 504
幽門 ······················· 256
幽門括約筋 ··············· 258
幽門管 ···················· 256
幽門切開 ·················· *257*
幽門洞 ···················· 256
幽門リンパ節 ············ 540
遊走細胞 ··················· 19

よ

羊水過多症 ················ *72*
羊膜 ························· 68
羊膜腔 ··················· 7, 55
葉間溝 ···················· 440
葉間静脈 ·················· 320
腰神経 ···················· 485
腰神経節 ·················· 494
腰神経叢 ·················· 485
腰椎 ······················· 100
腰椎穿刺 ·················· *399*
腰動脈 ···················· 217
腰内臓神経 ··············· 494
腰方形筋 ·················· 160
腰膨大 ··············· *393*, 402
腰リンパ節 ··············· 540
腰肋 ······················· *102*
翼口蓋窩 ··················· 88
翼口蓋神経節
　············ 470, 477, 492, 495
翼突管 ······················ 88

ら

ラセン神経節 ······ 472, 503
ラセン動脈 ········· 342, 353
ラセン膜 ·················· 504
ラミニン ················ *12, 20*
ランヴィエ絞輪 ·········· 37
ランゲルハンス細胞 ··· 525
ランゲルハンス島 277, 383
ランニング筋 ············ 179
卵円窩 ···················· 196
卵円孔 ···· 94, 196, 233, *233*
卵円孔開存症 ····· 196, *233*
卵円野 ···················· 411
卵黄腸管 ··················· 61
卵黄嚢 ··················· 7, 60
卵割 ························· 52
卵管 ······················· 350
卵管間膜 ·················· 350
卵管峡部 ·················· 350
卵管采 ···················· 350
卵管妊娠 ·················· *349*
卵管腹腔口 ··············· 350
卵管閉塞 ·················· *349*
卵管膨大部 ··············· 350
卵丘 ························· 46
卵形嚢 ···················· 507
卵形嚢斑 ·················· 507
卵子 ············· 43, 47, 52, 347
卵子形成 ··················· 44
卵巣 ··················· 345, 381
卵巣間質腺 ··············· *346*
卵巣間膜 ·················· 346
卵巣支質 ·················· 348
卵巣周期 ··················· 50
卵巣提索 ············· 346, 352
卵巣動脈 ············· *217*, 220
卵巣嚢腫 ·················· *349*
卵巣門 ···················· 346
卵祖細胞 ············· 43, 347
卵胞 ··················· 347, 381
卵胞液 ····················· 45
卵胞腔 ····················· 45
卵胞上皮 ··················· 17
卵胞ホルモン ······· 51, 71
卵胞膜 ···················· 381

卵母細胞 ············ 43, *47*

り

リーバーキューン腸陰窩
············· 263
リスフラン関節 ······· 129
リラキシン ············ 383
リンパ ················ 22
リンパ管 ············· 234
リンパ球 ··········· 19, 22
リンパ系 ············· 234
リンパ小節 ··········· 535
リンパ節 ············· 535
リンパ洞 ············· 536
リンパ沪胞 ··········· 536
梨状筋 ··············· 174
梨状筋下孔 ··········· *174*
梨状筋上孔 ··········· *174*
離出腺 ··············· 15
立毛筋 ··············· 528
隆椎 ················· 98
菱形窩 ··········· 400, *414*
菱形筋 ··············· 142
梁下野 ··············· 442
緑内障 ··············· *512*
輪状甲状関節 ········· 292
輪状甲状筋 ··········· 294
輪状筋 ··············· 514
輪状軟骨 ············· 289
輪状ヒダ ············· 261
輪状披裂関節 ········· 292

る

るいれき ············· *537*
涙器 ················· 522
涙湖 ················· 522
涙腺 ················· 522
類洞 ················· 229

れ

レイディッヒ細胞 · 331, 381
レイノー病 ··········· *492*
レイモンド・セスタン症候
群 ·············· *418*
レッチウス ··········· 507
レニン-アンギオテンシン
-アルドステロン系
············· 379, 387
レプトメニンクス ······ 395
レンズ核 ············· 448
レンズ核ワナ ········· 439
レンズ線条体動脈 ····· *450*
レンズ束 ············· 439
連合神経路 ········ 410, 454
連嚢管 ··············· 506

ろ

ローゼル・ネラトン線 *125*
ローテーター ········· 161
ローランド溝 ········· 442
沪胞 ················· 374

沪胞期 ··············· 354
漏出腺 ··············· 15
漏斗 ············· 368, 436
漏斗茎 ··············· 368
肋下筋 ··············· 152
肋間隙 ··············· 109
肋間静脈 ············· 229
肋間神経 ············· 484
肋間神経痛 ··········· *484*
肋間動脈 ············· 216
肋頚動脈 ············· 212
肋骨 ················· 106
肋骨横隔洞 ··········· 310
肋骨弓 ··············· 109
肋骨胸膜 ············· 308
肋骨挙筋 ············· 153
肋骨溝 ··············· 107
肋骨縦隔洞 ··········· 310
肋骨突起 ············· 97
肋椎関節 ············· 100

わ

ワートン軟肉 ········· 72
ワシ手 ··············· *483*
ワゾプレッシン ··· 318, 370
ワルダイエルの扁桃輪 · 253
ワレンブルグ症候群 ·· *415*
腕尺関節 ············· 112
腕神経叢 ············· 481
腕橈関節 ············· 113
腕頭動脈 ············· 205

外国語索引

〔一印は上記の単語を表し，原則として単数形を意味し，複数形には適当な語尾
をつけて区別した．例えば Arteria の複数 Arteriae は― e となっている．〕

A

A 細胞 · · · · · · · · · · · · · · · · · 383
abduction · · · · · · · · · · · · · · 81
absorptive epithelium · · 16
accessory rib · · · · · · · · · · *99*
accommodation · · · · · · · *518*
Acetabulum · · · · · · · · · · · · 120
acetylcholine · · · · · · · · · · · 495
Achilles tendon reflex *182*
acinus · · · · · · · · · · · · · · · · · 14
acoustic nerve tumor *418*
Acromion · · · · · · · · · · · · · · 109
ACTH · · · · · · · · · · · · · · · · · 370
actin filament · · · · · · · · · · 10
Addison's disease · · · · · · 380
adduction · · · · · · · · · · · · · · 81
Adeno-hypophysis · · · · · 368
adenoid · · · · · · · · · · · · · · · *253*
Adhesio interthalamica
· 430
adrenal gland · · · · · · · · · · 378
adrenalin · · · · · · · · · · · · · · 380
adrenogenital syndrome
· 379
Alcock's canal · · · 358, 488
aldosteronism · · · · · · · · · 380
allantois · · · · · · · · · · · · · · · 58
Allocortex · · · · · · · · · · · · · 444
alveolar cell · · · · · · · · · · · 305
alveolar pore · · · · · · · · · · 306
Alveoli pulmonis · · · · · · 304
Amnion · · · · · · · · · · · · · · · · 68
amniotic cavity · · · · · · 7, 60

Amphi-arthrosis · · · · · · · 79
Ampulla ductus deferentis
· 333
Ampulla hepato-pauereati-
ca · · · · · · · · · · · · · · · · · · · 260
Ampulla recti · · · · · · · · · 267
Ampulla tubae uterinae
· 350
anal membrane · · · · · · · · 61
Anastomosis arterio-
venosa · · · · · · · · · · · · · · 186
anchoring filament · · · 234
angiotensin · · · · · · · · · · · 387
Angulus sterni · · · · · · · · 105
Angulus venosus · · · · · · 234
ANP · · · · · · · · · · · · · · · · · · 387
Ansa cervicalis · · · · · · · · 475
Ansa lenticularis · · · · · · 439
anterior chamber · · · · · *512*
antidiuretic hormone
（ADH） · · · · · · · · · · · · · 370
antigen-presentation · · · · 19
Antrum mastoideum · · 87
―― pyloricum · · · · · · · · 256
Anuli fibrosi · · · · · · · · · · 198
Anulus femoralis · · · · · · 175
―― fibrosus · · · · · · · · · · 104
―― inguinalis profundus
· 159
―― ―― superficialis 159
Anus · · · · · · · · · · · · · · · · · · 267
Aorta · · · · · · · · · · · · · · · · · 203
―― abdominalis · · · · · · 217
―― ascendens · · · · · · · · 203
―― thoracica · · · · · · · · 216

ape hand · · · · · · · · · · · · · *483*
Apex cordis · · · · · · · · · · · 191
―― pulmonis · · · · · · · · · 300
apocrine gland · · · · · · · · 15
Aponeurosis musculi
abdominis · · · · · · · · · · · 159
―― palmaris · · · · · · · · · 167
Aponeurosis plantaris · 131
―― plantaris · · · · · · · · · 182
Apparatus lacrimalis · · 522
Appendix vermiformis 264
Appendices epiploicae · 266
appositional growth · · · · 24
Aqueductus cerebri
· · · · · · · · · · · · · · · · · 394, 398
Arachnoidea encephali 396
Arachnoidea spinalis · 397
Arbor vitae cerebelli · · 423
Archicerebellum · · · · · · 423
Archicortex · · · · · · · · · · · 444
Archipallium · · · · · · · · · 443
Arcus aortae · · · · · · · · · · 204
―― costalis · · · · · · · · · · · 109
―― dentales · · · · · · · · · · 246
―― ilio-pectineus · · · · · 175
―― palato-glossus · · · · 242
―― palato-pharyngeus
· 242
―― palmaris · · · · · · · · · 215
―― plantaris
· · · · · · · · · · · 129, *130*, 224
―― vertebrae · · · · · · · · · 96
Areae gastricae · · · · · · · 257
areola · · · · · · · · · · · · · · · · · 360
Areola mammae · · · · · · 360

Argyll・Robertson 瞳孔 457
Art. acromio-clavieularis 111
Art. atlanto-axialis 98
Art. atlanto-occipitalis ..98
Art. costo-ventebralis ..100
Art. radio-ulnaris distalis 118
Art. sterno-clavicularis 111
Art. temporo-maudibularis 96
Arteria 188
—— alveolaris inferior 211
—— axillaris 212
—— basilaris 205
—— brachialis 214
——e bronchiales 216
—— carotis communis 205
—— —— externa 205
—— —— interna 205
—— centralis retinae 208, 519
——e cerebri 205
——e —— media 208
——e circumflexa ilium profunda 222
——e dorsalis pedis ...224
—— epigastrica inferior 222
—— facialis 208
—— femoralis 222
—— fibularis 223
—— gastro-duodenalis 219
—— gastro-epiploica dextra 219
—— glutea inferior 220
—— —— superior 220
——e helicinae 341
—— hepatica communis 219
—— —— propria 219
—— iliaca communis ..218
—— iliaca interna 218
—— infraorbitalis 211
——e intercostales posteriores 216

—— lienalis 219
—— lingualis 208
—— maxillaris 208
—— mediana 214
—— mesenterica inferior 219
—— —— superior 219
—— obturatoria 220
—— ophthalmica 208
—— ovarica 219
——e plantares 224
—— poplitea 223
—— profunda femoris 222
—— —— penis 342
—— radialis 214
—— rectalis media 220
—— renalis 219, 319
—— subclavia 212
—— testicularis 219
—— thoracica interna 212
—— thoraco-acromialis 214
—— tibialis anterior 223
—— tibiali posterior ...223
—— ulnaris 214
—— umbilicalis 218
—— uterina 220
—— vertebralis 212
artery 188
Articulation (es) 77
—— atlanto-occipitalis 103
——nes carpi 115
—— carpo-metacarpea pollicis 115
—— condylaris 80
—— cotylica 80
—— coxae 131
—— crico-arytenoidea 292
—— crico-thyroidea ...292
—— cubiti 118
—— genus 133
—— humeri 111, 116
—— humero-radialis ..113
——nes intercarpeae ..114
——nes intercarpea ...119
——nes metacarpo-phalangeae 116

—— plana 79
—— radio-carpea 114
—— radio-ulnaris distalis 114
—— sacro-iliaca 103
—— sellaris 80
—— spheroidea 80
—— talo-cruralis 129
——nes tarso-metatarseae 129
—— trochoidea 80
asbestosis 25
Ascensus medullae spinalis *393*
astigmatism *511*
astroglia 39
ataxic gait *428*
Atlas 98
atretic corpus luteum ..51
—— follicle 53, *346*
atrial natriuretic peptide (ANP) 387
atrio-ventricular node ..200
—— - —— system 200
Atrium dextrum 195
—— sinistrum 195
auditory area 447
auditory ossicles 500
Auricula 497
Auris 497
—— externa 497
—— interna 501
—— media 499
autonomic nervous system 490
autosome 47
autosome abnormality ..48
Axis 98
—— opticus 517
axon 36
azygos system 229

B

B 細胞 383
Babinski 反射 *411*
Babinski's sign *182*

Banti 病 ·············· *534*
Barr body ··············*49*
Bartholin's gland · *326*, 345
basal ganglia ··········448
basal granulated cell ··258
basal lamina ···········*12*
basal layer ············354
base ················· *422*
Basedow's disease ···· *374*
basement membrane ···*12*
Basis cranii interna ····· 92
—— oris ··············242
—— pulmonis ·········300
basket cell ············· 14
Bauhin 弁 ·············261
Bell's palsy ··········· *470*
Benedikt syndrome ···*421*
Betz cell ·············446
Bifurcatio tracheae ····298
bilaminar embryonic disc
 ·················· 55, 56
bile canaliculi ·········272
bile ducts ············275
Billroth's cord ·········532
biological Clock ······*373*
blastocyst ············· 7
—— cavity ············· 7
blind spot ············515
blood ················ 22
—— -brain barrier · *401*
—— capillary ········189
—— -cerebro-spinal fluid
 barrier ·············*401*
BNP ·················387
bone canaliculi ·········26
—— lacunae ···········26
—— lamellae ··········26
—— marrow ··········*26*
Bowman 膜 ···········511
Bowman's capsule ·····320
Bowman's gland ······287
brain natriuretic peptide
 ·················387
—— sand ·············372
—— stem ·········392, 412
—— vesicle ··········390
breast ···············359

bronchial tree ········304
bronchioli ············304
Bronchioli respiratorii ·304
—— terminales ·······304
bronchoscopy ········*300*
Bronchus ···········298
—— principalis dexter 298
—— —— sinister ······298
—— segmentalis ······304
brown adipose tissue ···*21*
Brown-Séquard syndrome
 ··················· *460*
Brunner's gland ·······264
brush border ·········· 10
bucco-pharyngeal
 membrane ······ 61, 237
Bulbus aortae ·········204
—— oculi ·············508
—— olfactorius
 ·········· 287, 443, 467
—— penis ············338
—— pili ·············526
—— vestibuli ·········343
Burdach 核 ··········412
Burdach 束 ··········405
Bursa omentalis ·······280
—— synovialis ········137
—— —— articularis ··· 78
by-pass 路 ···········232

C

Ca-アパタイト ·········25
Calcaneus ···········127
calcitonin ···········*374*
calcitriol ············377
Calices renales ····315, 322
canal of Herring ······275
—— of Schlemm ······512
Canalis adductorius ··· *177*
—— analis ············267
—— carpi ············170
—— centralis
 ·········· 394, 398, 403
—— cervicis uteri ·····352
—— facialis ···········471
—— hyaloideus ·······518

—— hypoglossi ········ 94
—— inguinalis ········159
—— opticus ···· 90, 93, 467
—— pudendalis ········358
—— pyloricus ·········256
—— sacralis ···········102
—— es semicirculares ·507
—— spiralis cochleae ·503
—— vertebralis ········ 96
Cannon · Boehm point 475
cannon-Boehm 点 ······239
capillary loops ·········525
Capsula articularis ····· 78
—— glomeruli ········319
—— interna ···········451
—— lentis ············517
carcinoma uteri ······ *351*
Cardia ··············256
cardio-hepatic promineuce
 ··················· 66
Carina tracheae ·······298
carpal tunnel syndrome
 ···················171
Cartilago arytenoidea ·289
—— auriculae ·········497
—— cricoidea ·········289
—— lacuna ············ 23
—— ines laryngis ······289
—— thyr(e)oidea ·····289
—— tubae auditivae ··500
Caruncula subingualis ·246
cataract ············· *518*
Cauda equina ········· *399*
Cavum articulare ······ 78
—— epidurale ·········397
—— infraglotticum ····294
—— laryngis ·········292
—— medullare ········ 75
—— nasi ·········89, 284
—— oris ·············240
—— pelvis ···········122
—— pericardii ········194
—— peritonei ·········279
—— subarachnoideale 397
—— subdurale ········396
—— tympani ·········499
—— uteri ············352

Cecum······264
cell body······35
cell membrane (plasma-menbrane)······9
cell organelles······9
Cementum······248
center of speech······447
central lacteal······263
—— nervous system··402
centroacinar cells······279
Centrum tendineum····155
—— —— perineum··357
cephalic flexure······392
Cerebellum······423
cerebral aqueduct·····399
cervical flexure······392
—— rib······99
Chiasma opticum······437
Choanae······284
choking vein······380
cholelithiasis······275
chondrocyte······23
——e tendineae······196
—— tympani······458
choroid······512
Choroidea······512
Chorion······68
chorion (plate)······56
chromaffine cell······380
chromosome······47
—— abnormality······47
—— non-disjunction···47
chylomicron······236, 535
cilia······12
ciliary body······512
circadian rythm······373
circular muscle······514
Circulus arteriosus cerebri······205
—— —— Willisi······205
—— sanguinis major··203
circumduction······81
circumventricular organs······404
Claustrum······448
Clavicula······109
claw hand······483

cleavage······52
climing fiber······425
Clitoris······363
cloacal membrane·61, 237
coarctation of aorta···204
Cochlea······503
cock's gait······182
coiled artery······353
collagen······20
—— fiber······20
Colle's fracture······114
Colliculus inferior······422
—— seminalis·····326, 333
—— superior······422
Colon······264
—— ascendens······264
—— descendens······265
—— sigmoideum······265
—— transversum······264
colorectal cancer······266
Colostrum······360
Columna······
——e anales······267
—— anterior······393
—— lateralis······393
—— posterior······393
——e renales······315
—— vertebralis······96
Commissura alba······404
—— anterior······440
—— posterior······435
common integment····523
compensatory eye movement······460
computerized tomography······363
Concha nasalis······89
conducting system·····34
cones······515
congenital inguinal hernia······341
conjunctiva······521
connective tissue······18
constipation······492
Conus medullaris·····399
Cor······191
Corium (Dermis)·····525

Cornea······510
corneal reflex······511
corneal reflex arch····469
Cornu anterius······393
—— laterale······393
—— posterius······393
Corona ciliaris······513
—— mortis······224
—— radiata······451
Corpus albicans······51
—— callosum······442
—— cavernosum clitoridis······345
—— ciliare······512
—— geniculatum laterale······433
Corpus geniculatum mediale······422, 433
—— luteum······51, 347
—— —— graviditatis······51, 349
—— mamillare······435
—— pineale······372, 434
—— rubrum······349
—— spongiosum penis······327, 339
—— striatum······448
corpus trapezoideum··418
—— vertebrae······96
—— vitreum······518
corpuscula renis······315
corticofugal fibers (tracts)······451
corticopetal fibers (tracts)······451
corticosterone······380
Costae······106
cotyledon······71
covering epithelium····13
Cowper's gland···326, 338
cranial nerve nuclei···464
—— nerves······464
cretinism······374
Crista ampullaris······508
——e cutis······523
—— iliaca······121
——e matricis unguis 528

crown-heel length ······ 67
crown-rump length ····· 67
Crus cerebri ············419
—— penis ············339
crypt ····················263
cryptorchidism ·· *331, 381*
crystallin ················518
Cumulus oophorus · 46, 349
cupula ···················508
Cupula pleurae ········300
Curvatura ventriculi major
 ····················256
—— —— minor ·····256
Cushing syndrome ·····380
Cutis····················523
cytoplasm ··············· 9
cytosol ···················9
cytotrophoblast········· 55

D

dark shell ············536
deafness··············· *499*
decerebrate rigidity ·· *421*
Decussatio lemuisei
 medialis,sensory
 decussation··········416
Decussatio pyramidum
 ·················408, 412
defecation reflex ·······269
deferent duct············332
Deiters 核 ·····409, 461
Déjerine-Roussy 症候群
 ····················*430*
dendrite ················· 36
dendritic cell ·········541
Dens
 ——tes ·············246
 ——tes decidui ·····249
 ——tes permanentes ·249
 —— serotinus ········249
dense connective tissue 20
dental caries ··········· *248*
Dentinum ··············247
depressor nerve·······473
dermal papillae········525
dermal sheath ········528

dermatome ·········62, 479
dermato-myotome ·····62
Descemet 膜 ···········511
descending (motor) tract
 ··················407
descensus testis······· *331*
desmosome ·······11, 525
detached retina ······· *514*
diabetes insipidus ·· *437*
—— mellitus ········ *384*
Diaphragma ··········155
—— oris ···········240
—— pelvis···········358
—— sellae ···········368
—— uro-genitale ·····352
Diaphysis ············ 75
Diarthrosis············ 77
Diencephalon ········429
digital radiation ········ 66
Discus articularis ······ 78
——i intervertebrales ·104
—— n. optici ·········515
distal tubule ·········385
distal tubules ·····315, 318
Down syndrome ······· 49
drumstick············· *49*
duct ···················· 14
Ductulus
 ——i alveolares ········304
 ——i efferentes testis
 ················328, 332
 —— Arantii ············232
 —— arteriosus
 ·········202, 232, *233*
 —— Botalli ············232
 —— choledochus ·····260
 —— deferens ··········332
 —— epididymidis ·····332
 —— lymphaticus dexter
 ··················235
 —— pancreaticus 260, 277
 —— —— accessorius 277
 —— paraurethrales
 ·················*326, 345*
 —— thoracicus ·······235
 —— venosus ··········232
Ductus Botalli ········202

—— naso-lacrimalis ···523
—— thyr(e)o-glossus *243*
duodenal bulb ·········259
Duodenum ·············259
Dura mater cranialis
 (encephali) ··········395
Dura mater encephali 395
Dura mater spinalis ···397
dust cell················306

E

ear ····················497
eccrine gland ·········· 15
ectoderm ··············· 64
Edinger・Westphal 核·421
Edinger-Westphal 核
 ···············465, 495
elastic cartilage ······· 23
—— tissue ············ 22
elastin ················· 20
—— fiber ············· 20
elbow joint·············118
elephantiasis··········· *535*
embryoblast ····· 7, *55*, 62
embryonal stem cell·· *55*
embryonic disc ········ 57
Eminentia arcuata ······ 92
emotional brain ········448
empyema ···············*90*
Enamelum ············247
end artery ············· *190*
Endocardium ··········198
endocrine glands ·· 14, 365
endolymph ············501
Endometrium···········352
Endomysium ·········· 31
Endosteum ············ 27
endothelin············187
Endothelium camerae
 anterioris···········511
enteric nervous system
 (ENS) ··············239
entoderm ·············· 60
environment-disrupting
 substance············*333*
eosinophil ·············· 19

ependymal cells ···· 39, 390
epiblast ············· 55, 73
epidermal ridge
   configuration ········523
Epidermis ···············524
Epididymis ···············332
Epiglottis ················293
Epimysium ·············· 31
epineurium ·············· 38
Epiphysis ·············· 75
episiotomy ············· *357*
Epithalamus ············434
epithelial cell ······ 12, 541
—— tissue ············· 12
Epithelium anterius
   corneae ···············511
erythropoietin ·········387
esophageal cancer ·····255
—— cardiac gland···· *254*
—— gland proper ···· *254*
—— varices ············231
—— varix ·············255
Esophagus ·············253
estrogen············355, 382
Eustachian tube·······500
Excavatio recto-uterina
   ·······················282
—— recto-vesicalis ····282
—— vesico-uterina ····282
exocrine gland ········· 14
extension············· 80
external ear ···········497
extracellular matrix 18, 20
extrapyramidal center 446
extrauterine pregnancy
   ·················· *54, 349*
eye·····················508
eye ball ·············508
eyelids·················520

F

facial hemiplegia alternans
   ····················· *418*
Falx cerebelli···········395
Falx cerebri ···········395
Fascia ············· 31, 137

—— cervicalis ·········150
—— cruris············177
—— diaphragmatis pelvis
inferior ·············358
—— —— —— superior
   ·······················358
—— endothoracica ··· *152*
—— iliaca ·············175
—— lata ··············175
—— nuchae ···········142
—— obturatoria ······358
—— of foot···········182
—— penis superficialis341
—— —— profunda····341
—— perinei superficialis
   ·······················358
—— renalis···········314
—— —— externa ·····338
—— —— interna ·····338
—— thoraco-lumbalis ·140
—— transversalis······159
Fasciculus cuneatus ···405
—— gracilis ···········404
—— lenticularis·········439
—— longitudinalis
medialis
   ······· 409, 416, 418, 463
—— mamillo-thalamicus
   ····················431, 438
—— retroflexus
(Meynert) ···········435
fat cell·················· 19
Fauces ·················240
Fecundatio············· 51
female pronucleus ······ 52
—— pseudohermaphrodit-
ism ···················380
Femur·················124
Fenestra cochleae ·····500
—— vestibuli···········500
fertilization ············· 51
fetal circulation ·······232
fetal membrane ········ 68
Fibrae cortico-nucleares
   ····················451, 461
——e cortico-spinales 451
——e lentis ···········518

—— pontis transvesae
   ·······················419
——e zonulares ·······518
fibroblast················ 18
fibrocyte ·············· 18
fibronectin ············ 20
fibrous cartilage········· 24
Fibula ·················127
fibular nerve palsy ··· *488*
Fimbriae tubae········350
finger print ······· 523, *525*
fissura ani ············· *268*
—— mediana anterior
   ·······················402
—— orbitalis inferior
   ·················· 88, 90
—— —— superior····· 90
—— tuberculosa ······ *268*
—— vesico-rectalis ··· *324*
—— vesico-vaginalis · *324*
fistula ani completa··· *357*
—— ani externa ······ *357*
—— ani interna······· *357*
fixed cells ············· 18
flagellum ·············· 12
flexion ·················· 80
Flexura duodeno-jejunalis
   ·······················260
floating kidney ······· *317*
focal infection ····· 88, *242*
follicular antrum ········ 45
—— epithelium ········ 17
—— phase·············354
Folliculus················374
——i ovarici ·······347, 381
——i pili ···············528
Fontana's space ·······514
Fonticulus anterior ····· 86
——i cranii ············· 86
—— posterior ········· 86
Foramen cecum······· *243*
—— epiploicum ········280
—— infrapiriforme ··· *174*
—— interventriculare 399
—— intervertebrale
   ·················· 97, 402
—— ischiadicum majus

.... *174*
—— —— minus *174*
—— jugulare 94
—— lacerum 94
—— magnum 94
—— mentale 95
—— obturatum 120
—— ovale
.... 94, 196, 232, *233*
—— rotundum 88, 94
——ina sacralia dorsalia
.... 102
—— spinosum 94
—— stylo-mastoideum · 88
—— suprapiriforme · *174*
—— transversarium ... 97
—— venae cavae 156
Fornix 438, 440
—— conjunctivae 522
—— vaginae 355
Fossa articularis 77
—— —— anterior 92
—— —— media 92
—— hypophysialis · 92, 368
—— infratemporalis ... 88
—— ischio-rectalis 358
—— ovalis 196
—— pterygo-palatina ... 88
—— rhomboidea 400, *414*
—— supraclavicularis
minor *147*
—— temporalis 88
Foster-Kennedy syndrome
.... *468*
fourth ventricle 400
Fovea centralis 515
Foveolae gastricae 257
frontal eye field 446
Funiculus anterior 404
—— spermaticus 332, 338
—— umbilicalis 232

G

Galea aponeurotica 145
gall bladder 275
gallstone *275*

gametes 43
Ganglion 395
—— a celiaca 494
—— cervico-thoracicum
.... 491
—— ciliare
.... 468, 477, 492, 495
—— geniculi 472
—— inferius 474
—— a lumbalia 494
—— oticum
... 471, 473, 477, 492, 495
—— pterygo-palatinum
.... 470, 477, 492, 495
—— spinale 478
—— spirale cochleae
...................472, 503
—— stellatum 491
—— submandibulare
.... 471, 472, 477, 495
—— trigeminale 469
—— vestibulare ···461, 472
gap junction 11
gastrin 385
gastro-entero-pancreatic
(GEP) endocrine
system 385
gastro-intestinal hormone
.... 384
gelatinous marrow ···*26*
Genu rectum *134*
genu valgum *134*
—— varum *134*
GERD *256*
germinal center 536
—— epithelium 13, 17
Ginglymus 80
gland 14
—— of Meibom 521
—— of Moll 520
Glandula
—— e areolares 360
—— e bronchiales 299
—— bulbo-urethralis
...................326, 338
—— e cervicales (uteri)
.... 353

—— e cutis 529
—— e duodenales 264
—— e gastricae 257
—— e lacrimales 522
—— mammaria 360
—— e nasales 286
—— e olfactoriae 287
—— e oris 249
—— parathyroidea ... 376
—— parotis 250
—— e sebaceae 529
—— sublingualis 250
—— submandibularis · 250
—— e sudoriferae 529
—— suprarenalis 378
—— e tarsales 521
—— thyroidea 374
—— e tracheales 299
—— e trigonales 325
—— e urethrales 327
—— e uterinae 353
—— e vestibulares minores
.... *326, 345*
—— vestibularis major
.... *326*, 345
glandular epithelium ··· 13
Glans penis 341
glaucoma *512*
glioblast 390
Glisson's sheath 270
Globus pallidus 448
Glomerulus cerebellaria
.... 425
Glomeruli 319
Glottis 293
glucagon 277, 384
glucosaminoglycan 20
Golgi cell 425
Goll 核 414
Goll 束 405
gonadal ridge ·····362, 363
Graafian follicle ···349, 381
granular layer 45
Granulationes arachnoi-
deales 397, 401
granulocyte 22
Graves' disease *374*

gray matter ······394, 403
great alveolar cell ····305
ground substance ······· 20
Gubernaculum testis
················· 328, *331*
gustatory area ········447
gynecomostia ··········360
Gyri cerebri ············440
Gyrus postcentralis ····446
Gyrus precentralis·····446

H

Habenula·············435
hair ·················526
── cells ·············504
── cuticle ············526
── follicle ············528
── matrix············526
hair · papilla ············526
hamstring ···············175
Haustra coli ············266
Haversian system ·······27
HCG ····················71
HCS ····················72
headache················469
heart ·················191
heart prominence ·······66
Helicotrema ············504
helper T-cell············531
Hemispherium··········439
── cerebelli··········423
hemorrhoid ············*268*
hemorrhoidal varices··231
Henle's loop············318
Hepar ·················269
hepatic cancer ······· *270*
hepatic cell cord ·······270
hepatic lobule ········270
hepatis ················229
hernia diaphragmatica
···················· *156*
hernia inguinalis lateralis
···················· *160*
herpes zoster·········· *484*
Herring body ···········371
Heschel's gyrus ·······447

Hiatus aorticus········156
── esophageus ·······254
── saphenus ·····175, 227
hilar cells ············· *346*
Hilus ovarii ············346
── pulmonis ··········301
hip bone ···············120
hip joint ···············131
Hippocampus ··········443
Hirschsprung's disease
···················· *492*
hirsuties················ *526*
His' bundle············· *34*
histiocyte ············· 19
holocrine gland·········· 15
hormone ················ 14
Horner syndrome····· *492*
Horse-shoe kidney ···· *321*
Hortega cell ············ 39
Hueter line ············113
Humerus···············109
Humor aquosus ····· *512*
humoral immunity ······ 19
Hunter's canal········· *177*
Huntington's chorea·· *450*
husky voice············289
hyaline cartilage ········ 23
hydramnion············· *72*
hydrocephalus ········· *401*
Hymen ···············355
hypoblast ··············· 55
hypoglossal hemiplegia
alterans ············ *415*
hypophyseal portal system
···················371
── ── vein ········372
Hypophysis ············368
Hypothalamus ··········435
Hypothenar············170

I

idiopathic respiratory
distress syndrome ··305
Ileum ···················260
ileus ··················· *266*
immune system ·······531

implantation ········· 52, 54
Impressio trigemini····· 92
in vitro fertilization····· *52*
infundibular stem ······368
Infundibulum ··········436
inner root sheath ······528
Insula (Reil) ··········442
insulin ·············277, 384
Integmentum commune
····················523
intelligence brain ······448
intention tremor ······ *428*
intercalated disk ········ 34
intercellular bridge ····· 11
intercostal neuralgia·· *484*
interdigitation ··········· 10
intermediate mesoderm 62
internal ear·············501
interneuron ············411
Intersectio tendinea ···135
interstitial cells·········381
── growth ············· 24
intervertebral hernia· *104*
intervillous space ······· 68
intestinal gland·········263
Intestinum crassum ···264
Intumescentia cervicalis
···················· *393*, 402
── lumbalis····· *393*, 402
invagination ·········· *264*
IRDS ··················305
Iris··················· *514*
Isocortex···············444
Isthmus tubae uterinae
····················350

J

Jackson syndrome···· *475*
Jacksonian epilepsy····446
Jacoby's line ··········· *125*
jaundice ··············· *277*
Jejunum ···············260
junctional complex······ 11
juxtaglomerular apparatus
···················317, 385
── cells ·············385

K

keratin ·················524
keratinocyte ············524
Kidney ················385
Klinefelter syndrome ···49
Knee joint ···········133
Kupffer's cell ········272

L

labio-scrotal swelling ··362
Labium majus pudendi
·····················343
—— minus pudendi ···343
Labyrinthus ethmoidalis
·····················91
—— membranaceus ···501
—— osseus ···········501
Lacuna musculorum ····175
—— vasorum ·········175
Lacus lacrimalis ·······522
Lamina basalis ········512
—— medullaris medialis
·····················431
—— muscularis mucosae
·····················238
—— pretrachealis ·····150
—— prevertebralis ····151
—— propria mucosae ·238
—— suprachoroidea ···512
laminin ············*12*, 20
Langerhans' cell ······525
Langerhans' islet ··277, 383
large intestine ········264
laryngeal stenosis······297
Larynx ···············288
lattice fiber ············21
Lemniscus lateralis
·····················418, 422
—— medialis
············ 416, 418, 422
Lens ···············517
lens vesicle ···········65
leptomeningitis ········*399*
Leydig cell ·······329, 381

LH ·················370
Lien ················532
ligament of Treitz ····*259*
—— coronarium hepatis
·····················280
—— crico-thyr(e)oideum
·····················292
——a cruciata genus ··133
—— denticulatum ·····397
—— falciforme hepatis
·····················269, 279
—— flavum ···········105
—— gastro-lienale ·····280
—— hepato-duodenale 280
—— inguinale ·········159
—— latum uteri
············ 346, 350, 352
—— longitudinale anterius
·····················105
—— —— posterius····105
—— nuchae ···········105
—— ovarii proprium
·····················346, 352
—— pulmonale·········310
—— sacro-spinale······*174*
—— suspensorium ovarii
·····················346, 352
—— teres hepatis ·····279
—— —— uteri········*352*
—— umbilicale mediale
·····················*217*, 323
—— —— medianum ··323
—— vestibulare········292
—— vocale ···········292
light reflex·············*513*
lig. nuchae ···········22
Lig. transversum aoetabuli
·····················131
Ligg. plantare longum et
breve ·············131
limbic system ····431, 443
Linea alba ············157
—— arcuata···········157
—— terminalis········122
Lingua················242
Lingula cerebelli ······423
lipochrome granule ····35

Liquor folliculi ········45
Lisfranc 関節 ·········129
liver ················269
—— acinus ···········*273*
—— cirrhosis ········*270*
liver promineuce·······66
Lobi Glandulae
mammariae ·········359
Lobi renales ·········315
——i pulmonis ·······*305*
Lobuli testis ·········328
—— Glandulae
mammariae ·········360
Lobus flocculo-nodularis
·····················423
—— pulmonis ·········302
Locus ceruleus ·······*414*
—— Kiessel bachü ····287
loose connective tissue 20
lower esophageal
sphincter ············254
lumbar puncture·······*399*
—— rib ···············*102*
lung················300
Lushka 孔·············397
luxatio coxae congenita
·····················*132*
lymph ················22
lymphatic capillary ····234
—— follicle ···········536
—— sinus ···········536
lymphatic system ····234
lymphocyte ·········19, 22
Lymphonodi axillares··539
——i broncho-pulmonales
·····················*304*, 540
—— —— profundi ···539
—— —— superficiales 539
—— gastrici dextri ·····540
—— —— sinistri ······540
—— hepatici ·········540
—— iliaci interni ······540
—— inguinales profundi
·····················539
—— —— superficiales 539
—— lumbales ·········540
—— mediastinales

anteriores ··········540
—— —— posteriores ·540
—— parasternales ····540
—— parotidei ·········539
—— pulmonales ······540
—— pylorici ···········540
—— submandibulares 539

M

Macula
——e ···············506
—— adherens ·········11
—— densa···········385
—— lutea···········515
—— sacculi···········507
—— utriculi ···········507
macular sparing·······447
Magendie 孔 ···········397
malignant chorio-
　epithelioma············*56*
Malleus···············500
Malpighian corpuscle··315
Mamma ···············359
——e accessoriae ····· *359*
mammary gland ·······360
Mandibula ···········95
Manubrium mallei ·····498
mast cell···············19
matrix···········23, 25
Matrix unguis ·········528
maturation division · 44, 47
mature follicle···········46
maxillary cancer ·······*90*
M. cremaster ·········*159*
M. cutaneus···········135
M. detrusor vesicae····325
Meatus acusticus externus
　···············497
Meatus nasi ·······89, 285
mechanism of micturition
　···············325
Meckel's diverticulum *266*
medial mesoderm·······62
median nerve palsy ·· *483*
Mediastinum ···········310
Mediastinum testis ····328

Medulla oblongata ·····412
Medulla ossium ·········75
Medulla spinalis·······402
medullary cord·········537
meiosis ···········44, 47
melatonin ···········373
Membra···············3
Membrana
——e deciduae ·········70
—— spiralis ···········504
—— statoconiorum ·····507
—— synovialis ·········78
—— tectoria ···········505
—— tympani···········498
—— vestibularis ······504
Menier 病···········*499*
Meninges ···········395
Meniscus articularis ···· 78
Mesencephalon ·······419
Mesenteria···········279
Mesenterium ···········280
mesentery ···········279
Mesoappendix ·········264
Mesocolon ···········280
—— transversum ·····281
—— ventrale ·········*280*
mesoderm ···········7, 62
Mesogastrium dorsale·280
Mesogastrium ventrale
　···············279
mesonephros ···········63
Mesosalpinx ···········350
Mesovarium ···········346
metachromasia ·········23
metanephros···········64
microglia···············39
microvilli ···········12
micturition···········325
middle ear ···········499
Millard-Gublar syndrome
　···············*418*
mimic muscles ·········142
mixed gland ···········15
Mm. faciei···········142
Modiolus ·········472, 503
molecular sieve ·······*12*
mongolism ···········49

monocyte ···············19
mononuclear phagocyte
　system···············*21*
Mons pubis ···········343
morula ···········7, 52
mossy fiber···········425
motor aphasia·········447
—— areas ···········446
—— end-plate ·········39
—— nerve ending ······39
movable kidney ······· *317*
MSH···············370
M. skeleti ···········135
M. sphincter vesicae···325
Müllerian duct ····362, 363
Müller's cell ···········515
mucosa-associated
　lymphoid tissue
　(MALT) ············238
mucous epithelium·····238
mucous gland ···········15
multiple sclerosis ·······*41*
multipolar nerve cell ··390
mumps ···············*250*
muscle bundle···········31
muscle fiber···········29
muscle spindle ·····33, *34*
Musculus
——i abdominis ·······156
—— adductor hallucis 183
—— —— longus·······179
—— —— magnus ·····179
—— —— pollicis ······170
——i antebrachii·······165
—— arrectores piliorum
　···············528
—— arytenoideus obliquus
　···············294
—— —— transversus 294
—— bicep femoris····179
—— biceps brachii ····164
—— brachialis ···········164
——i brachii···········161
—— buccinator ·······145
——i bulbi···········520
—— bulbo-spongiosus ·356
——i capitis ···········142

—— ciliaris ·········· 513
——i cinguli membri
inferioris ············ 172
——i —— —— superioris
················· 161
—— coccygeus ········ 358
——i colli ············ 147
——i colli profundi ···· 148
——i —— superficiales
················· 147
—— constrictor pharyngis
················· 253
—— coraco-brachialis · 164
—— cremaster ········ 338
—— crico-arytenoideus
lateralis ············ 294
—— —— - —— posterior
················· 294
—— crico-thyroideus
················· 294
——i cruris ·········· 177
——i cutanei ········· 142
—— deltoideus ········ 164
—— digastricus ······· 149
—— dilator pupillae ··· 514
—— erector spinae ···· 143
—— extensor carpi radialis
brevis ·············· 167
—— —— —— ——
longus ·············· 167
—— —— —— ulnaris 167
—— —— —— digitorum
(communis) ········ 167
—— —— —— longus 181
—— —— hallucis longus
················· 181
—— —— indicis ······ 167
—— —— pollicis longus
················· 167
—— femoris ·········· 175
—— flexor carpi radialis
················· 166
—— —— —— ulnaris 166
—— —— digitorum
superficialis ········ 166
—— —— hallucis longus
················· 181

—— gastrocnemius ···· 181
—— —— superior ····· 174
—— genio-glossus ····· 246
—— genio-hyoideus ··· 149
—— gluteus maximus 174
—— —— medius ····· 174
—— —— minimus ···· 174
—— hyo-glossus ······· 246
—— ilio-costalis ········ 143
—— ilio-psoas ·········· 174
——i infrahyoidei ······ 149
——i intercostales externi
················· 151
——i —— interni ···· 151
——i —— intimi ······ 152
—— ischio-cavernosus 356
—— latissimus dorsi ·· 142
—— levator ani ··· 268, 358
——i ——es costarum 153
—— —— palpebrae
superioris ············ 521
—— —— scapulae ···· 142
—— —— veli palatini· 242
——i linguae ·········· 245
—— longissimus ······· 143
—— longus capitis ···· 149
——i lumbricales ·170, 183
——i manus ··········· 166
—— masseter ········· 144
——i masticatorii ······ 142
——i membri inferioris
················· 172
——i —— superioris ·· 161
——i multifidi ········· 143
—— mylo-hyoideus ···· 149
—— obliquus externus
abdominis ··········· 157
—— —— internus
abdominis ··········· 157
—— —— superior ··· *468*
—— obturatorius externus
················· 174
—— —— internus····· 174
—— occipito-frontalis ·· 145
—— omo-hyoideus ····· 149
—— opponens digiti
minimi ·········· 170, 183

—— —— pollicis ····· 170
—— orbicularis oculi
············ 145, 521
—— —— oris ········· 145
—— oris ············· 145
—— palato-glossus ···· 242
—— palato-pharyngeus
················· 242, 253
—— palmaris longus ·· 166
——i papillares ········ 196
—— pectineus ········· 179
—— pectoralis major · 152
—— —— minor ······· 152
——i pedis ············· 180
—— piriformis ········· 174
—— plantaris ·········· 181
—— pronator quadratus
················· 166
—— —— teres ········ 166
—— pterygoideus lateralis
················· 144
—— —— medialis ····· 144
—— pubo-vesicalis · *324*
—— pyramidalis ······· 157
—— quadratus femoris
················· 174
—— —— lumborum ·· 160
—— —— plantae ···· 183
—— quadriceps femoris
················· 179
—— rectus abdominis 156
—— rhomboideus ····· 142
—— salpingo-pharyngeus
················· 253
—— sartorius ········· 179
——i scaleni ·········· 149
—— scalenus anterior 149
—— semimembranosus
················· 179
—— semitendinosus ··· 179
——i serrati ·········· 143
—— serratus anterior 152
—— soleus ············ 181
—— sphincter ani internus
················· 268
—— —— ani externus
················· 268, 358

—— —— Oddi ········ 275
—— —— pupillae ····· 514
—— —— pylori ······· 258
—— —— vesicae ····· 324
—— spinalis ··········· 143
—— stapedius ········ 501
—— sterno-cleido-
mastoideus ·········· 147
—— sterno-hyoideus ·· 149
—— sterno-thyr(e) oideus
························· 149
—— stylo-glossus ····· 246
—— stylo-pharyngeus· 253
—— subclavius ········ 152
—i subcostales ······· 152
—i suboccipitales ···· 143
—— subscapularis ····· 164
—— supinator ········· 167
—i suprahyoidei ····· 149
—— temporalis ········ 144
—— tensor tympani··· 501
—— —— veli palatini· 242
—— teres major ······· 164
—— —— minor ······· 164
—i thoracis ·········· 151
—i thoraco-brachiales
························· 151
—— thyro-arytenoideus
························· 294
—— thyr(e) o-hyoideus
························· 149
—— tibialis anterior··· 181
—— transversus
abdominis ··········· 158
—— —— perinei
profundus ··········· 357
—— —— thoracis ····· 152
—— trapezius·········· 142
—— triceps brachii ··· 164
—— —— surae ······· 181
—— uvulae············ 242
—— vocalis············ 294
myasthenia gravis *34*, 542
Myocardium ··········· 198
myofibril ··············· 29
myoma uteri ········· *351*
myxoedema··········· *374*

N

nail ················· 528
nail matrix············· 528
nail plate··············· 528
nail root················· 528
Nares··················· 284
Nasus··················· 284
—— externus ········· 284
natural killer cell ····· 272
neck-shaft angle······· 125
neocerebellar nucleus · 427
neonatal circulation···· 232
nephrolithiasis ········ *320*
nephrotome············· 63
nerve bundle ··········· 38
—— cell ··············· 35
—— endings ··········· 38
—— fiber ············· 36
—— ganglion ······ 38, 395
—— plexus ··········· 395
—— tract············· 453
Nervus abducens ····· 466
—— accessorius ······· 475
—— axillaris ··········· 483
—— coccygeus········· 489
—i craniales ········· 464
—i erigentes ········· 495
—— facialis ··········· 471
—— femoralis·········· 486
—— genito-femoralis·· 485
—— glosso-pharyngeus
························· 466
—— gluteus inferior ·· 487
—— —— superior····· 487
—— hypoglossus ······ 466
—— ilio-hypogastricus 485
—i intercostales ····· 484
—— ischiadicus ······· 487
—— laryngeus recurrens
························· 475
—i lumbales ········· 485
—— mandibularis ····· 470
—— maxillaris ········ 469
—— medianus ········ 484
—— musculo-cutaneus 483

—— obturatorius ····· 486
—— oculomotorius ···· 466
—i olfactorii·········· 466
—— ophthalmicus
················466, 469
—— opticus ··········· 466
—— petrosus major··· 472
—— —— minor ······· 473
—— phrenicus ········ 481
—— pudendus ········ 488
—— radialis ··········· 484
—i sacrales ········· 486
—i spinales··········· 478
—i splanchnici lumbales
························· 494
—i —— pelvini ····· 495
—— splanchnicus major
························· 494
—— —— minor ······· 494
—i thoracici·········· 484
—— thoracicus longus
························· 481
—— tibialis ··········· 488
—— trigeminus ········ 466
—— trochlearis ········ 466
—— tympanicus ······· 473
—— ulnaris············ 484
—— vagus ··········· 474
—— vestibularis ······· 461
—— vestibulo-cochlearis
························· 472
neural crest ······390, 393
—— plate············64, 390
—— tube ··········64, 390
neurite ················· 36
neuro-epithelial cells··· 390
Neuro-hypophysis ····· 368
neuron ················· 35
neurosecretion ········ 371
neurotubule············· 35
neutrophil··············· 19
Nissl body ············· 35
NK cell················· 531
nocturia ··············· *325*
non-specific thalamic
nuclei··············· 431
noradrenalin ··········· 380

nose ·················284
notochord ·········58, 105
Nucl. ambiguus ········474
Nucl. dorsalis n. vagi ···474
Nucl. tr. solitarii ·······474
nuclear column of Clarke
·················406
Nucleus accessorius
    n. oculomotorii ·······465
    —— amygdalae ········448
    —i anteriors·········431
    —— arcuatus ·········438
    —— caudatus ·········448
    —i cerebelli ·········427
    —i cochleares·······472
    —— cuneatus ·········414
    —— dentatus ·········427
    —— dorsalis n. vagi ···495
    —— fastigii···········427
    —i funiculi posteriores
    ·················414
    —— gracilis ·········414
    —— intermedio-lateralis
    ·················406, 490
    —— lentiformis ·······448
    —— mamillaris ·······438
    —i nervorum cranialium
    ·················464
    —— n. abducentis ·····465
    —— n. accessorii······475
    —— n. facialis ·········471
    —— n. hypoglossi ·····475
    —— n. trochlearis ····421
    —— olivaris ······414, 415
    —— periventricularis ·437
    —— preopticus lateralis
    ·················437
    —— —— medialis·····437
    —— pulposus ·········104
    —— ruber ············420
    —i reticulares thalami
    ·················432
    —— salivatorius inferior
    ·················495
    —— —— superior
    ·················471, 495
    —— subthalamicus ····439

    —— supraopticus·····437
    —i thalami ·········431
    —— thoracicus ········406
    —— tractus solitarii
    ·················458, 471
    —— ventro-medialis···438
nystagmus ·······461, 471

O

O-bein ·················134
Oculus·················508
Oddi の括約筋 ·········260
odontoblast ·············247
Olecranon·············112
olfactory area ········447
—— cells ·······287, 459
—— glomerulus········459
Oliva ·················414
Omentum majus ·······256
oogenesis··············44
oogonia ·············44
oogonium ·············43
open circulatory system
·················533
Operculum·············442
opermatogonia ·········44
Ora serrata·······512, 517
oral cavity ·········240
oral sinus ·········66
Orbiculus ciliaris ·····513
Orbita ·················88
orbital fat ·············509
organ of Corti ·········504
Organa genitalia
    accessoria ·········328
Organa genitalia ·······343
—— —— feminina ····343
—— —— masculina···328
—— sensuum ·········497
—— uropoetica ·······313
Os
—a brevia·········75
—a carpi ·········114
—— coccygis·········103
—— coxae ·········120
—a cranii·········82, 83

—a digitorum manus
·················116
—a —— pedis ·····129
—— ethmoidale·········91
—— hyoideum ·········95
—— ilium·············121
—a irregularia ········76
—— ischii ·············121
—a longa ·············75
—a membri inferioris
·················119
—a —— superioris ·109
—a metacarpalia ····115
—a metatarsalia ·····129
—— parietale ········85
—a pedis ·············127
—a plana ·············75
—a pneumatica ········76
—— pubis ·············121
—— sacrum ·········101
—a sesamoidea ··76, 137
—a tarsi ·············127
Ossicula auditus········500
osteoblast ·············27
osteocyte·············25
osteogenic layer········26
Osteogenesis cartilaginea
·················29
—— membranacea ·····29
Ostium abdominale tubae
    uterinae ············350
—— aortae ·············197
—— pharyngeum tubae
    auditivae ············251
—— trunci pulmonalis 197
—— urethrae internum
·················323
—— uteri ·············352
otic vesicle·············65
otitis fibrosa ············377
otolithic organs········506
otoliths ·············507
otosclerosis ············505
outer root sheath ·····528
ovarian cyst ·········349
—— interstitial gland 346
Ovarium ·············343

ovary · · · · · · · 346
ovavian cyclicity · · · · · · 50
ovulation · · · · · · 47, 50, 347
ovum · · · · · · · 43, 47
oxytocin · · · · · · · 370

P

Pacchionian bodies · · · · 397
pacemaker · · · · · · · *201*
palate · · · · · · · 241
Palatum · · · · · · · 241
paleocerebellar nucleus
· · · · · · · · · · 427
Paleocerebellum · · · · · · 423
Paleocortex · · · · · · · 444
Paleopallium · · · · · · · 443
Pallium · · · · · · · 440
palmar plate · · · · · · · 116
Palpebrae · · · · · · · 520
palpebral edema · · · · · · 520
Pancreas · · · · · · · 277
Paneth cell · · · · · · · 263
Papez's emotional circuit
· · · · · · · · · · 438
Papilla duodeni major
· · · · · · · · 260, 277
—— —— minor · · 260, 277
——e linguales · · · · · · 244
—— n. optici · · · · · · 515
——e renales · · · · · · · 315
——e vallatae · · · · · · 245
papillary layer · · · · · · · 525
paradontitis · · · · · · · 248
paradontium · · · · · · · 248
parafollicular cell · · · · · *374*
Parametrium · · · · · 352, 353
parasympathetic nerves
· · · · · · · · · · 494
parathormone · · · · · · · 376
parathyroid gland · · · · · 376
parathyroid hormone · · 376
paraxial mesoderm · · · · 62
parkinsonian syndrome
· · · · · · · · · · *450*
Pars dorsalis pontis · · 418
—— ileo-cecalis · · · · · · 261

—— membranacea · · · · 326
—— occipitale · · · · · · · 87
—— parasympathica · · 494
—— parietale · · · · · · · 85
—— sympathica · · · · · · 491
—— temporale · · · · · · · 87
—— ventralis pontis · · 418
Patella · · · · · · · 126
patent ductus arferiosus
· · · · · · · · · · *233*
patent foramen ovale *233*
Pedunculus cerebellaris
inferior · · · · · · · 416
—— —— medius · · · · · 417
—— —— superior · · · · 422
——i cerebeli · · · · · · 425
Pelvis · · · · · · · 121
—— renalis · · · · · · 315, 322
penile cancer · · · · · · · *341*
Penis · · · · · · · 339
pepsinogen · · · · · · · 258
Pericardium · · · · · 193, 198
—— fibrosum · · · · · · · 194
pericardial fluid · · · · · · 194
—— serosum · · · · · · · 193
perichondrium · · · · · · · 23
pericyte · · · · · · · 189
perilymph · · · · · · · 501
perineal body · · · · · · · *357*
Perineum · · · · · · · 356
perineurium · · · · · · · 38
Periodontium · · · · · · · 248
Periosteum · · · · · · · 26
peripheral facial paralysis
· · · · · · · · · · *470*
—— nervous system · · 464
peristalsis · · · · · · · 323
Peritoneum · · · · · · · 279
permanent kindey · · · 64
Pes anserinus · · · · · · · 127
pes calcaneus · · · · · · · *488*
pes equinus · · · · · · · *488*
pes hippocampi · · · · · · 438
pes valgo-calcaneus · · · *488*
pes valgus · · · · · · · *488*
pes varo-equinus · · · · · *488*
pes varus · · · · · · · *488*

Peyer's patches · · · · · · 261
phallus · · · · · · · 362
pharyngeal arch · · · · · · 66
Pharynx · · · · · · · 251
Pia mater encephali · · · 397
Pia mater spinalis · · · · 397
pigment cell · · · · · · · 19
—— tissue · · · · · · · 22
Pili · · · · · · · 526
pineal body · · · · · · 372, 434
—— cell · · · · · · · 372
—— sand · · · · · · · 372
pituitary adenoma · · · · *368*
—— gland · · · · · · · 368
Placenta · · · · · · · 70, 232
—— previa · · · · · · · *54*
—— barrier · · · · · · · 72
plasma cell · · · · · · · 19
platysma · · · · · · · 147
Pleura · · · · · · · 308
—— costalis · · · · · · · 308
—— diaphragmatica · · 308
—— mediastinalis · · · · 309
—— parietalis · · · · · · · 308
—— pulmonalis · · · · · · 308
—— visceralis · · · · · · · 308
pleuritis humida · · · · · · *310*
Plexus arteriosus · · · · · 185
—— autonomici · · · · · · 490
—— brachialis · · · · · · · 479
plexus brachialis · · · · · *393*
—— cardiacus · · · · · · · 494
—— celiacus · · · · · · · 494
—— cervicalis · · · · · · · 479
—— choroideus · · 397, 400
—— coccygeus · · · · · · · 489
—— hypogastricus inferior
· · · · · · · · · · 494
—— lumbalis · · · · · · · 485
plexus lumbo-sacralis *393*
—— myentericus · · · · · · 239
—— nervosum spinalium
· · · · · · · · · · 479
—— nervosus · · · · · · · 395
—— pampiniformis
· · · · · · · · · 185, 338
—— pharyngeus · · 475, 494

—— pudendus ·········488
—— sacralis ··········487
—— venosus ··········185
—— —— rectalis ······267
Plica
——e circulares ·······260
—— duodenalis superior
 ··················· *259*
——e semilunares coli 266
—— sublingualis ······246
—— vocalis··········293
poliomyelitis anterior
 acuta·········· *411*
Pons ···············417
ponto-cerebellar angle
 tumor syndrome ··· *418*
portal lobule ·········· *273*
Porus acusticus externus
 ···············87, 497
—— —— internus····· 94
postcapillary venule ····537
posterior chamber ···· *512*
pouch of Douglas ······282
precapillary artery ····· *190*
preoptic area ·········437
prerubral field·········439
pretectal area ········468
primary oocyte········ 44
—— spermatocyte····· 43
primary spermatocyte·· 44
—— stem villi ·········· 57
primitive gut ··········237
—— node ·········· 62
—— streak ··········· 57
Processus articularis ··· 96
—— ciliares ··········518
—— coracoideus ······111
—— costarius ········100
—— mastoideus ······· 87
—— spinosus·········· 96
—— styloideus ········· 88
—— transversus········ 97
—— vocalis······289, 292
—— xiphoideus ·······105
—— zygomaticus ······· 87
progesterone ··········355
projection fibers·······451

prolapsus ani ········ *268*
—— uteri··········· *352*
Prominentia laryngea ·289
Promontorium ········102
pronation·············· 81
pronephros ··········· 63
proprioception ·········410
prostaglandin ·········384
Prostata··········335, 384
prostatectomy ········ *335*
prostatic concretion ···338
—— hypertrophy ····· *335*
proteoglycan·········· *12*
Protuberantia mentalis· *95*
proximal tubules ·······315
Pudendum femininum·343
Pulmo ··············300
pulmonary circulation ·201
Pulpa dentis ··········247
Pulvinar·············433
Purkinje cell··········425
—— fibers········· *34*, 200
pylorotomy ··········257
Pylorus ············256
pyramidal center ·····446
Pyramides renales ····315

R

radial muscle ·········514
radial nerve palsy ··· *483*
Radiatio acustica ·····452
—— optica ······ *452*, 457
Radius···············113
Radix dorsalis ·········402
—— pili ············526
—— pulmonis ········301
—— unguis··········528
—— ventralis ········402
Rami esophagei ·······216
Ram
——i bronchiales······308
ranvier's node ·········· 37
Raphe perinei ······· *357*
ratators ··············116
Raymond-Cestan
 syndrome ·········· *418*

Raynaud's disease ···· *492*
Recessus costo-
 diaphragmaticus ····310
—— costo-mediastinalis
 ···················310
—— pleurales ········310
Rectum··············265
recurrent nerve paralysis
 ··················· *293*
red marrow ··········· *26*
red pulp·············532
reficular lanmina········ *12*
relaxin··············383
renal colic············ *320*
—— cyst············ *318*
renin··············387
renin-aldosterone-angio-
 tensin system ······· *380*
renin-angiotensin-aldoster-
 one system ·····379, 387
respiratory epithelium · 18
Rete arteriosum········185
—— mirabile ········185
—— venosum ·······227
reticular cell··········· 21
—— fiber ··········· 20
—— layer ··········525
—— tissue············ 21
reticulo-endothelial system
 ··················· *21*
Retina ···············515
Retinaculum extensorum
 ···················167
—— flexorum ·······167
retroperitoneal organs
 ················ *3, 282*
Rhinencephalon ·······443
ribs ···············106
Rima glottidis ········293
rods···············515
Rolando溝 ···········442
roof ··············· *422*
Roser-Nélaton's line··· *125*
rotation ·············· 81
rotator cuff ·······161, 116
rotators ··············161
running muscle ·······179

S

S 状結腸 ···············265
Sacculus ···············505
Saccus lacrimalis ······523
salivary glauds ········249
sarcomere ·············31
sarcoplasm ·············29
sarcoplasmic reticulum 31
satellite cell ···········39
sc junction ·······*351*, 353
Scala tympani ··········504
—— vestibuli ···········504
Scapula ···············109
Scapus pili ·············526
Scarpa's triangle ······*177*
Schwann's sheath ·······36
Sciatic trunk palsy···· *488*
Sclera ···············512
sclerotome ············63
scrotal hydrocele ······282
sebaceous glands ··16, 529
secondary follicle ·····349
—— spermatocyte···· 44
—— stem villi··········57
secretin ···············385
Segmenta broncho-pulmo-
  nalia···············304
segmental arteries·····319
segmentectomy ·······*305*
Sella turcica ···········92
Semen ················*342*
Semicanalis tubae
  auditivae ···········500
seminal vesicle ·······334
seminiferous tubule····· 44
septal area···········443
Septula testis ··········328
Septum atrio-ventriculare
  ···············195
—— nasi···············284
—— pellucidum ·······443
serotonin ·············385
serous gland ···········15
Sertoli cell ···········329
sex check ·············· 9

sex chromatin ········*49*
—— chromosome·······47
—— —— abnormality · 49
Sharpey's fiber ·········26
sheathed artery ·······534
Shoemakers line ······122
shoulder joint···········116
sialolithiasis ···········*250*
sino-atrial node···· *34*, 200
sino-atrial system ·····200
Sinus anales ···········267
—— coronarius ···193, 225
—— durae matris 226, 395
—— maxillaris ········92
—— paranasales ·······285
—— renalis ···········315
—— sphenoidalis ·······92
—— venosus sclerae ·512
sinusoid ···············229
skin···············523
small alveolar cell ·····305
—— intestine ··········259
smooth muscle ·········29
somatostatin ···········385
space of Disse·········272
Spatium endolymphaticum
  ···············501
—— intercostale ·······109
—— perilymphaticum·501
—— perinei superficiale
  ···············356
—— retroperitoneale···· *3*
sperm ···············44
spermatic cord ········338
spermatogenesis ··44, 329
spermatogonia··········329
spermatogonium ········43
spermatozoon ··········44
spermiogenesis ·······381
Spina iliaca anterior
  superior ············121
Spina scapulae ·······109
spinal cord···········402
—— extrapyramidal tract
  ···············408
—— ganglion··········402
—— nerves···········478

—— progressive muscular
  atrophy ············· *406*
—— pyramidal tract ··408
spleen ···············532
splenic cord ···········534
—— sinus ···········534
splenocyte ···········534
sprain ················*78*
squamo-columnar (SC)
  ···············*351*
Stapes ···············500
Statoconia·············507
stereocilia············12, 333
Sternum···············105
stomach ···············255
Stratum basale ········525
—— cerebrale ········515
—— corneum ········524
—— germinativum ····525
—— granulosum ·····524
—— lucidum ·········524
—— neuro-epitheliale ·515
—— papillare ········525
—— reticulare ·······525
—— spinosum ·······524
Stria mallearis·········498
—— medullaris thalami
  ···············430, 435
—— terminalis ·······430
Stroma iridis ·········514
—— ovarii············347
sty ···············520
subcutaneous tissue ···526
Substantia alba·········393
—— compacta ······26, 75
—— grisea ···········394
—— —— intermedialis
  ···············404
—— medullaris cerebri
  ···············451
—— nigra ···········420
—— spongiosa ·······27
Subthalamus············438
Sulcus
—— calcarinus·········447
—— centralis ········442
—— medianus posterior

⋯⋯⋯402	Tawara's node ⋯⋯200	thyroglobulin ⋯⋯374
Sulci cerebri ⋯⋯440	tears ⋯⋯522	thyroid gland ⋯⋯374
—— coronarius ⋯⋯193	Tectum mesencephali ⋯422	—— hormone ⋯⋯374
—— costae ⋯⋯107	teeth ⋯⋯246	thyroxine ⋯⋯374
——i interlobares ⋯⋯440	Tegmen tympani ⋯⋯92	Tibia ⋯⋯126
——i interventriculares	tegmentum ⋯⋯*422*	tibial nerve palsy ⋯⋯*488*
⋯⋯193	Tegmentum	tigrolysis ⋯⋯35
—— lateralis ⋯⋯442	(mesencephali) ⋯⋯420	tissue ⋯⋯7
—— nervi radialis ⋯⋯111	Tela subcutanea ⋯⋯526	tissue fluid ⋯⋯20, 189
—— —— ulnaris ⋯⋯112	—— submucosa ⋯⋯238	Tonsilla linguales ⋯⋯242
—— parieto-occipitalis 442	Telencephalon ⋯⋯439	—— palatina ⋯⋯242
——i venosi ⋯⋯95	Tendo ⋯⋯135	—— pharyngea ⋯⋯251
superior thalamic radiation	—— Achillis ⋯⋯180	tonsillar ring ⋯⋯253
⋯⋯452	—— calcaneus ⋯⋯180	tonsillitis ⋯⋯*242*
supination ⋯⋯81	tendon ⋯⋯135	torticollis ⋯⋯147
supporting tissue ⋯⋯18	Tenia	Trachea ⋯⋯298
supraoptic area ⋯⋯437	——e coli ⋯⋯267	tracheotomy ⋯⋯*299*
Sutura ⋯⋯85	—— libera ⋯⋯266	Tractus cerebello-rubralis
sweat glands ⋯⋯529	—— mesocolica ⋯⋯266	⋯⋯428
Sylvius 溝 ⋯⋯442	—— omentalis ⋯⋯266	—— cerebello-thalamicus
sympathetic nerves ⋯⋯491	tentorium cerebelli	⋯⋯429
Symphysis pubica ⋯⋯121	⋯⋯395, 423	—— cerebello-vestibularis
synapse ⋯⋯39	teratoma ⋯⋯*66*	⋯⋯429
Synarthrosis ⋯⋯77	terminal bar ⋯⋯11	—— cortico-pontini
syncytiotrophoblast ⋯⋯55	—— portion ⋯⋯14	⋯⋯419, 462
syncytium ⋯⋯10	Testis ⋯⋯328, 381	——us extrapyramidales
syndesmosis ⋯⋯85	tetany ⋯⋯377	⋯⋯461
Synovia ⋯⋯78	tetralogy of Fallot ⋯⋯*194*	—— fronto-pontinus ⋯⋯451
synovial aspiration ⋯⋯*78*	thalamic apoplexy ⋯⋯*430*	—— hypothalamico-
Systema digestorium ⋯237	—— hyperpathia ⋯⋯*430*	hypophysialis ⋯⋯438
—— lymphaticum ⋯⋯234	—— reticular formation	—— ilio-tibialis ⋯⋯175
—— musculorum ⋯⋯135	system ⋯⋯*434*	—— nervosi ⋯⋯453
—— nervosum ⋯⋯389	Thalamus ⋯⋯429	—— projectionis ⋯454
—— —— autonomicum	Theca folliculi ⋯⋯381	—— olfactorius
⋯⋯490	—— —— externa ⋯⋯45	⋯⋯443, 459, 467
—— —— centrale ⋯⋯402	—— —— interna ⋯⋯45	—— ponto-cerebellares
—— —— periphericum	Thenar ⋯⋯170	⋯⋯419, 427, 462
⋯⋯464	thigh bone ⋯⋯124	——us pyramidales
—— respiratorium ⋯⋯283	third ventricle ⋯⋯399	⋯⋯416, 419, 461
—— vasorum ⋯⋯185	thoracic duct ⋯⋯235	—— —— lateralis ⋯⋯408
systemic circulation ⋯⋯203	—— —— lymph ⋯⋯*535*	—— reticulo-spinalis
	Thorax ⋯⋯105, 109	⋯⋯409, 418, 463
T	thymic (Hassall's)	—— rubro-olivaris
	corpuscles ⋯⋯542	⋯⋯418, 421
Talus ⋯⋯129	thymocyte ⋯⋯541	—— rubro-spinalis
Tarsus palpebrae ⋯⋯521	thymosins ⋯⋯542	⋯⋯409, 421
taste bud ⋯⋯245	Thymus ⋯⋯541	—— spino-cerebellaris

anterior·········410, 427
——— - ——— posterior
···················410, 427
—— spino-tectalis ·····410
—— spino-thalamicus
anterior··············409
—— spino-thalamicus
lateralis··············409
—— tecto-spinalis
········ 409, 418, 422, 463
—— vestibulo-cerebellaris
···················461
—— vestibulo-spinalis
··················408, 461
transverse striation····· 30
Trendelenburg's sign· *134*
trigeminal hemiplegia
alterans············· *418*
Trigonum anale·······358
—— arteria vertebralis
····················*140*
—— femorale ········ *177*
—— habenulae········435
—— nucleus hypoglossi
····················*414*
—— —— vagi ······· *414*
—— olfactorium ·······459
—— omo-claviculare *147*
—— submandibulare *147*
—— vesicae···········324
Trigonuns occipitale·· *147*
triiodothyronine ·······374
trilaminar embryonic disc
··················· 58
Trochanter major·····124
—— minor············124
Trochlea muscularis···137
trophoblast ·······7, 55, 57
Truncus··················· 2
—— brachio-cephalicus
···················205
—— celiacus ·········219
—— costo-cervicalis ···212
—— pulmonalis ···201, 306
—— sympathicus ······491
—— thyr(e)o-cervicalis
···················212

T-tubule················· 31
Tuba auditiva ········500
Tuba uterina ·········350
tubal pregnancy······ *349*
Tuber calcanei ········129
—— cinereum···········436
—— ischiadicum·······121
Tuberculum anterius
thalami ·············430
—— mentale ···········95
Tuberositas deltoidea ·111
—— glutea ·············125
Tubuli renales·····315, 318
—— —— recti·········315
—— seminiferi contorti
···················328
—— —— recti·········328
Tunica adventitia·····239
—— conjunctiva ······521
—— —— bulbi ·······521
—— —— palpebrarum
···················521
—— —— mucosa···········238
—— —— muscularis ·······238
—— —— pharyngis···252
—— serosa ············239
—— vaginalis testis···282
Turner syndrome·······49
tympanic cavity········499
—— membrane ·······498
—— —— reflex ······ *502*

U

Ulna ·················112
ulnar nerve palsy····· *483*
ultrasound echography
····················*363*
umbilical cord ········66
—— stem cell···········73
Umbo membranae
tympani ·············498
uncinate fasciculus
(Russel) ············461
Unguis ···············528
upper esophageal
sphiucter ············253

Ureter················322
urethra················326
—— feminina ········327
—— masculina········326
urinary bladder ·······323
uro-genital fold ·········362
uro-genital membrane ·· 61
uterine (Fallopian) tube
····················350
Uterus················351
Utriculus··············505
—— prostaticus·······326

V

Vagina ·············352, 355
—— m. recti abdominis
····················159
—— tendinis ··········137
vaginitis tendinea ····· *138*
Valva aortae·············198
——e arteriosae ·······198
——e atrio-ventriculares
···················196, 197
—— ileo-cecalis ·······261
—— trunci pulmonalis
···················197, 198
Valvula bicuspidalis ···198
—— mitralis············198
——e semilunares ·····198
—— tricuspidalis ······198
—— venosa ············189
varices ·················*228*
Vas afferens············319
——a afferentia ········535
——a capillare ········189
—— efferens ··········320
——a lymphaticum ···234
——a lymphocapillare·234
vasomotor nerve·······138
vasomotor nerves······190
vaso pressin ··········318
vasopressin ············370
vein·····················188
Velum palatinum ·····242
Vena····················188
—— angularis········ *227*

—— azygos ·······229
—— basilica ········228
——e bronchiales ·····308
—— cava inferior ·····225
—— cava superior ····225
—— cephalica ········228
—— coronaria ventriculi
·····················230
——e esophageae ······229
—— facialis·········*227*
—— femoralis········231
——e intercostales
posteriores ·········229
—— jugularis interna 226
——e paraumbilicales
················230, 231
—— portae ···········229
——e pulmonales ·····202
——e renalis ········320
——e saphena magna ·227
——e vorticosae ·····519
Ventriculus ······255, 398
—— dexter ···········196
—— laryngis ·········293
—— lateralis ·····394, 398
—— quartus ·····394, 398
—— sinister ·········196
—— tertius ······394, 398
Vermis ···············423
vernix caseosa ········68
Vertebra
——e cervicales········97
——e lumbales ········100
—— prominens ·······100

——e thoracicae ······100
vertebra sacralis ······101
vertigo ··············*507*
Vesica fellea··········275
Vesica urinaria········323
Vesicula seminalis ·····334
vesicular follicle ····46, 381
vestibulo-ocular reflex
arch················*460*
Vestibulum ···········505
—— laryngis ·········293
—— nasi ············285
—— oris ·············240
—— vaginae ·········343
villi ·····················68
villi intestinales ······262
viral hepatitis ········*270*
Virchow's metastasis
················*147, 537*
visual area············447
visual axis ···········517
visual field defects ····*456*
vitreal floaters ········519
vitreous body ········518
V. mediana cubiti ····227
vocal cord ···········293
vocalization ···········295
Vortex cordis ·········198
Vv. interlobales········320

W

Waldeyer's tonsillar ring
·····················253

Wallenberg syndrome *415*
wandering cells ········19
Weber syndrome ·····*421*
Wernicke 中枢·········447
Wharton's jelly ········72
white matter ·····395, 403
white pulp ············532
wisdom tooth··········249
Wolffian duct ·····362, 363
wrist drop ············*483*

X

X-bein ················*134*

Y

Y 靱帯 ················132
yellow spot ···········515
yolk sac ············7, 56

Z

Zinn 帯 ············513, 518
Zona glomerulosa ·····380
—— hemorrhoidalis ···267
—— incerta ··········439
—— pellucida ·······45, 51
—— reticularis········380
zonula adherens········11
—— ciliaris ·········513
—— occludens ·········11
zygote················43

MINOR TEXTBOOK
解剖学

1974 年 4 月 30 日	第 1 版第 1 刷	
1980 年 1 月 20 日	第 1 版第 8 刷	
1980 年 12 月 1 日	第 2 版第 1 刷	
1982 年 9 月 1 日	第 2 版第 4 刷	
1983 年 10 月 15 日	第 3 版第 1 刷	
1985 年 5 月 20 日	第 3 版第 4 刷	
1986 年 12 月 1 日	第 4 版第 1 刷	
1988 年 3 月 1 日	第 5 版第 1 刷	
1990 年 3 月 10 日	第 5 版第 3 刷	
1991 年 12 月 1 日	第 6 版第 1 刷	

1994 年 3 月 15 日　第 6 版第 3 刷
1995 年 9 月 1 日　第 7 版第 1 刷
1996 年 5 月 20 日　第 7 版第 2 刷
2001 年 4 月 20 日　第 8 版第 1 刷
2003 年 5 月 31 日　第 8 版第 3 刷
2006 年 5 月 15 日　第 9 版第 1 刷
2010 年 4 月 5 日　第 10 版第 1 刷
2015 年 3 月 25 日　第 10 版第 2 刷

2018 年 1 月 5 日　第 11 版第 1 刷 ©

著　　者	清木勘治　SEIKI, Kanji
発 行 者	宇山閑文
発 行 所	株式会社金芳堂
	〒606-8425　京都市左京区鹿ケ谷西寺ノ前町 34 番地
	振替　01030-1-15605　電話　(075)751-1111(代)
	http://www.kinpodo-pub.co.jp/
印　　刷	創栄図書印刷株式会社
製 本 所	有限会社清水製本所

落丁・乱丁本は直接小社へお送りください. お取替え致します.

Printed in Japan
ISBN978-4-7653-1739-9

[JCOPY] ＜(社)出版者著作権管理機構 委託出版物＞
本書の無断複写は著作権法上での例外を除き禁じられています. 複写される
場合は, その都度事前に, (社)出版者著作権管理機構(電話 03-3513-6969,
FAX 03-3513-6979, e-mail: info@jcopy.or.jp)の許諾を得てください.

●本書のコピー, スキャン, デジタル化等の無断複製は著作権法上での例外
を除き禁じられています. 本書を代行業者等の第三者に依頼してスキャンや
デジタル化することは, たとえ個人や家庭内の利用でも著作権法違反です.